U0339071

William B. Geissler

Wrist and Elbow Arthroscopy
A Practical Surgical Guide to Techniques
Second Edition

腕和肘关节镜
临床技巧操作指南
（第2版）

主　编　〔美〕威廉·B.盖斯勒

顾　问　陈山林　徐文东　田　文

主　译　刘　波　盛　伟　鲁　谊

副主译　高伟阳　陈振兵　王　欣

天津出版传媒集团
天津科技翻译出版有限公司

著作权合同登记号：图字：02 - 2018 - 225

图书在版编目(CIP)数据

腕和肘关节镜：临床技巧操作指南/(美)威廉
·B.盖斯勒(William B. Geissler)主编;刘波,盛伟,
鲁谊主译.—天津:天津科技翻译出版有限公司,2021.1
书名原文:Wrist and Elbow Arthroscopy:A Practical
Surgical Guide to Techniques
ISBN 978 - 7 - 5433 - 4003 - 9

Ⅰ.①手… Ⅱ.①威… ②刘… ③盛… ④鲁… Ⅲ.
①腕关节 - 关节镜 - 外科手术②肘关节 - 关节镜 - 外科手
术 Ⅳ.①R687.4

中国版本图书馆 CIP 数据核字(2019)第 299063 号

Translation from the English language edition:
Wrist and Elbow Arthroscopy:A Practial Surgical Guide to Techniques(2nd Ed)
edited by William Geissler
Copyright ⓒ Springer Science + Business Media NewYork 2015 This Springer
imprint is published by Springer Nature
The registered company is Springer Science + Business Media,LLC.
All Rights Reserved.

中文简体字版权属天津科技翻译出版有限公司。

授权单位:Springer Science + Business Media,LLC
出　　版:天津科技翻译出版有限公司
出 版 人:刘子媛
地　　址:天津市南开区白堤路 244 号
邮政编码:300192
电　　话:(022)87894896
传　　真:(022)87895650
网　　址:www.tsttpc.com
印　　刷:山东临沂新华印刷物流集团有限责任公司
发　　行:全国新华书店
版本记录:889mm×1194mm　16 开本　25 印张　550 千字
　　　　　2021 年 1 月第 1 版　2021 年 1 月第 1 次印刷
　　　　　定价:288.00 元

(如发现印装问题,可与出版社调换)

主译简介

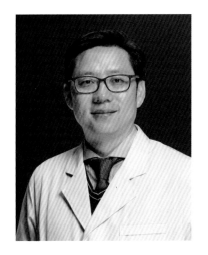

刘波,北京积水潭医院手外科主任医师,行政主任助理,北京大学副教授。师从我国手外科创始人、中国工程院院士王澍寰,从事手外科临床工作多年。目前为中国香港骨科学院(FHKCOS)院士及注册高级骨科培训教官,中国香港外科学院(CSHK)院员考试考官,亚太腕关节医学会(APWA)教育委员会主席,英国爱丁堡皇家外科学院骨科院士(FRCS),国际矫形与创伤外科学会(SICOT)手外科委员会国际委员,国际腕关节镜学会(IWAS)会员及国际讲师,国际关节镜、膝关节外科和骨科运动医学学会(ISAKOS)手腕肘委员会委员及国际讲师,国际手部运动损伤学会会员,国际腕关节研究会(IWIW)会员,中国整形美容学会手整形委员会副主任委员,中国医师协会显微外科医师分会肢体畸形修复委员会秘书长。*Journal of Hand Surgery: Europe Volume, Journal of Orthopaedic Surgery, Journal of Wrist Surgery, Orthopaedic Surgery, PRS Global Open* 和 *Journal of ISAKOS* 等国际杂志的审稿专家,《中华手外科杂志》编委,《中华骨科杂志》及《骨科临床与研究杂志》通信编委。

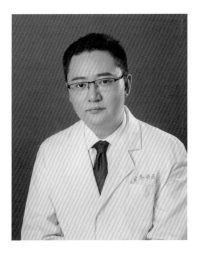

盛伟,主任医师,教授,硕士研究生导师。2017 年荣获"西塞名医"称号。现任国家安监总局矿山医疗救护中心黄石分中心主任,武汉科技大学附属汉阳医院骨外科副主任兼腕关节镜治疗中心主任,湖北省黄石市矿务局医院副院长兼大骨科主任,九三学社黄石市西塞山区委副主任委员,黄石市西塞山区政协委员 。

学会任职:国际矫形与创伤外科学会(SICOT)中国部创伤学会委员,中华医学会创伤学分会委员,中华医学会手外科分会中南地区委员,中国医师协会美容与整形医师分会手整形专业委员会委员,中国研究型医院学会骨科创新与转化专业委员会周围神经损伤修复学组委员,亚太腕关节医学会(APWA)会员,中国煤矿创伤学会常委,中国医学救援协会矿山灾害救援分会常务理事,国家安监总局矿山医疗救护中心学术委员会常委,中国矿山骨科联盟副主席,中国煤炭创伤学会湖北煤炭矿山创伤研究中心主任,湖北省黄石市创伤外科学会副主任委员,湖北省黄石市烧伤整形学会常委,湖北省黄石市骨外科学会委员。

研究方向:创伤骨科、手足显微外科、创面修复、腕关节镜。

发表 SCI 及在国家级核心期刊论文 20 余篇,并应邀多次在国家级会议做专题发言。主译出版《头颈区局部皮瓣应用解剖与临床》《近指间关节骨折与脱位临床治疗手册》《骨科与运动损伤检查手册》《骨科手术要点精编——以临床为基础的综合解析》,参译《骨与关节创伤》等专著。曾赴中国香港、日本、新加坡和韩国等多家医院研修学习。

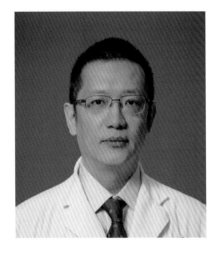

鲁谊,中国肩肘外科专家,医学博士,主任医师,北京大学医学院教授,硕士生导师,就职于北京积水潭医院运动医学科。

长期从事肩肘外科的临床、教学及科研工作,在复杂的肘关节骨折、韧带肌腱损伤、肘关节僵硬,多种原因导致的肘关节炎、肩袖损伤、肩关节不稳定,以及人工肩、肘关节置换方面,皆有丰富的经验与造诣。担任国家级、省市级专业运动员上肢运动损伤的会诊与治疗工作。

现任亚太膝关节、关节镜及运动医学学会(APKASS)创始会员,国际关节镜、膝关节外科和骨科运动医学学会(ISAKOS)会员,国际矫形与创伤外科学会(SICOT)肩肘部委员、中国区运动医学、肩肘外科分会全国委员,AO骨科教育学会国际讲师,中华医学会运动医疗分会全国委员,中华医学会骨科分会青年委员会运动医学学组组长,中华医学会骨科分会基础学组全国委员,中国医师协会骨科分会运动医学专业委员会、肩肘外科工作委员会全国委员,中国医疗保健国际交流促进会骨科分会创伤骨科学组、肩肘外科学组全国委员,北京医学会运动医学分会常委,北京医学会骨科分会基础学组副组长,北京医师协会运动医学分会理事。

现为《中华肩肘外科杂志》《中华老年骨科与康复电子杂志》《临床医师杂志》编委,《美国肩肘外科杂志》亚洲审稿人,《中华骨科杂志》《中华外科杂志》《中国运动医学杂志》《中华创伤骨科杂志》审稿人,《骨科在线》运动医学副主编。以第一作者或责任作者在国内核心期刊及国际SCI杂志发表专业论文40余篇。

作为第一责任人长期承担国家级、省部级科研项目(国家自然科学基金面上项目、科技部主任基金项目;北京市卫生系统高层次卫生技术人才学科骨干培养计划;首都临床特色应用研究项目;首都卫生发展科研专项项目、北京市科委科技新星项目)。入选2008年"北京市科技新星计划"。荣获2009年北京市科学技术奖三等奖,2012年中华医学科技奖一等奖。

译者名单

顾　问　陈山林　北京积水潭医院

徐文东　复旦大学华山医院

田　文　北京积水潭医院

主　译　刘　波　北京积水潭医院

盛　伟　湖北省黄石市矿务局医院

鲁　谊　北京积水潭医院

副主译　高伟阳　温州医科大学附属第二医院

陈振兵　华中科技大学同济医学院附属协和医院

王　欣　宁波市第六医院

译　者　（按姓氏汉语拼音排序）

陈　博　浙江大学医学院附属第一医院

段德宇　华中科技大学同济医学院附属协和医院

何信坤　宁波市第六医院

李　惠　湖北省黄石市矿务局医院

李文翠　深圳市第二人民医院

李俊杰　宁波市第六医院

李志超　武汉科技大学附属汉阳医院

栗鹏程　北京积水潭医院

林　敏　鄂东医疗集团妇幼保健院

刘　畅　北京积水潭医院

刘　路　北京积水潭医院

刘雅克　南通大学附属医院

糜菁熠　无锡市第九人民医院

欧阳柳　华中科技大学同济医学院附属协和医院

齐伟亚　徐州仁慈医院

阮　健　宁波市第六医院

石海飞　浙江大学医学院附属第一医院

孙鸿斌　吉林大学中日联谊医院

谭　军　南通大学附属医院

汤锦波　南通大学附属医院

滕晓峰　宁波市第六医院

王　立　河北医科大学第三医院

王彦生　沈阳医学院附属中心医院

王志新　北京积水潭医院

魏利成　长沙市中医医院(长沙市第八医院)

吴志鹏　温州医科大学附属第二医院

许　蕙　沈阳医学院附属中心医院

姚　群　无锡市第九人民医院

尹华伟　复旦大学华山医院

于学军　兵器工业五二一医院

赵　夏　青岛大学附属医院

赵　喆　深圳市第二人民医院

赵玲珑　兵器工业五二一医院

赵治伟　河南省骨科医院

郑　文　兵器工业五二一医院

郑大伟　徐州仁慈医院

郑有卯　浙江省台州医院

朱　辉　徐州仁慈医院

朱　瑾　北京积水潭医院

竺　枫　宁波市第六医院

祝　斌　宁波市第六医院

编者名单

Joshua M. Abzug, MD Department of Orthopaedics, University of Maryland School of Medicine, Timonium, MD, USA

Julie E. Adams, MD Department of Orthopaedic Surgery, University of Minnesota, Minneapolis, MN, USA

Laith Al-Shihabi, MD Department of Orthopaedic Surgery, Rush University Medical Center, Chicago, IL, USA

Andrea Atzei, MD Fenice HSRT Hand Surgery and Rehabilitation Team, Centro di Medicina, Treviso, Italy
Policlinico San Giorgio, Pordenone, Italy

Alejandro Badia, MD Badia Hand to Shoulder Center, Doral, FL, USA

Nicole Badur, MD Hand Surgery and Surgery of Peripheral Nerves, University Hospital Bern, Freibugstrasse, Bern, Switzerland

Gregory Ian Bain, MBBS, FRACS, FA (Orth) A, PhD Upper Limb Surgeon, Professor of Upper Limb and Research, Department of Orthopaedic Surgery, Flinders University of South Australia, Flinders Drive, South Austalia, Australia

Randy Bindra, MD Department of Orthopaedic Surgery, Griffith University and Gold Coast University Hospital, Southport, QLD, Australia

Jared L. Burkett, MD Alabama Orthopaedic Clinic, Mobile, AL, USA

Miguel Del Cerro, MD Hand Surgery Unit, Beata María Hospital, Madrid, Spain

Sonya M. Clark, DO Upstate Hand Center, Spartanburg, SC, USA

Tyson K. Cobb, MD Orthopaedic Specialists, Bettendorf, IA, USA

Mark Steven Cohen, MD Department of Orthopaedic Surgery, Rush University Medical Center, Chicago, IL, USA

Fernando Corella, PhD Section of Hand Surgery, Orthopaedic and Trauma Department, Infanta Leonor University Hospital and Beata María Hospital, Madrid, Spain

Gregory Couzens, MBBS, FRACS (Orth) Brisbane Hand and Upper Limb Research Institute, Brisbane, QLD, Australia

Randall W. Culp, MD, FACS Department of Orthopaedics, Thomas Jefferson University Hospital, The Philadelphia Hand Center, King of Prussia, PA, USA

Carlos Henrique Fernandes, MD Department of Orthopedic Surgery, Universidade Federal de São Paulo, São paulo, SP, Brazil

Larry D. Field, MD Upper Extremity, Mississippi Sports Medicine and Orthopaedic Center, Jackson, MS, USA

Alan E. Freeland, MD Department of Orthopaedic Surgery and Rehabilitation, University of Mississippi Medical Center, Brandon, MS, USA

Erich M. Gauger, MD Department of Orthopaedic Surgery, University of Minnesota, Minneapolis, MN, USA

William B. Geissler, MD Department of Orthopaedic Surgery, University of Mississippi Medical Center, Jackson, MS, USA

Michael R. Hausman, MD Department of Orthopaedic Surgery, Mount Sinai Medical Center, New York, NY, USA

Pak-cheong Ho, MBBS, FRCS, FHKCOS, FHKAM (Ortho) Department of Orthopaedic and Traumatology, Prince of Wales Hospital, Chinese University of Hong Kong, Hong Kong SAR, China

Steven M. Koehler, MD Department of Orthopaedic Surgery, Mount Sinai Medical Center, New York, NY, USA

Tommy Lindau, MD, PhD The Pulvertaft Hand Centre, Royal Derby Hospital, Derby, UK

Jeremy Loveridge, MD, MBBS, FRACS (Orth) Brisbane Hand and Upper Limb Research Institute, Brisbane, QLD, Australia

Riccardo Luchetti, MD Private Activity, Rimini Hand and Rehabilitation Center, Rimini, Italy

Michael L. Mangonon, DO Plancher Orthopaedics and Sports Medicine, New York, NY, USA

Noah C. Marks, MD Mississippi Sports Medicine and Orthopaedic Center, Jackson, MS, USA

Christophe L. Mathoulin, FMD, FMH Institut De La Main, Clinique Jouvenet, Paris, France

Duncan Thomas McGuire, MBCHB, FC (Orth) (SA), MMed Department of Orthopaedic Surgery, Groote Schuur Hospital, Cape Town, South Africa

Megan Anne Meislin, MD Department of Orthopaedics, Loyola Univesity Medical Center, Maywood, IL, USA

Cesar Dario Oliveira Miranda, MD Department of Hand Surgery, Hand Surgery Institute Salvador, Salvador, Bahia, Brazil

Michael J. Moskal, MD Orthopaedic Surgery Department, University of Louisville, Sellersburg, IN, USA

Daniel J. Nagle, MD, FAAOS, FACS Department of Orthopedics, Northwestern University Feinberg School of Medicine, Chicago, IL, USA

Michael J. O'Brien, MD Department of Orthopaedics, Tulane University School of Medicine, New Orleans, LA, USA

Montserrat Ocampos, MD Section of Hand Surgery, Orthopaedic and Trauma Department, Infanta Leonor University Hospital and Beata María Hospital, Madrid, Spain

Kerstin Oestreich, MD, MSc Department of Plastic Surgery, Birmingham Childrens Hospital, Birmingham, UK

A. Lee Osterman, MD The Philadelphia Hand Center, P.C., King of Prussia, PA, USA

Meredith N. Osterman, MD Department of Orthopedic Surgery, Thomas Jefferson University Hospital, Philadelphia, PA, USA

Enrique Pereira, MD Department of Hand Surgery, Penta Institute of Traumatology and Rehabilitation, Martinez, Buenos Aires, Argentina

Stephanie C. Petterson, MPT, PhD Research Department, Orthopaedic Foundation, Stamford, CT, USA

Francisco del Piñal, MD Unit of Hand-Wrist and Plastic Surgery, Private Practice and, Hospital Mutua Montañesa, Santander, Spain

Kevin D. Plancher, MD Plancher Orthopaedics and Sports Medicine, New York, NY, USA

Roger P. van Riet, MD, PhD Department of Orthopedics and Traumatology, Monica Hospital, Erasme University Hospital, Antwerp, Belgium

Mark Ross, MBBS, FRACS (Orth) Brisbane Hand and Upper Limb Research Institute, Brisbane, QLD, Australia

David S. Ruch, MD Duke University Medical Center, Durham, NC, USA

Felix H. Savoie III, MD Department of Orthopaedics, Tulane University School of Medicine, New Orleans, LA, USA

David J. Slutsky, MD The Hand and Wrist Institute, Torrance, CA, USA

John M. Stephenson, MD Department of Orthopaedic Surgery, University of Arkansas for Medical Sciences, Little Rock, AR, USA

Aaron H. Stern, BA Weiss Orthopaedics, Sonoma, CA, USA

John R. Talley, MD Division of Plastic Surgery, Department of Surgery, Stanford University Medical Center, Palo Alto, CA, USA

Steven M. Topper, MD Colorado Hand Center, Colorado Springs, CO, USA

Abhijeet L. Wahegaonkar, MD, FACS, MCh (Orth) Department of Hand and Microvascular Reconstructive Surgery, Brachial Plexus and Peripheral Nerve Surgery, Sancheti Institute for Orthopaedics and Rehabilitation, Pune, Maharashtra, India

Noah D. Weiss, MD Weiss Orthopaedics, Sonoma, CA, USA

Robert W. Wysocki, MD Department of Orthopedic Surgery, Rush University, Chicago, IL, USA

Jeffrey Yao, MD Department of Orthopedic Surgery, Stanford University Medical Center, Redwood City, CA, USA

中文版前言

随着对关节镜外科学的深入研究,关节镜外科分类日益细化、专业化,临床治疗新方法层出不穷。随着人们对疾病的进一步认识,患者需求的不断提高,腕与肘关节镜越来越被患者认可和接受。只有熟练掌握腕与肘关节镜技术的理论基础、适应证、操作方法及优缺点,培养更多的专业人才,才能满足日益增长的临床需求。

关节镜外科技术的发展、临床经验的积累、手术体位和手术入路的改进,使得腕与肘关节镜手术的危险程度大大降低,手术指征不断扩展,术后并发症逐渐减少。如今,运用腕与肘关节镜进行的检查与治疗已被普遍接受并趋于成熟。

《腕和肘关节镜——临床技巧操作指南》以世界知名专家的实践经验和临床资料为基础,详尽阐述了腕与肘关节镜技术的技巧与诀窍。本书首先介绍了腕关节的解剖特点、腕关节入路和关节镜下技术。同时,在上一版的基础上,本书新增了包含关节镜下治疗舟月骨不稳定、关节镜下近排腕骨切除术及关节镜下分级治疗 Kienbock 病等多个章节,并且对干关节镜这项新技术也有专门的介绍。此外,对手部小关节关节镜的技术和应用进行了特别的说明与描述。令人耳目一新的是,本书已经扩展到肘关节镜这一复杂的领域,其内容包括关节镜下治疗肘关节炎、肘关节挛缩和肘关节不稳定等。同时,本书还融入了目前世界最新的关节镜外科技术。希望本书的出版能够给有志于开展腕与肘关节镜外科工作和想进一步提高关节镜下操作能力的临床医师提供学习和借鉴国外最新关节镜外科技术的有力参考。

承蒙天津科技翻译出版有限公司的委托,对于翻译本书我们深感荣幸。尽管本书译者均具有丰富的操作关节镜外科技术的经验,但是由于时间紧迫,加之本书的专业性极强,译稿中难免有欠妥之处,欢迎广大读者和专家批评指正。

刘波　盛伟　鲁谊

前　　言

我很荣幸能够对《腕和肘关节镜——临床技巧操作指南》一书进行第2版编写。在强光和放大的条件下,关节镜手术通过检查和治疗关节内病变,使外科手术发生了革命性的变化。腕关节镜检查显著地提高了我们对腕关节(其中包含多个关节和韧带)这一复杂关节的认识和理解。自第1版出版以来,腕关节镜的适应证和技术有了明显的提高。随着越来越多的外科医师应用腕关节镜,会不断产生更新的技术,这对我们的患者很有帮助。

本书由来自世界四大洲的知名专家编写,阐述了腕关节镜的最新技术和最新进展。作者旨在详细描述关节镜技术,包括它们的技巧和诀窍,使相关人员能更容易地进行手术。第2版增加了许多新的主题和内容,包含舟月骨不稳定、关节镜下近排腕骨切除术及关节镜下分级治疗Kienbock病的多个章节。此外,干关节镜手术也越来越普及,其中一章专门介绍了这种新技术。目前,小关节的关节镜手术取得了一些成果,因此,多个章节对手部较小关节的技术和应用也进行了描述。

我很高兴第2版已经扩展到肘关节镜的领域,这一领域越来越流行。这可能是一个非常困难的关节镜手术技术,世界各地的专家为这一最新版本贡献了他们的技术和成果。本版包括关节镜下治疗复杂损伤,如肘关节炎、挛缩和不稳定。

我要感谢国际专家组,他们投入了大量的时间来撰写这些章节。他们的技术和技巧是非常宝贵的,他们都推动了腕关节镜和肘关节镜技术的发展。

我要感谢我早期的手外科手术导师 Terry L. Whipple,是他让我接触到了腕关节镜的奇妙技术。他特别向我展示了如何进行精确和精细的腕关节镜手术。同时,我要感谢 Alan E. Freeland,他是我的导师、朋友和同事,曾指导我进行手外科手术,并且对我的职业生涯大有助益。当然,我也要感谢我的妻子 Susan 和女儿 Rachel Leigh,她们在我的职业生涯中给予了无尽的支持和理解。

我还要感谢我的护士 Tracy Wall 和 Janis Freeland,她们在幕后不知疲倦地工作,真正参与了一切。最后,要感谢我的行政助理 Sheila Steed,她一直都在那里,总是能让我保持正确的前进方向。

William B. Geissler, MD

目　录

第 1 章

腕关节镜的应用及相关解剖

Nicole Badur，Riccardo Luchetti，Andrea Atzei

简介

关节镜于 1918 年首次对尸体标本的膝关节进行了描述，并且在 1962 年临床手术中获得成功[1]，是外科医生评估和治疗关节内病变的绝佳工具。在成功应用于大关节后，该技术逐渐扩展到较小的关节，如肩关节、髋关节、踝关节、肘关节和腕关节。1979 年首次报道了用于诊断的腕关节镜[2]。从 20 世纪 80 年代后期到 90 年代，腕关节镜已经成为手外科医生的重要手段，同时也是诊断腕关节病变的金标准。自此，它不仅是一种诊断工具，而且也成了一种治疗手段，其适应证也在稳步发展。通过腕关节镜手术减少了开放性

Electronic supplementary material: Supplementary material is available in the online version of this chapter at 10.1007/978-1-4614-1596-1_1. Videos can also be accessed at http://www.springerimages.com/videos/978-1-4614-1595-4.

N. Badur, M.D.
Hand Surgery and Surgery of Peripheral Nerves, University Hospital Bern, Freiburgstrasse, Bern 3010, Switzerland
e-mail: nicbadur@hotmail.com

R. Luchetti, M.D. (✉)
Private Activity, Rimini Hand & Rehabilitation Center, Via Pietro da Rimini 4, Rimini 47924, Italy
e-mail: rluc@adhoc.net

A. Atzei, M.D.
Fenice HSRT Hand Surgery and Rehabilitation Team, Centro di Medicina, Via Repubblica, 10/B Villorba, Treviso 31050, Italy

Policlinico San Giorgio, Via Gemelli 10, Pordenone 33170, Italy
e-mail: andreatzei@gmail.com

腕关节手术的医源性并发症，如导致僵硬的关节囊性纤维化[3,4]。腕关节镜现在已是治疗许多慢性腕关节疼痛和急性腕部创伤性关节内病变的首选[5]。

腕关节镜适应证范围不断扩大，包括软组织疾病的基本治疗，如滑膜炎、腱鞘囊肿、纤维化、僵硬、三角纤维软骨复合体(TFCC)病变、舟月韧带和月三角韧带的损伤以及游离体去除术等。骨性手术包括尺腕或尺骨茎突撞击综合征和舟大小(STT)或三角钩(TH)关节炎的部分骨切除术[6]。该方法在更复杂的手术和创伤后遗症中也得到了更广泛的认可，如协助桡骨远端关节内骨折[7-13]，或舟骨骨折的复位[14,15]。其不仅描述了关节镜辅助截骨术治疗桡骨远端关节内畸形愈合[16,17]、舟骨骨折不愈合[15]和关节镜下关节松解术[18]，还描述了 Kienböck 疾病[19]的关节镜下月骨减压术、关节镜下近排腕骨切除术[20]和关节镜下腕关节融合术[21]。

腕关节镜手术需要满足小关节需求的专用微型器械，并充分了解腕关节解剖和解剖标志[22]，以及细致和熟练的外科技术，才能对腕关节病症进行安全和适当的关节镜治疗。

设备和装置

设备

腕关节镜需要标准的关节镜设备，包括臂架，带录像机、打印机和显示器的关节镜系统，带光纤电缆

的光源,剥离器,射频消融器。影像增强器和牵引系统已成为监护标准。数字系统允许数据传输到 U 盘。在无菌手术室中,通常在臂丛麻醉(腋下阻滞)或全身麻醉下进行无菌操作。虽然腕关节镜手术出血量少[15],但仍建议在上臂放置充气止血带。

患者仰卧在手术台上,将患臂放在手术台上。上臂外展 90°,肘部弯曲 90°,使前臂、手腕和手部处于垂直位置。在这个位置,手腕保持中立位旋前、旋后。无牵引的腕关节镜操作技术已有描述[23,10],然而我们更推荐在牵引下操作。通过指套垂直牵引,可保持手腕中立位旋转和手腕 360° 的范围内进入关节的入路。通常推荐用牵引来扩张腕关节并改善囊内视野[1]。最好通过牵引塔实现横跨腕关节的垂直牵引。手和前臂需

要用毛巾填充,防止皮肤直接接触牵引塔的金属,然后稳定到牵引塔。牵引塔存在不同的模式(图 1.1)。

然后通过对无菌指套悬吊手指进行垂直牵引,并通过塔架上的传动结构进行反牵引,使之能够精确地调节。为了显示桡腕关节,指套最好放置在示指和中指或示指、中指和环指上。还可以使用其他牵引装置来牵引所有手指(图 1.2)。患者施加的牵引力分别为 3.5kg 和 7kg。为了 STT 关节的可视化,可以通过悬吊拇指来应用牵引。

牵引塔的优点,如 Whipple、Borelli 或 Geissler 牵引塔提供了良好的稳定性,对于关节镜下辅助治疗桡骨远端骨折是至关重要的。此外,它们可以被消毒处理。

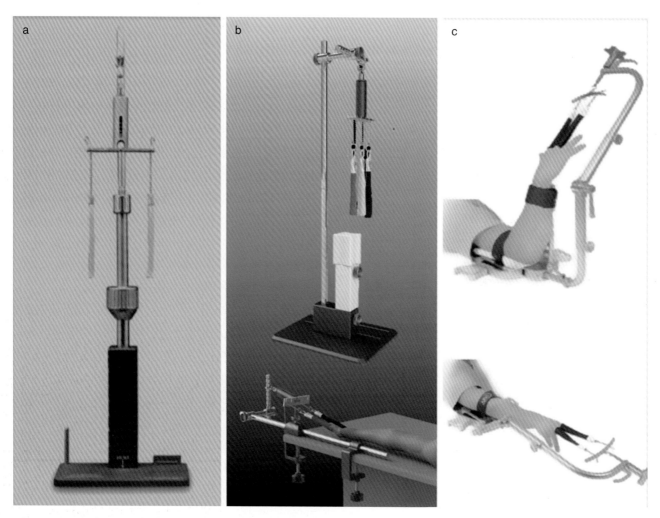

图 1.1　不同的牵引系统。Whipple 设计的垂直牵引塔(Linvatec®,Largo,FL,USA)。手腕位置可以通过球状关节调整。中心杆位置妨碍手术中的 X 线视图(a)。Borelli 设计的牵引塔(Micai®,Genova,Italy),允许从背侧和掌侧入路进入腕关节,转动手腕,便于影像增强器以偏心杆位置进入。手腕处于垂直和水平位置是可能的(b)。Geissler 设计的牵引塔(Acumed®,Hillsboro,Oregon,USA),可以改变手腕位置和垂直或水平牵引定位的不同角度,而且不影响术中透视(c)。

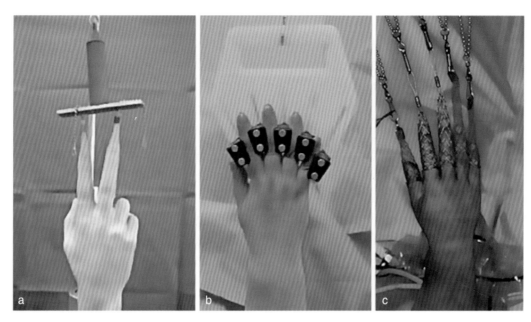

图 1.2　在示指和中指上使用指套进行垂直牵引(a)。所有手指的牵引力,包括拇指,如果需要,可以应用特殊的牵引力(例如, Arthrex®,Naples,FL,USA)(b)和标准的悬吊系统(c)。(Modified from Atzei A,Luchetti R,Sgarbossa A. Carità E,Llusà M. Set-up, portals and normal exploration in wrist arthroscopy. Chir Main. 2006;25Suppl l;Sl3l–44. French. With permission from Elsevier)

但是,对于一些干预措施,如 TFCC 病变的关节镜稳定性,以及由牵引塔提供的稳定性可能会受到阻碍,我们需要一个自由的旋前、旋后。另外,牵引塔的中心杆也会干扰影像增强器在术中的使用。事实上,如果只有一个可用的牵引塔,并且在同一个手术内使用多个腕关节镜,那么牵引塔需要消毒,这可能是一个麻烦。

如果牵引塔不可用,可以使用简单的牵引方法:肩部牵引支架可以在靠近肘部的上臂周围提供具有反牵引带的顶部悬架。张力可以通过增加重量来调节(图 1.3)。这些系统易于设置,而且允许不受干扰地进行术中 X 线透视,以及自由度比牵引塔更大,同时稳

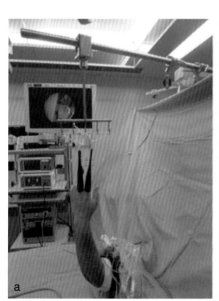
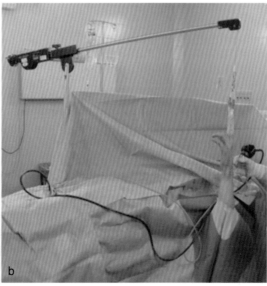
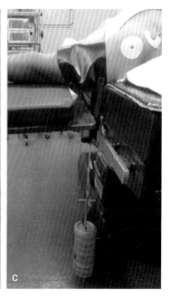

图 1.3　非传统的垂直架空牵引系统允许腕关节旋转和 360°接触(a 和 b)。一个反牵引带放置在肘部近端的上臂周围。牵引力可以通过增加重量来调节(c)。

定性较低(图1.4)。

　　麻醉师位于未累及的肢体一侧或患者的头部,手术医生位于待手术的一侧。关节镜系统和监视器放置在患者的足侧,通常在患者的对面。影像增强器位于手术室内,因此它不会影响手术医生,并可根据需要进入手术区域。助手和手术助理护士可以根据介入和手术医生的需求来定位自己,这在诊断和介入腕关节镜手术中可能有所不同(图1.5)。

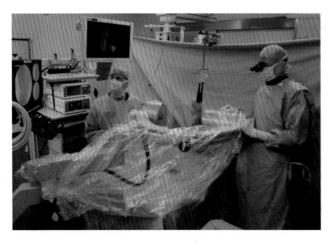

图1.4　通过简单的手腕悬吊,但稳定性较低,可以不受干扰地进行术中 X 射线透视。

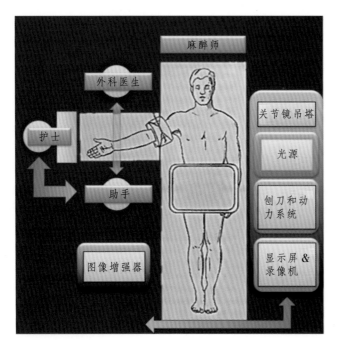

图1.5　患者、手术医生和麻醉师以及关节镜设备的定位。

装置

　　最重要的装置是关节镜(图1.6)。腕关节镜直径小于传统关节镜。不同直径的镜头用于腕关节镜检查,范围为 1.9~2.7mm。其具有 30°或不常见的 70°视角来满足腕关节的不同需求。光源电缆的直径也较小。关节镜直径越小,套管内弯曲和损坏光纤的风险就越高。短套管(5~8cm)和杠杆臂的范围(100mm)足够长,可以更轻松地进行操作和控制[24]。由于关节镜视野较广,2.7mm 或 2.4mm 镜头对于探查桡腕关节和腕中关节是非常理想的,但是由于体积太大,无法探查桡尺远侧关节(DRUJ)、舟大小(STT)关节和小的腕关节。在这种情况下,使用直径为 1.9mm 或更小的关节镜更适合。

　　在不损伤关节软骨的情况下,对于建立关节的观察和工作入路带套管的钝器套管是重要的。

　　已经开发了许多适用于诊断和治疗腕关节病症的标准器械。镜头可能是腕关节镜中最简单但是最有用的诊断工具,可作为外科医生手指的延伸[1]。对于一些介入措施,在肩关节镜中使用较硬的镜头,因为不易弯曲更利于手术[16]。各种不同角度的穿孔器,带有或不带有抽吸机制以及抓取钳,可用于去除游离体和切除软组织块。不同形状的小关节镜刀和逆向刀片辅助切除腕骨不稳定的软骨部分。一个 Freer 剥离器、骨钉和各种小的异型骨凿是关节镜辅助矫正桡骨远端骨折畸形愈合的有用工具[17]。

　　不同大小的剥离器以及不同尺寸的骨钻一般范围为 2~4.5mm,两者是用于清创切除滑膜或切除骨骼的动力工具,例如,当在舟骨骨折不愈合进行性塌陷(SNACI)的第一阶段进行 STT 关节炎切除术切除舟骨的远极或桡腕关节炎早期的桡骨茎突时。剥离器和骨钻可以通过脚踏板或手指控制进行操作,并允许连续或振动切割。

　　射频探头可以有效地进行软组织清创和韧带或关节囊的收缩[25],但由于热损伤的风险,必须谨慎管理适当的液压控制[26]。

　　传统的腕关节镜手术是在关节持续冲洗的基础上进行的,以改善关节内的视野[27]。乳酸林格溶液用于冲洗,因为它能迅速从软组织中吸收[8]。为了避免外渗和减少术中出血,可以使用调节液量的电动液压泵,

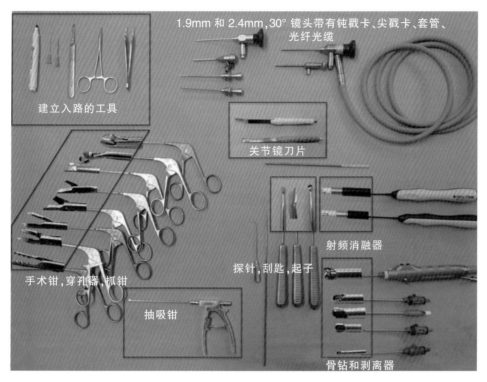

1.9mm 和 2.4mm,30° 镜头带有钝戳卡、尖戳卡、套管、光纤光缆

建立入路的工具

关节镜刀片

射频消融器

探针,刮匙,起子

手术钳,穿孔器,抓钳

抽吸钳

骨钻和剥离器

图 1.6　腕关节镜器械。

但纯重力流量足以用于腕关节的冲洗。通过带有摄像的套管或单独放置在腕部尺侧的针头或相继建立的入路的端口流出。而传统的(湿)腕关节镜手术存在关节外多余的水渗漏到软组织的缺点,并且存在严重并发症的风险,如筋膜间隔综合征的发生[7,8,28,29]。但若是无须使用水即可轻松检查腕关节的,则称为"干关节镜"[30]。滑膜绒毛或韧带断裂部分不会干扰关节内的视野,因为它们不会漂浮在视野中并保持在原来的位置。通常关节由黏液样液体来冲洗,其不会妨碍视野。然而,这也取决于要进行的程序,关节的初始冲洗可能是有用的,例如,在急性桡骨远端关节内骨折的血肿清除术中,通过腕关节镜的侧阀注射 10~20mL 盐水,然后用剥离器清除碎片。腕关节也可以用抓钳插入小的手术材料来保持关节内干燥。在干关节镜下保持清晰视野的其他有效操作是将镜头浸入温水中,以防止由于腕关节内外温度的差异而产生的冷凝(雾效),避免视野与电动工具的接近,从而防止飞溅。关节镜可以通过在局部软组织上小心地摩擦其尖端来清洁[30]。

然而,干关节镜也有其局限性,例如,当使用射频消融时,需要水作为环境,防止温度过高导致的关节损伤。另外,当使用骨钻时,抽吸可能会因小的软骨和骨碎片阻塞,这时水可以促进抽吸。

该装置由不同的器具组成,用于特定的关节镜手术,如韧带修复,其从简单的针头或更长的 Tuohy 针[31]到更复杂的商业化韧带修复器械样样具备[32]。

手术技术

为了获得良好的关节内视野,避免并发症的发生,需要遵守某些规则。重要的是,所有外部解剖标志物和入路必须在腕关节牵引后标记,但在关节镜手术开始之前,表面标志的关系没有改变[28]。如果手腕肿胀不明显,可以触摸以下标记(图 1.7)。

骨的标记

• 背侧:Lister 结节,桡骨远端边缘,背侧尺骨头,示指、中指、环指和小指掌骨。

• 桡侧:桡骨茎突,大多角骨,第一掌骨基底。

• 尺侧:尺骨茎突,三角骨,第五掌骨基底。

• 掌侧:豌豆骨和舟骨远极。

腱的标记

• 背侧:桡侧腕长伸肌(ECRL)腱,拇长伸肌(E-PL)腱,指总伸肌(EDC)腱,尺侧腕伸肌(ECU)腱。

• 桡侧:拇长展肌(APL)腱。

• 尺侧:尺侧腕伸肌(ECU)腱。

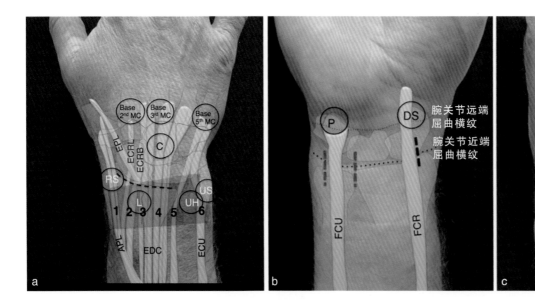

图 1.7　腕关节背侧(a)、掌侧(b)和尺侧(c)的骨骼和肌腱。RS,桡骨茎突;Lister,结节;UH,尺骨头;US,尺骨茎突;P,豌豆骨;DS,舟骨远极;APL,拇长展肌;ECRL,桡侧腕长伸肌;ECRB,桡侧腕短伸肌;EPL,拇长伸肌;EDC,指总伸肌;ECU,尺侧腕伸肌;FCU,尺侧腕屈肌;FCR,桡侧腕屈肌。数字 1~6 代表伸肌室。掌侧切口用以建立 VR 和 VM 关节(黑线)、VU 和 V-DRUJ(红线)以及 6-U 和 DF 入路(蓝线)。

　　• 掌侧:桡侧腕屈肌(FCR)腱、尺侧腕屈肌(FCU)腱。

　　并不是所有可触及的表面标志都需要绘制到皮肤上以作为建立入路的方向,我们在每次干预时都标记出关键的结构(图 1.8)。标准腕关节镜包括桡腕关节和尺腕关节、腕骨间关节和 STT 关节以及桡尺远侧关节(DRUJ)的评估。已经描述了许多关节镜背侧和掌侧入路也经常被使用。最常用的桡腕背侧入路是相对它们所在的伸肌间室的位置而命名的。

　　在几乎所有腕关节镜手术中建立的第一个入路就是 3-4 桡腕入路。它可以通过简单的"软点"触诊来识别,在桡骨背侧缘的远端与 Lister 结节形成垂直线。有两种方法来定位 3-4 入路的入口点。第一种方法称为"三圆圈法"(图 1.9):第一个圆圈是围绕 Lister 结节绘出;同样尺寸的第二个圆圈是在第一个圆圈的远端与 Lister 结节垂直绘出;第三个圆圈直接位于 3-4 入路入口点[33]。第二种方法称为"滚动拇指法"(图 1.10)。

　　拇指指腹放在 Lister 结节上,然后在结节的远端滚动。拇指的尖端现在正好位于与 3-4 入路对应的软点上。在软性凹陷处插入 18 号针或 22 号针,进入桡腕关节,迎合桡骨远端的正常倾斜。因此,针头指向

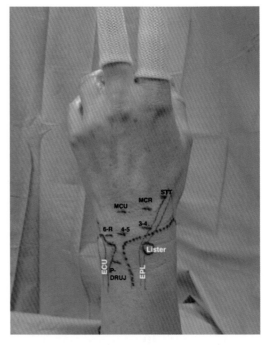

图 1.8　用于标准腕关节镜术前的标记点和背侧入路。缩写英文字母释义参考图 1.7。

近端 20°~30°,平行于桡骨远端的关节曲线,以验证是否为正确的关节内放置(图 1.11)。

　　已经描述了通过这种针注射生理盐水以扩张桡腕关节。正常且未受伤的腕关节可以容纳 2~5mL

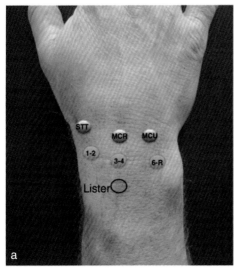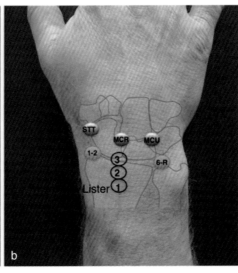

图 1.9　用"三圆圈法"建立 3-4 入路：第一个圆圈是围绕触诊的 Lister 结节绘出 (a)。两个相同尺寸的圆圈是根据第一个圆圈的远端绘出。第三个也是最远的圆圈位于 3-4 入路的水平面上 (b)。

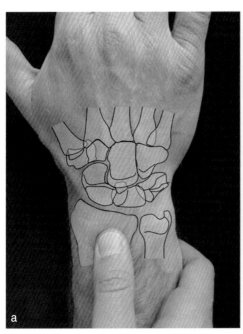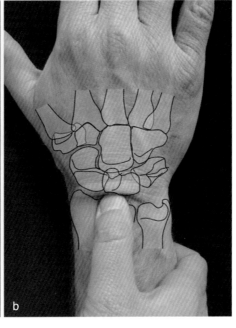

图 1.10　用"滚动拇指法"建立 3-4 入路：拇指放置在触诊的 Lister 结节上 (a)。然后拇指在结节上方滚动，直到外科医生的拇指感觉到与 3-4 入路相应的软点 (b)。

的液体，但在 TFCC 病变的情况下，或是腕近排内的韧带损伤，并且相邻关节（桡尺远侧关节和腕中关节）被间接地填充，可注射 10~15mL 的液体。如上所述，我们首选的腕关节镜检查方法是所谓的干燥技术。在针被正确放置后，用 15 号刀片切割皮肤，而不是使用 11 号刀片作为其他关节的关节镜检查的常用工具。必须小心切开皮肤以防止损伤浅表血管、肌腱和皮神经。根据所建立的入路，神经可以在离入路非常近的地方找到，并且处于危险之中[34-36]。如果切口需要在近端-远端方向扩大，例如，如果需要进行开放性干预，则纵

向切口是可能的，也是有利的。然而我们一般倾向于腕关节背侧的水平皮肤切口与皮肤线条一致，从而改善瘢痕的外观。钝头止血钳穿过皮下组织小心地张开分支直到与关节囊接触。然后用止血钳的闭合尖端刺穿关节囊（图 1.12）。通过套管将钝戳卡向掌侧和近端以 30°的角度引入关节，将套管与桡骨远端的掌侧倾斜对齐。在第一腕排 10°倾斜之后，可以采用相同的技术建立桡侧腕中入路（图 1.11）。为了建立其他入路，我们建议插入探针并通过关节镜控制。

尽管腕关节镜技术取得了革命性的进展，但我们

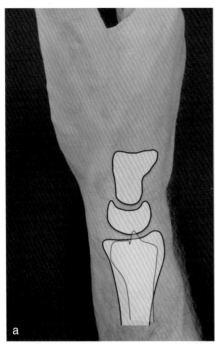
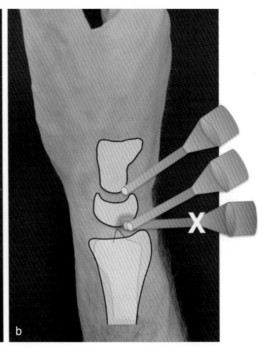

图 1.11　腕关节的侧面示意图 (a)。外部牵引使关节间隙扩大。关节镜分别插入桡尺远侧关节和腕中关节，与关节背侧斜面平行 (b)。

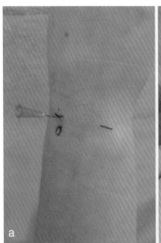
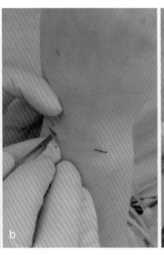
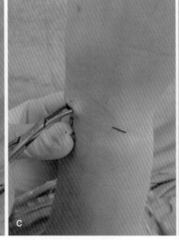
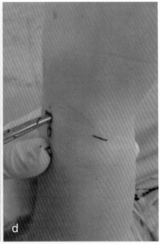

图 1.12　建立关节镜入路(3-4 入路)的标准程序,右腕。用 22G 针定位桡腕关节间隙(a)和水平的皮肤切口(b),用钝头止血钳将皮下组织扩张到关节囊(c),用止血钳的闭合尖端刺穿关节囊(d)。

必须记住,所有的关节镜检查都应以完善的临床检查为基础,目的是检测关节内病变的起源,因此,我们应掌握符合病理本质的适应证[37]。

诊断性评估通常始于对桡腕关节的探查,但对腕中关节的评估绝不能被忽视,并被认为是腕关节镜的一部分。DRUJ 镜下检查最近才得到关注[38,39]。它是在特殊的适应证中进行的,而不是在每个腕关节镜下进行的。

使用常规路线进行标准化、系统化的关节镜检查有助于观察所有结构,并且不会遗漏任何事物[4]。一些应该遵循的简单规则如下:

- 桡侧检查在尺侧检查之前。
- 关节远端部分检查在关节近端部分检查之前。
- 掌侧检查在背侧检查之前。
- 韧带检查在关节面检查之前。
- 简单检查在使用探针之前。

30°角关节镜的旋转可以探查关节的不同区域，并且可以限制关节镜和器械在不同入路的切换。为防止关节软骨损伤，稳定关节镜和控制关节内的微小运动是至关重要的。因此，关节镜检查应该保持与腕关节皮肤的持续接触。一般小镜头足够短，以外科医生的示指接触患者手腕的方式来稳定，而较大的关节镜需要用中指和环指稳定(图 1.13)。

关节镜入路：路径和解剖

细致的解剖知识对于进行腕关节镜手术至关重要(图 1.14)[40]。入路入口很多(图 1.15)，需要适应该区域的病理和特殊的解剖结构[1,28,41]。标准的关节镜入路在腕关节的背侧，它们的位置和名称与 6 个伸肌间室直接相关。在两个伸肌间室之间的空间中，可以建立关节镜的入路，并在没有损伤伸肌腱的情况下引入器械。在腕关节的背侧，没有多少神经血管结构可能被损坏(图 1.16a~c)。掌侧入路已有报道，但长期以来缺乏普及，因为它们似乎会损伤腕关节掌侧的神经血管结构(图 1.16d，e)。直到最近，掌侧入路的安全性才被显现出来[44-48]，可以看到环绕整个腕关节的观察和工作入路。这被称为"盒子概念"(图 1.17)[24]。

腕关节镜探查分为三部分：近端、掌侧(使用掌侧入路时的背侧)和远端。然后关节镜可以旋转到桡侧和尺侧。我们通常从近端到远端以及从桡侧到尺侧继续进行关节镜检查(图 1.18)。

桡腕关节的背侧入路

通常使用 5 个标准的桡腕关节背侧入路[35]。

1–2 入路

1–2 入路位于包含拇长展肌(APL)腱和拇短伸肌(EPB)腱的第一伸肌间室和包含桡侧腕长伸肌(GCRL)腱和桡侧腕短伸肌(ECRB)腱的第二伸肌间室之间。在近端，与桡骨远端、桡侧末端和桡骨茎突邻接，在远端与舟骨邻接。在这个区间内，可以找到几个重要的结构，在建立 1–2 入路时，它们可能会面临风险(图 1.19)。桡神经感觉分支(SBRN)的两个分支邻近桡侧至入路 3mm 和尺侧至入路 5mm 处。桡动脉位于该入路桡侧平均 3mm 处[34]。在不同的研究中，SBRN 的平均距离只有 1.8mm[36]。据报道，前臂外侧皮神经(LABCN)与 SBRN 的部分或完全重叠高达 75%[49]。

我们建议谨慎进入位于第一伸肌间室肌腱附近的关节囊，仅从远端到桡骨茎突进入以避免损伤桡动脉的背侧支。通过这个入路插入镜头，可以探查桡腕关节的整个背侧囊和前囊的主要部分与外在韧带。

此外，可直观舟骨近极和舟骨体、月骨近极、桡骨关节面和桡骨背侧缘。此入路主要用于特殊外科手术的器械安置，如关节镜下关节松解术、掌侧或背侧腱鞘囊肿切除术，以及茎突切除术等。

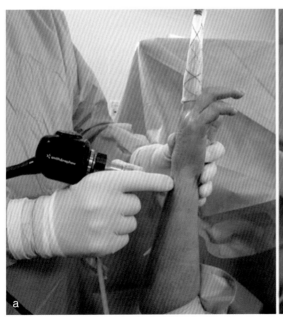
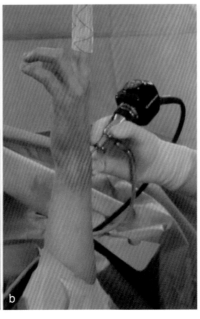

图 1.13　控制关节内的最小运动是通过示指(a)或中指到小指(b)持续地接触患者手腕来实现的。

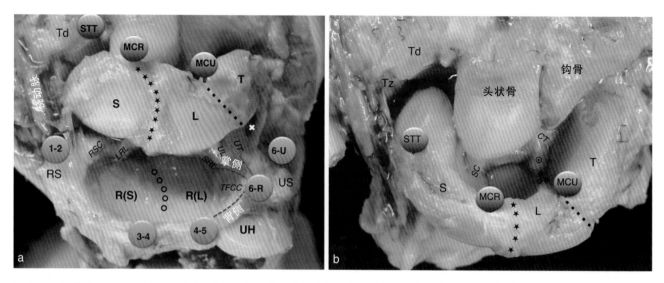

图 1.14　桡腕关节(a)和腕中关节(b)的解剖。桡腕关节入路由红色圆圈表示,腕中关节入路用黑色圆圈表示。桡腕关节的近端部分由桡侧的舟骨窝和月骨窝组成[R(S)和R(L)],由窝间脊(O)和TFCC以及掌侧桡尺远侧韧带和背侧桡尺远侧韧带(DRUL)分离。掌侧桡腕韧带是来自桡侧至尺侧的桡舟头(RSC)韧带、长桡月韧带(LRL)和短桡月韧带(SRL)。掌侧尺腕韧带是尺月(UL)韧带和尺三角(UT)韧带。在尺侧和远端至UT韧带我们发现豆三角关节(×)。桡腕关节的远端部分由舟骨(S)、月骨(L)和三角骨(T)的近端关节面形成。舟月韧带(★)和月三角韧带(◆)分别隔开了近排的腕骨。腕中关节的近端部分由舟骨、月骨和三角骨的远端关节面形成。舟骨远极和大多角骨(Tz)以及小多角骨(Td)近端关节面形成舟大小关节作为腕中关节的一部分。舟骨体与头状骨相连。月骨、三角骨、头状骨和钩骨形成了4-骨-角。月骨可能有两个远端关节面,一个主要的为头状骨,另一个较小的为钩骨(#),它们由纵脊(*)分离。掌侧腕中韧带作为RSC韧带的远端部分为桡骨的舟头(SC)韧带,也是尺骨的头三角(CT)韧带,通常由纤维脂肪组织覆盖(☉)。UH,尺骨头;US,尺骨茎突。(Modified from Atzei A,Lucbetti R,Sgarbossa A,Carità E,Llusà M. Set-up,portals and normal exploration in wrist arthroscopy. Chir Main. 2006;25 Suppl 1:S131-44. French. With permission from Elsevier)

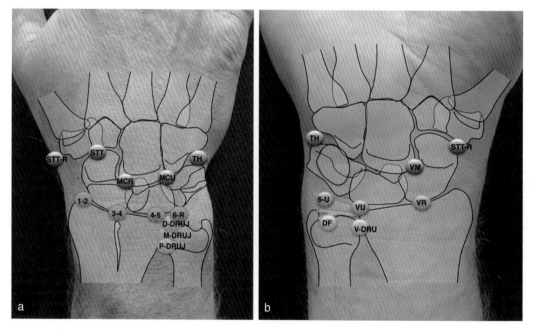

图 1.15　用于腕关节镜的背侧(a)入路和掌侧(b)入路的概况。通往桡腕关节的入路被标记为红色,通往腕中关节的入路被标记为黑色,而通往 DRUJ 的入路则用蓝色标记。

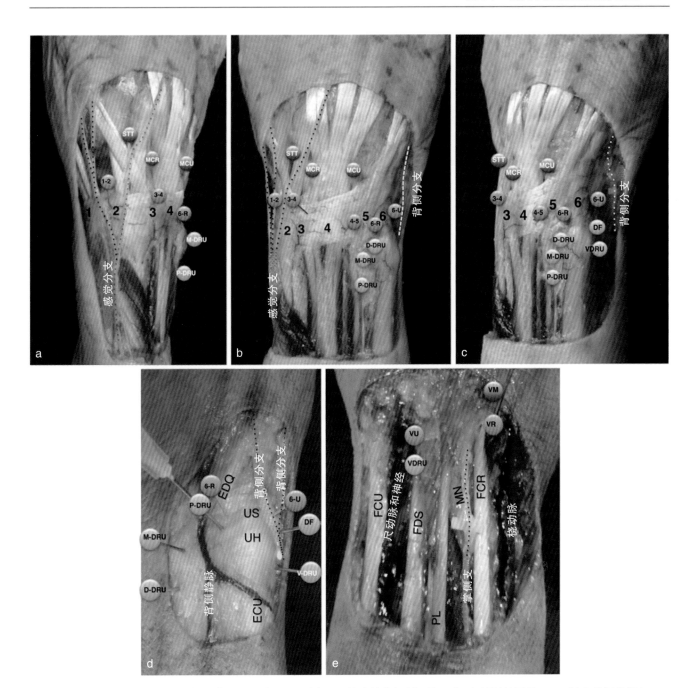

图 1.16 背-桡侧 (a)、背侧 (b)、背-尺侧 (c)、尺侧 (d) 和掌侧 (e) 的腕关节解剖。第一室:包括拇长展肌 (APL) 腱和拇短伸肌 (EPB) 腱。第二室:包括桡侧腕长伸肌 (ECRL) 腱和桡侧腕短伸肌 (ECRB) 腱。第三室:包括拇长伸肌 (EPL) 腱。第四室:包括指总伸肌 (EDC) 腱和示指固有伸肌 (EIP) 腱。第五室:小指固有伸肌 (EDQ) 腱。第六室:包括尺侧腕伸肌 (ECU) 腱。在腕关节的桡侧,可以观察到桡神经的感觉浅支,尺侧可见尺神经感觉背支的末端分支。进入桡腕关节和腕中关节的入路分别标记为红色和黑色。进入 DRUJ 的入路被标记为蓝色。(a~c:Modified from Atzei A,Luchetti R,Sgarbossa A,Carità E,Llusà M. Set-up,portals and normal exploration in wrist arthroscopy. Chir Main. 2006;25 Suppl 1:S131-44. French. With permission from Elsevier)

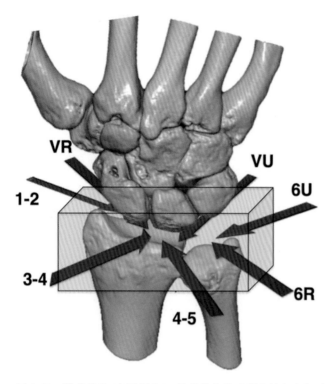

图 1.17　腕关节的"盒子概念"。腕关节从几乎所有的角度都可以被想象成一个盒子(通过关节镜入路的结合,观察工作的入路环绕了腕关节),这使得关节镜外科医生可以从各个方向观察和使用器械。(Modified from Bain GI, Munt J, Turner PC. New advances in wrist arthroscopy. Arthroscopy. 2008;24:355-67. With permission from Elsevier)

- 近端:可以观察桡骨茎突和桡骨舟状窝。
- 掌侧:确定了来自桡骨前缘的桡舟头(RSC)韧带和长桡月(LRL)韧带。
- 远端:舟骨近端的 2/3 和月骨的近端表面可以可视化。
- 桡侧:将关节镜旋转到桡侧,其一是因为非常接近桡月关节的桡侧部分,其二是由于视野受限。
- 尺侧:旋转至尺侧,可以观察桡骨前缘和桡舟月(RSL)韧带(Testut 韧带)。
- 背侧:旋转到背侧,随着桡腕背侧韧带(DRCL)的斜视角可以看到桡腕关节囊的整个背侧部分。

3-4 入路

3-4 入路位于包含拇长伸肌腱的第三伸肌间室和包含指总伸肌(EDC)腱和示指固有伸肌(EIP)腱的第四伸肌间室之间(图 1.20)。近端由桡骨远端覆盖,远端由舟月韧带覆盖。近端到 Lister 结节的入口为 1cm。该入路被认为是安全的,损伤神经血管结构的风险很低。据报道,桡骨到该入路 SBRN 的平均距离为 4.85[36]~16mm[34]。主要风险是损伤 EPL 肌腱本身。我们建议,常规地建立此入路,作为第一个放置关节镜的入路。它是主要的桡腕关节入路,因为桡腕关节几乎

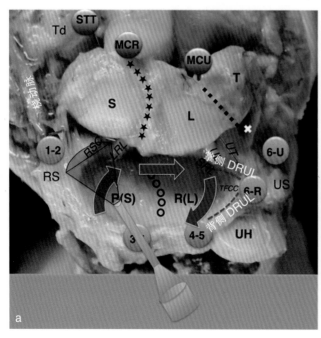
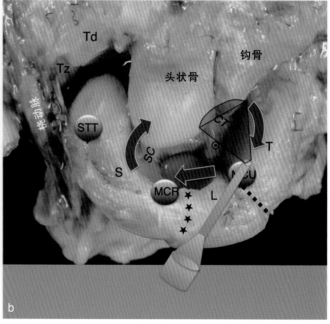

图 1.18　关节镜下桡腕关节和腕中关节的检查。对于桡腕关节,主要观察入路是 3-4 入路。我们从桡骨到尺骨,从近端到远端进行关节镜检查(a)。对于腕中关节,MCU 入路是主要的观察入路,我们继续进行从尺骨到桡骨的关节镜检查(b)。缩写根据图 1.14。

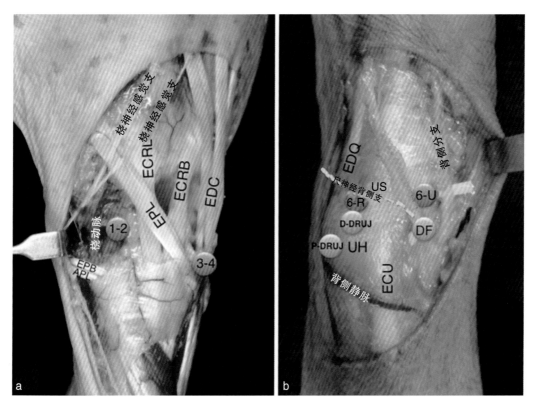

图 1.19　腕关节桡骨面(a)和尺骨面(b)的特殊解剖。桡神经感觉支(SBRN)的分支由牵引器向桡侧移动,桡动脉背侧支到 1–2 入路的密切关系变得明显。在尺侧,展示了尺神经(UN)的两个背侧分支与 6–U 入路和直接中央凹(DF)入路的紧密关系。尺神经背侧支(DBUN)的末端分支是可变的,并且在某些情况下可以发现 DBUN 的横向分支(TBDBUN)。(a:Modified from Atzei A,Luchetti R, Sgarbossa A,Carità E,Llusà M. Set–up,portals and normal exploration in wrist arthroscopy. Chir Main. 2006;25 Suppl 1;S131–44. French. With permission from Elsevier)

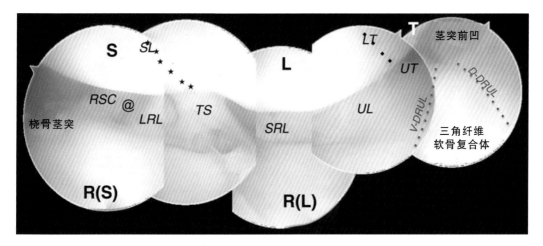

图 1.20　通过 3–4 入路,由桡侧至尺侧进行完整的关节镜观察。S,舟骨;R(S),桡骨的舟骨窝;L,月骨;R(L),桡骨的月骨窝;T,三角骨;SL(★线),舟月韧带;RSC,桡舟头韧带;LRL,长桡月韧带;TS,Testut(桡舟月)韧带;SRL,短桡月韧带;LT(◆线),月三角韧带;UL,尺月韧带;UT,尺三角韧带;V-DRUL,掌侧桡尺远侧韧带;D-DRUL,背侧桡尺远侧韧带;@,RSC;韧带;LRL;韧带之间的间隙。(Modified from Atzei A,Luchetti R,Sgarbossa A,Carità E,Llusà M. Set–up,portals and normal exploration in wrist arthroscopy. Chir Main. 2006;25 Suppl 1;S131–44. French. With permission from Elsevier)

可以通过此入路被可视化。

• 近端:可以观察到桡骨远端骨骺与窝间脊在矢状方向分离舟骨窝和月骨窝。

• 掌侧:在视野的中心,可以看到 RSL 韧带有一个纤维脂肪组织。它被认为是一种神经血管结缔组织,而不是真正的韧带[50]。实际上,它是探查桡腕关节的参考点。

然后检查掌侧的桡腕韧带。从桡骨到尺骨,镜下可见起自桡骨茎突,止于舟骨腰部,并且到达头状骨掌侧部分结实的桡舟头(RSC)韧带。尺骨到 RSC 韧带,我们发现了较宽的长桡月(LRL)韧带,其纤维更倾斜。它主要止于月骨,但也有一些纤维进入三角骨。短桡月(SRL)韧带是位于最尺侧的韧带。RSC 韧带和 LRL 韧带由起自掌侧腕关节神经节的韧带间隙分开。LRL 韧带和 SRL 韧带一起形成了倒"V",组成了桡舟月韧带。在"V"的顶点处会发现舟月韧带的前部。

• 远端:两块骨头之间的舟骨和月骨关节面以及舟月骨间韧带(SLIL)被直视。它看起来像一个"凹口",并有软骨般的外观[22]。SLIL 可分为掌侧部、近侧部和背侧部[51]。通过轻微屈曲和伸展手腕,舟骨和月骨关节面的掌侧和背侧更容易被检查。

• 桡侧:向桡侧旋转关节镜可以观察桡腕关节的桡侧室。我们可以很好地观察舟骨近极和舟骨体、桡腕韧带、桡骨茎突,以及桡骨的舟骨窝。

• 尺侧:将镜头旋转到尺侧,我们可以看到桡骨的月骨窝和三角纤维软骨复合体(TFCC)。但有时候很难看到 TFCC 的桡侧缘和桡骨的月骨窝关节面。探查有助于区分关节面和 TFCC。TFCC 以三维的方式排列成 3 个部分:近端三角韧带、远端吊床结构和尺侧副韧带(UCL)[52]。掌侧和背侧桡尺远侧韧带(v-DRUL 和 d-DRUL)加厚了 TFCC 边缘。它们起自桡骨尺侧缘,并作为 TFCC 的近端部分(pc-TFCC)止于尺骨窝,而远端吊床结构和 UCL 代表的 TFCC 远端部分(dc-TFCC),附着在尺骨茎突和尺腕关节囊。如果 TFCC 是完整的,则只能看到桡尺韧带尺侧附着的浅表部分。在创伤性或退行性中央 TFCC 病变中,我们就可以看到外露的尺骨头,并且中央凹的 pc-TFCC 可以可视化。尺腕韧带由尺月(UL)韧带、尺头(UC)韧带和尺三角(UT)韧带组成,起自 TFCC 前缘、v-DRUL 和尺骨茎突,分别止于月骨和三角骨。可以看到茎突前凹和位

于掌侧到尺骨茎突的滑膜囊。半月板同系物与生理上覆盖尺骨茎突尖端的滑膜组织远端到茎突前凹,有时可以表现为一种硬化结构,可导致尺骨茎突和三角骨之间的撞击[53]。接下来我们将分析完整的月骨和三角骨关节面以及月三角韧带。

4-5 入路

该入路位于包含上述肌腱的第四伸肌间室和包含小指固有伸肌(EDQ)腱的第五伸肌间室之间。它与第四掌骨垂线相连,并且略靠近 3-4 入路。近端与桡骨邻接,远端与月骨邻接。除了 EDC 和 EDQ 肌腱本身,建立 4-5 入路并没有给任何相关的结构带来危险,本体感觉神经分支的平均距离为 16.13mm(范围:9.48~26.82mm)[36]。4-5 入路是最常用于放置器械的入路,但现在它的使用频率比 6-R 入路少。4-5 入路可以观察与 3-4 入路相同的结构,但可以更直接地观察腕关节的尺侧室(图 1.21)。若是将关节镜与使用 3-4 入路的器械交换位置的可能性考虑进去,一般是允许在桡腕关节的所有部位完成手术干预。

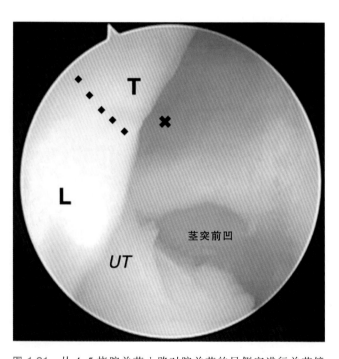

图 1.21 从 4-5 桡腕关节入路对腕关节的尺侧室进行关节镜探查。缩写英文字母和符号的释义参考图 1.20。×:进入豆三角关节。开口被滑膜(右腕)覆盖。(Modified from Atzei A, Luchetti R, Sgarbossa A, Carità E, Llusà M. Set-up, portals and normal exploration in wrist arthroscopy. Chir Main. 2006;25 Suppl 1:S131-44. French. With permission from Elsevier)

- 近端：在视野中，我们看到的是与桡侧月骨窝合并的 TFCC 的桡侧止点。
- 掌侧：聚焦于尺侧，我们看到了 LRL 韧带和 SRL 韧带，以及 UL 韧带和 UT 韧带。
- 远端：我们看到近端月骨和三角骨，并且由月三角骨间韧带分隔。
- 桡侧：将关节镜旋转到桡侧，我们可以看到桡骨掌侧缘和舟骨窝的尺侧部分，RSC 韧带和 LRL 韧带以及桡腕关节的背侧关节囊。我们还可以观察到月骨和中央的背侧面，膜部和舟月韧带背侧部以及其远端附着到背侧关节囊。
- 尺侧：将关节镜旋转到尺侧，我们可以看到 TFCC 的最尺侧部分直到茎突前凹和豆三角关节。豆三角关节是腕关节的一部分。它是一个可动关节，被封闭在一个小的关节囊里。豆三角关节通常通过关节囊内的开窗术与桡腕关节相连[54]。

6–R 入路

6–R 入路位于包含尺侧腕伸肌（ECU）腱的第六伸肌间室。其桡侧与 EDQ 肌腱邻接。该入路远端到 TFCC 背侧部分大约 5mm，代表近端边界。入路远端由月三角骨间韧带包围。建立此入路最危险的结构是 TFCC。为了避免损伤 TFCC，该入路通过在关节镜下直接使用针头建立。第二大危险的结构是尺神经的背侧感觉分支（DBUN）（图 1.19b）。已经发现 DBUN 到 6–R 入路的平均距离为 8.2mm[34]。在被解剖的尸体[55]中，有 27% 的 DBUN 的横支（TBDUBN）被发现，并且有一个非常多变的过程。如果出现这种情况，则近端到 6–R 入路的平均值为 2mm[34]（图 1.22）。3–4 入路和 6–R 入路是腕关节镜的两个重要入路，因为它们可以检查和进入整个桡腕关节。尽管 6–R 入路是主要的工作入路，但在这两个入路之间可以很容易地切换器械和关节镜。6–R 入路显示了尺腕室，特别适用于修复 TFCC 和月三角韧带病变，或月骨和三角骨病变。

- 近端：我们可以完全可视 TFCC 至茎突前凹的完整外围结构，并且打开进入豆三角囊。
- 掌侧：尺月韧带和尺三角韧带（ULL 和 UTL）支撑 TFCC 掌侧，对豆三角关节相对应的凹陷进行了检查。

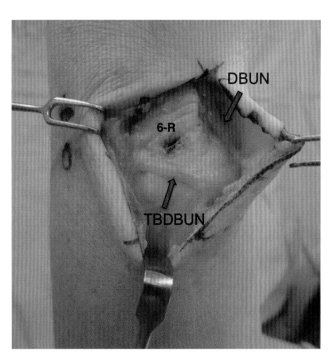

图 1.22　腕关节镜手术 DBUN 的开放性入路。标志尺神经背侧分支的横支（TBDBUN）穿过 3mm 近端至 6–R 入路。

- 背侧：可以分析三角骨的整个关节面和 LTIL 的中央掌侧部分。
- 桡侧：关节镜进行桡侧检查，我们会发现 TFCC、桡骨的月骨窝和短桡月韧带。我们也可以探查桡腕关节的背侧部分（图 1.23）。
- 尺侧：旋转关节镜到尺侧，如 27% 的病例所示，如果开口没有被厚厚的滑膜所覆盖，则有可能滑入茎突前凹和豆三角的间隙[54]。

6–U 入路

6–U 入路位于尺骨至 ECU 肌腱。尺侧与 DBUN 邻接，近端与 TFCC 邻接，远端与三角骨邻接。在建立 6–U 入路时，损伤其自身远端约 1.5cm 处分裂不一致的 DBUN 终端分支是最高的风险。如果存在两个终端分支，则从 6–U 入路至 DBUN 的平均距离为 8.3mm，如果只有一个终端分支，则为 1.9mm。发现 TBDBUN 处的近端至入路的平均距离为 2.5mm。在某些情况下，分支直接穿过入路[36]。因此，6–U 入路长期以来一直被用作主要的流出入路。然而一些作者已经表明，尊重某些规则，并保持尺神经背侧支可能的解剖变异，6–U 入路可以有效地用诊断腕关节镜去观察和治疗某些

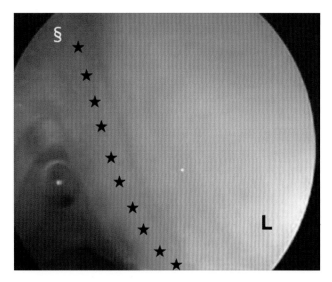

图 1.23 从 6-R 入路通过关节镜查看桡腕关节背侧。月骨 (L) 背侧、远端部分和舟月韧带 (★ 线) 可以视察到附着的 SL 韧带到背侧关节囊 (§)，将桡腕关节与腕中关节分离 (右腕)。(Modified from Atzei A, Luchetti R, Sgarbossa A, Carità E, Llusà M. Set-up, portals and normal exploration in wrist arthroscopy. Chir Main. 2006;25 Suppl 1:S131-44. French. With permission from Elsevier)

- 近端：我们可以看见 TFCC 的尺侧缘和背侧缘以及茎突前凹。
- 掌侧：可以检查 ULL 和 UTL。
- 背侧：如果没有被滑膜组织覆盖，TFCC 背侧的尺三角背侧韧带可以可视化。ECU 下鞘是 TFCC 背侧的另一个稳定器，但不可见完整的关节囊。
- 远端：三角骨能被完美的呈现，最明显的是尺骨部分以及三角骨和月骨相对应的月三角韧带之间的凹陷。月三角韧带比舟月骨间韧带更难以发现，并且探查韧带是最佳的定位方法[57]。

桡腕关节的掌侧入路

使用桡腕关节的两个掌侧入路。特别是背侧关节囊结构、桡腕背侧韧带和舟月骨间韧带的掌侧区以及月三角骨间韧带比从掌侧视角更容易可视化[44,45]。

桡掌侧桡腕关节入路 (VR)

已经描述了建立此入路的两种方法，并被认为是安全的。第一种方法是所谓的 in-out 技术，其首先在尸体标本中被描述 (图 1.24)[43]：将镜头放置在尺骨入路 (4-5 或 6-R)，钝戳卡插入 3-4 入路，并朝桡腕关节囊前部推进。此后将其穿过 RSC 韧带和 LRL 韧带之

病症[56]，特别是在尺腕复合体周围的那些病变，因为尺腕室的可视化是优异的。

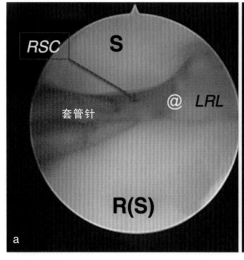
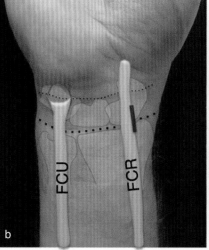
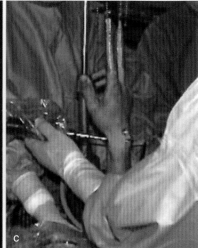

图 1.24 用"in-out"技术 (右腕) 建立桡掌侧桡腕入路。镜头通过尺骨背侧入路 (4-5 或 6-R) 引入：舟骨 (S) 近极上方是可视化的，下方可以看到桡骨的舟骨窝 [R(S)]；戳卡是通过 3-4 入路进入的，并且通过桡舟头 (RSC) 韧带和长桡月 (LRL) 韧带之间的间隙 (@) 和掌侧向前推进 (a)。在腕关节的桡掌侧，皮肤切口是在腕关节近端褶皱的水平上 (蓝线)，桡骨至桡侧腕屈肌，靠近桡动脉 (b)。当戳卡的钝头通过关节囊向掌侧推进后，可以将戳卡的套管放置在掌侧，将戳卡从背侧取出，再将关节镜从掌侧放入套管内 (c)。(Modified from Atzei A, Luchetti R, Sgarbossa A, Carità E, Llusà M. Set-up, portals and normal exploration in wrist arthroscopy. Chir Main. 2006;25 Suppl 1:S131-44. French. With permission from Elsevier)

间的关节囊,在桡侧腕屈肌旁的小皮肤切口离开。然后将套管安全地放置在戳卡上,再将关节镜从掌侧插入桡腕关节。建立桡掌侧桡腕关节入路的第二个方法也被证明是安全的[44,45]:在桡侧腕屈肌(FCR)肌腱上的腕关节近端折痕处做一个 1~2cm 的纵向皮肤切口,将腱鞘分开并向尺侧拉回肌腱。在用 18 号针确定桡腕关节间隙后,在 RSC 韧带和 LRL 韧带之间用钝止血钳刺入掌侧关节囊。将钝针插入套管,取下戳卡,并将关节镜引入套管。危险的结构是桡侧的桡动脉和尺侧正中神经的掌侧皮支(VBMN)(图 1.16d)。在上述结构的所有方向上都有一个 3mm 的安全区[47]。

此入路可以观察完整的桡腕关节,特别是背侧囊、背侧桡腕韧带(DRCL)、近排腕骨的掌侧面和腕骨间韧带掌侧区。TFCC 也可以被可视化(图 1.25)。桡掌侧桡腕关节入路有益的良好手术指征是,在需要完整的背侧切开术治疗屈曲僵硬的情况下,进行关节镜下关节松解术。

- 近端:桡骨远端的舟骨和月骨窝以及桡骨背侧缘可以直接观察。

- 背侧:对背侧囊进行检查,建立的背侧 3–4 入路可局部化,并且可以观察桡月三角韧带。

- 远端:我们能够看见舟骨远极和 SLIL 的掌侧部分。

- 桡侧:将镜头旋转到桡侧,可以看到桡骨茎突和关节囊外部。

- 尺侧:旋转镜头到尺侧可以直观桡骨整个表面直到 TFCC 和茎突前凹。也可以看到月骨前部,但是很多情况下观察桡舟月韧带可能受限。

尺掌侧桡腕关节入路(VU)

Slutsky 描述了桡腕关节的尺掌侧入路[46],与桡掌侧入路一样,其临床经验仍然有限。VU 近端由尺骨茎突邻接,远端由三角骨邻接,尺侧由 FCU 肌腱邻接,桡侧由指屈肌肌腱邻接。

沿着指屈肌总腱的尺侧缘在腕关节近端褶皱的中心做一个 2cm 的纵向皮肤切口(图 1.7b)。肌腱向桡侧缩回,掌侧桡腕关节囊用 18 号针穿刺。然后用钝头止血器的尖端刺穿关节囊,接着插入套管和钝戳卡。移除戳卡,然后插入关节镜。该入路穿过尺月韧带与 TFCC 桡侧止点毗连。就桡掌侧桡腕关节入路的建立而言,也可以用"in-out"技术在 3–4 入路的关节镜下创建尺掌侧桡腕关节入路。钝戳卡插入 6–U 入路,并将其向尺腕关节囊前部推进。然后将其穿过 UL 韧带和 UT 韧带之间的关节囊,在尺骨至屈肌腱的小皮肤切口离开。

处于风险中的结构有屈肌腱、尺动脉和尺神经;

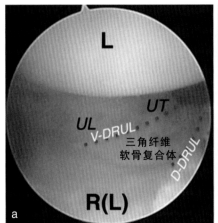
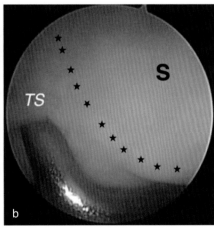
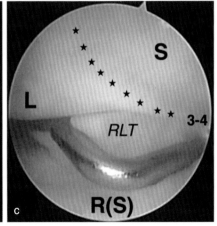

图 1.25　关节镜从桡掌侧桡腕入路探查桡腕关节(右腕)。缩写英文字母和符号的释义参考图 1.24。桡腕关节和尺腕关节的尺侧部分的探查:可以检查桡骨的月骨窝关节面以及相应的月骨近端和掌侧面。进一步观察 TFCC 的桡侧止点,TFCC、掌侧桡尺远侧韧带以及背侧桡尺远侧韧带可以可视化。在掌侧面,可以看到 UL 韧带和 UT 韧带(a)。在 3–4 入路中,探针可以触诊 Testut 韧带。特别是舟骨掌侧面和舟骨韧带的掌侧可见(b)。用探针对桡月三角(RLT)背侧外在韧带进行检查。最后检查舟骨、月骨和舟月韧带的近端面。(Modified from Atzei A,Luchetti R,Sgarbossa A,Carità E,Llusà M. Set–up,portals and normal exploration in wrist arthroscopy. Chir Main. 2006;25 Suppl 1:S131–44. French. With permission from Elsevier)

然而通常发现尺骨至戳卡的距离超过 5mm(图 1.16d)。正中神经由屈肌腱保护。尺神经的掌侧皮支是可变的,如果存在的话,其远端分支处于掌侧尺骨入路的危险中。

与 VR 一样,VU 提供了桡骨背侧关节面和背侧外在韧带的视图。从腕关节的尺骨掌侧更容易看到尺侧,包括 LTIL 的掌侧分区、背侧桡尺远侧韧带和尺骨背侧关节囊,其中包含了 ECU 鞘上(ECUS)[46]。像舟月骨间韧带(SLIL)一样,LTIL 可以分为 3 个部分:掌侧部分、中心部分和背侧部分[58]。中心部分具有较薄的膜结构,SLIL 的背侧部分和 LTIL 的掌侧部分是影响稳定性的最重要分区。VU 特别适用于月三角韧带[46]掌侧撕裂的观察和清创术,以及桡骨远端骨折复位的辅助治疗。

腕中关节的关节镜检查

腕中关节与桡腕关节共同作用于腕关节的屈-伸和桡-尺偏(图 1.14),腕中关节的关节镜检查应在每次腕关节镜下进行常规检查。

腕关节镜中使用了 6 个到腕中关节的入路(图 1.15 和图 1.16)。已经描述了两个标准的腕中关节背侧入路、一个腕中掌侧入路[47]、标准的尺侧 STT 入路、桡侧 STT 入路[59]和三角钩(TH)辅助入路[60]。腕中关节由 3 个近端骨(舟骨、月骨和三角骨)和 4 个远端骨(大多角骨、小多角骨、头状骨和钩骨)组成。腕中关节的深度小于桡腕关节的一半,其关节比桡腕关节更紧。由于远端没有骨间韧带,可以直接检查舟月关节和月三角关节的关节间隙。腕中关节镜最常用的入路是腕中关节尺侧(MCU)入路。

腕中关节桡侧入路(MCR)

MCR 位于 3-4 入路远侧 1cm 处,并与第三掌骨桡侧缘一致。桡侧与 ECRB 肌腱邻接,尺侧与第四伸肌室邻接,近端由舟骨凹面邻接,远端由头状骨近极邻接。腕中关节桡侧入路是主要的腕中关节入路,因为它可以显示完整的腕中关节,包括 STT 关节。建立该入路时,处于危险的结构是伸肌腱(图 1.16a~c)。发现桡骨到该入路的平均距离为 6.65[36]~15.8mm,并且发现尺骨到入路的距离为 2mm [34]。在远端到 3-4 入路 1cm 处,在可触及的软点上切开一个小的横向皮肤

切口,在进入关节之后,用 18 号针进行三角测量。关节囊由钝头止血钳刺穿,然后用戳卡套管与钝针插入,面向近端 10° 与腕中关节背侧轴平行,接下来用 1.9mm 30°角的关节镜进行观察。

可以看到完整的腕中关节和月骨、三角骨及舟骨的远端面(图 1.26a),以及钩骨和头状骨的近端面。将关节镜旋转到舟骨远极,对大多角骨和小多角骨的近端面进行评估(图 1.26b),甚至对 STT 关节炎的舟骨远极行切除术也是可行的。由于关节通常很紧,因此并不能将关节镜推进到掌侧对掌侧关节囊和腕中韧带进行观察[60]。

• 近端:我们看到月骨和舟骨的凹面,由对应于舟月关节的生理性裂隙隔开。关节中可以存在纤维软骨板,主要是在掌侧。

• 掌侧:当关节松弛的时候,我们可以通过关节镜来观察 RSC 韧带的远端部分,该远端部分形成了弓状韧带到头状骨的桡侧肢体。

• 远端:该视野完全被头状骨的凸头充满。

• 桡侧:将关节镜向桡侧沿着舟骨扫视,我们可以沿着完整的舟头关节区域到达 STT 关节远端。小多角骨比大多角骨更靠背侧,大小多角关节由一条窄沟隔开。有时可以看到桡掌侧舟小多角韧带,这是一种由 FCR 肌腱鞘强化的坚固结构[60,61]。

• 尺侧:将关节镜旋转到尺侧,我们发现了 4 个腕骨的关节角,由钩骨、头状骨、月骨和三角骨形成了一个十字架。我们仔细检查了月三角关节,可以评估两个骨骼关节面的远端对齐方式。纤维软骨板可以在关节呈现。月骨可以只有一个关节,与头状骨相关节,或两个关节面与头状骨和钩骨相关节。

在这种情况下,我们发现了月骨的纵脊,分别将两个关节窝与钩骨和头状骨分开。Viegas 根据月骨的不同分为:Ⅰ 型与钩骨无关节面形成;与钩骨形成关节面[62](图 1.27)。

腕中关节尺侧入路(MCU)

MCU 位于上述入路对称的位置,在钩骨、头状骨、月骨和三角骨四角止点的软凹陷处,在第四掌骨的中轴线上,柔软运动很容易触及,因而该入路是腕中关节的关节镜首选入口(图 1.18b)。该入路位于 4-5 入路远侧 1~1.5cm 处。其桡侧与 EDC 肌腱邻接,尺侧与

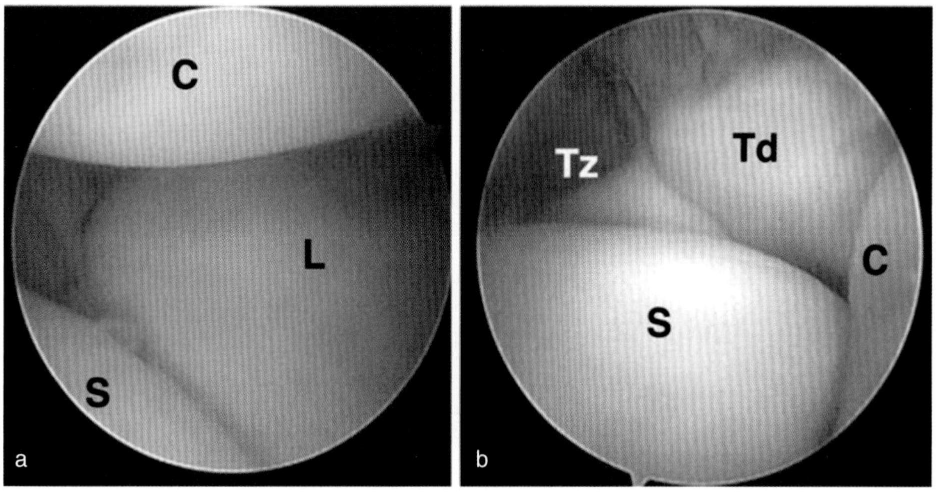

图 1.26 通过 MCR 入路进行腕中关节的关节镜探查(右腕):在下面我们看到的是舟骨(S)和月骨(L)的凹面,舟月关节由狭窄的间隙做分隔。在上面可以检查头状骨(C)的圆形关节面(a)。从 MCR 入路探查 STT 关节(右腕):可以评估舟骨(S)远极与大多角骨(Tz)和小多角骨(Td)相连。值得注意的是,观察到的小多角骨背侧多过大多角骨,但只有大多角骨背侧面可以通过此入路可视化(b)。(Modified from Atzei A,Luchetti R,Sgarbossa A,Carità E,Llusà M. Set-up,portals and normal exploration in wrist arthroscopy. Chir Main. 2006;25 Suppl 1:S131-44. French. With permission from Elsevier)

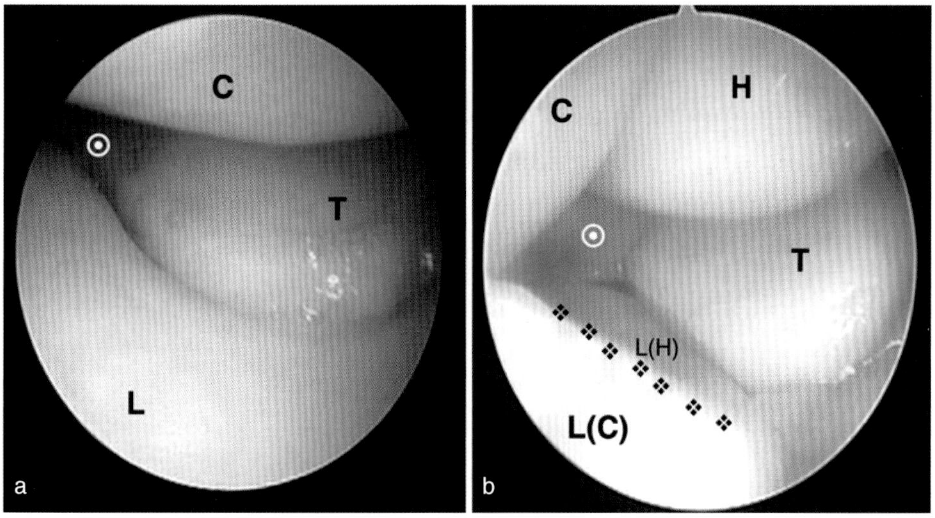

图 1.27 通过 MCR 入路探查腕中关节的 4 个角(月骨、三角骨、头状骨和钩骨)。根据 Viegas Ⅰ型月骨只有一个远端关节面与头状骨连接。注意到三角骨到月骨的阶梯是生理性的表现,而不是月三角关节不稳定的标志。纤维脂肪组织(⊙)覆盖头三角韧带(a)。根据 Viegas Ⅱ型月骨有单独的远端关节面[L(H)]与钩骨连接(H)。与头状骨连接的面[L(C)]较大。月骨的两个面由纵脊分离(❖)(b)。(Modified from Atzei A,Luchetti R,Sgarbossa A,Carità E,Llusà M. Set-up,portals and normal exploration in wrist arthroscopy. Chir Main. 2006;25 Suppl 1:S131-44. French. With permission from Elsevier)

EDQ 肌腱邻接。在月骨Ⅰ型中,近端边界是月三角关节,远端边界是头钩关节。在月骨Ⅱ型中,近端边界保持不变,但远端边界是钩骨近极。处于危险的结构是 EDQ 肌腱。SBRN 距离该入路很远,DBUN 分支的尺侧到该入路的平均距离为 15.1mm(图 1.16a~c)。然而异常分支可以靠近或直接通过该入路[34]。在月骨Ⅱ型中,通过 MCU 可以更轻松地探查腕中关节的尺侧部分(图 1.28),然而腕中关节桡侧面的可视化效果不如通过 MCR,特别是从 MCU 对 STT 关节的探查并不方便。

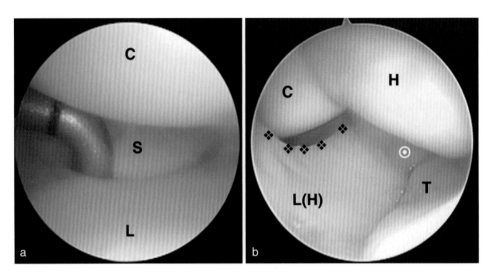

图 1.28　通过 MCU 入路关节镜下观察腕中关节。用探针对舟月关节进行检查(a)，当探针不能探入到关节内时，它是完整的。检查月骨、三角骨、头状骨和钩骨，显示 Viegas 月骨 II 型(b)。(Modified from Atzei A，Luchetti R，Sgarbossa A，Carità E，Llusà M. Set-up，portals and normal exploration in wrist arthroscopy. Chir Main. 2006；25 Suppl 1：S131–44. French. With permission from Elsevier)

- 近端：在中心的月骨远端和月三角关节，以及舟月关节可以可视化。
- 掌侧：可以识别弓状韧带的尺侧分支、头三角韧带的延续和尺骨头韧带的远端纤维。
- 远端：该入路可以看到头状骨近端面、钩骨的尖端和头钩骨间韧带(CHIL)。
- 桡侧：将关节镜转向桡侧，我们可以更好地观察舟月关节，并且对腕骨近排这两个腕骨的排列进行评估。还可以通过插入到 MCR 入路的探针来可视化和检查舟头关节，但不是 STT 关节。
- 尺侧：看到了三角骨的远端面，并且可以分析钩骨钩型尖端与三角骨之间的关节。马鞍形的三角钩(TH)关节由掌侧三角钩韧带和三角头韧带紧紧固定[60]，并且很难进入 TH 关节，除非是在腕中关节不稳定的情况下。

腕中关节掌侧入路(VM)

腕中关节掌侧入路已被提及作为腕中关节辅助入路[47]，但是它缺乏广泛的使用，我们对该入路没有任何临床经验。体表标志物和皮肤切口与 VR 相同(图 1.15b 和图 1.16b)。腕中关节的掌侧面的远端到 VR 入路入口用 22 号针标记，平均距离为 11mm(范围为 7~12mm)，用钝止血钳刺穿关节囊后，再用套管和钝戳卡进入关节。该入路有助于评估头状骨和钩骨的掌侧面缺血性坏死或骨软骨骨折，并且头钩骨间韧带为腕横

弓提供稳定性[63]。

舟骨、大小多角骨入路(STT)

STT 位于拇长伸肌腱(FPL)和桡侧腕伸肌(ECR)腱之间的 STT 关节处。其定位较困难，需将镜头经 3-4 入路置入，沿舟骨远端直达 STT 关节。可能受到损伤的结构是桡动脉、EPL 肌腱和 SBRN 的小末端分支(图 1.16a，b 和图 1.19a)。在 EPL 肌腱的尺侧建立入路通常能保证桡动脉的安全。

关节用 18 号针进行三角定位，在关节镜下很容易确认针在 STT 关节的正确位置。然后做一个皮肤切口，用钝止血钳刺入关节囊。将钝戳卡置入关节后，再将 1.9mm 30°角的关节镜插入戳卡的套管。

可以检查 STT 关节，但是舟骨远极的凹面使其难以探查此关节的前部。此入路主要用于器械检查，特别是用于 STT 关节炎的舟骨远极关节镜下切除术。

STT 桡侧入路(STT-R)

STT 桡侧入路位于 STT 关节的同一水平上，与标准的 STT 入路相同，但桡侧邻接 APL 肌腱[59]。桡动脉桡侧到该入路的平均距离为 8.8mm。在建立入路时，必须小心，因为 SBRN 终端分支的个别分支在该入路附近。该入路是按照标准的 STT 入路创建的。STT 关节的两个入路一起允许 130°的工作角度，并且 STT 桡侧入路(有时也称为 STT 掌侧入路)可作为 STT 关节

炎中舟骨远极切除术的一个更好的工作入路。

三角钩入路(TH)

为了完整性,我们提到了 TH,它是腕中关节尺侧的辅助入路。它位于 ECU 和 FCU 肌腱之间,近端由三角骨邻接,远端由第五掌骨基底部和钩骨邻接。该入路被描述为流入或流出套管,并可作为器械的入口,以评估三角钩关节和钩骨近极[60]。然而我们对此入路没有任何经验。

DRUJ 镜下检查

DRUJ 是允许腕关节旋前、旋后的主要关节。DRUJ 镜下检查是腕关节镜检查中最近引入的部分,并且用于特殊适应证。DRUJ 的解剖结构非常复杂。它主要被描述为是由桡骨远端、桡骨切迹和尺骨远端的内侧关节面构成的一种滑动关节。由于尺骨远端不仅与桡骨远端相连,还通过尺腕关节与腕骨相连,因此 DRUJ 镜下检查可以评估 DRUJ 和尺腕关节的病理。在正常的腕关节中,TFCC 与其掌侧和背侧桡尺远侧关节韧带在中央凹止点处合并,并且支撑 DRUJ。DRUJ 的掌侧支还与尺腕(UC)韧带合并,这也有助于腕骨尺侧的稳定(图 1.29)。

在正常的腕关节中,DRUJ 非常狭窄,并且难以进入和探查,因此,应该使用 1.9mm 的关节镜。DRUJ 镜下检查时[5],应将牵引力减至 3~5kg 以减少张力。相对于桡腕关节的关节镜检查,DRUJ 镜下检查通常不需要液体膨胀。如有需要,我们用生理盐水将 DRUJ 滑膜液冲洗干净,然后将关节抽吸干燥。DRUJ 镜下检查可用于评估软组织疾患和乙状切迹或尺骨头的关节软骨。

已经描述了 DRUJ 的 4 个入路、2 个背侧入路[65]、1 个掌侧入路(V-DRUJ)[39]和直接中央凹入路(DF)[66](图 1.15 和图 1.16)。

两个背侧入路,近端 DRUJ 入路(P-DRUJ)和远端 DRUJ 入路(D-DRUJ)是探查 DRUJ 的标准入路,通常用于评估 RUL 远端的深层中央凹止点处,作为 DRUJ 的主要稳定结构或 DRUJ 松解术。然而我们首选通过位于传统的 P-DRUJ 和 D-DRUJ 之间中点的背侧入路,在 TFCC 的桡侧止点下方,位于尺骨头远端轮廓平行于乙状切迹的曲线(图 1.30 和图 1.31)。通过此入

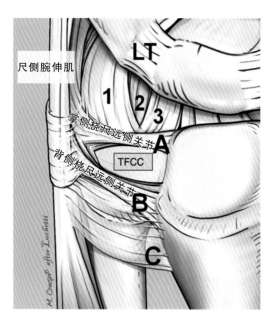

图 1.29　DRUJ 的绘制。LT,月三角韧带;ECU,尺侧腕伸肌;1、2、3,尺腕掌侧韧带(1,尺三角;2,尺骨头;3,尺月);A,掌侧桡尺远侧韧带;B,背侧桡尺远侧韧带;C,背侧关节囊。

路,我们评估尺骨头的表面、TFCC 的掌侧和背侧远端 RUL 以及其中央凹止点和乙状切迹。就像在桡腕关节一样,背侧和掌侧入路允许 DRUJ 全方位的评估(图 1.32)。

远端 DRUJ 入路(D-DRUJ)

该入路位于 TFCC 下方,6-R 入路近侧为 5~8mm 的直线上(图 1.16)。随着前部中性旋转,TFCC 的张力最小,然而由于腕关节尺骨头旋后的形状有助于远端 DRUJ 入路的建立(图 1.33)。DRUJ 的桡侧由 EDQ 和

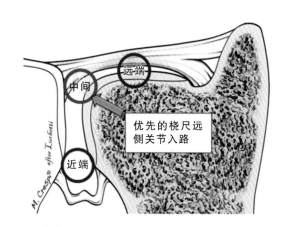

图 1.30　背侧 DRUJ 入路:背侧入路的绘制。D,远端 DRUJ 入路;P,近端 DRUJ 入路;M,中心 DRUJ 入路(首选背侧入路)。

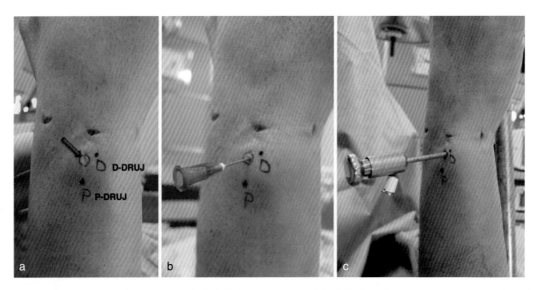

图 1.31　我们首选的背侧 DRUJ 入路的建立。红色箭头指向入路入口，及其与传统的近端 DRUJ 入路(P-DRUJ)和远端 DRUJ 入路(D-DRUJ)的关系(a)。用针确定正确的入口点(b)，在戳卡套管上引入钝戳卡(c)。

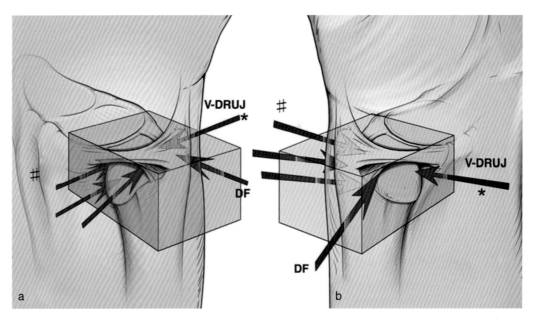

图 1.32　将关节镜入路的"盒子概念"绘制到 DRUJ 上：背侧视图(a)和掌侧视图(b)。有 3 个背侧入路和两个掌侧入路：(#)，首选背侧入路；(*)，首选掌侧入路。

EDC 肌腱邻接，尺侧由 ECU 肌腱邻接。其近端由尺骨头邻接，远端由 TFCC 邻接(图 1.16c)。可能受到危害的结构是 TFCC，而靠近入路的唯一感觉神经是 TBD-BUN，其远端至该入路的平均距离为 17.5mm(图 1.18b和图 1.22)[34]。在存在尺骨正变异的情况下，不应使用该入路[64]。在用 22 号针定位入路之后，做一个小的纵向切口，并用钝止血钳刺穿背侧关节囊。

　　然后插入带有戳卡的套管，接下来插入 1.9mm 30°

角的关节镜。我们建议通过旋转镜头探查关节(图1.34)，而不是在关节内部移动其尖端。

　　• 近端：可以看到尺骨头的整个表面。

　　• 远端：TFCC 的下表面是可见的。

　　• 桡侧：向桡侧旋转镜头，TFCC 是可见的，在桡骨乙状切迹的桡侧止点是可视的(图 1.35)。DRUJ 关节囊附着在掌侧和背侧桡尺远侧韧带上，可以倾斜地看到 DRUJ 的掌侧关节囊。

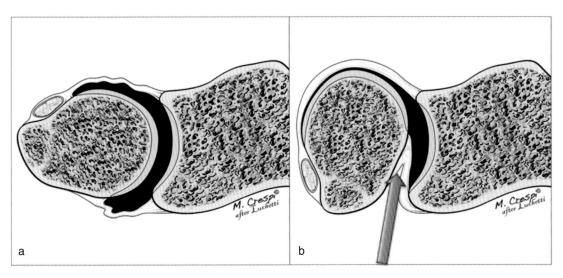

图 1.33　DRUJ 在中立位旋转 (a) 和旋后 (b) 时的横向绘制。由于尺骨头的骨性形态，当腕关节完全旋后时，通过背侧入路引入镜头进入 DRUJ (红色箭头) 更容易 (b)。

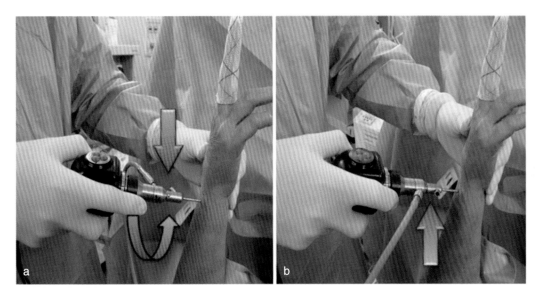

图 1.34　旋转镜头以便更好地了解 DRUJ (红色箭头)。第一个位置允许更好地观察 TFCC 的止点 (a)；第二个位置允许更好地观察 TFCC 和乙状切迹的桡侧止点 (b)。

• 尺侧：将关节镜转向尺侧，可见远端桡尺韧带深部的近端止点并入尺骨小凹。从 DF 入路的区域引入 22 号针，可以提升韧带以获得 TFCC 尺侧部分更好的视野，止于中央凹 (图 1.36)。

近端 DRUJ 入路 (P-DRUJ)

近端 DRUJ 入路位于远端 DRUJ 入路近侧 1cm 处。它位于 DRUJ 的近端软点的水平上，与关节窝相对应，近端对应桡骨乙状切迹和尺骨干骺端[64]。该入路桡侧由 EDQ 肌腱和桡骨乙状切迹邻接，尺侧由 ECU 肌腱和尺骨远端邻接，远端由 TFCC 邻接。最危险的结构是 EDQ 肌腱。近端 DRUJ 入路是一个非常狭窄的入路，尽管首选关节可以用生理盐水填充关节，但这种关节的扩张能力是有限的。做一个小的皮肤切口，并用钝止血钳刺穿背侧关节囊。插入一个带有钝戳卡的套管，略微向远侧瞄准，然后插入一个 1.9mm 30°角的广角镜。在进入近端 DRUJ 入路时，我们首先可以看到桡骨的乙状切迹和尺骨远端关节面 (图 1.37)。系统地

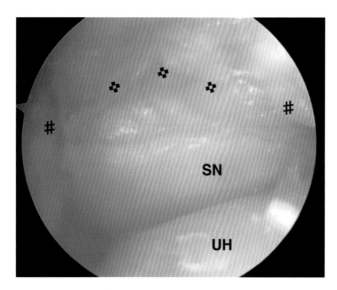

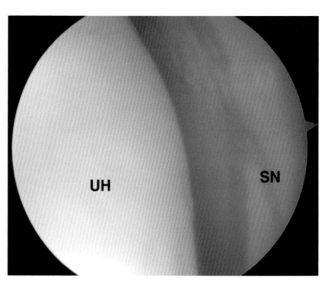

图 1.35　通过远端 DRUJ 入路进行 DRUJ 镜下探查。SN，乙状切迹；UH，尺骨头；(∵)，TFCC 的中央止点；(#)，TFCC 的掌侧和背侧分支的桡侧止点。

图 1.37　从近端 DRUJ 入路进行 DRUJ 镜下探查。UH，尺骨头；SN，乙状切迹。

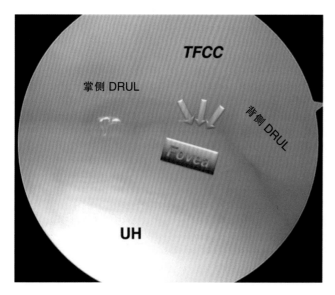

图 1.36　关节镜下观察 TFCC 的底面及其掌侧和背侧 DRUL，在中央凹的止点处合并(蓝色箭头)。

检查以下结构。

　　•近端：DRUJ 的关节囊掌侧面可以可视化。

　　•远端：可以在尺侧看到尺骨头关节面，TFCC 与桡骨的乙状切迹的连接是可见的。

　　•掌侧：可以看到 DRUJ 的掌侧关节囊和掌侧桡尺韧带的过程。掌侧尺腕韧带的起源较远，难以看清。

　　•桡侧：通过向桡侧旋转关节镜来检查桡骨的乙状切迹。

　　•尺侧：通过将镜头转到尺侧以观察尺骨远端的关节面。

掌侧桡尺远侧入路(V-DRUJ)

　　建立 V-DRUJ 两种方法。建立 V-DRUJ 的初始描述使用与 VU 相同的标志(图 1.7b 和图 1.15b,c)[39]。在皮肤切开后，屈肌总腱向桡侧回缩，FCU 肌腱与尺侧神经血管束向尺侧回缩，关节囊进入近端至 VU 桡腕入路入口 5~10mm 处。DRUJ 用 22 号针定位，关节囊采用钝止血钳穿刺，随后插入套管和钝戳卡，然后是关节镜。我们用于创建 V-DRUJ 的首选方法是用与上述类似的技术来建立桡掌侧桡腕关节(图 1.38)。根据我们的经验，这种技术不会损伤尺侧神经血管束。为了通过 V-DRUJ 进入关节，可以使用切换杆。

　　可以根据从掌侧入路到背侧桡尺韧带的过程，但不可能从背侧 DRUJ 入路，直到它与掌侧桡尺韧带合并，且止于中央凹。通过一个背侧 DRUJ 入路放置器械，关节镜手术由于尺骨头关节面的切除可直接在 TFCC 下进行，而不是在其病变部位的上方。

直接中央凹入路(DF)

　　直接中央凹入路由 Atzei 等描述[66]，位于 6-U 入路近侧约 1cm 处(图 1.15b，图 1.16e 和图 1.39)。为了建立该入路，前臂处于完全旋后状态。该入路背侧由

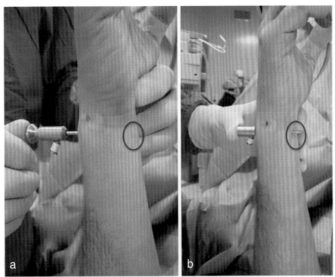

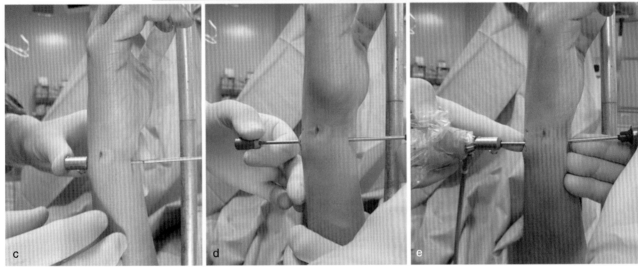

图 1.38　建立掌侧 DRUJ 入路的技术过程：一个钝戳卡刺穿掌侧关节囊，做一个小的皮肤切口后，推进掌侧皮肤(红圈)(a 和 b)。然后戳卡被作为导向，将电动刀具引入到 DRUJ 中，将戳卡向后拉并且进一步将电动刀具通过掌侧 DRUJ 入路进入 DRUJ(c 和 d)。处理关节镜和电动刀具。外科医生应该留在腕关节的尺侧(e)。

尺骨茎突和 ECU 肌腱邻接，掌侧由尺侧腕屈肌(FCU)腱邻接，近端由尺骨头邻接，远端由 TFCC 邻接。如果前臂处于完全旋后时，则 DBUN 处于危险状态，通常会移位到入路背侧(图 1.16c)。

在 TFCC 的正下方经皮插入 22 号针以验证正确的位置。然后在 ECU 和 FCU 肌腱之间做一个小的纵向皮肤切口。接下来，伸肌支持带被暴露并沿着其纤维分开。在 TFCC 下方，纵向切开 DRUJ 的关节囊，到达尺骨头的远端关节面。

当外科医生在建立该入路和解剖学方面比较有经验时，可以使用标准入路建立技术来创建，且不会

对 DBUN 产生任何临床相关干扰。

该入路作为一个专用的工作入路，在近端 TFCC 病变中用于固定 TFCC 到尺侧中央凹处。使用小型剥离器或刮匙将撕裂或撕脱的韧带恢复到健康的组织，在关节镜位于远端 DRUJ 入路时清创中央凹，并准备缝合螺钉或锚钉的插入点。

结论

腕关节镜是最近推崇的一种新技术，并且仍在不断发展。在初期，腕关节镜主要以诊断为目的。然而较

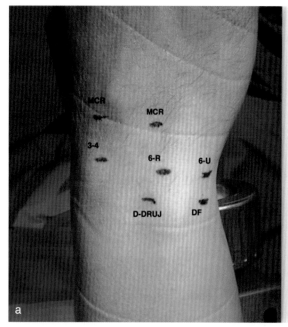
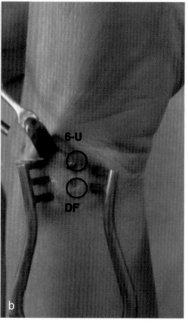

图 1.39　DF 的解剖位置(a)。DF 位于 6-U 入路近侧 1cm 处,并且皮肤切口可以连接这两个入路,同时使支持带和关节囊保持完整(b)。

小镜头和小型器械的引入,使得更多的关节镜外科手术得以发展。如今,腕关节镜治疗限制了开放性腕关节手术的医源性效果,这一点不容忽视,如关节内纤维化。比起复杂的 MRI 图像,它在评估许多腕关节疾病方面更可靠。逐步适应手术需要,发展了腕关节镜的入路。从 4 个标准入路(3-4 桡腕、4-5 桡腕、腕中桡侧和腕中尺侧)开始,越来越多的新入路以及掌侧入路已经建立并被证明是安全的。然而为了减少并发症或手术的风险,掌握精确的解剖学知识和腕关节病理是至关重要的。早期的腕关节镜手术教学是在简单的观察条件下进行的。如今,教学更加系统化,并提供了大量的教学课程,允许在尸体标本上学习腕关节镜和处理关节镜与器械。The European Wrist Arthroscopy Society(EWAS, www.wristarthroscopy.eu)已经开设了几年新鲜尸体标本的培训课程。在尸体标本上练习从不同入路和视角检查腕关节有助于理解腕关节的三维解剖结构。一旦正常的关节镜下腕关节解剖是清晰的,可以更容易地识别和治疗病理问题。毫无疑问,外科医生的创造力和引进适当的小型器械将有助于实现精确的效能和不断发展越来越复杂的关节镜技术。

（李惠　盛伟　译）

参考文献

1. Ekman EF, Poehling GG. Principles of arthroscopy and wrist arthroscopic equipment. Hand Clin. 1994;10:557–66.
2. Chen YC. Arthroscopy of the wrist and finger joints. Orthop Clin North Am. 1979;10:723–33.
3. Fontès D. Wrist arthroscopy current indications and results. Chir Main. 2004;23:270–83. French.
4. Mathoulin C, Levadoux M, Martinache X. Intérêt thérapeutique de l'arthroscopie du poignet: à propos de 1000 cas. E-mémoires de l'Académie Nationale de Chirurgie. 2005;4:42–57. French.
5. Wolf JM, Dukas A, Pensak M. Advances in wrist arthroscopy. J Am Acad Orthop Surg. 2012;20:725–34.
6. Harley BJ, Werner FW, Boles SD, Palmer AK. Arthroscopic resection of arthrosis of the proximal hamate: a clinical and biomechanical study. J Hand Surg Am. 2004;29:661–7.
7. Doi K, Hattori Y, Otsuka K, Abe Y, Yamamoto H. Intra-articular fractures of the distal aspect of the radius: arthroscopically assisted reduction compared with open reduction and internal fixation. J Bone Joint Surg Am. 1999;81:1093–110.
8. Geissler WB. Arthroscopically assisted reduction of intra-articular fractures of the distal radius. Hand Clin. 1995;11:19–29.
9. Geissler WB, Freeland AE. Arthroscopically assisted reduction of intraarticular distal radial fractures. Clin Orthop Relat Res. 1996;327:125–34.
10. Lindau T. Wrist arthroscopy in distal radial fractures using a modified horizontal technique. Arthroscopy. 2001;17:E5.
11. Shih JT, Lee HM, Hou YT, Tan CM. Arthroscopically-assisted reduction of intra-articular fractures and soft tissue management of distal radius. Hand Surg. 2001;6:127–35.
12. Trumble TE, Culp RW, Hanel DP, Geissler WB, Berger RA. Intra-articular fractures of the distal aspect of the radius. Instr Course Lect. 1999;48:465–80.
13. Whipple TL. The role of arthroscopy in the treatment of intra-

articular wrist fractures. Hand Clin. 1995;11:13–8.

14. Shih JT, Lee HM, Hou YT, Tan CM. Results of arthroscopic reduction and percutaneous fixation for acute displaced scaphoid fractures. Arthroscopy. 2005;21:620–6.

15. Wong WY, Ho PC. Minimal invasive management of scaphoid fractures: from fresh to nonunion. Hand Clin. 2011;27:291–307.

16. del Piñal F, García-Bernal FJ, Delgado J, Sanmartín M, Regalado J, Cerezal L. Correction of malunited intra-articular distal radius fractures with an inside-out osteotomy technique. J Hand Surg Am. 2006;31:1029–34.

17. del Piñal F, Cagigal L, García-Bernal FJ, Studer A, Regalado J, Thams C. Arthroscopically guided osteotomy for management of intra-articular distal radius malunions. J Hand Surg Am. 2010;35:392–7.

18. Luchetti R, Atzei A, Fairplay T. Arthroscopic wrist arthrolysis after wrist fracture. Arthroscopy. 2007;23:255–60.

19. Bain GI, Smith ML, Watts AC. Arthroscopic core decompression of the lunate in early stage Kienbock disease of the lunate. Tech Hand Up Extrem Surg. 2011;15:66–9.

20. Weiss ND, Molina RA, Gwin S. Arthroscopic proximal row carpectomy. J Hand Surg Am. 2011;36:577–82.

21. Ho PC. Arthroscopic partial wrist fusion. Tech Hand Up Extrem Surg. 2008;12:242–65.

22. Buterbaugh GA. Radiocarpal arthroscopy portals and normal anatomy. Hand Clin. 1994;10:567–76.

23. Huracek J, Troeger H. Wrist arthroscopy without distraction. A technique to visualise instability of the wrist after a ligamentous tear. J Bone Joint Surg Br. 2000;82:1011–2.

24. Bain GI, Munt J, Turner PC. New advances in wrist arthroscopy. Arthroscopy. 2008;24:355–67.

25. Lee JI, Nha KW, Lee GY, Kim BH, Kim JW, Park JW. Long-term outcomes of arthroscopic debridement and thermal shrinkage for isolated partial intercarpal ligament tears. Orthopedics. 2012;35:e1204–9.

26. Sotereanos DG, Darlis NA, Kokkalis ZT, Zanaros G, Altman GT, Miller MC. Effects of radiofrequency probe application on irrigation fluid temperature in the wrist joint. J Hand Surg Am. 2009;34:1832–7.

27. Botte MJ, Cooney WP, Linscheid RL. Arthroscopy of the wrist: anatomy and technique. J Hand Surg Am. 1989;14:313–6.

28. Geissler WB, Freeland AE, Weiss APC, Chow JC. Techniques of wrist arthroscopy. J Bone Joint Surg Am. 1999;81:1184–97.

29. Geissler WB. Intra-articular distal radius fractures: the role of arthroscopy? Hand Clin. 2005;21:407–16.

30. del Piñal F, García-Bernal FJ, Pisani D, Regalado J, Ayala H, Studer A. Dry arthroscopy of the wrist: surgical technique. J Hand Surg Am. 2007;32:119–23.

31. DeAraujo W, Poehling GG, Kuzma GR. New Tuohy needle technique for triangular fibrocartilage complex repair: preliminary studies. Arthroscopy. 1996;12:699–703.

32. Geissler WB. Arthroscopic knotless peripheral ulnar-sided TFCC repair. Hand Clin. 2011;27:273–9.

33. Atzei A, Luchetti R, Sgarbossa A, Carità E, Llusà M. Set-up, portals and normal exploration in wrist arthroscopy. Chir Main. 2006;25 Suppl 1:S131–44. French.

34. Abrams RA, Petersen M, Botte MJ. Arthroscopic portals of the wrist: an anatomic study. J Hand Surg Am. 1994;19:940–4.

35. Grechening W, Peicha G, Fellinger M, Seibert FJ, Weiglein AH. Anatomical and safety considerations in establishing portals used for wrist arthroscopy. Clin Anat. 1999;12:179–85.

36. Tryfonidis M, Charalambous CP, Jass GK, Jacob S, Hayton MJ, Stanley JK. Anatomic relation of dorsal wrist arthroscopy portals and superficial nerves: a cadaveric study. Arthroscopy. 2009;25:1387–90.

37. Atzei A, Luchetti R. Clinical approach to the painful wrist. In: Geissler WB, editor. Wrist arthroscopy. New York: Springer; 2005. p. 185–95.

38. Lawler EA, Adams BD. Arthroscopy of the distal radioulnar joint. In: Slutsky D, Nagle D, editors. Techniques in wrist and hand arthroscopy. Philadelphia: Churchill Livingstone Elsevier; 2007. p. 54–7.

39. Slutsky DJ. Distal radioulnar joint arthroscopy and the volar ulnar portal. Tech Hand Up Extrem Surg. 2007;11:38–44.

40. Berger RA. Arthroscopic anatomy of the wrist and distal radioulnar joint. Hand Clin. 1999;15:393–413.

41. Whipple TL, Marotta JJ, Powell 3rd JH. Techniques of wrist arthroscopy. Arthroscopy. 1986;2:244–52.

42. Levy HJ, Glickel SZ. Arthroscopic assisted internal fixation of volar intraarticular wrist fractures. Arthroscopy. 1993;9:122–4.

43. Tham S, Coleman S, Gilpin D. An anterior portal for wrist arthroscopy. Anatomical study and case reports. J Hand Surg Br. 1999;24:445–7.

44. Abe Y, Doi K, Hattori Y, Ikeda K, Dhawan V. A benefit of the volar approach for wrist arthroscopy. Arthroscopy. 2003;19:440–5.

45. Slutsky DJ. Wrist arthroscopy through a volar radial portal. Arthroscopy. 2002;18:624–30.

46. Slutsky DJ. The use of a volar ulnar portal in wrist arthroscopy. Arthroscopy. 2004;20:158–63.

47. Slutsky DJ. Clinical applications of volar portals in wrist arthroscopy. Tech Hand Up Extrem Surg. 2004;8:229–38.

48. Van Meir N, Degreef I, De Smet L. The volar portal in wrist arthroscopy. Acta Orthop Belg. 2011;77:290–3.

49. Mackinnon SE, Dellon AL. The overlap pattern of the lateral antebrachial cutaneous nerve and the superficial branch of the radial nerve. J Hand Surg Am. 1985;10:522–6.

50. Berger RA, Kauer JM, Landsmeer JM. Radioscapholunate ligament: a gross anatomic and histologic study of fetal and adult wrists. J Hand Surg Am. 1991;16:350–5.

51. Berger RA. The gross and histologic anatomy of the scapholunate interosseous ligament. J Hand Surg Am. 1996;21(2):170–8.

52. Nakamura T, Makita A. The proximal ligamentous component of the triangular fibrocartilage complex. J Hand Surg Br. 2000;25:479–86.

53. Zahiri H, Zahiri CA, Ravari FK. Ulnar styloid impingement syndrome. Int Orthop. 2010;34:1233–7.

54. Arya AP, Kulshreshtha R, Kakarala GK, Singh R, Compson JP. Visualisation of the pisotriquetral joint through standard portals for arthroscopy of the wrist: a clinical and anatomical study. J Bone Joint Surg Br. 2007;89:202–5.

55. Ehlinger M, Rapp E, Cognet JM, Clavert P, Bonnomet F, Kahn JL, Kempf JF. Transverse radioulnar branch of the dorsal ulnar nerve: anatomic description and arthroscopic implications from 45 cadaveric dissections. Rev Chir Orthop Reparatrice Appar Mot. 2005;91:208–14.

56. Luchetti R, Atzei A, Rocchi L. Incidence and causes of failures in wrist arthroscopic techniques. Chir Main. 2006;25:48–53. French.

57. Lee JH, Taylor NL, Beekman RA, Rosenwasser MP. Arthroscopic wrist anatomy. In: Geissler WB, editor. Wrist arthroscopy. New York: Springer; 2005. p. 7–14.

58. Ritt MJ, Bishop AT, Berger RA, Linscheid RL, Berglund LJ, An KN. Lunotriquetral ligament properties: a comparison of three anatomic subregions. J Hand Surg Am. 1998;23:425–31.

59. Carro LP, Golano P, Fariñas O, Cerezal L, Hidalgo C. The radial portal for scaphotrapeziotrapezoid arthroscopy. Arthroscopy. 2003;19:547–53.

60. Viegas SF. Midcarpal arthroscopy: anatomy and portals. Hand Clin. 1994;10:577–87.

61. Bettinger PC, Cooney III WP, Berger RA. Arthroscopic anatomy of the wrist. Orthop Clin North Am. 1995;26:707–19.

62. Viegas SF, Wagner K, Patterson R, Peterson P. Medial (hamate) facet of the lunate. J Hand Surg Am. 1990;15:564–71.

63. Garcia-Elias M, An KN, Cooney III WP, Linscheid RL, Chao EY. Stability of the transverse carpal arch: an experimental study. J Hand Surg Am. 1989;14:277–82.

64. Whipple TL. Arthroscopy of the distal radioulnar joint. Indications, portals, and anatomy. Hand Clin. 1994;10:589–92.

65. Bowers WHWT. Arthrosopic anatomy of the wrist. In: McGinty J, editor. Operative arthroscopy. New York: Raven Press; 1991. p. 613–23.

66. Atzei A, Rizzo A, Luchetti R, Fairplay T. Arthroscopic foveal repair of triangular fibrocartilage complex peripheral lesion with distal radioulnar joint instability. Tech Hand Up Extrem Surg. 2008; 12:226–35.

▶ 微 信 扫 码 ◀
加 入 读 者 交 流 群
交 流 临 床 操 作 经 验
添加学习助手获取服务

第 2 章

腕关节疼痛的评估

Enrique Pereira

简介

腕关节将前臂和手连接起来。在健康的条件下,由于运动范围广(屈曲/伸展、旋前/旋后,以及桡偏/尺偏),腕关节能够在空间中精确地进行手部定位。因此,腕关节的自由度是进行拇指和手指的高度复杂和微妙运动所必需的。

在功能解剖学的概念之后,腕关节广泛的运动范围是复杂骨骼排列的相互作用的产物,韧带结构增加了5个腕骨关节(桡尺关节、桡腕关节、腕中关节、腕骨间关节和腕掌关节)的正常功能[1,2]。

在评估了52项日常生活活动的标准化任务后,Palmer[3]展示了腕关节正常功能的运动范围,允许屈曲5°、伸展30°、桡偏10°和尺偏15°。另一方面,Ryu[4]描述了日常生活活动的理想范围,腕关节应达到屈曲54°、伸展60°、桡偏17°和尺偏40°。

腕关节疼痛的存在可能导致整个上肢功能受损,从而极大地影响患者的生活质量。鉴于腕关节疼痛的病因范围广泛,治疗医生应在病历和检查期间保持高度怀疑。在患者检查期间收集症状表现(连同辅助研究)是为了做出最有可能的诊断。正如预期的那样,进一步了解潜在的解剖异常对于精确诊断至关重要。

E. Pereira, M.D. (✉)
Department of Hand Surgery, Penta Institute of Traumatology and Rehabilitation, Ladislao Martinez 256 1° A, Martinez 1640, Buenos Aires, Argentina
e-mail: enriqueepereira@gmail.com

在对患者进行评估之前,对腕关节的一些核心解剖概念进行简要讨论是必要的。考虑腕骨没有附着的肌肉或肌腱,每个腕骨的稳定性仅取决于骨骼表面的解剖和韧带的附着。

腕关节有两个主要的韧带系统:

(1)从桡骨或掌骨延伸至腕骨的囊外(关节外)韧带。

(2)内在系统,骨间(关节内)韧带起自并止于相邻的腕骨。

三角纤维软骨复合体(TFCC)将桡骨远端、月骨和三角骨连接尺骨远端。这种复杂的骨骼结构使桡尺远侧关节(DRUJ)具有稳定性。当面对疼痛的腕关节时,疼痛时的血管模式和神经分布及其病理生理相关性仍然是至关重要的。腕骨的复杂性以及我们对腕骨运动学的不完全理解使得对腕关节疼痛的诊断非常困难。

病历

获得详细的病历往往有助于缩小对一些潜在病因的鉴别诊断。诊断腕关节疼痛通常是一个挑战,在某种程度上是由于人的腕关节(骨骼、软组织、关节外和关节内病因)中发现的大量结构以及其复杂的生物力学特点(表2.1)。在病历采取的第一步中,患者应该能够表达任何与他(她)的症状有关的细节。该步骤在临床期间使患者对适当的环境产生同感,并增强患者对未来诊断和治疗步骤的依从性。之后,医生应该按照有序的顺序书写病历,收集最具临床相关性的事

表2.1　最常见的创伤性和无创伤性腕关节疼痛的病因

腕关节疼痛：最常见的病因概述

- 骨骼
  骨折(桡骨远端、舟骨、三角骨、钩骨钩)
  畸形愈合(桡骨远端、舟骨)
  不愈合(舟骨、钩骨钩、尺骨茎突)
  撞击(桡腕、尺腕/茎突腕撞击综合征)
  骨坏死(Kienböck 病、Preiser 病)
- 关节
  滑膜炎
  游离体
  软骨损伤
  创伤性关节炎
  退行性关节炎(桡腕、桡尺、腕中、腕骨间)
  结晶性关节炎(痛风、假痛风、狼疮)
  发炎性关节炎 (风湿性关节炎、银屑病关节炎、Reiter 综合征)
- 韧带
  韧带撕裂、断裂(TFCC、SLIL、LTIL)
  不稳定(舟月、月三角、DRUJ、腕中、头月、豆三角、STT)
- 肌腱
  肌腱炎和腱鞘炎(De Quervain's)
  肌腱撕裂、半脱位(ECU)
  肌腱断裂
- 神经
  创伤、神经瘤(桡神经或尺神经浅支)
  卡压(腕管综合征、Wartenberg 综合征、Guyon 管)
  周围神经病变(糖尿病)
- 血管
  动脉闭塞
  小鱼际锤击综合征
- 肿瘤
  软组织(腱鞘囊肿、骨巨细胞瘤、纤维瘤、滑膜细胞血管瘤)
  骨肿瘤(原发、转移性)
- 感染
  细菌性关节炎(葡萄球状菌、链球菌、Lyme 病、结核病、淋病)
  病毒性关节炎
- 其他
  疼痛综合征(CRPS)

TFCC，三角纤维软骨复合体；SLIL，舟月骨间韧带；LTIL，月三角骨间韧带；DRUJ，桡尺远侧关节；STT，舟大小关节；ECU，尺侧腕伸肌。

实,如疼痛特征、其他症状和诱发因素的存在。

疼痛

一些疼痛特征是值得记录的,如它的质量(痉挛、迟钝、疼痛、尖锐、刺痛、严重或弥漫)、频率、持续时间、强度、辐射以及可能引起疼痛的运动。神经损伤通常表现为与烧灼感相关的剧烈疼痛。另一方面,一种深度的、持续的、钻心的疼痛主要伴随着骨折。韧带损伤引起的疼痛通常是间歇性的,并且容易在运动中引起。此外,症状的位置有利于指导诊断。局部疼痛的存在可能指向韧带断裂,而神经压迫(由于腕管综合征)常常伴有弥漫性不适。

诱发因素

创伤

患者应彻底地对最近的创伤进行描述,因为其损伤机制有利于诊断。举例来说,接触运动的伸臂练习是桡骨远端或舟骨骨折的常见机制,而挥舞棒球棒或打高尔夫球的直接手掌创伤则会导致钩骨骨折。韧带撕裂也可能发生,主要发生在 TFCC、舟月韧带和(或)月三角韧带。根据创伤的动能,这些韧带损伤可能是局部的或完全的,孤立的或与桡骨远端骨折或舟骨骨折相关。TFCC 撕裂(有或没有 DRUJ 稳定性)常见于体操和球拍运动,并可能类似尺侧腕伸肌(ECU)病理。

有时腕关节病变的创伤动力学仍然是难以捉摸的。在这种情况下,症状持续时间可提供与模糊创伤史有关的时间线索,而患者指的是自发性的疼痛。有时检查者在腕骨骨不连或缺血性坏死的患者中面临这种具有挑战性的情况,由于持续的炎症,症状可能会在数年后显现,如关节炎、肿胀、疼痛和失去抓握强度。舟骨特别容易出现骨不连[5]。后者是由于供血不足,导致腕关节创伤后的骨块无供血。特发性缺血坏死一般发生在月骨(Kienböck 病)或舟骨(Preiser 病)。

患者职业或娱乐活动

一些休闲或体力活动可能会影响腕关节功能。例如，长期的打字经历，包括重复的动作，可能引发腕关节疼痛，而编织或缝纫可能导致压迫性神经病。需要强有力地抓握与尺偏或重复使用拇指（例如，照顾一个新生婴儿）的活动可导致 De Quervain 腱鞘炎沿第一伸肌间室出现疼痛和肿胀。

关于体育活动的具体细节可以很好地说明受伤机制：重复性压力与钝性创伤。接触性运动，如美式橄榄球或英式橄榄球，可能会导致钝性创伤，而非接触性运动，如高尔夫、网球、曲棍球等，都涉及腕关节的重复性压力。

在尺偏活动期间，腕关节尺侧出现疼痛的沉闷声表明腕中关节不稳定。对于腕关节尺侧有症状的患者，检查者应排除 DRUJ 关节炎、尺腕或茎突腕撞击综合征。

病史

在获得完整病史的同时，医生还应排除全身炎症性疾病（狼疮、类风湿性关节炎和退行性关节炎）和代谢性疾病（糖尿病、痛风和甲状腺功能减退）的存在。怀孕、甲状腺功能减退症和糖尿病是腕管综合征的易感因素。类风湿关节炎倾向于累及腕关节，痛风性关节炎和假性痛风也可累及腕关节，但更常见的是累及下肢。

化脓性关节炎的患者通常会出现体质症状或近期感染的病史，以及由于严重、深度和持续疼痛而导致腕关节运动不佳的情况。

患者的年龄和性别也应考虑在内。例如，较年轻的患者容易发生创伤后腕关节损伤和隐匿性神经节囊肿，而老年患者易患全身性疾病和退行性变。

身体检查

医生应进行系统的身体检查，首先要对上肢进行全面的视诊。

腕关节处明显的肿胀、瘀斑或皮肤变化可提供主要的线索以便了解受伤机制。腕关节的严重畸形通常表明了一个明显的病理过程，可能是由于先前的骨折、脱位、软组织和（或）关节肿胀。桡骨远端骨折通常是导致这种畸形的原因，表现为腕关节的桡偏，以及腕骨在桡骨上的移位。桡骨远端的错位可能导致外在

的腕骨不稳定和腕关节疼痛。桡尺远侧关节的破坏也会产生腕关节畸形。

检查后，医生应首先触诊腕关节的非疼痛部位，然后继续触诊最大的压痛部位。这个顺序是至关重要的，因为一旦引发疼痛（不适），患者可能会变得忧虑，阻止进一步触诊。解剖学知识，尤其是表体解剖学知识可以在腕关节检查时有很大帮助。

所有腕部结构都应触诊并与对侧进行比较。根据患者的病史和疼痛程度，对腕关节进行系统的周向触诊[6]。我们通常从桡背侧角开始，进展到尺背侧，然后到掌侧面。疼痛和压痛部位暗示着潜在结构的病理，然而我们应该考虑腕关节结构错综复杂的三维特征（表 2.2）。

随后，应测试腕关节的主动和被动运动范围以及握力，并与对侧腕关节进行比较[7,8]。我们通常用测角仪测量屈曲、伸展、桡偏、尺偏、旋前和旋后。除了在极端运动范围内存在疼痛之外，腕关节之间的运动范围的差异会带来重要的信息来缩小鉴别诊断的范围。评估神经血管状态也很重要，特别着重于正中神经、桡神经和尺神经的完整性，以及双手血液循环（Allen 试验）。

常规触诊可能不足以再现患者的症状，因此，需要进行激发试验来确定引起疼痛的特定解剖结构。这些激发试验应用外力作用于特定的解剖结构，进而引发预期的临床反应。阳性试验与特定腕关节病理诊断密切相关。虽然这些动作的特异性并不总是很高，但在一个具有挑战性的动作中的阳性发现与患者的临床数据（病史、其余检查和无创成像）相结合，几乎总能得出决定性的诊断。

阳性试验

- 舟骨移位试验[5]：提供了舟月稳定性和舟骨周围滑膜炎的定性评估与对侧无症状腕关节的比较。

- 基本上，该试验旨在当腕关节桡偏时，引起位于桡骨背侧缘的舟骨近极的半脱位。

- 这个动作是通过从尺侧的角度抓住患者的手，将医生的拇指放在舟骨远极的掌侧面上。

- 通过将腕关节从尺侧桡偏，检查者向舟骨远极施加压力，从而防止舟骨正常弯曲。

表 2.2 腕关节的体表触诊

部位	解剖结构	病理学
桡背侧		
鼻烟窝（远端）	STT	腕掌关节炎、不稳定 STT 关节炎
鼻烟窝（中间）	鼻烟窝底部	舟骨骨折、骨不连 舟骨坏死（Preiser 病）
鼻烟窝（近端）	桡骨茎突	桡骨茎突骨折 桡舟关节炎
第一伸肌室	APL、EPB	De Quervain 腱鞘炎 交叉综合征（近端）
中央背侧		
3~4 背侧隐窝	Lister 结节	背侧滑膜炎 SLIL 不稳定 腕背侧腱鞘囊肿 Kienböck 病
尺背侧		
5~6 背侧隐窝	LTIL	LTIL 不稳定、关节炎
DRUJ 间隙	DRUJ	DRUJ 不稳定、关节炎
尺头	ECU	ECU 肌腱变性、不稳定
尺骨远端	尺骨茎突	尺腕、茎突腕障碍
腕骨间		Halt 综合征
尺骨掌侧		
FCU	FCU	FCU 肌腱变性
尺骨远端	尺骨茎突	TFCC 撕裂
豌豆骨	豆三角关节	豆三角关节炎、不稳定
小鱼际隆起	钩骨钩	钩骨钩骨折
Guyon 管		尺管综合征
掌中央	正中神经	正中神经炎症、卡压
桡骨掌侧	掌长肌	掌长肌腱炎
	舟骨结节	舟骨骨折（远极）

APL，拇长展肌；APB，拇短展肌；EPB，拇短伸肌；FCU，尺侧腕屈肌。

• 对于伴有韧带松弛或不稳定的患者，拇指压力和邻近腕骨正常运动的联合应力可能会导致舟骨从窝中跳出，并到达桡骨背侧缘。通过减少对拇指施加的压力，舟骨通常恢复到正常的位置。舟骨单侧运动过度引起的疼痛实际上是对舟月关节不稳定的诊断。

• 豆三角关节剪切试验：提供了对豆三角关节的定性评估。检查者的拇指放置在豌豆骨上，同时在三角骨区域施加背向压力并且做圆周磨削运动。该动作引起的疼痛与关节的不稳定性和（或）退行性是一致

的。为了避免疼痛重叠，在评估月三角关节之前，做这个试验是很重要的。

• 月三角关节挤压试验[7]：评估月三角韧带的完整性。由于它的整体诊断准确性被认为优于其他月三角关节试验，所以是目前我们的第一选择。通过支撑手腕，将三角骨从尺骨向桡骨与月骨相对的方向推进，如果有疼痛感则试验被认为是阳性的。阳性的试验可能表明月三角韧带撕裂或不稳定。

• 月三角关节冲击试验[9]：检测月三角韧带损伤。用一只手的拇指和示指捏着月骨，同时用另一只手的拇指和示指将三角骨和豌豆骨向背侧和掌侧移动。关节的疼痛和过度的可移动性暗示月三角韧带撕裂。

• 尺腕关节压力试验[10]：被认为是关节内尺腕关节障碍的筛选试验。该试验是通过在被动旋前旋后与腕关节处于最大尺偏时将轴向应力施加到腕关节上进行的。

• 钢琴键试验[11]：检查桡尺远侧关节的稳定性，经常显示不稳定性，即使通过影像学检查也无法检测出来。钢琴键的标志通过在乙状切迹远端的上方和下方压迫尺头且同时支撑腕关节旋前而表现出来。在施加力从尺骨远端移除后，无论何时尺骨头恢复到其正常位置，该动作的结果都是阳性的，就像钢琴键弹起一样。

• TFCC 挤压试验：有助于识别 TFCC 损伤。在腕关节轴向负荷和尺偏的情况下，当引起疼痛反应并再现患者症状时，试验是阳性的。

• 尺骨凹试验：识别 TFCC 的凹处撕裂（也是尺三角韧带撕裂）。检查者将其拇指按压到尺骨凹处，在尺侧腕屈肌腱和尺骨茎突的尺头与豌豆骨之间的掌侧面用前臂进行中性旋转。当再现患者症状时，试验被认为是阳性的。临床上，TFCC 分裂可通过评估 DRUJ 的稳定性来区分尺三角韧带撕裂，因为在 TFCC 撕裂中，DRUJ 是不稳定的，而在尺三角韧带撕裂中，DRUJ 是稳定的。

• 腕骨间关节位移试验[12]：证实了腕骨间关节不稳定。在这个操作中，检查者在旋前和轻度屈曲时对腕关节施加轴向负荷。在这种情况下，轴向负荷使桡骨向尺骨偏移。这种操作通常会再现一种特征性的痛苦的"沉闷声"。这一发现基于从近排屈曲到伸展平稳过渡的损失，因为该单元从桡骨向尺骨偏移。根据需要多少阻力来维持腕关节在尺偏时的半脱位，腕关节

被分为 5 个不稳定等级。

● 冰激凌勺试验[13]：加重尺侧腕伸肌半脱位。腕关节首先定位于完全旋前、尺偏和伸展，然后缓慢移入旋后，同时保持尺偏并且检查者用另一只手来抵抗阻力（"就像冰激凌被舀起来时"）。如果症状再现，并且尺侧腕屈肌腱在尺骨远端上的断裂被可视化、听到或触诊，则认为试验为阳性。

影像学评估

最初，常规的 X 线透视检查（后前正位、斜位、侧位平片）可能足以检测严重的腕关节异常。然而专业的 X 线平片，如舟骨视图（尺偏中的后前正位平片）、45°半旋前倾角和一个侧位平片可能有助于识别更微妙的问题。我们应该在最初的成像评估中包含这些特殊的 X 线片[14]，X 线透视检查提供了关于骨骼完整性、结构和排列以及关节间隙尺寸和对称性的重要信息。

在 90°屈曲（在肩膀的高度）和前臂处于中立位置的情况下，肘关节的特殊后前正位平片可以定义尺骨变异（阳性、中性、阴性），并构成一个合适的视图来分析 Gilula 线的断裂。Gilula 线代表了由近排腕骨的近端和远端关节面与远排腕骨的近端关节面形成的弧线。一个宽的腕关节间隙或 Gilula 线断裂表明腕骨不稳定。

在中性的后前正位线片中，月骨仍然呈梯形。尽管如此，必须做一个真正的侧位线片（肘关节内收至患者侧面并且中立旋转腕关节）以允许豌豆骨位于舟骨结节远端的掌侧面和头状骨尖端之间。该线片对于评估腕骨排列特别有用。历史上，腕骨排列的定位是用特定的距离和测量 PA 上的不同角度以及横向 X 线透视检查的角度来确定的。一些角度（头月、舟月和桡月）和指标（腕骨高度、头状骨–桡骨和尺骨移位）显示出适度（最好）的诊断准确性。尽管如此，一个大于 60°的舟月角表明舟月关节不稳定，而一个小的角度（小于 30°）指向腕关节尺侧不稳定。其他证明这个诊断的测量：桡舟角>60°和桡月角>15°。如果怀疑腕骨塌陷继发于 Kienböck 病，腕骨高度可与第三掌骨的长度相比较。有时需要一些专门的线片来缩小诊断范围。最常用的见表 2.3。

表 2.3 腕关节的造影检查：补充平片

平片	病理发现区域
PA 与桡偏	月三角关节间隙、月三角关节不稳定
PA 与尺偏	舟月关节间隙、舟月关节不稳定
PA 握拳平片	舟月关节间隙、舟月关节不稳定
20°旋前斜位平片	三角骨背侧撕脱
	舟骨腰部远极骨折
	第四和第五 CMC 关节骨折脱位
60°旋前斜位平片	舟骨骨折
30°旋后斜位平片	豆三角关节状态
	钩骨钩骨折
	第二和第三 CMC 关节骨折脱位
腕管位平片	大多角骨、舟骨结节、头状骨、钩骨钩、三角骨和整个豌豆骨

计算机断层扫描

计算机断层扫描（CT）是在骨折或术后评估骨骼和关节病变以及骨愈合模式的极好的成像方式。这种技术还可以非常精确地检测囊肿和肿瘤。能够进行多平面成像和三维重建的技术对于像舟骨这样斜轴的骨骼评估特别有用。此外，CT 可以用于检测 DRUJ 不稳定的成像方式。这种技术在一定情况下进行磁共振成像（MRI）是不切实际的（例如，评估钩骨钩）。

磁共振成像（MRI）

MRI 对于评估腕关节软组织的完整性和腕骨的血管状态非常有用[15]。尽管如此，准确的 MRI 需要大量的解剖学知识和放射科医生的经验。T1 加权像为评估解剖结构提供最佳分辨率，而 T2 加权像更适合检测液体、囊肿和肿瘤。这种模式可以评估腕骨血液灌注的质量，包括月骨、舟骨和头状骨[16]。MRI 在测量月骨灌注时特别准确，在评估 Kienböck 病时优于骨扫描[17]。通过 MRI 可以识别骨灌注的最小变化（例如，尺骨撞击综合征）。

MRI 能够对隐匿性神经节、软组织肿瘤、肌腱炎和关节液采集进行最佳显示[18]。此外，这种成像技术可以检测到细微的骨骼异常，如骨挫伤和骨折[19]。因此，这种成像方式对于诊断隐匿性舟骨骨折非常可靠[20]。

MRI 构成了一个极好的研究来评估内在腕骨韧带和 TFCC。与 1.5 Tesla MRI 相比，最先进的 MRI 技术(3.0 Tesla)具有更好的检测 TFCC 撕裂的能力。这些病变在冠状梯度回波或 T2 加权脉冲序列上表现为线性高强度缺陷。对舟月韧带和月三角韧带的评估更具挑战性，但在合理的准确性(71%的敏感性和 88%的特异性)下也是可行的，特别是在关节照影对比的基础上。虽然 1.5 Tesla MRI 能够诊断舟月撕裂，但是 3.0 Tesla MRI 更精确 (89%的敏感性和 100%的特异性)，因此，代表了评估舟月韧带状态的成像方式。

MRI 能识别外在腕骨韧带的病变，但其在这些病变中的作用仍不清楚，因为 MRI 获得的信息很少改变对病变治疗。

在腕管综合征的患者中，T2 加权的轴向成像可以清楚地显示腕管内的肿块，以及正中神经的水肿和肿胀。然而当怀疑腕管综合征时，这种先进的成像方式通常是不必要的，因为这种综合征通常是经过良好的病史和体检才被诊断出来的。

放射性核素显像

骨扫描对于检测腕关节病变(特别是患有慢性腕关节疼痛的患者)具有高度敏感性，但特异性较低。因此，骨扫描作为主要用于骨骼完整性的筛选成像方式是非常有用的。可以用闪烁扫描法采集舟骨、月骨和头状骨的骨坏死。骨扫描还可以检测隐匿性骨折或骨细胞活动(骨转换)的存在。为了确认一个阳性骨扫描，应该执行 CT 成像来精确确定骨折的位置和数量。CT 成像可以识别常规 X 线透视检查成像所忽略的骨折半脱位。闪烁扫描也可用于早期检测复杂区域的疼痛综合征，并评估软组织病变。在完整的内在韧带断裂的病例中，骨扫描通常是不正常的(93%)，但是部分病变的检出率明显降低。与骨扫描相比，MRI 对软组织损伤具有同等的敏感性和更高的特异性。

关节镜检查

关节镜检查可直接观察和触诊关节内结构，如内在韧带、TFCC 和关节软骨。其对软组织损伤或小骨折的诊断准确性高，因此，关节镜作为金标准已逐渐取代其他诊断研究[21-22]。毫无疑问，腕关节镜的作用已经得到了发展，特别是在患者身上发现与桡骨远端或舟骨骨折相关的软组织病变。该方法目前在腕关节疼痛的评估中有着很好的作用，在大多数情况下都提供了结论性的诊断。然而该方法的潜在缺陷是识别无症状(偶然)损害，进而可能导致不必要的治疗。

(李惠 盛伟 译)

参考文献

1. Zancolli EA, Cozzi EP. The Wrist. In: Zancolli EA, Cozzi EP, editors. Atlas of surgical anatomy of the hand. New York, NY: Churchill Livingstone Inc.; 1992.
2. Zancolli EA. Structural and dynamic bases of hand surgery. 2nd ed. Philadelphia, PA: Lippincott; 1979.
3. Palmer AK, Werner FW. Biomechanics of the distal radioulnar joint. Clin Orthop Rel Res 1984:26–35.
4. Ryu JY, Cooney 3rd WP, Askew LJ, An KN, Chao EY. Functional ranges of motion of the wrist joint. J Hand Surg. 1991;16:409–19.
5. Watson HK, Dt A, Makhlouf MV. Examination of the scaphoid. J Hand Surg. 1988;13:657–60.
6. Nagle DJ. Evaluation of chronic wrist pain. J Am Acad Orthop Surg. 2000;8:45–55.
7. Linscheid RL. Examination of the wrist. In: Nakamura R, Linscheid RL, Miura T, editors. Wrist disorders, current concepts and challenges. Tokyo: Springer Verlag; 1992. p. 13–25.
8. Czitrom AA, Lister GD. Measurement of grip strength in the diagnosis of wrist pain. J Hand Surg. 1988;13:16–9.
9. Reagan DS, Linscheid RL, Dobyns JH. Lunotriquetral sprains. J Hand Surg. 1984;9:502–14.
10. Nakamura R, Horii E, Imaeda T, Nakao E, Kato H, Watanabe K. The ulnocarpal stress test in the diagnosis of ulnar-sided wrist pain. J Hand Surg Br. 1997;22:719–23.
11. Keiserman LS, Cassandra J, Amis JA. The piano key test: a clinical sign for the identification of subtle tarsometatarsal pathology. Foot Ankle Int. 2003;24:437–8.
12. Feinstein WK, Lichtman DM, Noble PC, Alexander JW, Hipp JA. Quantitative assessment of the midcarpal shift test. J Hand Surg. 1999;24:977–83.
13. Ng CY, Hayton MJ. Ice cream scoop test: a novel clinical test to diagnose extensor carpi ulnaris instability. J Hand Surg Eur Vol. 2012;38:569–70.
14. Mann FA, Wilson AJ, Gilula LA. Radiographic evaluation of the wrist: what does the hand surgeon want to know? Radiology. 1992;184:15–24.
15. Cristiani G, Cerofolini E, Squarzina PB, Zanasi S, Leoni A, Romagnoli R, Caroli A. Evaluation of ischaemic necrosis of carpal bones by magnetic resonance imaging. J Hand Surg Br. 1990;15: 249–55.
16. Haygood TM, Eisenberg B, Hays MB, Garcia JF, Williamson MR. Avascular necrosis of the capitate demonstrated on a 0.064 t magnet. Magn Reson Imaging. 1989;7:571–3.
17. Imaeda T, Nakamura R, Miura T, Makino N. Magnetic resonance imaging in kienbock's disease. J Hand Surg Br. 1992;17:12–9.
18. Kettner NW, Pierre-Jerome C. Magnetic resonance imaging of the wrist: occult osseous lesions. J Manipulative Physiol Ther. 1992;15:599–603.

19. Sferopoulos NK. Bone bruising of the distal forearm and wrist in children. Injury. 2009;40:631–7.

20. Brydie A, Raby N. Early mri in the management of clinical scaphoid fracture. Br J Radiol. 2003;76:296–300.

21. Weiss AP, Akelman E, Lambiase R. Comparison of the findings of triple-injection cinearthrography of the wrist with those of arthroscopy. J Bone Joint Surg Am. 1996;78:348–56.

22. Schers TJ, van Heusden HA. Evaluation of chronic wrist pain. Arthroscopy superior to arthrography: comparison in 39 patients. Acta Orthop Scand. 1995;66:540–2.

23. Cooney WP. Evaluation of chronic wrist pain by arthrography, arthroscopy, and arthrotomy. J Hand Surg. 1993;18:815–22.

微信扫码
加入读者交流群
交流临床操作经验
添加学习助手获取服务

第 3 章

激光和射频器

Daniel J. Nagle

关节镜下腕关节手术的一个重要部分包括三角纤维软骨(TFC)、骨间韧带、滑膜、软骨,甚至骨的清创术。直到 20 世纪 80 年代中期,这些程序操作都是使用机械设备进行的,如微型香蕉叶片、小型吸式冲头、抓钳、电动刀具和研磨器等。这些器械取得了很好的效果,但由于腕关节本身尺寸小,所以给操作带来一些困难。小关节器械的种类和疗效往往有限。这个问题首先是通过钬 YAG(钇铝石榴石)激光器来解决的,后来又通过射频器具来解决,两者都是小型、精密切割和烧蚀的工具。

激光器

激光/射频辅助关节镜的研究主要集中在膝关节和肩关节。由于 4 例股骨髁缺血性坏死的报道,激光在膝关节上的应用出现了一些争议[1]。激光在这些病例中是否起到了作用仍有待观察。在使用机械设备进行半月板切除术后,也有报道称发生了缺血性坏死[2]。Janecki 等回顾了 504 个激光辅助膝关节镜检查,没有发现新的股骨缺血性坏死病例[3]。

人们还对钬 YAG(Ho:YAG)激光器尖端的水汽化所产生的"声波冲击"表示关切。Gerber 和他的合伙人[4]共同研究了这一问题,并得出结论,使用 Ho:YAG 激光不存在声学损伤。

D.J. Nagle, M.D., F.A.A.O.S., F.A.C.S. (✉)
Department of Orthopedics, Northwestern University Feinberg
School of Medicine, 737 N Michigan Ave., Suite 700,
Chicago, IL 60611, USA
e-mail: oogien@aol.com

CO_2 激光是第一台用于关节镜检查的激光,但使用起来比较困难。CO_2 激光能量不能通过光纤电缆传输,因此需要在铰接式臂上安装一系列棱镜才能传输。此外,接头必须给予气体(CO_2)充气,因为水强烈吸收 CO_2 激光。这种充气状态通常会产生皮下气肿。最后,CO_2 激光器会产生大量的焦炭。CO_2 激光器的一个优点是其热效应仍然很表浅（组织穿透性为 ±50μm）,因此对邻近组织的损伤很小。

CO_2 激光的缺点促成了 Ho:YAG 激光辅助关节镜的引入。在 2.1nm 处,钬激光与 CO_2 激光一样,在电磁波谱的红外区起作用。相较于 CO_2 激光,Ho:YAG 的能量可以通过石英光纤传输,并在水下发挥良好的作用。同时,它也能被软骨、纤维软骨、滑膜组织、瘢痕组织和血红蛋白很好地吸收。最后,Ho:YAG 还具有止血能力。

其他类型的激光也已经被用于关节镜检查。钕 YAG 激光器的波长为 1.064 nm,与 Ho:YAG 和 CO_2 激光器一样,它位于电磁光谱的红外区域。同 Ho:YAG 激光器一样,它可以在液体介质中使用。然而事实证明,很难控制钕 YAG 激光能量的穿透深度,因此不再使用钕 YAG 激光器进行关节镜检查。

铒激光器也被使用。与 CO_2 和 Ho:YAG 激光器一样,铒是一种红外激光器。铒激光结合了 Ho:YAG 的优点,减少了 CO_2 激光所出现的侧支组织损伤。但它在美国的使用是被限制的。

准分子激光也已用于关节镜检查。准分子激光器的波长位于电磁波谱的紫外区。这种激光的烧蚀势能是基于它与被烧蚀的组织的共价键产生共振和破坏的能力。这种相互作用不会产生热量,因此,热的副损伤被消除(因此,出现冷激光一词)。正如前面提到的,准分子激光在电磁波光谱的紫外区域起作用,因此,有人担心它可能是致突变的。Hendrich 等评价了同波长(308nm)的紫外光对准分子激光的致突变效应,得出准分子激光能量不是致突变效应的结论[5]。由于两个原因,准分子激光在关节镜中没有得到广泛的应用。首先,这些激光器非常昂贵。其次,激光能量通过石英光纤传输的能量,或者说能量的量,不足以破坏纤维软骨。试图增加流量会导致光纤传输系统遭到破坏。

Ho:YAG 激光是通过过度加热组织而发挥消融作用的。此激光由激光头射出,传热于水使其汽化,形成一个小气泡(即 Moses 效应)。该气泡中的组织吸收掉大部分的激光能量,然后也被汽化,只留下一层"熔化"的蛋白质。在此过程中,并不产生碳化。气泡外的激光能量,被关节内的水吸收而迅速衰减。这使得术者不得不逐步增大传导到关节内组织的能量。将激光"散焦"(使尖端离开组织),可使组织离开 Moses 气泡,传到组织的能量就会减少。这样做可以"融解"软骨软化的小叶和皱缩关节囊,且不会损伤周围组织。关节内的水,不仅吸收激光能量,而且还是具有自动更新功能的冷却剂。热量的累积和组织的副损伤,可通过激光脉冲发射来避免。在脉冲间歇期间,消融区域之外的组织会迅速地将其吸收的能量传给冷却剂(水),从而避免热损伤。连续发射激光,能量来不及从组织逸出,就会造成明显的副损伤。因此,可采用适当的技术,如改变激光脉冲频率、改变每次脉冲能量以及激光聚焦或散焦,来调节传导到组织的能量。

射频器

射频(RF)器像激光一样,也是通过组织间的加热来消融组织或使组织皱缩的。射频器通过 100~450kHz 的射频波向组织传输能量。该能量可以造成组织电解进而出现非常快的振动。分子振动以及分子之间的相互摩擦可导致组织热量的积蓄。RF 能量可以引发足够量的摩擦,进而使得组织发生紧缩、汽化、胶原变性。射频器分为单极和双极两种。前者需要通过地线连接患者的躯体,后者则不需要进行该过程。射频器通过正负极的震荡产生能量。单极射频头只有正

极,能量通过正极输出,通过人体组织到达地线垫,即负极。双极射频头既有正极也有负极,能量从正极输出,通过人体的浅表组织到达负极(图 3.1)。单极射频器的组织穿透深度较双极大,分别为(4mm 和 0.2~0.3mm)。另外,单极射频器的组织穿透深度还与组织电阻的大小有关(表 3.1)。射频器电流会选择电阻最小的组织通过。故而,对比软骨,韧带的穿透深度相对较大。

单极或双极射频器都需要传导介质,如生理盐水或乳酸林格液,通过传导介质,射频器才能发挥作用。RF 探头的形状及尺寸多样,可根据治疗部位的不同进行相应的选择。

尽管在之后会着重讨论 Ho:YAG 激光的应用,但能够使用激光的疾病,往往能够使用射频器[6]。唯一的例外是进行骨消融术时,激光的效果更加明显。RF 探头及激光可采用相同的入路。RF 设备可以消融和收缩组织。RF 进入到关节时须十分小心,应避免关节或

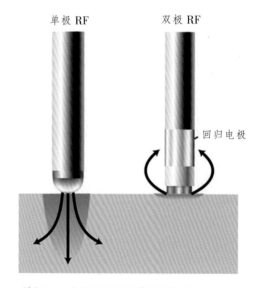

图 3.1 单极 RF:电流通过组织传递到地线垫。双极 RF:电流从探头输出,通过组织返回到 RF 探头上的回归电极。

表 3.1 组织电阻值

组织/物质	电阻值(Ω)
生理盐水	90~120
韧带	100~140
软骨	350~500
骨	1100

周围的组织结构被过度加热。同时,液体的流入(流出)量要控制适中。较长时间处于射频操作中,如果没有足够的冷却剂(流动的液体),将会导致关节表面及周围的组织结构的弥漫性热损伤。RF 的组织穿透深度为 4mm 或更多,激光的穿透深度为 0.5mm。因此,使用 RF 更容易损伤关节周围的结构(如神经组织)。

TFCC 激光/RF 清创术

Andrew Palmer[7]提出了 TFCC 撕裂的一种分类,即创伤性撕裂(Ⅰ型)和退变性撕裂(Ⅱ型)[7]。这两种撕裂都可采用关节镜手术治疗。其中,ⅠA、ⅡC 和 ⅡD 型撕裂适宜用激光做清创治疗(图 3.2)。

在关节镜手术治疗 TFCC 撕裂之前,需拍摄腕关节正位线片:肩关节外展 90°、肘关节屈曲 90°,手掌平放于平片板上,以此来评判尺骨是否存在变异[8]。在尺骨存在正向变异的病例中,单纯地进行三角纤维软骨清创是无效的,它不能有效地减除腕关节尺侧的压力,唯有通过尺骨短缩才能解除患者症状。而对于中性变异的病例,进行 TFCC 清创术的效果可能会很好,但日后仍有可能需要进行尺骨短缩的处理。因此,在进行清创前,需将这种情况告知患者。在尺骨存在负向变异的病例中,单纯的三角纤维软骨中心部清创往往就可解除患者的不适症状,与正向变异的治疗效果正好相反[9,10]。

三角纤维软骨激光清创术的操作步骤与镜下机械性清创相似,其关节镜可以放在 3–4 入路,激光头放在 4–5 入路,能量设置为 1.4~1.6J,将脉冲频率设置

为 15 次/秒。采用 70° 侧射角激光头可以迅速而又准确地完成清创治疗。70° 激光头不仅可以消融 TFCC 的桡侧缘和掌侧缘,也可消融尺侧缘和背侧缘,故而没有必要再从 3–4 入路放入激光头。在进行手术操作时,应注意避免损伤尺骨头。激光可平行于尺骨头切线,或将激光头置于 TFCC 近侧,向远侧发射激光,就可避免尺骨头的损伤。同时,采用后一种方法对月三角骨的损伤风险最小。因为激光从 TFCC 下方发出后,能量将会快速地被用来填充扩张关节的液体吸收掉。在对 TFCC 的中心部直至坚韧的周边进行清创操作时,需要注意不能损伤桡尺远侧关节的掌背侧韧带。

在使用 Ho:YAG 激光治疗尺骨撞击综合征时,采取镜下操作将会容易很多[11]。将激光能量调整到更高(2J,20 次/秒),将可以轻松有效地清除透明软骨。Ho:YAG 激光不仅仅可以迅速有效地清除尺骨头的透明软骨以及软骨下骨,而且不会像球锉一样,产生很多碎屑。不过,一旦暴露松质骨,余下的短缩过程就要依靠球锉来完成了,因为将激光聚焦于每一个骨小梁是一件非常费力的事情。无论是使用球锉还是激光,都应避免损伤桡骨远端的尺切迹。同时,不可清除三角纤维软骨于尺骨茎突根部小凹内的附着点。关节镜下尺骨短缩手术(Feldon 手术)的成功往往离不开多人的团队合作。

术者手持激光头,指向尺骨头,同时眼睛盯住荧光屏,助手把持前臂,慢慢地进行旋前及旋后操作,调整需要切除的区域朝向激光,直至切除后的尺骨呈 2mm 的负向变异。在手术操作时,需要不断地进行透视,以便于确认尺骨的切除量。有时为了能看到尺骨

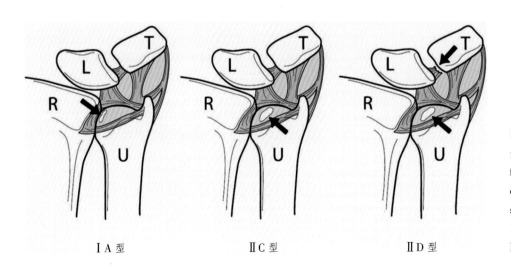

ⅠA 型   ⅡC 型   ⅡD 型

图 3.2 TFCC 损伤的 Palmer 分型。(Adapted with permission from Palmer AK. Triangular fibrocartilage complex lesions: a classifi cation. J Hand Surg Am 1989; 14:594–606. With permission from Elsevier)

头的整体全貌,还需要将关节镜放在 4-5 入路,激光头通过桡尺远侧关节入路进入 DRUJ,该入路建立在 4-5 入路及 TFCC 的附近。

应尽量将尺骨远端的残端修整得平滑一些。术后,由于骨小梁的外露,尺骨远端关节残端往往存在粗糙不平的情况,几个月过后,这种情况就会逐渐消失(图 3.3 和图 3.4)。如果残端过于不平整,在进行前臂旋转时,就会与 TFCC 的近端发生撞击,从而产生不适症状。

无论尺骨短缩与否,在进行 TFCC 清创操作后,都需要采用合适的支具进行制动,并制订包括主动活动和被动活动练习在内的一系列家庭治疗计划。手术切

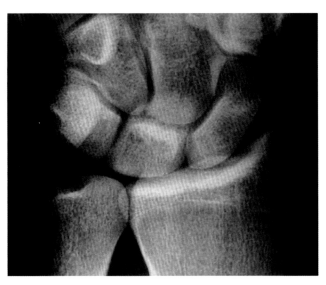

图 3.3　尺骨撞击综合征。

口需要用 4-0Prolene 缝线做皮内缝合,并于术后 2 周进行拆线。如果有需要,在术后第 6 周就可开始加强练习。如果提拿重物或恢复日常活动时间过早,有可能造成桡腕关节滑膜炎。部分患者术后 2 周便急于全面恢复功能活动,医生需及时制止。Feldon[12]认为,尺骨短缩的患者康复期至少要达到 6 个月。然而临床上大部分患者其恢复的时间要短很多。

镜下激光/RF 手术的其他指征

滑膜切除术

滑膜切除术可能是最为常见的镜下激光手术,该操作需要暴露整个关节,尤其是月三角关节和尺腕关节。应将激光能量设置为 1.2~1.5J,将脉冲频率调整到 15 次/秒,可将炎性滑膜和瘢痕组织迅速汽化。由于激光具有止血的作用,故而术中出血量很少。由于炎性滑膜组织含有大量血红蛋白,其较周围的关节囊更容易吸收能量,故而在进行手术操作时,只需要保护周围的关节囊就行了。在清除桡腕、尺腕和腕中关节的瘢痕组织和炎性滑膜组织时,往往不需要花费很多时间。无论在何种情况下,一定不能将激光指向关节镜头,这样会造成关节镜头的毁损。

不完全性骨间韧带撕裂

将激光能量调整为 0.2~1J,脉冲频率调整为 15

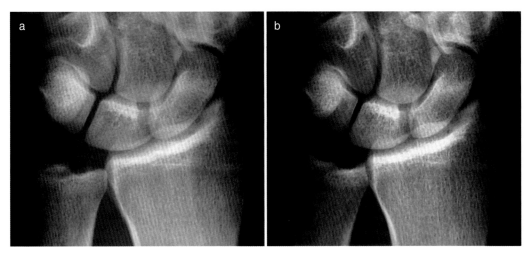

图 3.4　关节镜下激光短缩尺骨术后 6 周(a)、6 个月(b)的图像,断面随时间逐渐变得光滑。

次/秒,能有效地治疗不完全性舟月和月三角骨间韧带撕裂。激光能够非常准确地消融这些撕裂,而且不会损伤邻近的正常软骨组织。

软骨软化

目前已经采用激光和射频设备来治疗软骨软化。但有证据表明,在射频设备方面,即使小心谨慎地操作并使用低功率设置,也有可能对深部的健康软骨造成严重损伤[13,14]。基于这些情况,不推荐 RF 治疗软骨软化症。然而软骨软化小叶可以在能量设置为 0.2~0.8J 和脉冲频率为 15 次/秒的情况下被小心地汽化。激光束必须相切于关节表面,以便只处理磨损的软骨帽。必须非常小心,不要损害下面的健康软骨。由于激光辐射可以选择性地朝向软骨帽,从而避开了软骨下层,因此在这种情况下比 RF 设备更安全,但是操作仍需非常谨慎。需要谨记的是,尚未确定清除软骨帽后的远期效果。另外,即使使用激光也不能忽视其对健康软骨造成损伤的可能性。

骨切除术

我们已经了解,Ho:YAG 激光可以用来切除尺骨远端。同样,它也可以用来切除桡骨茎突、骨赘、整个尺骨头以及前面所提到的钩骨近端。前面所提到的镜下激光 Feldon 手术的原则也适用于此类手术,如用激光汽化关节软骨及软骨下骨,利用球锉清除松质骨。

在切除桡骨茎突的操作中,通过 4–5 入路引入关节镜,通过 1–2 入路和 3–4 入路引入激光头和球锉(1–2 入路有桡动脉及桡神经浅支分支通过,因此需格外小心,只能钝性分离皮下组织)。需要切除的桡骨茎突区域(软骨下骨暴露)与周围的健康软骨往往有明显的分界。如果没有分界,需要在透视以及关节镜的双重引导下,于桡骨茎突预定的切除区域的最尺侧穿入 1 根克氏针,以便在切除时提供一个关节内的标志。茎突的切除量应当足以解决临床上所遇到的问题,并注意保护桡舟头和桡月长韧带在茎突上的附着点。该术后的护理与 TFCC 清创术相似。

镜下激光 Darrach 手术和匹配的尺骨头切除术实际上是镜下激光 Feldon 手术的延伸,其技术要点与 Feldon 手术基本相同。虽然目前仍没有正式发布的统计数据,但仍可预见这些手术的不良影响较少。我们

用激光治疗Ⅳ级软骨软化获得了成功,但有效的病例数较少。其中有两种处理手段可供选择,应当依据临床表现而定。如果无法解除受累关节面的负载(如近月骨关节面),可以采用激光消融分离软骨及软骨下骨板,直到显露出正常的软骨/骨连接处。用球锉打磨"火山口样"的缺损边缘,使其变得更加"鲜活"。用球锉打磨软骨下骨,直到显露出出血的松质骨为止。后一步骤是必要的,因为激光消融会减慢纤维组织的内部增生速度,而良好的软骨成形需要纤维组织的迅速增生。早期的运动是很重要的,有关研究表明:反复的被动活动是一种重要的康复手段。

当有限地短缩腕骨便可以解除关节面的负载,则使用第二种处理方法,一个很好的例子就是:关节负载常与Ⅱ型月骨的钩骨近端的软骨软化有关[15]。在这种情况下,治疗钩骨近端的软骨软化的目标并不是促进软组织的内部增生,而是解除钩月关节的关节负载。取桡侧腕中关节入路作为视野通道,取尺侧入路作为操作通道。利用激光对钩骨近端进行消融处理,直到月骨在腕关节尺偏时,也不与腕关节发生撞击(需注意保护弓状韧带的尺侧臂)。当关节镜仍处于桡侧腕中关节时,可以通过移除激光的同时,操纵手腕来验证。无须利用球锉进行钩骨缺损断面的打磨,因为激光的消融效果似乎能够减少术后的不适感。从实际上来说,术后不存在明显的不适感可能跟术后出血量较少及炎症反应较轻有关。虽然仍建议术后进行早期的功能活动,但不建议进行反复持久的功能活动。值得一提的是,目前并没有使用 Ho:YAG 激光进行软骨成形术的临床研究相关文章的发表。

关节囊紧缩成形术

与其他治疗腕关节轻度不稳定的有创方法相比,腕关节囊紧缩成形术给我们提供了一个有吸引力的选择。将肩关节囊的紧缩成形术的经验应用于腕关节似乎是合理的,因为其基本原理相同。但腕关节并不完全等同于肩关节,故而将肩关节的相关数据延伸到腕关节未必都是合理的。

关节囊紧缩成形术的生物学原理已在动物模型中进行了充分的研究。它是一种精细的"热烙"技术。当组织被加热到 60℃时,胶原三链螺旋会展开;当组织加热到 60℃以上时,维持Ⅰ型胶原三链螺旋的氢键

会发生断裂;当组织加热到65℃~75℃时,组织会发生极度紧缩(图3.5)。胶原三链螺旋展开后长度将变短(图3.6),仅仅达到未进行处理的休息状态的胶原长度的50%。变性、短缩的胶原具有支架的作用,新生的胶原会在上面沉积[16]。而新生的胶原纤维组织将会保持这种短缩的构型,从而使关节囊的紧缩成形效果得以长期维持。

生物力学相关研究表明,加热后的胶原的抗张强度会迅速降低,12周也难以恢复到正常水平[17]。加热后6周,抗张强度大约能恢复到正常水平的80%(图3.7)。这种抗张强度的暂时性下降提醒我们,新近加热过的胶原组织不适宜承受应力。动物模型的相关研究证实,承受应力过早将会使紧缩的胶原组织变得更长[18,19]。根据以上资料,在进行关节囊紧缩成形术后,至少需要维持6~8周的关节制动,并保证关节在12周内不承受较大的负荷。

紧缩关节囊所需要的能量很低。紧缩术通过RF来完成,调整RF的能量输出,使其达到足够加热组织到65℃~75℃就可以了。正确方法为从低能量水平缓慢地调整到更高的能量水平,直到能够看到预期的收缩效果为止。如果使用激光进行操作,应先调整激光的输出能量为低输出能量,如可以调整能量为0.2~

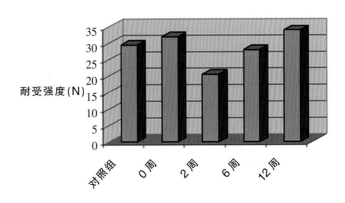

图 3.7 紧缩之后胶原的抗张强度与时间的对应关系。

0.5J,脉冲频率为15次/秒(3~7.5W),而后将激光头部置入关节,应先与目标韧带保持一定的距离,再缓慢靠近,直到韧带发生紧缩为止。一旦紧缩过程停止后,无须再进行激光照射,继续激光照射只能进一步弱化韧带,不会再增加韧带的紧缩度。在紧缩过程中,一开始韧带会由白色变为淡黄色。Lu 等认为,网状紧缩方式可以充分地发挥健康组织的内生机制,从而加快韧带组织的复原[20]。在进行紧缩操作时,应尽可能地减少施加于关节的牵引,这样才能获得最佳的紧缩效果。

舟月关节不稳定

与目前的开放手术相比,关节囊紧缩成形术针对轻微的舟月骨间关节不稳定的治疗可以说是一种很有吸引力的选择。然而目前的难题是在稳定关节过程中究竟该紧缩哪些韧带,以及哪些韧带能够被紧缩。

舟月骨间韧带是由不同的组织构成的:中央部分由纤维软骨构成,该部分无法紧缩(图3.8);背侧和掌侧部分由Ⅰ型胶原构成,该部分可以被紧缩(图3.9)。根据一些缺乏对照的报道我们得知,紧缩舟月骨间韧带的掌侧和背侧部分,对轻微的舟月骨间关节不稳定有效。但目前仍缺乏正式发表的研究报道来证实这些观点。

对背侧腕骨间韧带进行紧缩,可能对增强舟月骨间韧带紧缩后的稳定度起到一定的效能。背侧腕骨间韧带的附着点在舟骨远端的背侧面和三角骨的背侧面(图3.10)。行腕关节背侧囊切开固定术可以增加背侧腕骨间韧带的张力。关节镜下行背侧腕骨间韧带紧

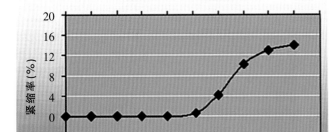

图 3.5 关节囊紧缩度与 RF 探头设定温度的对应关系。

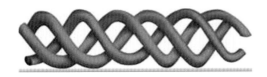

图 3.6 没有经过紧缩的正常胶原三链螺旋。

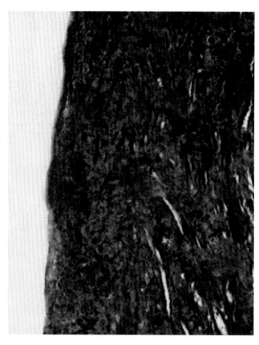

图 3.8　舟月骨间韧带中央部分为纤维软骨。(Reprinted from Berger RA, Chapter 5 of The Wrist Diagnosis and Operative Treatment by Cooney WP, Lilnscheid RL, Dobyns JH. Mosby: St. Louis, 1998. Used with permission of the Mayo Foundation for Medical Education and Research, Rochester, MN)

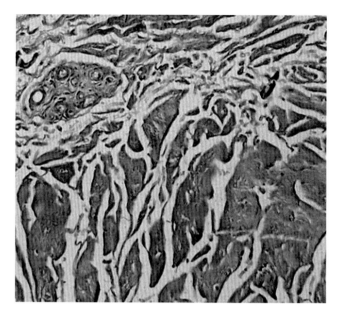

图 3.9　关节囊纤维层(FS)中松散分布的胶原(CF)。(Reprinted from Berger RA, Chapter 5 of The Wrist Diagnosis and Operative Treatment by Cooney WP, Lilnscheid RL, Dobyns JH. Mosby: St. Louis, 1998. Used with permission of the Mayo Foundation for Medical Education and Research, Rochester, MN)

缩成形术,可以取得与前者相同的治疗效果[21]。关节镜下背侧腕骨间韧带紧缩术可在腕中关节桡、尺侧入路交替置入关节镜及激光操作头部。同样,目前也没有正式发表的论文证实这一技术。

月三角和尺腕关节不稳定

　　轻微的月三角关节不稳定,可通过紧缩尺腕韧带来治疗。我在一小部分的病例中采用了这一方法,并取得了满意的疗效。它需要利用尺三角和尺月韧带的解剖特点:它们起自桡尺远侧关节的掌侧韧带,然后分成两束,分别止于月骨和三角骨的掌侧面,其形状似字母"V"(图 3.11)。紧缩这些韧带后,"V"形韧带的两臂缩短使得月骨与三角骨靠近,从而达到了稳定 LT 关节的目的。紧缩 LT 骨间韧带可以进一步加强该稳定效果。LT 骨间韧带的组织学结构与 SL 骨间韧带的组织学结构相似,其掌背侧部分可以进行紧缩而中央部分无法紧缩。单纯的尺腕韧带松弛也可以通过紧缩尺腕韧带进行治疗。紧缩尺腕韧带的操作需将关节镜视野置入 3-4 入路通道,激光操作头部置入 4-5 入路

或 6-U 入路通道。

腕中关节不稳定

　　利用关节囊紧缩成形术治疗腕中关节不稳定有

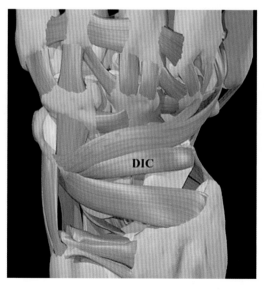

图 3.10　背侧腕骨间韧带。(Courtesy of Daniel J. Nagle)

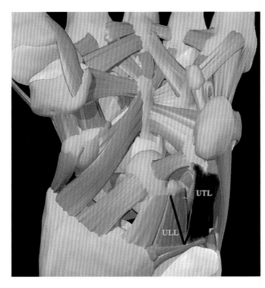

图 3.11　尺腕韧带的走行呈现"V"字形。(Courtesy of Daniel J. Nagle)

一定的趋向性。腕中关节的不稳定与桡腕韧带、背侧腕骨间韧带、三角钩韧带及尺侧弓状韧带的张力衰减有关。以上提到的所有韧带都可以进行紧缩。将关节镜视野置入桡侧腕中关节入路通道,激光操作头部置入尺侧入路通道。我已经成功治愈了一些有症状的轻微慢性腕中关节不稳定患者,这其中包括一个由于韧带广泛松弛造成的中重度腕中关节不稳定。Mason and Hargreaves 提供了一份很有价值的结果:13 例有掌侧腕中关节不稳定的患者,通过 RF 设备紧缩舟月韧带、尺侧弓状韧带、长短桡腕韧带及腕中关节和桡腕关节背侧关节囊的附近区域,取得了良好的效果[22]。由于腕中关节不稳定较为罕见,而且与之相关联的伤病种类较多,故而有关该种治疗效果的研究近期仍然不会出现。

结论

自 1990 年以来,我们实施镜下 Ho:YAG 激光手术超过了 350 例,都取得了极好的效果。采用激光治疗,并没有发现多余的并发症,术后腕部的渗出和疼痛也没有增加。这些结果也呼应了之前多篇有关膝关节 Ho:YAG 激光手术[23]和 2 篇关于手部及上肢关节激光手术效果的报道。Blackwell 等利用 Ho:YAG 激光清创治疗 35 例 TFCC 中央部撕裂损伤,发现其治疗效果与传统的切开清创基本相同[24]。Infanger 和 Grimm

通过激光清创辅助治疗 72 例 TFCC 损伤病例的研究,得到了与前者相同的结论[25]。

Ho:YAG 激光和 RF 器具被视为腕关节外科治疗过程中的辅助工具。其优点包括体积小、可增加关节镜手术的效率、有切实的消融效果以及精准的能量输出。如今,用于有创操作的 2mm 机械切割器的发展相当缓慢,已经慢慢走下历史舞台,但这并不表明传统机械工具已经完全失势,各种层面的切割器具及球锉依然是目前腕关节镜手术的常规用具。

如果激光器的成本能有所下降,激光器在腕关节手术中的应用前景是值得期待的。目前,有关人员正在进行评估腕关节囊激光紧缩手术治疗轻微腕关节不稳定疗效的研究。有关动物和组织培养方面的研究已经证实,合适频率的激光能量可以刺激软骨母细胞的增殖,促进软骨形成[26,27]。也许未来有一天,激光可以用来帮助创造组织而不是消融组织。

(赵治伟　译)

参考文献

1. Garino JP, Lotke PA, Sapega AA, et al. Osteonecrosis of the knee following laser-assisted arthroscopic surgery: a report of six cases. Arthroscopy. 1995;11:467–774.
2. Johnson TC, Evans JA, Gilley JA, et al. Osteonecrosis of the knee after arthroscopic surgery for meniscal tears and chondral lesions. Arthroscopy. 2000;16(3):254–61.
3. Janecki CJ, Perry MW, Bonati AO, et al. Safe parameters for laser chondroplasty of the knee. Lasers Surg Med. 1998;23:141–50.
4. Gerber BE, Asshauer T, Delacretaz G, et al. Biophysical bases of the effects of holmium laser on articular cartilage and their impact on clinical application technics. Orthopade. 1996;25:21–9.
5. Hendrich C, Werner SE. Mutagenic effects of the excimer laser using a fibroblast transformation assay. Arthroscopy. 1997;13:151–5.
6. Osmond C, Hecht P, Hayashi K, et al. Comparative effects of laser and radiofrequency energy on joint capsule. Clin Orthop. 2000;375:286–94.
7. Palmer AK. Triangular fibrocartilage complex lesions: a classification. J Hand Surg Am. 1989;14:594–606.
8. Palmer AK, Glisson RR, Werner FW. Ulnar variance determination. J Hand Surg Am. 1982;7:376–9.
9. Osterman AL. Arthroscopic debridement of triangular fibrocartilage complex lesions. Arthroscopy. 1990;6:120–4.
10. Minami A, Ishikawa J, Suenaga N, et al. Clinical results of treatment of triangular fibrocartilage complex tears by arthroscopic debridement. J Hand Surg Am. 1966;21:406–11.
11. Nagle DJ, Bernstein MA. Laser-assisted arthroscopic ulnar shortening. Arthroscopy. 2002;18(9):1046–51.
12. Feldon P, Terrono AL, Belsky MR. The "wafer" procedure. Partial distal ulnar resection. Clin Orthop. 1992;275:124–9.
13. Edwards 3rd RB, Lu Y, Nho S, et al. Thermal chondroplasty of chondromalacic human cartilage. An ex vivo comparison of bipolar and monopolar radiofrequency devices. Am J Sports Med. 2002;30(1):90–7.

14. Lu Y, Edwards 3rd RB, Cole BJ, et al. Thermal chondroplasty with radiofrequency energy. An in vitro comparison of bipolar and monopolar radiofrequency devices. Am J Sports Med. 2001; 29(1):42–9.

15. Nakamura K, Patterson RM, Moritomo H, et al. Type I versus type II lunates: ligament anatomy and presence of arthrosis. J Hand Surg Am. 2001;26(3):428–36.

16. Lopez MJ, Hayashi K, Vanderby Jr R, et al. Effects of monopolar radiofrequency energy on ovine joint capsular mechanical properties. Clin Orthop. 2000;374:286–97.

17. Hecht P, Hayashi K, Lu Y, et al. Monopolar radiofrequency energy effects on joint capsular tissue: potential treatment for joint instability. An in vivo mechanical, morphological, and biochemical study using an ovine model. Am J Sports Med. 1999;27(6):761–71.

18. Naseef III GS, Foster TE, Trauner K, et al. The thermal properties of bovine joint capsule. The basic science of laser- and radiofrequency-induced capsular shrinkage. Am J Sports Med. 1997;25(5):670–4.

19. Hayashi K, Markel MD. Thermal capsulorrhaphy treatment of shoulder instability: basic science. Clin Orthop. 2001;390:59–72.

20. Lu Y, Hayashi K, Edwards 3rd RB, et al. The effect of monopolar radiofrequency treatment pattern on joint capsular healing. In vitro and in vivo studies using an ovine model. Am J Sports Med. 2000;28(5):711–9.

21. Szabo RM, Slater Jr RR, Palumbo CF, et al. Dorsal intercarpal ligament capsulodesis for chronic, static scapholunate dissociation: clinical results. J Hand Surg Am. 2002;27(6):978–84.

22. Mason WTM, Hargreaves DG. Arthroscopic thermal capsulorrhaphy for palmar midcarpal instability. J Hand Surg. 2007;32E: 411–6.

23. Lubbers C, Siebert WE. Holmium: YAG-laser-assisted arthroscopy versus conventional methods for treatment of the knee. Two-year results of a prospective study. Knee Surg Sports Traumatol Arthrosc. 1997;5(3):168–75.

24. Blackwell RE, Jemison DM, Foy BD. The holmium:yttrium-aluminum-garnet laser in wrist arthroscopy: a five-year experience in the treatment of central triangular fibrocartilage complex tears by partial excision. J Hand Surg Am. 2001;26(1):77–84.

25. Infanger M, Grimm D. Meniscus and discus lesions of triangular fibrocartilage complex (TFCC): treatment by laser-assisted wrist arthroscopy. J Plast Reconstr Aesthet Surg. 2009;62(4):466–71.

26. Torricelli P, Giavaresi G, Fini M, et al. Laser biostimulation of cartilage: in vitro evaluation. Biomed Pharmacother. 2001;55(2): 117–20.

27. Morrone G, Guzzardella GA, Tigani D, et al. Biostimulation of human chondrocytes with Ga-Al-As diode laser: 'in vitro' research. Artif Cells Blood Substit Immobil Biotechnol. 2000;28(2): 193–201.

▶ 微 信 扫 码 ◀
加 入 读 者 交 流 群
交 流 临 床 操 作 经 验
添加学习助手获取服务

第 **4** 章

三角纤维软骨复合体的解剖

Jared L. Burkett，William B. Geissler

简介

  常见主诉为尺侧腕痛,因此,需要透彻理解三角纤维软骨复合体(TFCC)和桡尺远侧关节(DRUJ)的解剖学和生物力学,才能为诊断和治疗这类疾病提供依据。在过去的 30 年里,对这种复杂结构的认识及其在手腕生物力学中作用的认识有所增加,从而提高了对这些损伤的诊断水平,并为它们的治疗提供了更有效的重建手段[1]。关节镜可以对 TFCC 的不同成分进行彻底的视觉检查,这有助于区分病理结构和正常结构。随着这种技术的改善,可以在不开放处理的情况下看到更多的细节和组织结构,这给外科医生提供了一个全面的环境,以便于在手术期间指导相关诊断和治疗。

J.L. Burkett, M.D. (✉)
Alabama Orthopaedic Clnic, 3610 Springhill Memorial Dr N
Mobile, AL 36608, USA
e-mail: jaredlburkett@gmail.com

W.B. Geissler, M.D.
Department of Orthopaedic Surgery, University of Mississippi
Medical Center, 2500 North State Street, Jackson, MS 39216, USA
e-mail: 3doghill@msn.com

桡尺远侧关节

DRUJ 镜下解剖

  DRUJ 是由桡骨远端的乙状切迹和尺骨头所形成的滑车状关节。该关节的骨骼解剖结构使得桡骨围绕固定尺骨旋转而允许前臂旋前和旋后的活动。Af Ekenstam 和 Hagert 研究了桡尺远侧关节的解剖结构,发现桡骨乙状切迹的曲率半径比尺骨头大 4~7mm,乙状切迹曲率半径的平均值为 15mm,尺骨头部的平均值为 10mm(图 4.1)[2]。尺骨头的关节面对应着乙状切迹或尺骨的基座,位于尺骨远端 90°~135° 之间,中心处高约 8mm[2]。相对于尺骨头,乙状切迹较为平坦,关节面为 47°~80°[2]。这种关节会导致约 180° 的旋转,但也可能造成远侧微小关节的不稳定,掌侧的乙状切迹允许旋前活动和旋后活动[1,2]。由于这种解剖关系,关节表面接触所起到的关节稳定性约占 20%,而其余的稳定性则由软组织结构提供[3]。

  在止于尺骨茎突的基底部之前,可见 DRUJ 的薄囊从桡骨的乙状切迹远端延伸到 TFCC 桡尺韧带的掌侧和背侧面。由于这些附着,尺骨茎突的尖端在关节外与附近关节相关联[4]。在临床上,外周撕脱更常见于背侧,因为关节囊到 TFCC 的掌侧附着力更强[5]。

  在正常的前臂旋后和旋前活动中,除了旋转运动外,还会发生滑动运动。在中立位进行旋转时,DRUJ

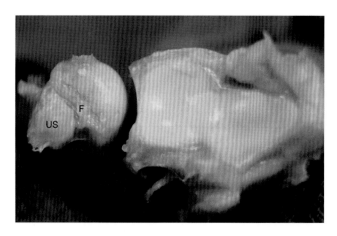

图 4.1 可以看到乙状切迹与尺骨头相比,其较大的曲率半径。由于用来限制该关节稳定性的骨量很少,故而该关节的稳定性取决于软组织结构。图中可见尺侧头部的小凹(F)、掌侧和背侧桡尺韧带的深部及尺侧茎突(US)、桡尺侧腕部韧带的浅表附着部分。(Specimens provided by the Anatomical Gifts Program at the University of Mississippi Medical Center)

的负载轴承的主轴位于乙状切迹的中央,约有 60% 与软骨表面接触。随着旋前活动,DRUJ 的承载主轴在乙状结构的凹口处向远侧和背侧移动,留下一小部分,大约 10% 的凹口软骨表面与尺骨接触。在旋后活动时,正常情况下负载主轴向乙状切迹的近侧和掌侧发生移动[2,6,7]。

为了保持这种固有的不稳定关节的稳定性,DRUJ 的功能结构与软组织连接错综复杂。外在和内在结构都起着重要作用,但内在的稳定结构在旋转的稳定性中扮演着更重要的角色[1]。

本章将不再详细描述外在的稳定结构,包括尺侧腕伸肌腱、背侧第六鞘管、旋前方肌和前臂骨间韧带[1,3]。TFCC 是 DRUJ 的主要稳定结构,掌侧和背侧的桡尺韧带协同 TFCC 共同保持着 DRUJ 的稳定性。

尺骨变异

由于尺骨变异与 TFCC 病理学和腕部尺侧疼痛的治疗选择有一定关联,因此需要了解这种变异的生物力学。桡骨在固定的尺骨周围旋转,变异随之改变,在进行旋前活动时造成尺骨正向变异,在进行旋后活动时造成尺骨负向变异(图 4.2a,b)。不同程度的尺骨变异及不同的腕部位置所造成的尺腕关节负荷传导的差异性可能是显著的。通过尺骨传导的力量也被发现随着旋前、伸展和尺偏活动有所增加,与进行旋后、屈曲和桡偏活动时相比较,力线也发生了中等程度的移动[1,8]。另外发现,用力握拳可使尺骨变异度增加 1.95mm,进而增加通过 TFCC 和尺骨的力量传递[9]。

对于中性变异的患者,腕部约 80% 的负荷将通过桡骨传递,20% 通过 TFCC 和尺骨传递。若变异增加 2.5mm,则尺骨所承受的负荷将增加到大约 40%,若变异减小 2.5mm,将使尺骨承受的负荷减少到大约 4%[10]。除了通过关节盘传递的负荷随着变异的增加而增加之外,TFCC 的可利用空间也将减小,进而导致纤

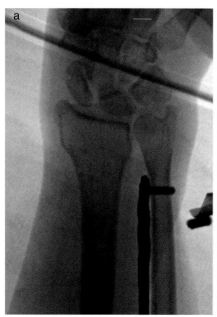
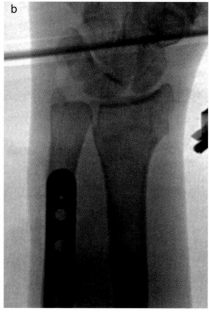

图 4.2 (a 和 b)X 线图像显示尺骨变异在旋前(a)和旋后(b)活动时的改变。旋前活动时,发现尺骨呈明显正向变异;而在旋后活动时,图像显示仅有极小的正向变异。

维软骨盘厚度减小[11]。通过对 TFCC 随着尺骨变异的增加而生物力学发生改变的研究,有助于解释与 TFCC 损伤有关的情况,因为更大的负荷和应力被置于厚度已经减轻的该组织结构上[1,11]。Palmer 和 Werner 在尸体研究中发现,TFCC 穿孔的 17% 来自尺骨的负向变异,73% 来自尺骨正向变异[12]。

影像学评估

对于腕关节的完整评估,应该获得准确的 PA 和侧位 X 线片,以评估腕关节和 DRUJ 病理改变、变异和腕关节紊乱。

由于桡骨远端和尺骨在位置关系上的差异,X 线评估变异时,推荐的定位是前臂位于 0° 或中立位,以进行精确测量。获得这种影像的可靠方法是肩部外展 90°,肘部屈曲 90°,以便在随后的影像学研究中获得准确的重建结果[13]。在观察 X 线片时,尺骨茎突距桡骨的距离应达到最大,如果不在此位置上,应将腕关节旋前或旋后[13]。获得可靠的 X 线片的另一种方法是将手臂向内侧转动,肘部屈曲至 90°,手部呈中立位,拇指朝向天花板。在此固定位置,X 线束可旋转 90° 以获得真正的 PA 和侧位 X 线片。

三角纤维软骨复合体

TFCC 是一个重要和复杂的结构,它与腕关节的正常运动和功能不可分割。Palmer 和 Werner 在其解剖学和生物力学研究中描述了 TFCC 的解剖结构是由关节盘、半月板同系物、尺侧副韧带、尺侧腕伸肌腱鞘以及背侧和掌侧桡尺韧带组成(图 4.3)[12]。在止于尺骨小凹和茎突之前,TFCC 起始于乙状切迹,远端与尺侧副韧带连接,然后延伸到三角骨、钩骨和第五掌骨的基底部[12]。虽然最初并没有被 Palmer 描述为 TFCC 的一部分,但腕尺侧韧带最终还是被列为 TFCC 的组成部分,并且是稳定尺腕关节的重要结构[14]。

这些构成 TFCC 的结构在腕关节尺侧负荷的传递方面是重要的,并且是远端尺桡骨和尺腕关节的固有稳定结构。TFCC 扩大了腕骨和尺骨之间的接触面积及两者之间的传递负荷。宽而薄的桡侧组件在运动过程中会承受较大的应力,并且通常会造成部分撕裂[15]。TFCC 在应力传输中的重要性可以通过关节盘的切除

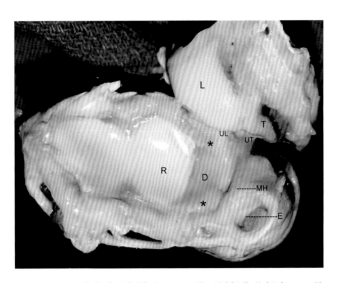

图 4.3　显示腕关节尺侧缘和 TFCC 的不同部位的标本。L,月骨;T,三角骨;R,桡骨的月骨关节面;UT,尺三角韧带;UL,尺月韧带;D,关节盘;*,掌侧和背侧尺桡韧带;MH,半月板同系物;E,尺侧腕伸肌腱鞘。

来证明,该关节盘可帮助承担尺骨柱的负荷,将通过尺骨传输的负荷从 18% 减少到约 6%[16]。TFCC 的尺腕韧带对维持 DRUJ 稳定性的作用很小,但对于尺腕关节稳定性的作用显著。由于 DRUJ 固有的骨稳定性非常有限,该关节的主要稳定结构为 TFCC,掌侧和背侧桡尺韧带在这个过程中起着至关重要的作用。

尺腕韧带

尺腕韧带在稳定腕尺骨以及防止桡骨和尺骨远端腕骨的旋后和掌侧移位中起重要作用[17]。Stuart 等在生物力学研究中发现,在对尺腕韧带 DRUJ 稳定性的相关作用进行测试之后,得知尺腕韧带复合体并没有起到重要作用[3]。尽管常常不作为 TFCC 的一部分,但尺头状韧带起源于中央凹的掌侧面,与桡尺韧带的掌侧融合,在进入到头状骨之前,其行走于其他腕骨韧带表面[18]。在进入三角骨之前,尺三角韧带来自中央凹的掌侧面、半月板同系物以及掌侧桡尺韧带。在关节镜检查过程中,可以在该韧带的远侧看到豆三角小孔。尺月韧带起源于中央凹和关节盘的掌侧面,并有少量纤维源自桡骨,在远端进入月骨之前,与掌侧桡尺韧带交织在一起(图 4.4)[14,19]。

Moritomo 等发现,尺三角和尺头状韧带的长度在腕关节桡侧背伸的情况下增加最多,而腕关节背伸时,尺月韧带的长度增加最多,掌侧桡尺韧带则在任

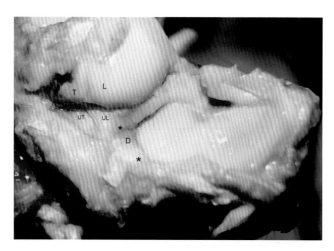

图 4.4　在分别止于月骨和尺骨远端之前，可以看到从桡尺韧带远端掌侧发出的尺月韧带和尺三角韧带。由于尺头状韧带走行于其他尺腕韧带的掌侧，故而它难以被看到。掌侧和背侧桡尺韧带表现为外周关节盘增厚。L，月骨；T，三角骨；UT，尺三角韧带；UL，尺月韧带；D，关节盘；*，掌侧和背侧桡尺韧带。

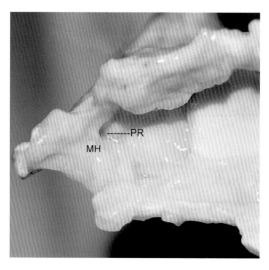

图 4.5　茎突前凹通常可见于尺骨茎突前方，是茎突未被半月板同系物覆盖的区域。半月板同系物(MH)由位于桡腕关节尺侧的松散结缔组织组成，在该图像中可见其位于茎突前凹(PR)的左下方。

何运动中的长度变化最小。在手伸展位跌倒时，通过韧带传递的应力可能导致尺腕韧带过度牵引，进而造成 TFCC 中央凹处撕裂。然而，Morimoto 指出，单纯的腕关节过度向桡侧伸展或过度伸展，并不足以造成这些损伤，只有受到额外的暴力，才能造成撕裂[19]。

半月板同系物

半月板同系物是位于桡尺韧带表面部分，关节囊体和桡腕关节三角骨的尺骨关节面之间的 C 形带状组织。关于其是否是 TFCC 的组成部分，尚有一些争论，因为它由松散的结缔组织而不是密集的胶原蛋白组成，并且由内表面上的滑膜细胞组成[18]。Ishii 等在研究中依据茎突前凹将半月板同系物分成 3 种类型，但不能被识别为先前由 Bowers 和 Taleisnik 描述的独立组织结构[14,20,21]。

茎突前凹

茎突前凹是常被发现于尺骨茎突前方的囊窝，位于半月板同系物没有覆盖的尺骨茎突区域，不应与 TFCC 撕裂伤混淆[18]。它可以被发现于桡尺韧带的顶端，并且通常有滑膜绒毛覆盖(图 4.5)[22]。Ishii 描述了茎突前凹的 3 种不同的类型：狭窄型、宽扁型和闭合型[14]。在 74% 的标本中发现了狭窄的开放类型，其中半月板同系物附着于尺骨茎突近端的桡侧、背侧和掌侧部

位，并位于尺骨茎突周缘表面的远端[14]。从茎突掌侧狭长的通道中发现茎突前凹与尺腕间隙相通[14]。在 11% 的标本中发现了宽扁的开放类型，并且由与狭窄的开放类型相似的附件组成，但没有附着于茎突尖端[14]。在茎突前凹和尺腕间隙之间发现了一个宽短的开口[14]。在 15% 的患者中发现了非开放型，并发现此类型的茎突前凹来自茎突的桡侧，并与远侧桡尺关节相连，而不是尺腕间隙[14]。最初描述的下韧带在这种类型中没有被发现，但在狭窄和宽扁的开放变异型中被发现[14]。

桡尺韧带

背侧和掌侧桡尺韧带是关节囊内固有的稳定结构，其厚度为 4~5mm，并且当滑动运动发生时，DRUJ 在旋前和旋后时均具有较大稳定性[1-3,12]。这些韧带的组织学构成纵向型平行纤维，这表明该组织传导拉伸应力，这个前提支持了它们作为稳定结构的作用[23]。掌侧桡尺韧带形成了尺腕韧带的近端附着，而背侧桡尺韧带其尺侧分开并形成尺侧腕伸肌的鞘膜[15]。

这些韧带具有深层部分和浅层部分，分别止于尺骨茎突和中央凹(图 4.6)[1,24]。在乙状切迹远端边缘广泛的桡侧附着处，桡尺韧带是相连的，但在达到尺骨茎突或中央凹前分为浅层和深层(图 4.7)[2,14]。深层的止点，通常被称为 subcruentum 韧带，与中央和远端的浅层韧带的远端止点相比，其更外侧和近端止于中央

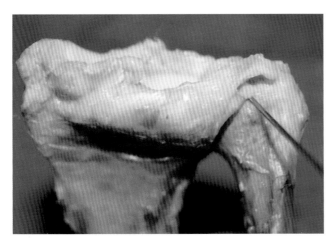

图 4.6　标本显示掌侧浅表和深部桡尺韧带。可以看到止于茎突上的浅层韧带,并且可以看到止于中央凹的深层韧带(位于针头上方)。

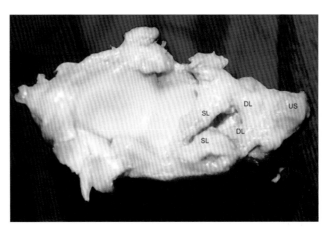

图 4.8　标本展示了掌侧和背侧桡尺韧带(DL)深层在止于中央凹之前合并。关节盘已被切除,浅层桡尺韧带(SL)已从尺骨茎突(US)上切除并缩回。

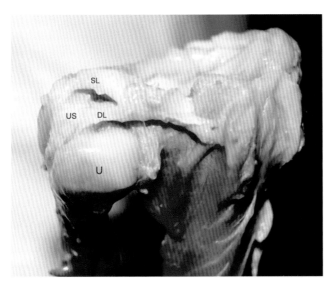

图 4.7　连接深层(DL)和浅层(SL)的背侧桡尺韧带在分裂前止于各自的中央凹和尺骨茎突(US)。U,尺骨头。

凹。深层韧带的掌侧和背侧部分在止于中央凹时汇聚并交织在一起(图 4.8)[15]。subcruentum 韧带的原始描述是将 TFCC 的近端深层部分和远端浅层部分分开的血管化空间,但该术语随着时间的推移发生了改变,重点描述韧带深层的止点部分[1,24]。在尸体标本研究中,Ishii 发现中央凹的深层有止点部分,但是在茎突上没有明显的浅层韧带的止点位置[14]。

　　韧带深层部分的止点为控制旋转提供了更多的机械优势,因为其止点角度较浅层韧带更缓[1]。为了证明这个概念,Kleinman 使用了一队马、一个挡板和一

个驱动器做类比,其中桡骨是马队,尺骨是挡板,并且驾驶者驾驶缰绳的不同角度代表了深层和浅表韧带[1]。这种类比显示代表深层韧带的马缰绳以较缓角度在控制桡骨的马的旋转方面更有优势[1]。桡尺韧带止于尺骨头时呈螺旋形,这种旋转插入的形式以及与浅表韧带的插入深度的不同,可使拉伸和压缩连续变换,这是 DRUJ 稳定性的核心原理[7]。

　　浅表韧带也为 DRUJ 提供了稳定性,但它们的作用与深层韧带相反,背侧纤维在旋前时给予稳定,掌侧纤维在旋后时提供稳定。虽然表面纤维确实提供了稳定,但它们具有更小的止点角度,因此对于旋转控制而言,具有的机械优势较少。浅表韧带发挥作用较小的第二个原因是,在极限旋前或旋后活动时,大部分尺骨已经脱离浅表纤维,使得它们在这些极端运动中无效(图 4.9a,b)。

　　在这个位置上,桡尺韧带的深层通过提供拴系作用进而提供稳定,从而防止 DRUJ 脱位[1,2]。

尺侧副韧带与尺侧腕伸肌鞘管

　　尺侧副韧带和尺侧腕伸肌(ECU)鞘管在 TFCC 的功能中起重要作用。尺侧副韧带被发现起源于尺骨茎突,然后分开并止于三角骨和豌豆骨的远端,这有助于维持尺腕关节稳定。ECU 鞘管由前臂筋膜深层延伸形成,并直接与关节盘相邻(图 4.10)[4]。鞘管在稳定旋前和旋后活动时,尺骨沟中的尺侧腕伸肌肌腱起着重要作用(图 4.11)。尺侧腕伸肌在 DRUJ 稳定性中的作

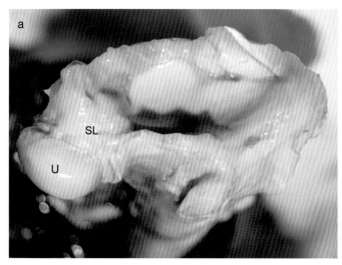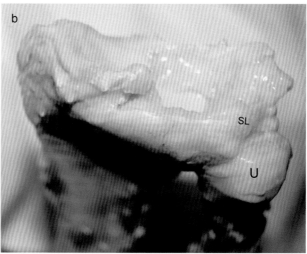

图 4.9　(a 和 b) 在极限旋前 (a) 和极限旋后 (b) 时,掌侧桡尺韧带处可见到尺侧头从背侧桡尺韧带表层纤维下方脱离。这表明浅表纤维为何在 DRUJ 的极限运动中发挥次要稳定性,主要稳定性则由桡尺韧带的深部提供。SL,桡尺韧带的浅表部分;U,尺骨头。

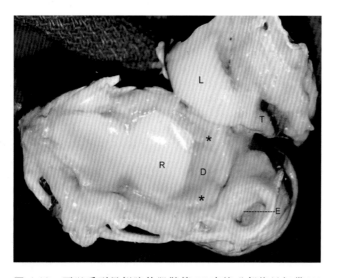

图 4.10　可以看到尺侧腕伸肌鞘管 (E) 直接毗邻桡尺韧带 (*) 和关节盘 (D) 的背侧部分。该组织可以在这个位置为周围的撕裂提供坚固的修复。

用有些争议。Iida 等发现,ECU 在 TFCC 切断之后的 DRUJ 和尺腕关节旋后和中性旋转时发挥动态稳定作用,并且 ECU 鞘管帮助维持 ECU 在腕部尺侧的稳定。相反,Stuart 等在他们的生物力学研究中并没有发现 ECU 子系统是 DRUJ 稳定性的重要贡献者 [3,25]。Tang 发现, 在 Palmar 1B 型撕裂中,TFCC 从远端尺骨解除后, 腕关节背伸 60° 期间,ECU 肌腱的偏移增加了 30%,进而提示 TFCC 是尺腕伸肌滑车系统的重要组成部分[26]。这可能表明,TFCC 作为尺腕伸肌滑车系统的一部分比 ECU 子系统作为 DRUJ 的稳定结构起着

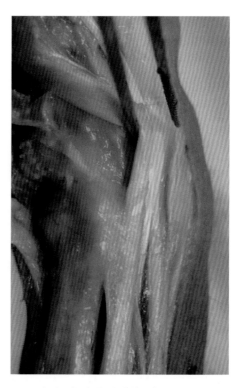

图 4.11　可以看到尺侧腕伸肌鞘管,其负责在旋前和旋后活动时稳定尺骨沟中的肌腱。

更为重要的作用。

关节盘

关节盘形成 TFCC 的桡侧和中心部分,在到达半月板同系物和关节囊之前,从桡骨上延伸过来并覆盖尺骨头。

关节盘不直接附着在尺骨头上,并且其掌侧和背侧面与 DRUJ 的主要支撑结构——桡尺韧带相接。在关节镜检查过程中, 这些韧带不能与关节盘明显区分,而且其外周往往呈现增厚。关节盘在冠状面上呈楔形,在桡侧面变薄,而后在尺侧面变厚。关节盘的周边部分也较厚,中部较薄。值得注意的是,对于尺骨负变异的患者来说,关节盘较厚,而对正变异或中性的患者则较薄[4]。关节盘胶原由胶原纤维交织而成,这与其承受多方向应力的结构保持一致[23]。有关手术治疗的一个重要发现表明,切除中央 2/3 的关节盘并保留桡尺韧带和尺腕韧带对轴向载荷的传递无显著影响[27,28]。Adams 还发现切除 2/3 的关节盘并保留外周 2mm 对正常运动无明显影响[29]。切除大于 2/3 的关节盘并切除外周 2mm,尺骨应力柱被破坏,载荷将转移到桡骨远端,此外还可能使 DRUJ 失稳[27-29]。

血液供应

由 Thiru 等完成的研究工作证明,中央 80%~85% 的关节盘区域相对无血液供应,且周边 15%~20% 的血液供应来自尺动脉桡腕关节掌、背支以及骨间前动脉掌、背支[30]。Bednar 等及 Chidgey 通过研究扩展了血供方面的知识,其展示了血管从掌、背侧及关节囊的尺侧附着处进入 TFCC,且在桡侧附着处血管分布有限[23,31]。这些解剖学研究表明,由于中心区域 TFCC 无血供,故该区域没有愈合修复能力,Bednar 及其同事进一步说明,包括沿关节盘桡侧附着的撕裂,也没有愈合修复能力。尽管 Bednar 在解剖学研究中提出桡侧边缘撕裂可能不易修复,因为该区域的血液供应较少,但一些临床研究表明,桡侧边缘的修复效果良好[15,31-33]。Tatebe 等报道了一个有趣的发现,对之前进行了关节镜手术的患者进行二次关节镜手术,给予或不给予中央部 TFCC 撕裂清创,而后进行尺骨短缩截骨术[34]。他们发现 32 例患者中有 16 例,其之前的中央部撕裂成功愈合,其纤维结缔组织和纤维软骨组织未见炎性细胞浸润,而且再生组织中可见血管浸润[34]。他们的研究结果显示,与线性和放射状中心撕裂相比,圆形和更多尺侧部位的撕裂具有更高的愈合倾向[34]。

神经分布

TFCC 接受背侧骨间后神经、掌侧尺神经和尺神经背侧感觉支支配[7,35]。Cavalcante 等发现了在 TFCC 的背侧和尺侧面增加的游离神经末梢,这与 Ohmori's 等的研究结果相同。在关节盘的尺侧周边部分的半月板同系物和胶原纤维区域有更多的游离神经末梢分布[36,37]。Gupta 等提出,感觉神经源于 TFCC 的内部组分;其位于茎突侧隐窝的深处,具有最高的神经元分布密度和游离神经末梢分布,可能是尺侧疼痛的来源[38]。机械性感受器已经在不同区域得以鉴定,从而表明 TFCC 具有本体感受性作用[7,36,37]。Cavalcante 等在背侧和桡侧面发现了更高密度的 Pacini 小体,表明该区域负责检测运动的发作或停止。另外, 他们还在 TFCC 中发现了均匀分布的 Ruffini 小体[37]。

TFCC 撕裂

TFCC 撕裂并不少见,最常见的机制是手部伸展时跌倒, 导致发生轴向载荷的腕部伸展和旋前[39,40]。TFCC 的其他常见撕裂机制包括腕关节尺侧的快速扭转和暴力加载,撕裂通常发生在运动场或工作地,受到沿腕关节尺侧部位的分散力[27,40]。Palmer 描述了 TFCC 的撕裂分类,分为创伤性(Ⅰ型)和退变性(Ⅱ型)(表 4.1)[39]。外科医生应当熟悉这些撕裂以及各种治疗选择,然而该讨论是简短的,并受限于创伤性病变,且不会详细讨论其治疗方案。

Ⅰ A 型撕裂涉及距离桡侧附着数毫米的关节盘中央无血管区域,通常为背侧至掌侧(图 4.12)。Ⅰ B 型撕裂代表 TFCC 止于尺骨远端的外周脱离。临床上这种类型的撕裂是重要的,因为它涉及在骨折或单纯撕脱型损伤中桡尺韧带从尺骨撕脱, 并且可能导致 DRUJ 不稳定。Ⅰ C 型撕裂代表尺腕韧带撕脱伤,并可导致腕骨掌侧移位的尺腕关节不稳定[27,39]。Ⅰ D 型撕裂为 TFCC

表 4.1　三角纤维软骨复合体撕裂的分型

一级创伤	
亚型	特征
Ⅰ A	TFCC 水平部撕裂或穿孔,通常宽 1~2mm,径向走行,距尺切迹附着 2~3mm
Ⅰ B	TFCC 远端尺骨附着撕脱,可有尺骨茎突基底骨折,通常合并远侧桡尺关节不稳定
Ⅰ C	TFCC 月骨或三角骨附着撕脱,可导致尺腕关节不稳定
Ⅰ D	TFCC 桡骨远端尺切迹附着撕脱

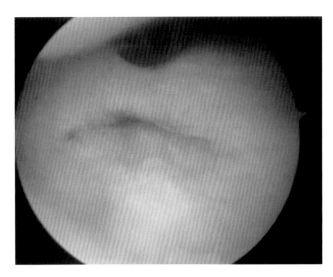

图 4.12　显示关节盘中心部分 Palmer Ⅰ A 型撕裂的关节镜图像。不涉及桡尺韧带,且这种撕裂其取向通常为掌侧至背侧。通过这种全层撕裂可以从桡腕关节间隙看到尺骨头。

从其宽而薄的桡侧附着到乙状切迹的撕裂,并且比中央区和外周撕裂更罕见[39]。

TFCC 的关节镜下解剖

关节镜检查可以更好地显示 TFCC 的不同组分,从而有别于通常实施的开放式手段。该方法可以看到更多的细节及组织结构。随着这种能力的提高,外科医生必须全面了解镜下的解剖结构,以便于区分正常的解剖变异和病理改变。TFCC 可以从桡腕关节和 DRUJ 间隙中看到,还可以检查复合体的不同方面。已经证明 MRI 是检测这些损伤的宝贵资源,Tanaka 等发现与关节镜检查相比,高分辨率 MRI 检查改善了中央区和桡侧损伤的检测结果,其敏感性和特异性均为 100%[41]。不幸的是,MRI 对于 TFCC、DRUL、PRUL 和尺月韧带的尺侧附着损伤的准确性不高,假阳性率高,特异性低[41]。由于 MRI 的其余局限性,关节镜检查仍然是一种有价值的技术,不仅可以用于治疗,还可用于诊断这些损伤。

桡腕关节间隙

通过桡腕关节间隙,将视野沿着桡骨的月骨关节面向尺侧移动,TFCC 可首先被发现,进而显露出 TFCC 广泛延入桡骨的尺骨缘。TFCC 的外观为宽阔的白色片状,并且外观与月骨侧面的关节软骨非常相似

(图 4.13)[22]。

桡骨内侧缘与 TFCC 之间的交界处可能很清楚,但在某些患者中,却也非常模糊[22]。如果在区分桡骨远端和 TFCC 近端时遇到困难,可以利用探针来帮助识别,因为桡骨的固定边界上有柔软的关节盘覆盖[42,43]。关节盘位于背侧和掌侧桡尺韧带之间,并从乙状切迹向尺骨茎突和半月板同系物延伸。当 TFCC 保持完整时,从桡腕关节间隙处无法看到尺骨头,除非是 TFCC 出现全层撕裂[42]。

背侧和掌侧的桡尺韧带在关节盘外周处呈现为增厚,并与关节囊相连,但不能被视为独立组织结构。这些韧带深部的延伸无法从桡腕关节间隙看到,但可以进行评估。如 Ruch 所描述的钩状测试可用于确定代表 Palmer Ⅰ B 型病变的桡尺韧带深部是否有中央凹的脱离[44]。该操作通过在 4–5 入路或 6–R 入路插入探头并将牵引力引至 TFCC 的最尺侧来施行。如果 TFCC 的尺侧面能够被拉向桡侧和远端,这个测试对于中央凹附着的撕裂显示阳性[45]。探针可以进一步用于触诊关节盘,并通过按压 TFCC 来进行蹦床测试。完整的 TFCC 是紧绷的并保持张力,当存在有明显的撕裂时,关节盘将呈现出柔软且柔韧的特性(图 4.14)[17,42]。关节盘中央区和外周区应进行彻底检查和探查,以明确 TFCC 的完整性,并确保没有微小的撕裂[42]。

在尺背侧,可以看到 TFCC 附着于尺侧腕伸肌腱鞘管的底部。当该区域发生周围撕裂时,该组织提供

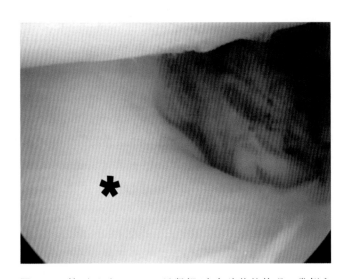

图 4.13　镜下显示 TFCC(*)呈紧绷、白色片状的外观。掌侧和背侧桡尺韧带在关节镜下无法显示得很清晰,且在 TFCC 与关节囊的连接处增厚。

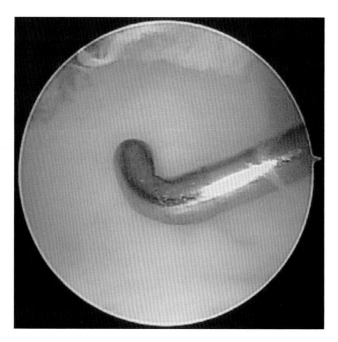

图 4.14　"蹦床"测试是通过用探针按压 TFCC 并评估其弹性来进行的。完整的 TFCC 如同紧绷的弹簧床，如果发现关节盘柔软且柔韧，则应怀疑有撕裂。

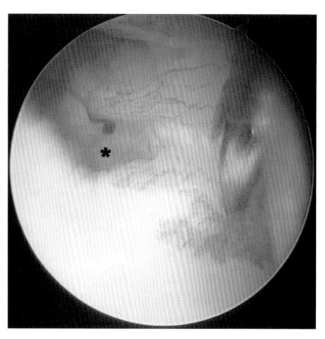

图 4.15　关节镜图像显示有滑膜绒毛覆盖于开孔的茎突前凹（*），周围伴有半月板同系物的松散组织。该结构外观多样，不应被误认为 TFCC 撕裂。

了良好的关节盘固定，使其可以很好地回到鞘中[40]。如果怀疑该区域有损伤，应该在清除其上覆盖的滑膜后对 ECU 鞘管和背侧尺三角韧带进行视野下的探查[40]。可以观察到前隐窝，范围为尺骨到短桡月韧带，掌侧到茎突，此为正常的解剖结构，不应将其误认为 TFCC 的撕裂。该开口的外观多样，并且通常有滑膜绒毛和毛细血管覆盖（图 4.15）[15]。

　　在附着于月骨和三角骨的掌侧面之前，可以看到尺月韧带和尺三角韧带从桡尺韧带的掌侧穿出（图 4.16）。在远端止于月骨之前，尺侧止于短桡月韧带，可以看出尺月韧带来源于掌侧桡尺韧带。基于前臂旋转过程中近侧桡尺韧带的张力，这些韧带间可能会出现褶皱[22]。向尺侧探查，可发现尺三角韧带源自掌侧桡尺韧带，并向远端止于三角骨的掌侧面。豆三角韧带小孔会被看作是尺三角韧带远端的小缺损，实际上它是尺腕关节与豆三角关节之间的沟通（图 4.17）。

　　它的最佳观察通道为 4-5 入路或 6-R 入路，通过该通道可以观察到豌豆骨的背侧面以及尺侧腕屈肌的止点[22]。对这两种韧带的显露都应进行探查，以检测其完整性，因为它们限制了腕关节的背伸和桡偏，并且可能是受伤时的疼痛源，但它们对于 DRUJ 的稳定性并没有显著作用。向远端探查时，可发现月三角骨间

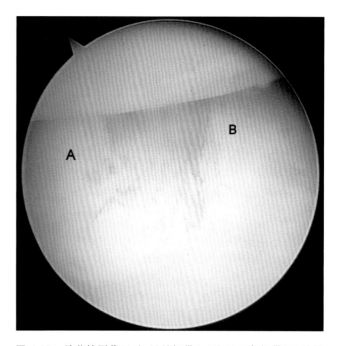

图 4.16　关节镜图像显示，尺月韧带（A）和尺三角韧带（B）从桡尺掌侧韧带的掌侧穿出，并附着于月骨和三角骨掌侧面之前。

韧带可分布于这些韧带的间隙（图 4.18）[42]。在桡腕关节镜检查中，通常难以看到尺头状韧带，因为它分布于尺月韧带和尺三角韧带的表层[22]。

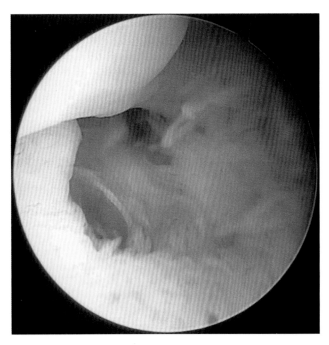

图 4.17　从 6-R 入路获取的关节镜图像显示了豆三角韧带小孔。该结构连通尺腕关节与豆三角关节,可以通过向远端探查尺三角韧带来进行定位。在此图像中,豌豆骨的背侧面难以看到,但可以看到尺侧腕屈肌的止点。

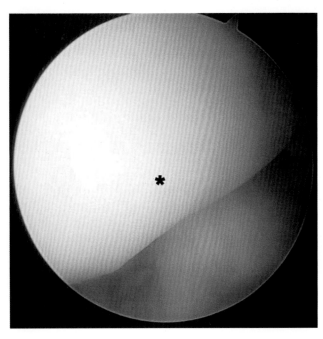

图 4.18　在此关节镜图像中可以看到尺三角间隙(*),通过向远侧探寻,可以在尺月和尺三角韧带的间隙中对其进行辨认。

DRUJ 间隙

尽管 DRUJ 镜下检查不像桡腕关节镜那样普遍,

但它可以提供重要的诊断信息。可以使用 2.7mm 或 1.9mm 的关节镜进入 DRUJ,进而观察乙状切迹,远端尺骨,TFCC 的下表面,桡尺掌、背韧带的深部以及它们与中央凹的附着处。该关节的关节镜检查利用了尺骨头曲度与乙状切迹曲度不相匹配的解剖特点,可以允许视野镜头通过[22]。将视野镜头插入 DRUJ 背侧入路,当视野朝向远端时,可以看到乙状切迹和尺骨头;可以看到在中央凹最桡侧缘止于尺头韧带,并与桡尺韧带会聚后向尺侧止于中央凹。从 DRUJ 的掌侧入路同样可以看到 TFCC 的下表面附着于桡骨的尺侧缘。

可以从背侧入路置入镜头,以评估这种附着结构。由于视野朝向尺侧,因此可以观察到尺骨头及关节盘的下表面,并可对其进行检查。将视野进一步偏向尺侧朝向中央凹,暴露出桡尺韧带的深部,可以看到该韧带会聚后止于中央凹。然后可以探测这些韧带以检查其止点在中央凹的撕裂。

结论

彻底了解 TFCC 的解剖和生物力学对于治疗腕关节尺侧疼痛有着重要意义。虽然教学文本可以提供基础理论,但 TFCC 和腕关节的关节镜下解剖知识最好通过尸体初级培训来学习。之后通过临床实践可以进一步学习这些知识,因为术中发现的结果往往是细微的或不典型的。一旦外科医生掌握了这种复杂多变的解剖知识,便可以对病理改变加以识别,且可以适时地进行相关手术治疗。

（盛伟　译）

参考文献

1. Kleinman WB. Stability of the distal radioulnar joint: biomechanics, pathophysiology, physical diagnosis, and restoration of function what we have learned in 25 years. J Hand Surg Am. 2007;32A:1086–106.
2. Af Ekensam F, Hagert CG. Anatomical studies on the geometry and stability of the distal radio ulnar joint. Scand J Plast Reconstr Surg. 1985;19:17–25.
3. Stuart PR, Berger RA, Linscheid RL, An KN. The dorsopalmar stability of the distal radioulnar joint. J Hand Surg Am. 2000;25A: 689–99.
4. Berger RA. Wrist anatomy. In: Cooney WP, editor. The wrist. 2nd ed. Philadelphia, PA: Lippincott Williams & Wilkins; 2010. p. 25–76.
5. Whipple TL. Arthroscopy of the distal radioulnar joint-indications, portals, and anatomy. Hand Clin. 1994;10(4):589–92.

6. Hagert CG. The distal radioulnar joint. Hand Clin. 1987;3(1):41–50.
7. Hagert E, Hagert CG. Understanding stability of the distal radioulnar joint through an understanding of its anatomy. Hand Clin. 2010;26(4):459–66.
8. Ekenstam FW, Palmer AK, Glisson RR. The load on the radius and ulna in different positions of the wrist and forearm. Acta Orthop Scand. 1984;55:363–5.
9. Friedman SL, Palmer AK, Short WH, et al. The change in ulnar variance with grip. J Hand Surg Am. 1993;18:713–6.
10. Palmer AK, Werner FW. Biomechanics of the distal radioulnar joint. Clin Orthop Relat Res. 1984;187:26–35.
11. Palmer AK, Glisson RR, Werner FW. Relationship between ulnar variance and TFCC thickness. J Hand Surg Am. 1984;9:681–3.
12. Palmer AK, Werner FW. The triangular fibrocartilage complex of the wrist anatomy and function. J Hand Surg Am. 1981;6:153–62.
13. Michalko K, Allen S, Akelman E. Evaluation of the painful wrist. In: Geissler WB, editor. Wrist arthroscopy. New York, NY: Springer; 2005. p. 15–21.
14. Ishii S, Palmer AK, Werner FW, Short WH, Fortino MD. An anatomic study of the ligamentous structure of the triangular fibrocartilage complex. J Hand Surg Am. 1998;23A:977–85.
15. Jantea CL, Baltzer A, Ruther W. Arthroscopic repair of radial-sided lesions of the fibrocartilage complex. Hand Clin. 1995;11(1):31–6.
16. Werner FW, Glisson RR, Murphy DJ, et al. Force transmission through the distal radioulnar carpal joint: effect of ulnar lengthening and shortening. Handchirurgie. 1986;18:304–8.
17. Osterman AL, Terrill RG. Arthroscopic treatment of TFCC lesions. Hand Clin. 1991;7:277–81.
18. Moritomo H, Kataoka T. Anatomy of the ulnocarpal compartment. In: Piñal, F d, Mathoulin C, Nakamura T. *Arthroscopic management of ulnar pain*. Berlin; New York: Springer. 2012; 1-14.
19. Moritomo H, Murase T, Arimitsu S, Oka K, Yoshikawa K, Sugamoto K. Change in the length of the ulnocarpal ligaments during radiocarpal motion: possible impact on triangular fibrocartilage complex foveal tears. J Hand Surg Am. 2008;33A:1278–86.
20. Bowers WH. The distal radioulnar joint. In: Green DP, editor. Operative hand surgery, vol. 1. 3rd ed. New York, NY: Churchill Livingstone; 1993. p. 973–1019.
21. Taleisnik J. The ligaments of the wrist. In: Taleisnik J, editor. The wrist. New York, NY: Churchill Livingstone; 1985. p. 13–38.
22. Berger RA. Arthroscopic anatomy of the wrist and distal radioulnar joint. Hand Clin. 1999;15(3):393–413.
23. Chidgey LK. Histologic anatomy of the triangular fibrocartilage. Hand Clin. 1991;7(2):249–62.
24. Kauer JMG. The articular disc of the hand. Acta Anat. 1975;93: 590–605.
25. Iida A, Omokawa S, Moritomo H, Aoki M, Wada T, Kataoka T, Tanaka Y. Biomechanical study of the extensor Carpi ulnaris as a dynamic wrist stabilizer. J Hand Surg Am. 2012;37A:2456–61.
26. Tang JB, Ryu J, Kish V. The triangular fibrocartilage complex: an important component of the pulley for the ulnar wrist extensor. J Hand Surg Am. 1998;23A:986–91.
27. Bednar JM. Arthroscopic treatment of triangular fibrocartilage tears. Hand Clin. 1999;15(3):479–88.
28. Palmer AK, Werner FW, Glisson RR, et al. Partial excision of the triangular fibrocartilage complex. J Hand Surg Am. 1988;13: 391–4.
29. Adams BD. Partial excision of the triangular fibrocartilage complex articular disc: a biomechanical study. J Hand Surg Am. 1993;18: 334–40.
30. Thiru RG, Ferlic DC, Clayton ML, McClure DC. Arterial anatomy of the triangular fibrocartilage of the wrist and its surgical significance. J Hand Surgery Am. 1986;11:258–63.
31. Bednar MS, Arnoczky SP, Weiland AJ. The microvasculature of the triangular fibrocartilage complex: its clinical significance. J Hand Surgery Am. 1991;16:1101–5.
32. Trumble TE, Gilbert M, Vedder N. Isolated tears of the triangular fibrocartilage: management by early arthroscopic repair. J Hand Surg Am. 1997;22:57–65.
33. Sagerman SD, Short W. Arthroscopic repair of radial-sided triangular fibrocartilage complex tears. Arthroscopy. 1996;12: 339–42.
34. Tatebe M, Horii E, Nakao E, Shinohara T, Imaeda T, Nakamura R, Hirata H. Repair of the triangular fibrocartilage complex after ulnar-shortening osteotomy: second-look arthroscopy. J Hand Surg Am. 2007;32(4):445–9.
35. Shigemitsu T, Tobe M, Mizutani K, Murakami K, Ishikawa Y, Sato F. Innervation of the triangular fibrocartilage complex of the human wrist: quantitative immunohistochemical study. Anat Sci Int. 2007;82(3):127–32.
36. Ohmori M, Azuma H. Morphology and distribution of nerve endings in the human triangular fibrocartilage complex. J Hand Surg Br. 1998;23(4):522–55.
37. Cavalcante ML, Rodrigues CJ, Mattar Jr R. Mechanoreceptors and nerve endings of the triangular fibrocartilage in the human wrist. J Hand Surg Am. 2004;29(3):432–5.
38. Gupta R, Nelson SD, Baker J, Jones NF, Meals RA. The innervation of the triangular fibrocartilage complex: nitric acid maceration rediscovered. Plast Reconstr Surg. 2001;107(1):135–9.
39. Palmer AK. Triangular fibrocartilage complex lesions: a classification. J Hand Surg Am. 1989;14:594–606.
40. Geissler WB. Arthroscopic knotless peripheral ulnar-sided TFCC repair. Hand Clin. 2011;27(4):273–9.
41. Tanaka T, Yoshioka H, Ueno T, Shindo M, Ochiai N. Comparison between high-resolution MRI with a microscopy coil and arthroscopy in triangular fibrocarilage complex injury. J Hand Surg Am. 2006;31(8):77–84.
42. Lee JH, Taylor NL, Beekman RA, Rosenwasser MP. Arthroscopic wrist anatomy. In: Geissler WB, editor. Wrist arthroscopy. New York: Springer; 2005. p. 7–13.
43. Whipple LT. Arthroscopic surgery: the wrist. Philadelphia, PA: Lippincott Williams & Wilkins; 1992. p. 55–60.
44. Ruch DS, Yang CC, Smith BP. Results of acute arthroscopically repaired triangular fibrocartilage complex injuries associated with intra-articular distal radius fractures. Arthroscopy. 2003;19(5):511–6.
45. Atzei A, Rizzo A, Luchetti R, Fairplay T. Arthroscopic foveal repair of triangular fibrocartilage complex peripheral lesion with distal radioulnar joint instability. Tech Hand Up Extrem Surg. 2008; 12:226–35.

微信扫码
加入读者交流群
交流临床操作经验
添加学习助手获取服务

第 **5** 章

ⅠA型三角纤维软骨复合体撕裂的处理

Laith Al-Shihabi，Robert W. Wysocki，David S. Ruch

病史和体格检查

三角纤维软骨复合体(TFCC)的急性和慢性撕裂是尺侧腕痛最常见的原因之一。急性撕裂一般是由外伤导致的,是尺骨远端和腕骨近端之间的压缩或剪切损伤所致,而慢性撕裂是退行性损伤,常发生于尺骨正变异和尺腕撞击综合征患者[1]。

TFCC急性撕裂最常见的方式是跌倒时手外展背伸撑地。通常情况下,向前跌倒时,腕关节会处于旋前位,这会导致尺骨相对桡骨呈相对正变异。此时,尺腕关节和TFCC会比在前臂中立或旋后位时承担更大载荷。腕关节尺偏也会增加TFCC的压力,极度旋前或旋后会分别收紧背侧和掌侧桡尺韧带[2,5],并且可能损伤它们。

患者通常会出现典型的尺侧腕痛症状,且症状会

Electronic supplementary material: Supplementary material is available in the online version of this chapter at 10.1007/978-1-4614-1596-1_5. Videos can also be accessed at http://www.springerimages.com/videos/978-1-4614-1595-4.

L. Al-Shihabi, M.D.
Department of Orthopaedic Surgery, Rush University Medical Center, Chicago, IL USA

R.W. Wysocki, M.D. (✉)
Department of Orthopedic Surgery, Rush University, 1611 West Harrison, Chicago, IL 60612, USA
e-mail: robertwysocki@mac.com

D.S. Ruch, M.D.
Duke University Medical Center, Durham, NC, USA

被增加的TFCC应力或负荷的动作加重, 也可以出现腕部力量减弱、活动迟滞或捻发音,以及远端桡尺关节(DRUJ)不稳等症状。病史应详细询问症状开始和持续的时间、加重的原因、外伤或骨折的病史,以及既往治疗情况。体格检查应着重明确压痛点,激发试验情况和DRUJ稳定性。理解体表解剖是区分TFCC撕裂和其他原因导致的尺侧腕痛的关键,如月三角韧带损伤(LT)、钩骨钩骨折、尺动脉血栓形成、豆三角关节炎或尺侧腕伸肌腱鞘炎。

TFCC的触诊区域近端为尺骨远端,远端为豌豆骨,背侧为尺骨茎突,掌侧为尺侧腕屈肌腱。这一区域的触痛被认为尺侧陷凹征阳性,其对尺三角韧带撕裂或TFCC的小凹撕脱有95.2%的敏感性和86.5%的特异性[6]。腕尺侧应力实验是在腕尺偏、前臂中立、旋后,或旋前位时施加轴向载荷,同时背伸腕关节。Nakamura关节镜检查了45例存在持续腕尺侧痛和腕尺侧应力实验阳性的患者,在所有病例中均发现了病理学改变。腕尺侧撞击综合征、TFCC撕裂、月三角韧带撕裂、相邻腕骨间关节炎等是一个诊断TFCC(腕尺侧损伤)损伤敏感但非特异性的检查方式[7]。

固定尺骨的同时,在前臂中立、旋前、旋后位人为地将桡骨推向掌侧和背侧,以此来检查DRUJ的稳定性。与正常对侧相比,偏移增加是阳性结果。另外,琴键征也可以用来检查DRUJ的稳定性,让患者将两侧手掌平放在检查台上。患者可以主动将他们的尺骨推向桌子或检查者在距下尺桡关节4cm的尺骨近端施

加一向掌侧应力,DRUJ 疼痛表示 TFCC 撕裂,同时相较正常对侧尺骨移动度的增加, 表明 TFCC 撕裂累及下尺桡关节[8]。

TFCC 撕裂分型

TFCC 撕裂的 Palmer 分类的 Ⅰ 型和 Ⅱ 型撕裂分别代表急性外伤性或慢性退行性撕裂[1]。进一步的细分基于撕裂的位置和相关的病理学改变。Ⅰ A 型撕裂是最常见的[8],发生在纤维软骨盘中央,典型为矢状面,位于 TFCC 桡侧缘的尺侧 2~3mm。这个区域在前臂旋前时对应纤维软骨盘应力最大的部位[9]。但只要 TFCC 的桡骨和尺骨止点以及掌侧和背侧桡尺韧带都完好无损,下尺桡关节的稳定性(DRUJ)将不受损害。

纤维软骨盘中央的撕裂不能自行或者修复后愈合,因为只有 TFCC 的周边存在血供,而复合体中央的 80%~85% 包括软骨盘无血管(图 5.1)[10,12]。疼痛也不是来源于中央的撕裂,因为软骨盘中央同样不具备神经支配[13],而是来源于手腕运动时不稳定撕裂瓣对 TFCC 周围牵拉。对于 Ⅰ A 型撕裂,简单清创切除了松散纤维软骨瓣而并没有改变 TFCC 或 DRUJ 生物力学[14],是首选的外科治疗。

Ⅰ B 型撕裂涉及 TFCC 从尺骨小凹撕脱或经尺骨茎突基底撕脱骨折,伴纤维软骨盘从背侧的腕关节囊撕裂。DRUJ 经常会不稳定,但两者并不总是相关的。如果软骨盘从关节囊撕裂时,还包含全部尺侧止点深

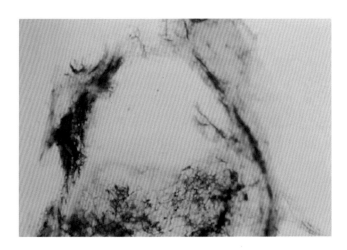

图5.1 TFCC 的周边血管化良好,因而能够愈合。而纤维软骨盘中央是无血管的, 因此不具备愈合潜力。(Courtesy of Michael Bednar, MD)

部纤维,这时即使没有 DRUJ 不稳定,也会出现腕尺侧疼痛[15]。因为 Ⅰ B 型撕裂存在周围血供,所以可以治愈,手术是其首选治疗。根据是否存在 DRUJ 不稳定,可以分别进行骨或尺侧关节囊修复[20]。Ⅰ C 型撕裂掌侧缘撕裂伴有尺月、尺三角或尺头韧带的断裂。

这些都是典型的高能量损伤,常与尺腕不稳定和尺腕掌侧移位相关。开放式修复是恢复稳定性最常用的外科治疗方法[21]。Ⅰ D 型撕裂是 TFCC 的桡侧撕裂,包括桡尺韧带断裂或桡骨乙状切迹的撕脱骨折。如果桡骨和桡尺韧带完好无损,该治疗上可将其视为 Ⅰ A 型撕裂,可进行清创术[9,22]。如果 DRUJ 不稳定或一个或多个尺桡韧带断裂,应优先进行修复[23-25]。

Ⅱ 型撕裂是由于尺骨正变异和伴随的尺腕撞击综合征导致 TFCC 和相关结构的慢性退变性损伤。即使尺骨变异很小的改变都能显著影响负载分担,2.5mm尺骨正变异会使尺骨承受 42% 的腕部载荷,而零变异的尺骨仅承受 18% 载荷[26]。同 Ⅰ 型直接创伤性撕裂相比较,Ⅱ 型撕裂则是一渐进的病变过程。

Ⅱ A 型撕裂仅涉及 TFCC 的近侧穿孔,或无穿孔的相关病理改变。Ⅱ B 型撕裂是在 TFCC 穿孔的基础上伴有尺骨头或月骨的软骨软化。Ⅱ C 型撕裂是纤维软骨盘的穿孔,但不像 Ⅰ A 型撕裂,而是呈典型卵圆形并更靠软骨盘尺侧。Ⅱ D 型撕裂是 TFCC 穿孔,并伴有月骨和尺骨头软骨软化及月三角韧带断裂。

最后,Ⅱ E 型撕裂是尺腕关节退行性关节炎、月三角韧带断裂,也可能与尺月崩塌或 DRUJ 关节炎[1,27]相关。Ⅱ 型 TFCC 撕裂治疗的核心是矫正尺骨正变异,尺骨短缩截骨术或关节镜下关节清理和尺骨 wafer 切除术是最常见的治疗方法[28,29]。如果病变持续进展或原先的手术失败,则可能需要行尺骨远端切除或 Sauve-Kapandji 手术,同时固定月骨和三角骨。

影像学

标准后前位 (PA)、侧位和斜位片是评估 TFCC、DRUJ 和腕关节首先要做的影像学检查。TFCC 的急性撕裂可以通过检查桡骨和尺骨远端相对于腕骨的完整性和排列来推断。在后前位片显示 DRUJ 增宽,或侧位片显示尺骨掌、背脱位,表明 DRUJ 损伤和不稳定。然而考虑到解剖变异, 所以与健侧相比较是很重要

的。TFCC 的 Ⅰ B、Ⅰ C、Ⅰ D 型撕裂可能伴随关节不稳定性，即使 X 线片正常仍不能排除撕裂[30]。尺骨变异要进行影像学评估，如果怀疑是动态尺腕撞击综合征还需要拍摄握力后前位片。计算机断层扫描(CT)也可以用来进一步明确骨骼情况，并可在中立位、旋前位和旋后位同对侧比较，以发现细微的不稳定性。CT 扫描在检测下尺桡关节、尺骨远端退行性改变或腕关节慢性病理学改变时比较灵敏[8]。

考虑到传统的关节造影与关节镜检查结果的相关性较差，磁共振成像(MRI)和关节造影(MRA)已经在很大程度上取代了传统的造影成为首选的成像方式[31,32]。为了提高诊断的准确率，MRI 成像应使用手腕微线圈和至少 1.5-T 磁场[33]；新的 3.0-T 磁场对于TFCC 成像更精确，但价格也更昂贵和不能广泛使用[34]。Golimbu 也推荐 3mm 层厚的成像，并要求腕关节桡偏以伸展尺侧组织来调整成像精度，但没有有关的手腕位置对成像影响的比较研究[35]。Smith 系统回顾了MRA 与 MRI 成像，指出 MRA 对 TFCC 病变检测优于MRI，MRA 的敏感性为 84%、特异性为 95%，非增强MRI 检查为 75% 和 81%[36]。鉴于这些发现，他们得出结论，MRA 应该是评估腕关节尺侧疼痛的选择，尽管这种手术具有侵袭性。诊断的准确性取决于 TFCC 损伤的位置，一些作者报道，对于中央和桡侧撕裂诊断优于那些涉及桡尺韧带的损伤[33]。MRI 或 MRA 表现应该结合病史和体格检查。因为，有报道指出，无症状成年人的 TFCC 在 MRI 图像上的异常率：50 岁以下的为33.7%，50~59 岁的为 62.5%，60 岁以上的为 100%[37]。

Ⅰ A 型 TFCC 撕裂的治疗

大多数没有 DRUJ 不稳定的急性 TFCC 撕裂最初可以非手术治疗，57% 的患者 1 个月后症状将消失[38]。腕部临时夹板或石膏固定 2~6 周，口服止痛药和消炎药可以缓解疼痛，并可以让外周撕裂采用非手术治疗。而Ⅰ A 型 TFCC 撕裂时，软骨盘中央没有一个好的自愈能力，并且在结构上对于手腕生物力学通常没有重要作用，皮质类固醇注射到尺腕关节可以消除撕裂周围的炎症，所以临床上对于这型撕裂常采用消除疼痛的保守治疗而避免外科干预[22]。可的松注射不应在症状初次发作后 6 周内进行，以免干扰正常的生物愈

合过程。非手术治疗后，仍持续性疼痛或 DRUJ 不稳定的患者有手术指征。影像学上明确，TFCC 撕裂的高水平运动员，也可以考虑早期手术干预[39,40]。关节镜手术被认为是诊断评估的金标准，并且大多数 TFCC 撕裂可以用这种方法治疗。

关节镜评价

患者的手腕位置、牵引和关节镜入路的建立在第 1 章已经描述。通常是在 3-4 入路插入镜头和插入器械进行镜下的初始评估。为了让 TFCC 在尺腕关节内处于一个正常的位置和减少热烫，进水压力应尽量小，这能更容易地识别炎症组织。注意肉眼可见的损伤或撕裂征象，以及相关的滑膜炎或软骨软化(图 5.2a)。将腕关节旋前、旋后有助于观察整个 TFCC 结构，并通过应力试验评估 DRUJ 的稳定性。如果有必要，镜头也可以从 6-R 入路进入以更好地检查关节盘桡、尺骨的附着。探针用来通过触诊对纤维软骨盘内部的完整性进行评估，正常的纤维软骨盘用探针按压后应该很容易地恢复到正常形态(图 5.2b)。失去这样所谓的"蹦床"效应可以表明外周或中心凹的损伤[41]。探钩试验是用探针牵引 TFCC 的外周，如果出现垂直或牵引方向上的移动，表示外撕裂或中心凹的损伤[6]。如果撕裂是确定可以修复的，必须探查全部范围以明确是否仅修复关节内，或累及深层纤维需直接修复到尺骨[15]。

Ⅰ A 型撕裂的关节镜下清创术

一旦诊断为 Ⅰ A 型撕裂，考虑到纤维软骨盘中心的不良血供和无法愈合，关节镜清创术是可以选择的治疗。在随后的章节中将详细叙述可修复撕裂的处理。清创手术的目的是清除可能累及周围组织的不稳定的软骨盘中心撕裂瓣，从而恢复软骨盘的稳定。生物力学研究表明，多达 2/3 的中心区域可以安全地切除而不破坏 DRUJ 的稳定性；更重要的是，避免损伤TFCC 的外周 2mm 范围的组织，因为该组织包含背侧和掌侧尺桡韧带[14,42]。清创术已经用多种器械来描述，包括手术刀、汽化刀、刨削器、射频探头和激光[43-45]。每种仪器都有其优点和缺点，理想的仪器最终取决于外科医生的选择。我们常使用汽化刀或关节镜刨削器进行大部分切除，然后在必要时进行射频消融，以稳定切除的边界(图 5.2c,d)。与关节镜检查一样，关节镜在

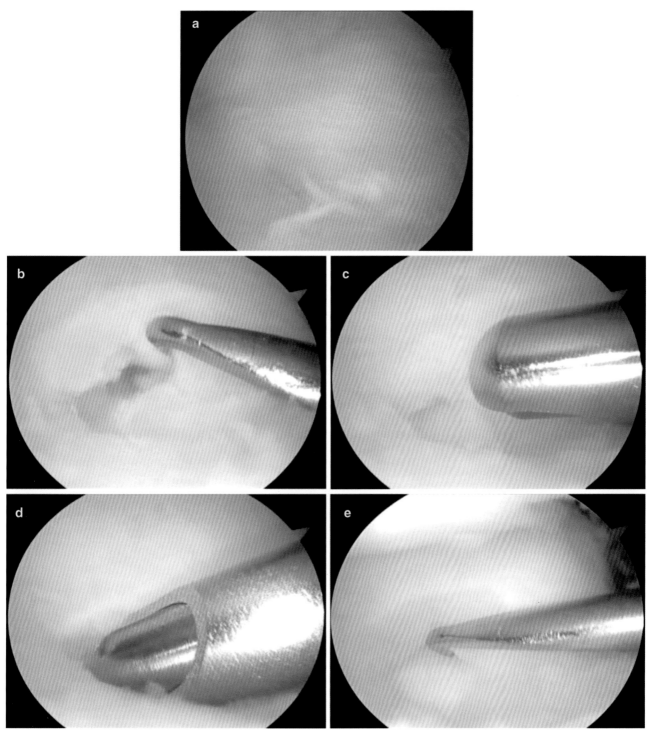

图 5.2　(a)显示Ⅰ A 型 TFCC 撕裂的关节镜外观;(b)借助探针将其范围和边缘确定;(c,d)使用关节镜刨削器或其他器械清理撕裂的不稳定软骨瓣直到正常的边缘,注意避免损伤掌侧和背桡尺韧带;(e)然后用探针重新检查边缘,以确定切除的充分性。

3-4 入路进入和操作器械通过 6-R 入路进入。撕裂的纤维软骨盘的桡侧用汽化刀切除, 随后用关节镜抓钳取出。然后将镜头移到 6-R 入路,器械从 3-4 入路进入对撕裂的尺侧进行同样的手术。最后重新检查 TFCC 以确保不存在任何进一步不稳定的组织和周围韧带的完整性(图 5.2e)。月三角韧带和关节表面也应检查和修复或清创术,如图 5.2 所示。在大多数情况下,急性Ⅰ A 型撕裂不应该有显著腕关节软骨软化或月三角韧带功能不全,因为这些更常见于慢性Ⅱ型撕裂。

对于ⅠA型撕裂并伴尺骨正变异的患者,大多数作者主张行TFCC清创术的同时进行尺腕侧减压术[8,22,28,29,46,47]。尺骨缩短截骨术[46]和尺骨薄片切除术[47]都可作为治疗选择,并结合关节镜清创术。在关节镜下TFCC清创术的早期报道中,Osterman指出一些尺骨正变异的患者,尽管有外伤机制,但尺骨头的软骨软化仍然存在,提示一些撕裂可能是慢性损伤的急性并发症[48]。Minami随后报道尺骨正变异患者行单纯清创术后,与尺骨无变异或负变异的患者相比有较差的结果,故主张对这些患者同时进行尺侧短缩截骨术[46,49]。无论术前尺骨变异情况如何,对于初次清创术后仍存在持续性疼痛的患者,尺骨缩短截骨术都是一个成功的二期补救手术[50]。这也表明动态的尺骨变异可能是手术失败的原因,即使常规X线片显示尺骨不存在正变异[51]。通过比较尺骨薄片切除术和尺骨短缩截骨术结合清创术,术后疼痛缓解和功能改善的结果相当。但是尺骨短缩截骨术的肌腱炎和再手术(内固定移除)的发生率较高[28,52]。

如前所述,如果只有TFCC的中央区域被清创,并且周边保持完整,则手腕的生物力学和稳定性不会受到影响。此外,由于没有进行组织修复,术后的固定是不必要的,患者能够立即开始康复,包括无限制的主动和被动运动,一旦疼痛减轻可逐步加强力量训练[42]。如果进行尺骨缩短截骨或尺骨薄片切除,夹板固定6周以保护截骨处或允许尺骨远端上凝块的形成(随后变成纤维软骨)。尺骨缩短患者应推迟力量训练至截骨处达到影像学愈合(通常为6~8周)。

结果

关节镜下清创术已成为治疗TFCCⅠA型撕裂的标准治疗选择,与开放手术相比,镜下清创术为微创,并能提供很好的TFCC观察视野,且具有较低侵入性和优越的结果。在单独的研究中,Osterman和Roth都描述了关节镜下TFCC清创术的初步技术[48,53]。Osterman还报道了52例患者采用电动刨削器或垂体咬骨钳对创伤性或变性TFCC撕裂行关节镜下清创术的前瞻性随访结果。在平均随访23个月时,73%的病例无疼痛,12%的病例疼痛明显改善;在5例治疗失败的

患者中,未发现同尺骨变异存在明显关系[48]。随后的研究也发现了类似的结果。比较关节镜下清创术治疗11例外伤性与5例退行性病例的疗效,Minami发现病因学上创伤后与所有患者良好的满意度、疼痛缓解和良好的功能恢复相关联[49]。使用Minami标准,Miwa也在9/10例接受清创术ⅠA型撕裂的患者中取得良好或优异的结果[54]。使用改良的Mayo腕部评分,Husby和Haugstvedt回顾了32例关节镜清创术患者,术后随访中位时间为术后39个月,术后效果为:27例好或优秀,4例一般,1例差。在他们的研究中,其中2例患者再次进行了手术[55]。

在单做清创术失败的患者中,Hulsizer发现二期的尺骨缩短截骨能使12/13例患者完全缓解疼痛,而不管术前尺侧变异如何[50]。在尺骨正性变异的情况下,仅行清创术的失败率高达25%[49],所以应考虑附加尺腕关节减压处理。清创联合尺骨短缩截骨术或尺骨薄片切除术的术后结果与单独清创术相同或更优。然而,再次手术时,最常见的是取出内固定物或是治疗尺侧肌腱炎,尤其是在尺骨缩短截骨术病例中,从而使一些医生更喜欢采用wafer手术[28,52]。动物模型还表明,由远端尺骨出血形成的凝块可能会使TFCC中心清创后纤维重建,但这在人类中尚未观察到[56]。

并发症

关节镜下TFCC清创术是一种微创、安全的技术,用于治疗纤维软骨盘中央撕裂引起的持续性腕关节尺侧疼痛。然而这并不是没有风险的。腕关节镜的一般风险是众所周知的,并且描述得很好,最常见的是肌腱和神经损伤、局部感染、囊肿形成和术后水肿和僵硬[57-59]。特定于TFCC清创术,外科医生应意识到与所选择的器械相关的风险,如用汽化刀撕裂周围组织或烧伤,以及射频装置的热损伤[60]。外科医生还应开发一种全面、系统的术前检查以避免诊断缺陷,因为共存的DRUJ具有不稳定性、月三角韧带损伤或未经治疗的尺骨腕撞击会导致不良的结果和需要额外的手术。然而如果做出诊断或治疗,关节镜下清创术会取得良好的结果和很高的患者满意度。

(吴志鹏 高伟阳 译)

参考文献

1. Palmer AK. Triangular fibrocartilage complex lesions: a classification. J Hand Surg Am. 1989;14(4):594–606.
2. Ward LD, Ambrose CG, Masson MV, Levaro F. The role of the distal radioulnar ligaments, interosseous membrane, and joint capsule in distal radioulnar joint stability. J Hand Surg Am. 2000;25(2):341–51.
3. DiTano O, Trumble TE, Tencer AF. Biomechanical function of the distal radioulnar and ulnocarpal wrist ligaments. J Hand Surg Am. 2003;28(4):622–7.
4. Schuind F, An KN, Berglund L, Rey R, Cooney WP, Linscheid RL, Chao E. The distal radioulnar ligaments: a biomechanical study. J Hand Surg Am. 1991;16(6):1106–14.
5. Xu J, Tang JB. In vivo changes in lengths of the ligaments stabilizing the distal radioulnar joint. J Hand Surg Am. 2009;34(1):40–5.
6. Tay SC, Tomita K, Berger RA. The "ulnar fovea sign" for defining ulnar wrist pain: an analysis of sensitivity and specificity. J Hand Surg Am. 2007;32(4):438–44.
7. Nakamura R, Horii E, Imaeda T, Nakao E, Kato H, Watanabe K. The ulnocarpal stress test in the diagnosis of ulnar-sided wrist pain. J Hand Surg Br. 1997;22(6):719–23.
8. Sachar K. Ulnar-sided wrist pain: evaluation and treatment of triangular fibrocartilage complex tears, ulnocarpal impaction syndrome, and lunotriquetral ligament tears. J Hand Surg Am. 2012;37(7):1489–500.
9. Adams BD, Holley KA. Strains in the articular disk of the triangular fibrocartilage complex: a biomechanical study. J Hand Surg Am. 1993;18(5):919–25.
10. Thiru RG, Ferlic DC, Clayton ML, McClure DC. Arterial anatomy of the triangular fibrocartilage of the wrist and its surgical significance. J Hand Surg Am. 1986;11(2):258–63.
11. Mikić Z. The blood supply of the human distal radioulnar joint and the microvasculature of its articular disk. Clin Orthop Relat Res. 1992;275:19–28.
12. Bednar MS, Arnoczky SP, Weiland AJ. The microvasculature of the triangular fibrocartilage complex: its clinical significance. J Hand Surg Am. 1991;16(6):1101–5.
13. Gupta R, Nelson SD, Baker J, Jones NF, Meals RA. The innervation of the triangular fibrocartilage complex: nitric acid maceration rediscovered. Plast Reconstr Surg. 2001;107(1):135–9.
14. Adams BD. Partial excision of the triangular fibrocartilage complex articular disk: a biomechanical study. J Hand Surg Am. 1993;18(2):334–40.
15. Wysocki RW, Richard MJ, Crowe MM, Leversedge FJ, Ruch DS. Arthroscopic treatment of peripheral triangular fibrocartilage complex tears with the deep fibers intact. J Hand Surg Am. 2012;37(3):509–16.
16. Hauck RM, Skahen J, Palmer AK. Classification and treatment of ulnar styloid nonunion. J Hand Surg Am. 1996;21(3):418–22.
17. Wolf MB, Haas A, Dragu A, Leclère FM, Dreyhaupt J, Hahn P, Unglaub F. Arthroscopic repair of ulnar-sided triangular fibrocartilage complex (palmer type 1B) tears: A comparison between short- and midterm results. J Hand Surg Am. 2012;37(11):2325–30.
18. Reiter A, Wolf MB, Schmid U, Frigge A, Dreyhaupt J, Hahn P, Unglaub F. Arthroscopic repair of palmer 1B triangular fibrocartilage complex tears. Arthroscopy. 2008;24(11):1244–50.
19. Moritomo H, Masatomi T, Murase T, Miyake J, Okada K, Yoshikawa H. Open repair of foveal avulsion of the triangular fibrocartilage complex and comparison by types of injury mechanism. J Hand Surg Am. 2010;35(12):1955–63.
20. Chou KH, Sarris IK, Sotereanos DG. Suture anchor repair of ulnar-sided triangular fibrocartilage complex tears. J Hand Surg Br. 2003;28(6):546–50.
21. Mikic ZD. Treatment of acute injuries of the triangular fibrocartilage complex associated with distal radioulnar joint instability. J Hand Surg Am. 1995;20(2):319–23.
22. Henry MH. Management of acute triangular fibrocartilage complex injury of the wrist. J Am Acad Orthop Surg. 2008;16(6):320–9.
23. Sagerman SD, Short W. Arthroscopic repair of radial-sided triangular fibrocartilage complex tears. Arthroscopy. 1996;12(3):339–42.
24. Cho CH, Lee YK, Sin HK. Arthroscopic direct repair for radial tear of the triangular fibrocartilage complex. Hand Surg. 2012;17(3):429–32.
25. Jantea CL, Baltzer A, Rüther W. Arthroscopic repair of radial-sided lesions of the triangular fibrocartilage complex. Hand Clin. 1995;11(1):31–6.
26. Palmer AK. The distal radioulnar joint. Anatomy, biomechanics, and triangular fibrocartilage complex abnormalities. Hand Clin. 1987;3(1):31–40.
27. Palmer AK. Triangular fibrocartilage disorders: injury patterns and treatment. Arthroscopy. 1990;6(2):125–32.
28. Bernstein MA, Nagle DJ, Martinez A, Stogin JM, Wiedrich TA. A comparison of combined arthroscopic triangular fibrocartilage complex debridement and arthroscopic wafer distal ulna resection versus arthroscopic triangular fibrocartilage complex debridement and ulnar shortening osteotomy for ulnocarpal abutment syndrome. Arthroscopy. 2004;20(4):392–401.
29. Tomaino MM, Elfar J. Ulnar impaction syndrome. Hand Clin. 2005;21(4):567.
30. Lindau T, Adlercreutz C, Aspenberg P. Peripheral tears of the triangular fibrocartilage complex cause distal radioulnar joint instability after distal radial fractures. J Hand Surg Am. 2000;25(3):464–8.
31. Chung KC, Zimmerman NB, Travis MT. Wrist arthrography versus arthroscopy: a comparative study of 150 cases. J Hand Surg Am. 1996;21(4):591–4.
32. Weiss AP, Akelman E, Lambiase R. Comparison of the findings of triple-injection cinearthrography of the wrist with those of arthroscopy. J Bone Joint Surg Am. 1996;78(3):348–56.
33. Tanaka T, Yoshioka H, Ueno T, Shindo M, Ochiai N. Comparison between high-resolution MRI with a microscopy coil and arthroscopy in triangular fibrocartilage complex injury. J Hand Surg Am. 2006;31(8):1308–14.
34. Saupe N, Prüssmann KP, Luechinger R, Bösiger P, Marincek B, Weishaupt D. MR imaging of the wrist: comparison between 1.5- and 3-T MR imaging—preliminary experience. Radiology. 2005;234(1):256–64.
35. Golimbu CN, Firooznia H, Melone CP, Rafii M, Weinreb J, Leber C. Tears of the triangular fibrocartilage of the wrist: MR imaging. Radiology. 1989;173(3):731–3.
36. Smith TO, Drew B, Toms AP, Jerosch-Herold C, Chojnowski AJ. Diagnostic accuracy of magnetic resonance imaging and magnetic resonance arthrography for triangular fibrocartilaginous complex injury: a systematic review and meta-analysis. J Bone Joint Surg Am. 2012;94(9):824–32.
37. Iordache SD, Rowan R, Garvin GJ, Osman S, Grewal R, Faber KJ. Prevalence of triangular fibrocartilage complex abnormalities on MRI scans of asymptomatic wrists. J Hand Surg Am. 2012;37(1):98–103.
38. Park MJ, Jagadish A, Yao J. The rate of triangular fibrocartilage injuries requiring surgical intervention. Orthopedics. 2010;33(11):806.
39. Dailey SW, Palmer AK. The role of arthroscopy in the evaluation and treatment of triangular fibrocartilage complex injuries in athletes. Hand Clin. 2000;16(3):461–76.
40. Whipple TL. The role of arthroscopy in the treatment of wrist injuries in the athlete. Clin Sports Med. 1998;17(3):623–34.
41. Hermansdorfer JD, Kleinman WB. Management of chronic peripheral tears of the triangular fibrocartilage complex. J Hand Surg Am. 1991;16(2):340–6.
42. Palmer AK, Werner FW, Glisson RR, Murphy DJ. Partial excision

of the triangular fibrocartilage complex. J Hand Surg Am. 1988;13(3):391–4.

43. Nagle DJ. Laser-assisted wrist arthroscopy. Hand Clin. 1999; 15(3):495–9. ix.

44. Infanger M, Grimm D. Meniscus and discus lesions of triangular fibrocartilage complex (TFCC): treatment by laser-assisted wrist arthroscopy. J Plast Reconstr Aesthet Surg. 2009;62(4):466–71.

45. Darlis NA, Weiser RW, Sotereanos DG. Arthroscopic triangular fibrocartilage complex debridement using radiofrequency probes. J Hand Surg Br. 2005;30(6):638–42.

46. Minami A, Kato H. Ulnar shortening for triangular fibrocartilage complex tears associated with ulnar positive variance. J Hand Surg Am. 1998;23(5):904–8.

47. Tomaino MM, Weiser RW. Combined arthroscopic TFCC debridement and wafer resection of the distal ulna in wrists with triangular fibrocartilage complex tears and positive ulnar variance. J Hand Surg Am. 2001;26(6):1047–52.

48. Osterman AL. Arthroscopic debridement of triangular fibrocartilage complex tears. Arthroscopy. 1990;6(2):120–4.

49. Minami A, Ishikawa J, Suenaga N, Kasashima T. Clinical results of treatment of triangular fibrocartilage complex tears by arthroscopic debridement. J Hand Surg Am. 1996;21(3):406–11.

50. Hulsizer D, Weiss AP, Akelman E. Ulna-shortening osteotomy after failed arthroscopic debridement of the triangular fibrocartilage complex. J Hand Surg Am. 1997;22(4):694–8.

51. Tomaino MM. The importance of the pronated grip X-ray view in evaluating ulnar variance. J Hand Surg Am. 2000;25(2):352–7.

52. Constantine KJ, Tomaino MM, Herndon JH, Sotereanos DG. Comparison of ulnar shortening osteotomy and the wafer resection procedure as treatment for ulnar impaction syndrome. J Hand Surg Am. 2000;25(1):55–60.

53. Roth JH, Poehling GG. Arthroscopic "-ectomy" surgery of the wrist. Arthroscopy. 1990;6(2):141–7.

54. Miwa H, Hashizume H, Fujiwara K, Nishida K, Inoue H. Arthroscopic surgery for traumatic triangular fibrocartilage complex injury. J Ortho Sci. 2004;9(4):354–9.

55. Husby T, Haugstvedt JR. Long-term results after arthroscopic resection of lesions of the triangular fibrocartilage complex. Scand J Plast Reconstr Surg Hand Surg. 2001;35(1):79–83.

56. Whatley JS, Dejardin LM, Arnoczky SP. The effect of an exogenous fibrin clot on the regeneration of the triangular fibrocartilage complex: an in vivo experimental study in dogs. Arthroscopy. 2000;16(2):127–36.

57. Warhold LG, Ruth RM. Complications of wrist arthroscopy and how to prevent them. Hand Clin. 1995;11(1):81–9.

58. Culp RW. Complications of wrist arthroscopy. Hand Clin. 1999;15(3):529–35.

59. Ahsan ZS, Yao J. Complications of wrist arthroscopy. Arthroscopy. 2012;28(6):855–9.

60. Pell RF, Uhl RL. Complications of thermal ablation in wrist arthroscopy. Arthroscopy. 2004;20 Suppl 2:84–6.

▶ 微信扫码 ◀
加入读者交流群
交流临床操作经验
添加学习助手获取服务

第 6 章

关节镜下治疗 TFCC 尺侧边缘撕裂

William B. Geissler

简介

腕关节是由 8 块腕骨及多个关节面通过内、外韧带组合在一起的复杂迷宫结构，所有韧带长度都在 5cm 之内，其中包括三角纤维软骨复合体 (TFCC)。由于没有系统的诊断和治疗，这个令人费解的关节一直挑战着临床医生。而关节镜则给临床骨科医生提供了诊疗关节疾患一种革新性的技术手段，腕关节镜在光线明亮、放大的视野下，容许直接观察关节面软骨、韧带以及 TFCC 的情况。

TFCC 是一个复杂的软组织支持结构，其作用是维持腕尺侧稳定性[1]，通过桡骨背侧关节面的延伸支持着近排腕骨和稳定着远侧尺桡关节。Palmer 经典描述了 TFCC 复合体的组成：纤维三角软骨盘、掌侧及背侧尺桡关节韧带，以及尺侧腕伸肌腱鞘。在冠状面上，中央盘呈楔形，桡侧移行附着于桡骨乙状切迹及月骨关节面上。Chigley 评测了 TFCC 的胶原结构及生物力学性能的相关性[2]，结果发现，桡侧纤维软骨盘有较厚

的胶原，高出 1~2mm，软骨盘中央部分纤维以斜形交织方式承受着一定的张力和压力。关节盘尺侧有两个重要束带，一个直接到尺骨茎突，另一个到尺骨小凹。掌侧及背侧桡尺韧带近侧分支部分相连，止于尺骨远极内侧的尺骨小凹中，以前把这些结构认为是韧带的亚结构。而 Benjamin 等认为，这是尺骨茎突和小凹韧带间的血管化组织。掌侧及背侧尺桡韧带浅层较厚部分的确切功能存有争议，掌侧及背侧桡侧韧带远端浅层部分直接止于尺骨茎突基底部，具有独立的韧带亚结构止点功能。

本章回顾了腕关节镜的适应证以及有关 TFCC 关节盘尺侧边缘撕裂的治疗方法，并介绍以往文献提到的一些由外向内或由内向外修复 TFCC 尺侧边缘撕裂的方法，此外，还会介绍一种近来提到的关节镜辅助新技术，即利用不打结锚钉把关节盘固定到骨面。

Palmer 和 Warner 认为，TFCC 关节盘是一个轴向负荷结构[1]，他们发现静止抓握状态下，来自前臂轴向压力负荷的 82% 通过桡腕关节传递，剩余的 18% 通过腕关节尺侧关节盘。关节盘边缘附着点大概 5mm 厚，向桡侧移行逐渐变薄，薄至 <2mm。关节盘的中央部分承受腕部到尺骨的力量，关节盘厚度的个体差异较大，与尺骨变异存在负相关关系。Adams 证明，切除整个关节盘，其承受负荷大概下降到整个轴向负荷的 5%[3]。

在背侧，TFCC 附着于尺骨及尺侧腕伸肌鞘，这是关节盘通常的边缘附着区，尺侧腕伸肌鞘板十分厚

Electronic supplementary material: Supplementary material is available in the online version of this chapter at 10.1007/978-1-4614-1596-1_6. Videos can also be accessed at http://www.springerimages.com/videos/978-1-4614-1595-4.

W.B. Geissler, M.D. (✉)
Department of Orthopaedic Surgery and Rehabilitation,
University of Mississippi Medical Center,
2500 North State Street, Jackson, MS 39216, USA
e-mail: 3doghill@msn.com

实,在关节镜辅助下行由外向内技术时,其坚厚的纤维组织可以使关节盘牢固地固定于鞘板。TFCC 的剩余部分被 Palmer 经典称为尺腕关节类似半月板物,该结构的功能其实非常有争议,其是一层厚度不一的纤维结缔组织。尺骨前小凹位于骨性尺骨茎突及类半月板尺骨软组织物间,注意尺骨前小凹是一个正常的凹,不要误认为是关节盘边缘撕裂,通常可以用于作为 6-U 入路的进入点。

腕尺侧韧带由尺月韧带和尺三角韧带组成,虽然没有被视为 TFCC 的一部分,但它是稳定尺骨和掌侧腕骨重要的结构。尸体研究显示,其起点沿着 TFCC 掌侧边缘而行,止于月骨和三角骨的月三角韧带旁附着点。

Thiru 等采用乳液灌注法对 12 例尸体标本的 TFCC 动脉血供进行了研究[4],认为 TFCC 有 3 个主要的动脉血供,尺动脉通过其掌背桡腕分支提供了 TFCC 大部分的血供。Thiru 的结果显示,尺侧关节盘周边的 15%~20% 有血管灌注染色,Bednar 等采用墨迹注射对 10 例尸体标本进行了同样研究[5],发现关节盘边缘的 10%~40% 有血液渗透。这些研究结果对关节镜下修复关节盘边缘撕裂提供了重要的参考意义,他们认为,由于关节盘周边血供完好,理论上讲,边缘撕裂缝合后应该能够很好地愈合。

TFCC 撕裂分型

1989 年,Palmer 提出对 TFCC 撕裂进行分型[1],他把撕裂分为两大类:Ⅰ 型为创伤引起;Ⅱ 型为退变引起(表 6.1 和表 6.2)。

Ⅰ 型为真正的创伤撕裂,根据其撕裂不同分为 4 个亚型。Ⅰ A 型撕裂为关节盘中央无血供区,不适合缝合修复,关节镜治疗包括中央撕裂区的清理,去除引起疼痛症状的撕裂瓣。Ⅰ B 型(尺侧缘撕裂)撕裂是指关节盘尺侧从起点处撕裂,这类撕裂与尺骨茎突骨折可能有关也可能无关,由于撕裂发生在上述的有血供区域,因而可以通过多种关节镜技术来修复。Ⅰ C 型撕裂涉及尺腕韧带表面 TFCC 掌侧附着点损伤。Ⅰ D 型撕裂涉及关节盘桡侧附着点撕裂,也就是尺桡韧带从桡骨上分离开来,可以伴有也可以不伴有桡骨乙状切迹骨折。

表 6.1 Ⅰ 型创伤撕裂分型

Ⅰ A	TFCC 水平部分撕裂或穿孔
	通常为 1~2mm 宽
	掌背撕裂口位于桡侧乙状切迹附着点内侧 2~3mm 处
Ⅰ B	TFCC 尺骨止点处创伤性撕裂
	可伴有尺骨基底部骨折
	通常伴有远侧尺桡关节不稳定
Ⅰ C	TFCC 损伤导致尺腕关节不稳定,如 TFCC 远端月骨或三角骨止点损伤
Ⅰ D	乙状切迹附着点创伤撕裂

表 6.2 Ⅱ 型退变撕裂分型

Ⅱ A	TFCC 远端、近端或者双层水平部磨损;没有穿孔
	可能有尺骨撞击综合征
Ⅱ B	TFCC 水平部分磨损及月骨和(或)尺骨软骨软化
Ⅱ C	TFCC 穿孔及月骨和(或)尺骨软骨软化
Ⅱ D	TFCC 穿孔及月骨和(或)尺骨软骨软化
	月三角韧带穿孔
Ⅱ E	TFCC 穿孔及月骨和(或)尺骨软骨软化
	月三角韧带穿孔
	尺腕关节炎

Ⅱ 型撕裂多被认为是 TFCC 退变引起的,累及关节盘中央区域。根据 TFCC 是否穿孔、尺骨头及月骨软骨是否软化、月三角骨间韧带是否损伤,以及尺桡关节退行性关节炎情况,分期从 A 到 E。这类撕裂通常由于尺骨撞击引起,通过手术来减少腕尺侧轴向负荷,手术方法众多,包括关节镜手术或开放手术。

诊断

TFCC 撕裂一般发生在腕过伸旋前轴向负荷下,最常见的撕裂机制发生在手伸直摔倒位。关节盘边缘撕裂是十分常见的运动损伤,常发生在腕部需要快速扭转尺侧承受负荷的运动,如打高尔夫球或者其他挥拍类运动。当然边缘撕裂也是最常见工伤,患者常描述其撕裂由前臂的牵拉扭转引起,如在使用电钻时,电钻突然卡壳导致腕部扭转撕裂。

边缘撕裂的 TFCC 撕裂患者常诉腕尺侧深部弥散疼痛,可能诉紧握拳时疼痛或者前臂旋转时有"咔嗒"的感觉,常诉前臂抗阻力旋转时疼痛明显,如拧开罐头盖子或者拧开门锁的动作,他们也常诉整个腕部无力。

TFCC 尺侧边缘撕裂的患者常能准确指出疼痛点就在尺骨茎突前小凹处,前臂过度旋前或旋后,或者腕关节旋前/旋后尺骨前后移位时,疼痛可能会加剧。如果关节盘边缘撕裂较大涉及浅层和深层,尺骨头背侧半脱位会尤其明显。

很多检查可以用于尺侧腕痛的诊断。TFCC 挤压试验阳性指腕关节尺偏时,纵向加压引起腕尺侧明显疼痛。Arauj 所述的尺骨撞击试验阳性是指腕关节尺偏过伸时,纵向加压引起腕尺侧疼痛。琴键征常用于描述下尺桡关节不稳定,多见于关节盘边缘撕裂。腕关节旋前位时,拇指从背侧向掌侧按压尺骨头。如果尺骨头移位较健侧明显,则视为阳性。一般来讲,关节盘中央撕裂患者常诉尺骨头疼痛,而边缘撕裂患者多诉尺骨前小凹处疼痛。

诊断要点

对急慢性尺侧痛患者检查,首先应摄腕关节标准的前后位、侧位以及斜位片。腕关节中立位标准前后位片对判断尺骨变异非常重要,握拳加压位片常常有助于尺骨撞击综合征的鉴别诊断,尺骨撞击综合征的 X 线征象显示月骨内侧囊性改变(对应面损伤)。这些改变显示腕尺侧承受过多的负荷,提示可能需要行尺骨短缩术。对下尺桡关节需要了解有无桡尺撞击综合征,这个有别于 TFCC 引起的疼痛。此外,平片检查有助于判断尺骨茎突是急性还是慢性损伤,还有助于判断有无尺骨茎突桥发生。

过去认为,对关节腔注射造影剂是诊断 TFCC 损伤的金标准[6]。但对尺侧边缘撕裂损伤尤其是慢性损伤者,关节腔造影检查常会发生漏诊,这是由于损伤继发的慢性滑膜炎组织会覆盖在撕裂口表面,阻挡了造影剂从尺桡关节流到下尺桡关节内。

有不少关于磁共振成像在诊断 TFCC 损伤中应用的研究[7-9],Golimubu 和 Skahen 等都报道磁共振对关节盘中央及桡侧附着处损伤的诊断精确率达到 95%[7,8]。Corso 等报道磁共振对 TFCC 尺侧损伤的灵敏度仅有 76%[9]。Bednar 报道了他的磁共振研究结果,认为其对 TFCC 损伤的灵敏度为 44%,而特异度仅为 5%[5]。Fulcher 和 Poehling 推荐采用关节镜来进行诊

断,他们认为磁共振夸大了 TFCC 撕裂而低估了 TFCC 的其他病理[10]。

关于关节镜和关节造影的比较研究证实,关节镜是诊断 TFCC 撕裂的金标准[9]。Pederzini 等对 11 例 TFCC 撕裂的患者进行了磁共振成像、关节造影以及关节镜检查[9],以关节镜作为金标准,报道的结果为 MRI 结合关节造影诊断的敏感性为 1%,单独的关节造影诊断敏感性为 80%,单独的 MRI 诊断敏感性为 82%。关节镜检查在明亮的光线和放大的视野下,具有明显的视觉优势,可以通过探针来评估关节盘损伤的情况,如边缘撕裂,关节盘则会失去弹性。通常尺侧边缘撕裂处会有滑膜炎症组织,一旦滑膜炎性组织被清理干净,就可以发现撕裂口。腕关节镜是十分有用的助手,不但在诊断的灵敏度和精确度上有优势,而且同时还可以进行精准治疗。

治疗

适应证

对急性尺侧腕痛患者,如果 X 线片正常,仅在 TFCC 边缘疼痛,首选制动固定,由于关节盘边缘血供良好,一些小的边缘撕裂可能会自行愈合。固定 2~3 个月后,如果患者仍然有疼痛症状,或者需要早期做出诊断的一些特殊人群(如职业运动员),则需要进一步的诊疗。磁共振成像肯定是常用的方法,但作者对那些有明确的病史、典型的 TFCC 撕裂体征、经过固定治疗无好转者,喜欢直接做腕关节镜诊治。

手术适应证包括腕尺侧持续疼痛经过至少 3 个月的保守治疗无缓解者,以及远侧尺桡关节不稳定经过制动固定症状无改善者,他们都感觉尺侧腕伸肌腱半脱位常伴随关节盘边缘撕裂发生。

手术禁忌证包括尽管影像异常但症状轻微者,或者身体条件不佳体力活动要求较低者,以及那些桡腕关节或者桡尺关节退变者,对这些患者主要针对关节炎治疗而不是采用关节镜治疗。

关节镜技术

腕关节牵引(4.5kg)悬吊于牵引塔(图 6.1),前臂掌侧及上臂包裹避免直接接触牵引塔,防止刚消毒的

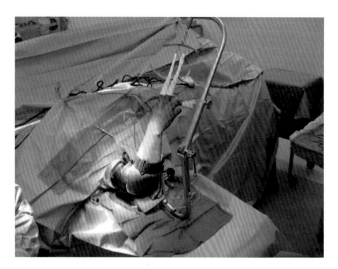

图 6.1　腕关节悬吊于牵引塔（Acmed，Hillsboro，OR），腕关节屈曲 10°~20°，以方便器械进入桡腕关节。

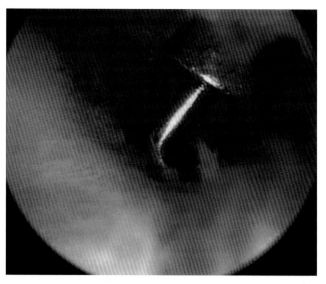

图 6.2　3-4 入路的关节镜下可见关节盘边缘撕裂，撕裂面有明显滑膜增生。

牵引塔造成皮肤烫伤。在 3-4 入路采用 11 号刀片切开皮肤，血管钳钝性突破关节囊，关节镜在钝性套管内进入 3-4 入路，并建立标准的 6-R 操作入路。如果怀疑 TFCC 撕裂，可以把 1-2 入路作为流入道，这样在镜下修复 TFCC 时就可以避开流入道。当然流入道也可以通过关节镜本身，或者通过 6-U 入路。

很重要的一点就是常用针尖在关节盘远端插入桡腕关节腔，准确定位 6-R 入路，镜下可以看到针尖进入情况。如果正确的进针点得到确认，则切开皮肤建立 6-R 入路，通过这种方式可以避免损伤关节盘。Cooney 介绍了"蹦床"试验[11]，通过 6-R 入路插入探针检查关节盘张力，如果关节盘尺侧边缘撕裂，那么关节盘张力松弛并且出现塌陷表现。边缘撕裂处常常有滑膜炎覆盖，清理滑膜可以清楚地暴露撕裂处（图 6.2）。

修复关节盘尺侧边缘撕裂方法众多，方法的选择因人而异，各有优缺点。一般认为，如果存在一定程度的远侧尺桡关节不稳定，关节镜骨性修复比单纯修复软组织要稳定。

Whipple 技术

Whipple 等描述的由外向内技术[12]，把关节盘缝回至第六间室板，对于背侧掀起的边缘撕裂，这是非常理想的方法。该技术的优点是相对简单，不需要特殊器械，尤其适用于尺骨茎突前有明确疼痛点、远尺桡关节轻微不稳定者。缺点是需要切开尺侧腕伸肌腱鞘周围的皮肤，修复后需要缝合皮肤。因此术后伸肌腱

鞘如果没有闭合好或者没有愈合，有半脱位或者不稳定的风险。此外，患者还会主诉有线结激惹尺侧腕伸肌腱的可能。

关节镜从标准的 3-4 入路进入，沿着尺侧腕伸肌腱桡侧向近侧延长 6-R 入路，长为 12~15mm，锐性切开尺侧腕伸肌腱鞘桡侧，向掌侧牵开尺侧腕伸肌腱。关节面尺神经背侧感觉分支可能会跨过切口，手术中应该注意保护，防止造成神经障碍。关节镜引导下，使用直的或弧形 18 号针针尖自尺侧伸肌腱鞘刺入关节腔关节盘边缘撕裂口处，看到针尖后，稍许退出针尖，然后穿过关节盘撕裂处（图 6.3）。注意针尖尽可能垂直经过关节盘刺入，如果进针过于水平或者太浅，缝线牵拉时可能会切割关节盘。把 2.0 单尼龙缝线穿入关节腔内（图 6.4），穿针有个技巧，就是尽可能把针上的塑料头剪短，这样就会很容易把线穿入并穿到关节腔内。有时由于关节内水流压力，会使穿线变得费劲。缝线进入关节腔后，自关节盘远端用抓线器抓出缝线（图 6.5）。如果没有抓线器，也可以使用标准的腕关节抓物钳。在撕裂处用垂直方式缝合 2~3 束缝线（图 6.6 和图 6.7）。把手腕从牵引塔上放下来，让腕关节处于中立位，然后打结。使用关节镜滑结可以有效地把缝线结打到尺侧腕伸肌腱鞘上，当然，在如此小的孔洞内，医生要想用手指打好结并维持良好的张力，有时也很困难。一个非常需要注意的是，要使用可降解缝线，这样缝线就不会持续激惹尺侧腕伸肌腱。同样也需要

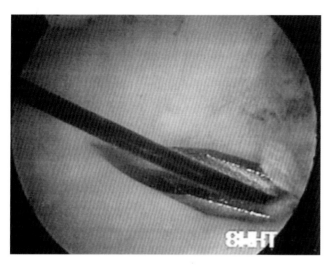

图 6.3　3–4 入路的镜下显示 18 号针尖穿过关节盘，单股缝线穿过套管。

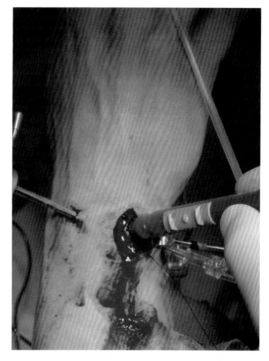

图 6.5　抓线器通过切口进入关节盘抓出缝线。

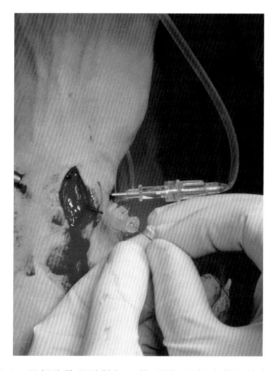

图 6.4　尺侧腕伸肌腱鞘切口外观图。尺侧腕伸肌腱向掌侧牵拉，18 号针尖穿过尺侧腕伸肌腱鞘进入桡腕关节，再穿入单股缝线。

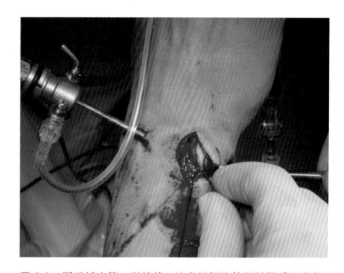

图 6.6　图示抓出第一根缝线。注意尺侧腕伸肌腱鞘质地良好，以便缝线可以很好地打结。

注意闭合尺侧腕伸肌腱鞘，防止出现肌腱不稳定。

　　偶尔需要通过二次手术去除有影响的线结。

Tuohy 针技术

　　Poehling 等描述的这个由内向外技术[13]的优点是，可以在皮肤上很小的切口打结。Tuohy 针技术能使缝线以水平褥式缝线方式缝合撕裂口，术中可以非常清楚地看到缝针和缝线。该技术的一个缺点是，难于控制针通过桡腕关节腔刺入关节盘；另一个缺点就是，它以缝合关节盘浅层为主，无法修复韧带深层结构。一个特别需要注意的是，在打结时，需要额外沿关节囊进行，以防止尺神经背侧神经分支捆扎在里面。

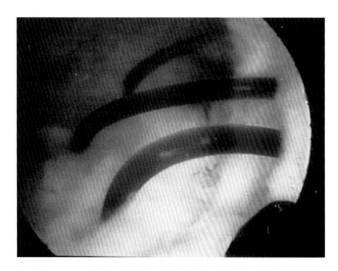

图 6.7　3-4 入路镜下显示 3 根缝线穿过关节盘,保证撕裂处缝回至关节囊。

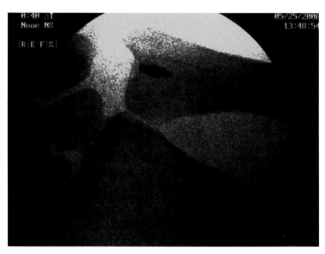

图 6.8　X 线透视显示缝合锚钉位于尺骨小凹基底部,用于固定关节盘至骨质。

　　Tuohy 针就是麻醉针,因其针尖较钝一般不会切割缝线。

　　在实施手术时,关节镜放在 4-5 入路,20 号 Tuohy 针通过 1-2 入路或 3-4 入路进入桡腕关节。直视下,针穿过 TFCC 撕裂缘到达皮肤。2.0 可吸收缝线穿入缝针,从腕尺侧露出,缝线两头用血管钳夹住。然后回退针尖进入关节腔,在撕裂边缘处用水平褥式缝线方式再次穿过关节盘,最后用抓线器抓出缝线。利用这个技术可以进行多束缝合。直视下,钝性分离,把缝线打结在关节囊上。

缝线锚钉技术

　　在关节镜辅助下将带线锚钉植入尺骨小凹基底部(图 6.8),该技术的优点是可以通过缝合把关节盘修复缝回骨面上。适用于临床上那些远侧尺桡关节很不稳定的病例,该技术不仅仅缝合了关节盘的浅层,还将深层也缝合固定在骨面。

　　另一个优点是,缝线采用的是较软的编织缝线,与单束缝线相比,对周围软组织的干扰更小。而且术中无须打开尺侧伸肌腱鞘,减少了尺侧伸肌腱不稳定的风险以及线结的干扰。该技术不足之处是需要一个开放切口以暴露关节盘的近侧用于植入锚钉。

　　关节镜开始置入 3-4 入路,操作通道位于 6-R 入路。延长 6-R 入路切口,打开背侧第五间室,松解小指伸肌腱暴露撕裂口和 6-R 入路标志关节盘的远侧部分,然后在尺骨头表面 6-R 入路近侧钝性分离,通过

一个小切口暴露尺骨头的背侧部分。用小的骨锉清理骨面至出血,便于软组织附着于原处,直视下,植入带线锚钉。

　　然后把缝线穿入 18 号尖针内,连针带线一起垂直穿过关节盘,在 3-4 入路关节镜的视野下,看到针尖进入到桡腕关节腔内。接着回退 18 号针,把编织线留在关节腔内,抓线器自关节腔内向远端抓出缝线。同样的方法把锚钉上的另一根缝线拉出。从牵引塔上放下腕关节,在背侧伸肌支持带上将缝线打结,注意不要把小指伸肌腱捆在缝线内。

关节镜无结技术

　　Geissler 介绍的全关节镜下无结技术[14],其优势是可以同时修复关节盘的浅层和深层,而不需要缝线打结。同其他技术相比,该技术的另一优势就是快速高效。作者的观点是,该技术副损伤小,术后可以很快活动。由于该技术可以同时修复关节盘的两个层面,因此适用于那些远侧尺桡关节很不稳定的患者。要记住的是,对那些远侧尺桡关节极度不稳定者,仅仅缝合 TFCC 边缘撕裂处不足以提供足够的稳定性。该技术的不足是需要很明显的学习曲线,术中缝线需要在通道之间进出,常会把周围的软组织缝合在缝线上,锚钉需要盲打拧入预留的尺骨钻孔内。

　　术中常用标准的 3-4 入路和 6-R 入路(图 6.9)。在 6-R 入路近侧纵向切开 0.5cm 切口,这需要在牵引塔上屈曲腕关节 20°~30° 来完成。利用 18 号针自皮肤插

入尺骨头小凹来定位 6-R 入路(图 6.10),针尖触及尺骨基底部,针尽量平行于手背以便最后在尺骨上钻孔,这样钻孔不会滑到尺骨掌侧。一旦 6-R 入路建立,那么所有的入路就会完成。

关节镜下通过 6-R 入路置入缝线套圈(Arthrex,Naples,FL)(图 6.11),然后在关节盘近侧向远侧方向刺入弧形套圈,这时可以把拇指和示指轻轻旋转,这样会比较容易穿过关节盘。过线金属丝穿入套圈,在 6-R 入路内用抓物钳抓出(图 6.12)。利用过线金属丝

把一根 2.0 纤维缝线(Arthrex,Naples,FL)拉入套圈并在手柄处向远端拉出(图 6.13)。此后把套圈退出关节盘,但仍留在桡腕关节腔内,然后再次穿过关节盘,这样套圈尾部就形成了一个缝线圈(图 6.14),最后用抓物钳从 6-R 入路拉出缝线圈(图 6.15)。

这时的缝线呈水平褥式缝合方式,并且经过关节盘深浅两层,缝线两头从 6-R 入路被拉出。为该技术配套使用的关节镜通道,有锯齿状和光滑的末端。通

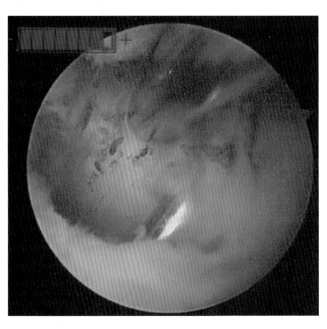

图 6.9　右腕关节,3-4 入路镜下见关节盘边缘撕裂。

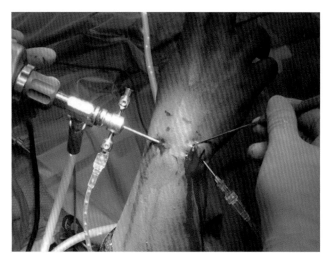

图 6.11　缝线套圈(Arthrex,Naples,FL)外观图,经过 6-R 入路穿过关节盘。

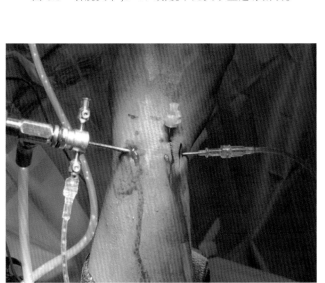

图 6.10　标准 3-4 入路及 6-R 入路外观图。18 号针尖用于定位最佳的 6-R 入路。

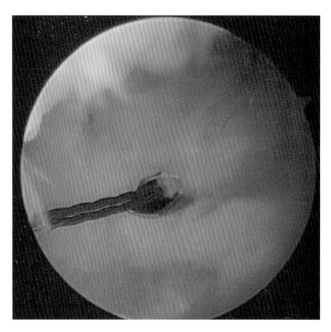

图 6.12　镜下显示缝线套圈穿过关节盘,内有过线钢丝圈经过,用于过线。

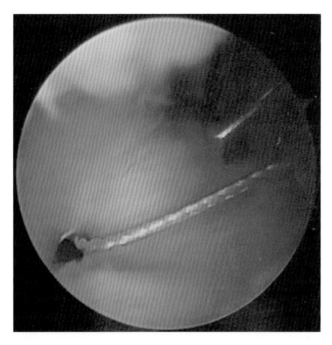

图 6.13　缝线穿过缝线套圈后向远端拉出。

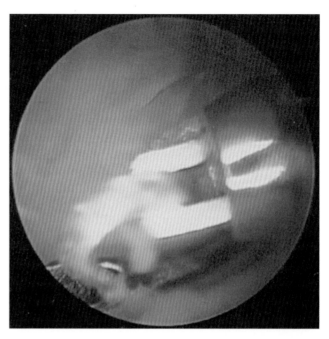

图 6.15　镜下显示缝线两端通过标准 6-R 入路被抓线器拉出。

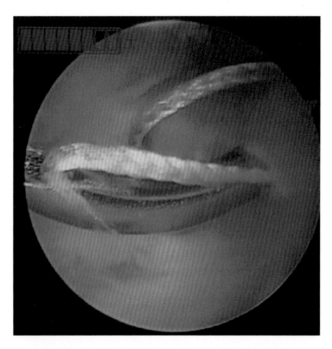

图 6.14　镜下显示缝线再次穿过关节盘,形成缝线圈。

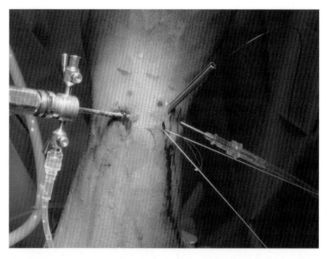

图 6.16　外观显示通过辅助 6-R 入路的通道把缝线两端从 6-R 入路拉出。

过 6-R 入路,插入带套针的尾部光滑的通道,通过通道把缝线的两端拉出(图 6.16),然后通过卡槽拉好缝线,这样在打孔时缝线就不会缠绕在一起。把通道紧紧抵住尺骨头固定好通道,然后钻孔。如果术者想要证实孔在尺骨基底部的位置,可以使用克氏针临时固定,然后通过透视了解克氏针固定的位置。如果放置

理想,则通过导引克氏针进行钻孔。或者不用导引克氏针,直接通过通道在尺骨基底部钻孔,也是推荐使用的方法。一旦尺骨上孔道打好,不要抽出通道,将缝线穿过一枚微型挤压锚钉(Arthrex,Naples,FL),在通道内滑进锚钉至孔内 (图 6.17)。锚钉在通道内的推进过程中,要把缝线从卡槽内拉出,以便使缝线很好地进入骨质。随着锚钉进入骨质,缝线被拉紧,关节镜可以检查关节盘张力。如果缝线张力合适,则锁死锚钉。通过手柄轻轻回拉锚钉,检查锚钉是否有足够

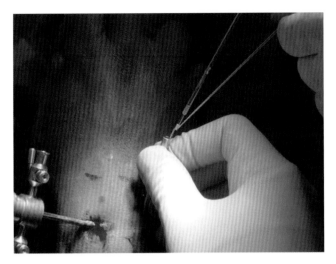

图 6.17 外观显示无结技术，缝线通过通道利用微型挤压锚钉把关节盘固定在骨质上。

的把持力，如果确认可靠，剪短缝线（图 6.18）。这就是使用全关节内无结技术把撕裂关节盘回缝至骨的技术（图 6.19）。

康复

由于有多种修复技术，TFCC 边缘撕裂修复后的康复治疗有些争议。作者的方法是，使用过肘支具轻度旋后位固定 3~4 周，然后额外使用可拆卸腕关节支

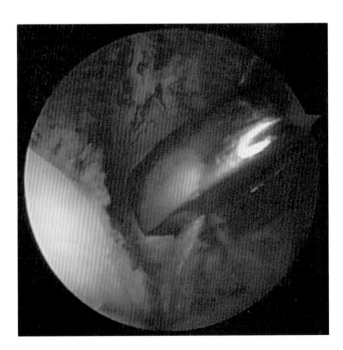

图 6.18 镜下显示剪短的纤维缝线两端。

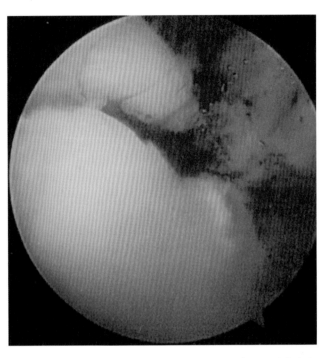

图 6.19 3~4 入路镜下显示通过无结技术，缝合后的关节盘很好地固定于骨面，关节盘张力良好。

具 3 周。术后可以立即开始手部关节活动度锻炼，前臂和腕部活动度和力量锻炼在术后大概 7 周开始进行。

结论

对 TFCC 边缘撕裂是缝回骨面还是把软组织缝到关节囊上恢复稳定性是有争议的，Ruch 等使用 6 对新鲜尸体标本进行了生物力学实验，比较了把关节盘缝合到尺侧腕伸肌腱鞘（Whipple 技术）以及开放经骨修复两组生物力学性能[15]，结果两组没有明显统计学差异，远侧尺桡关节都恢复了稳定。

Corso 等报道了由外向内 Whipple 技术多中心研究结果[9]，还有被 Geissler、Savoie 以及 Whipple 等 3 位医生治疗过的患者。采用 Mayo 改良腕关节评分标准，其中 45 例患者中有 41 例获得优良效果，并且 3 个月恢复正常活动。Fulcher 报道了他采用 Thohy 针修复技术，17 例患者随访了 16~24 个月，其中 70% 获得了满意的效果。

Estrella 等回顾了 35 例使用 Whippl 或者 Tuohy 针技术治疗的患者[16]，采用 Mayo 改良腕关节评分标准，结果发现 74% 的患者获得了优良效果，握力明显增加，

疼痛缓解,而且日常生活能力改善。

　　Ruch 和 Papadonikolakis 报道了他们的治疗结果,35 例尺侧边缘撕裂患者,使用 DASH 评分作为效果评分[17]。他们发现尺骨正变异以及年龄增加与治疗效果较差相关,他们还注意到患者腕部旋转及握力丧失者治疗效果差。

　　对尺骨正变异的尺侧边缘撕裂的患者,修复时是否一定需要行尺骨短缩存有争议,作者的经验是先镜下放置好缝线,然后截骨短缩,接着把缝线打结。作者对尺骨正变异患者的治疗经验是在关节盘修复的基础上,尺骨短缩可以明显改善患者的疼痛。

　　关节盘尺侧边缘撕裂可能是复杂多重韧带损伤的一个早期情况(图 6.20 和图 6.21),腕尺侧创伤常涉及一系列损伤。腕关节镜是治疗 TFCC 复杂损伤的非常有用的助手(图 6.22 至图 6.24),根据文献报道,目前修复尺侧边缘撕裂的关节镜技术可以获得优良效果。就像文中描述的较新的全关节镜内无结技术一样,需要发展一些有前景的精细技术去进一步改进治疗效果,增加患者的满意度。

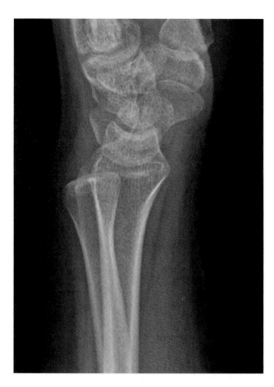

图 6.21　患者侧位片显示远侧尺桡关节半脱位。

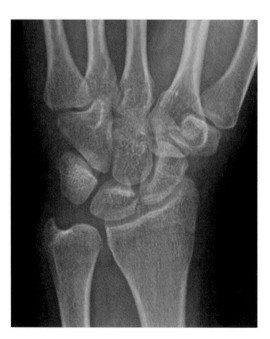

图 6.20　年轻女性患者严重的尺侧月骨周围损伤的 X 线正位片。

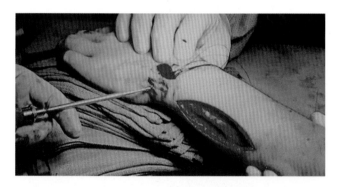

图 6.22　关节镜下检查显示月三角韧带完全撕裂(Geissler Ⅳ型),并伴有关节盘边缘巨大撕裂。使用 Whipple 无结技术固定边缘撕裂,术中使用 SLIC 钉(Acumed,Hillsboro,OR)通过月三角间隙固定完全撕裂的骨间韧带,然后进行尺骨短缩,并使用尺骨短缩接骨板(Acumed,Hillsboro,OR)固定,进一步稳定远侧尺桡关节。

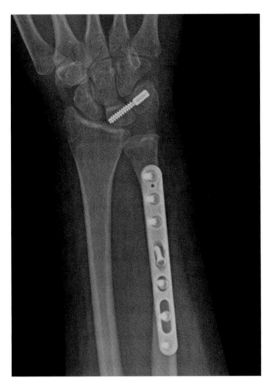

图 6.23 TFC 边缘撕裂、LT 间隙固定及尺骨短缩后 X 线正位片。

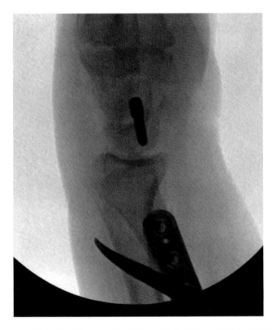

图 6.24 固定后侧位片。与术前 X 线片相比，术后 X 线侧位片显示远侧尺桡关节复位良好。

（谭军　汤锦波　译）

参考文献

1. Palmar AK. Triangular fibrocartilage complex lesions: a classification. J Hand Surg. 1989;14:594–606.
2. Chidgey LK, Dell PC, Bittar ES, et al. Histologic anatomy of the triangular fibrocartilage. J Hand Surg. 1991;16:1084–100.
3. Adams B. Partial excision of the triangular fibrocartilage complex articular disk, a biomechanical study. J Hand Surg. 1993;184:334–40.
4. Thiru RG, Ferlic DC, Clayton MI, et al. Arterial anatomy of the triangular fibrocartilage of the wrist and its surgical significance. J Hand Surg. 1986;11:258–63.
5. Bednar MS, Arnoczky SP, Weiland AJ. The microvasculature of the triangular fibrocartilage complex: its clinical significance. J Hand Surg. 1991;16:1101–5.
6. Weiss A, Akelman E, Lambiase R. Comparison of the findings of triple-injection cinearthrography of the wrist with those of arthroscopy. J Bone Joint Surg Am. 1996;78A:348–56.
7. Golimbu C, Firooznia H, Melone CJ, et al. Tears of the triangular fibrocartilage of the wrist: MR imaging. Radiology. 1989;173:731–3.
8. Skahen JI, Palmer A, Levinsohn E, et al. Magnetic resonance imaging of the triangular fibrocartilage complex. J Hand Surg. 1990;15A:552–7.
9. Pederzini L, Luchetti R, Soragni O, et al. Evaluation of the triangular fibrocartilage complex by arthroscopy, arthrography, and magnetic resonance imaging. Arthroscopy. 1992;8:191–7.
10. Fulcher S, Poehling G. The role of operative arthroscopy for the diagnosis and treatment of lesions about the distal ulna. Hand Clin. 1998;14:285–96.
11. Cooney WP, Linscheid RL, Dobyns JH. Triangular fibrocartilage tears. J Hand Surg. 1994;19:143–54.
12. Whipple T, Geissler W. Arthroscopic management of wrist triangular fibrocartilage complex injuries in the athlete. Orthopedics. 1993;16(9):1061–7.
13. de Araujo W, Poehling G, Kuzma G. New Tuohy needle technique for triangular fibrocartilage complex repair: preliminary studies. Arthroscopy. 1996;12:699–703.
14. Geissler W. Arthroscopic knotless peripheral triangular fibrocartilage repair. J Hand Surg Am. 2012;37(2):350–5.
15. Ruch DS, Anderson SR, Ritter MR. Biomechanical comparison of transosseous and capsular repair of peripheral triangular fibrocartilage tears. Arthroscopy. 2003;19(4):391–6.
16. Estrella EP, Hung LK, Ho PC, Tse WL. Arthroscopic repair of triangular fibrocartilage complex tears. Arthroscopy. 2007;23(7):729–37.
17. Ruch DS, Papadonikolakis A. Arthroscopically assisted repair of peripheral triangular fibrocartilage complex tears: factors affecting outcome. Arthroscopy. 2005;21(9):1126–30.

第 7 章

ⅠD 型撕裂的治疗

Fernando Corella，Miguel Del Cerro，Montserrat Ocampos

三角纤维软骨复合体

所谓的三角纤维软骨复合体(TFCC)是一种解剖结构，对于下尺桡关节(DRUJ)的稳定性至关重要。它被称为"复合体"，因为它不是单一的解剖结构，而是由多种解剖结构构成。在 1989 年，Palmer 首先定义该术语[1]。从那时起，已经知道 TFCC 是由关节盘、桡尺韧带(RUL)、背侧韧带(DRUL)、掌侧韧带(VRUL)、半月板同系物、尺侧副韧带、尺腕韧带和桡侧腕伸肌腱鞘(ECU)构成(图 7.1)。

关节盘为三角弯月形结构。它的中央部分较薄，在背部和掌部变宽，在那里变成桡尺韧带。从组织学上讲，在与桡骨的联合中，存在短径胶原纤维的增强，其延伸长度为 1~2mm，而其余的纤维盘复杂地纠缠在一起，较难辨别。短胶原纤维与关节盘的联合区域是通常发生ⅠD 型撕裂的地方。桡尺韧带维持 DRUJ 关节的稳定。Ishii 在他的解剖学研究中显示，该韧带同时具备浅层和深层结构。深部结构称为下副韧带，其止于尺骨的中央凹，而特定部分包裹关节盘并在更尺侧的部分与其结合。目前已知，深层韧带在维持下尺桡关节的稳定性方面具有较高的重要性[2]。

所谓的半月板同系物是指在桡尺韧带和关节囊之间发现的组织[3]。在某些解剖学研究中，已经假定它由尺骨茎突的骨突部组成，其在灵长类动物中链接豌豆骨[6]。

尺侧副韧带是一种较厚的结构，它向近端止于尺骨茎突的基部，并且直接止于豌豆骨和三角骨。它与桡侧腕伸肌腱鞘(ECU)紧密接触，远端的纤维与半月板同系物汇合[7]。

形成 TFCC 最后一个结构的是桡侧腕伸肌腱鞘(ECU)。它通过 Sharpey 纤维连接到尺骨头和尺骨小凹。

F. Corella, Ph.D. (⊠) • M. Ocampos, M.D.
Section of Hand Surgery, Orthopaedic and Trauma Department,
Infanta Leonor University Hospital and Beata María Ana Hospital,
C/ Gran Vía del Este Nº80 28031, Madrid, Spain
e-mail: fernando.corella@gmail.com

M. Del Cerro, M.D.
Hand Surgery Unit, Beata María Ana Hospital,
C/ Doctor Esquerdo, 83, 28007, Madrid, Spain

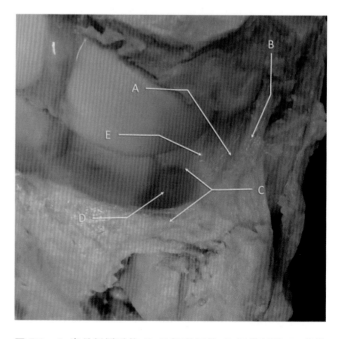

图 7.1 A，半月板同系物；B，尺侧副韧带；C，尺腕韧带；D，关节盘；E，桡侧腕韧带。

从教学的角度来看，TFCC可被比作一个三维结构，由两面墙和一层地板构成。这个结构中的地板应该是由关节盘、掌侧和背侧桡尺韧带形成；其中的一面墙，即掌侧壁由尺腕韧带形成；而另一面墙，即背侧壁由桡侧腕伸肌腱鞘（ECU）形成。

完整的TFCC具有两个功能。第一个功能是维持了远端下尺桡关节的稳定性，正如众所周知的那样，其基本上由桡尺韧带完成。第二个功能是指载荷的正确传递[4,5,8]。已知大约20%的手腕负荷通过其尺骨边界传递，也就是说通过TFCC传递，以至于TFCC的任何病变都可以改变这个传递[1]。

TFCC 的血供

尺动脉给TFCC提供了较多的血液供应，尤其是在其尺骨部分。其可通过骨间前动脉的掌侧和背侧分支来灌注更多的桡侧部分。

在组织学研究中，例如Bednar[9]和Thiru[10]进行的研究，已经看到血管从周边渗透到TFCC中，并且只能在其外部10%~40%的范围中观察到。这些血管可能在TFCC的背侧、尺侧和手掌区域被观察到。因此不同于掌侧和背侧部分，也就是所说的桡尺韧带，纤维软骨盘"桡侧和中央部分"是相对无血供的。

人们一直认为，中心部位由于血管供应较少，缺乏治疗能力。但Cooney开放手术下治疗的一组桡侧周边撕裂的23例患者中，80%的病例获得良好或优异的结果[11]。同样，他证实了在手术后2年，4~5例患者仍然存在着连续性的愈合。

也就是说，在组织学研究中，TFCC桡侧部分的中心区域不应该有大量血管，这并不意味着桡尺韧带没有血管，却意味着在正确的骨床准备好后进行锚定是有获得愈合的可能的。如同膝盖上的半月板损伤不在白色区域中缝合一样，在TFCC中，通过缝合最中心部分的撕裂（ⅠA型撕裂）不能实现愈合，但是缝合桡侧的"中心桡侧"部分（这将是红白色区域）或者桡尺韧带的桡侧（它将是红色区域）却可以达到愈合。

诊断

体格检查

桡侧病变的患者通常具有外伤史，通常是在手腕处于过度伸展和尺偏，或者腕部急性扭伤的情况下。

患者主诉腕部尺侧疼痛和肿胀，并对腕关节尺偏活动感到不适。如果病变比较严重，并且涉及下尺桡关节不稳定，那么可以观察到尺骨的背侧突出，但应该始终将其与对侧手腕进行比较，以免误诊。

目前，虽然是有一些TFCC的体格检查，但在我们看来，最有用的是以下3个（图7.2）。

尺骨中央凹征[12]：患者的肘部处于放松状态，拇指按压由尺侧腕屈肌、尺骨茎突、尺骨头和豌豆骨形成的凹陷。与健侧相比，当疼痛出现则可认为是阳性。它是这种病理改变的最重要的体征之一，因为它具有非

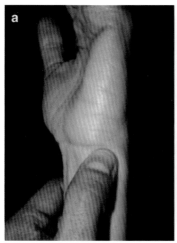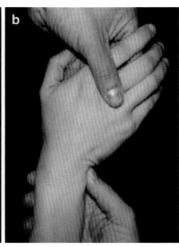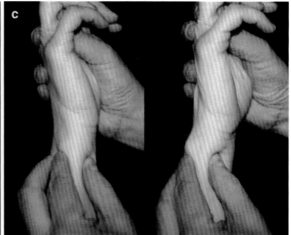

图7.2　(a)尺骨中央凹征；(b)尺腕关节应力测试；(c)下尺桡关节不稳定试验。

常高的敏感性和特异性(分别为 95% 和 87%)。

尺腕关节应力测试[13]:在腕关节最大尺偏的状态下进行,通过对手腕施加轴向负荷来进行旋前和旋后运动。这是一个非常敏感的检查,但不是一个非常特异的检查,因为在很多累及尺腕侧的病变中都可以出现该体征。

下尺桡关节不稳定试验[5]:为了评估远端下尺桡关节的稳定性,将手腕处于中立位置,分别在旋后和旋前位置,将尺骨相对于桡骨做前后平面移动。这些检查应和对侧进行对比,以排除关节松弛的影响。

诊断

TFCC 中的撕裂不能通过几种简单的检查来检测,但它们可以显示一些间接的数据,这些数据表明存在病变的可能。因此,侧位和斜位以及 AP 轴向投影对于诊断乙状切迹骨折的存在和 DRUJ 不稳定是有用的,因为完全性的桡侧脱位会使关节腔空间增加。

三角纤维软骨造影已成为诊断腕关节韧带损伤的标准方法[14]。其是在 X 线控制下,在桡腕关节、中腕关节、DRUI 内进行对比注射。在存在撕裂的情况下,会出现造影剂外渗。

随着磁共振成像(MRI)新技术的发展,TFCC 病变的治疗和诊断已经取得重大的进展[15,16]。MRI 结合关节造影术可以为研究提供更多的信息,并且在检测完全性撕裂中显示优于标准的 MRI[17]。

关节造影术和 CT 同时运用可以结合两种技术的优点;关节内结构和间隔[18]在多个平面上保持明显的区分。由于这一点,撕裂的位置可以更精确地确定,并且可以被认为是 MRI 结合关节造影术的替代技术[19]。

但毫无疑问,诊断 TFCC Ⅰ D 型撕裂的"金标准"仍然是腕关节镜检查,因为它可以直接观察撕裂,确定位置和病变类型并检测其他相关病变。

分型

在 1989 年,Palmer 将 TFCC 撕裂分为两大类。其中第一类包括创伤性病变,他对其命名为 Ⅰ 型,而退行性病变则被命名为 Ⅱ 型。同样,创伤性病变根据其位置细分,中央撕裂为 Ⅰ A 型,尺侧撕裂为 Ⅰ B 型,远端撕裂为 Ⅰ C,以及桡侧撕裂为 Ⅰ D。

桡侧撕裂是来自于桡骨乙状切迹的 TFCC 的撕裂,可能包括或不包括骨碎片。

虽然对于什么是 Ⅰ D 型撕裂和什么不是 Ⅰ D 型撕裂存在争议[20],但是目前最好的分型是由 Nakamura 提出的将 TFCC 撕裂分为Ⅵ型的分类(图 7.3)。

就如已经看到的一样,DRUJ 的稳定性取决于桡尺侧韧带的完整性。因此 Ⅰ D-a 型可能不会导致 DRUJ 不稳定性,而 Ⅰ D-b 型到 Ⅰ D-f 型将导致 DRUJ 不稳定性。

关于区分 Ⅰ D-a 型撕裂(桡侧病变)与 Ⅰ A 型撕裂(中心病变)可能存在进一步的疑问,因为两者唯一的区别是几毫米的纤维软骨组织。在我们看来,最重要的是确定要进行的治疗,而不是评估撕裂与桡骨之间

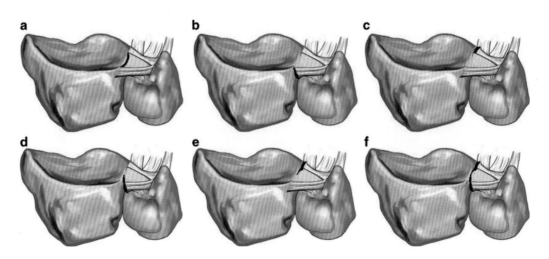

图 7.3　(a)桡骨乙状切迹软骨与 TFCC 之间的纤维软骨撕裂;(b)桡骨乙状切迹背侧与背侧桡尺韧带之间的撕裂;(c)桡骨乙状切迹掌侧缘与掌侧尺桡韧带之间的撕裂;(d)(a)+(b)的组合;(e)(a)+(c)的组合;(f)TFCC 完全脱离桡骨乙状切迹。

是否存在纤维软骨组织。

我们主张对纤维软骨组织连接到桡骨部分进行清理,并评估关节盘是否可以在无张力情况下接近桡骨。如果是这样的话,撕裂的重新缝合将会被执行,我们会称它为ⅠD-a型。如果不能在无张力的情况下接近桡骨,则只进行清创,并将撕裂归类为ⅠA型(图7.4)。

治疗

保守治疗

在 TFCC 撕裂的急性期,治疗包括固定腕关节 3~4 周,应用非甾体消炎药、类固醇注射和理疗。

手术治疗指征

保守治疗 3 个月后没有改善,意味着保守治疗失败和存在相关的下尺桡骨不稳定,则表明需要手术治疗。

手术治疗

任何经典论文都主张通过清创或切除手段治疗 TFCC 的大部分病变[21,22]。这种做法得到了一项研究的支持,该研究得出的结论是,切除至少 2/3 的关节盘不影响 DRUJ 的生物力学[23]。然而在这项研究中,TFCC 的外围边缘受到了重视,也就是桡尺韧带。最近的研究已经强调了这些韧带的完整性对维持 DRUJ 稳定性的重要性[4,5]。这增加了许多作者修复 TFCC 的兴趣,而不是进行清创。

在桡侧撕裂的情况下,如同时累及桡尺韧带,那么进行修复存在较高的一致性。如上所述,这些韧带是具有潜在的愈合能力的血管化结构。我们主张,在修复中央桡侧撕裂时,不要影响桡尺侧韧带。我们认为,如果清创后关节盘可以无张力缝合,那么可修复至骨面。

1994 年, 由 Clooney 描述了第一种用于修复 TFCC 桡侧边缘的开放手术技术, 其在他的患者中有 80%获得了良好或极好的结果。那时还没有医生描述关节镜技术。

Trumble[24,25]使用了两个预装针头的软骨盘缝合系统,缝合线在桡骨的桡侧打结。治疗后,患者的运动范围得到了改善并达到了健侧的 89%,而抓握力更是达到了健侧的 95%。

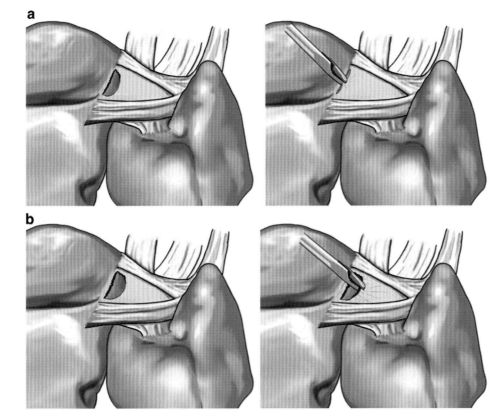

图 7.4 (a)清创术后,关节盘可近似无张力缝合至桡骨乙状切迹。我们将这样的撕裂归类为ⅠD-a型。(b)清创术后,关节盘基本上不能近似于无张力缝合至桡骨乙状切迹。我们将这样的撕裂归类为ⅠA型,仅进行清创术。

Sagerman 和 Short[26]描述了一种类似的技术,其不同之处在于实施了 3 条穿过软骨板缝合系统的骨隧道。12 名患者中有 8 名患者的结果良好或很好。

Plancher[27]描述了一种技术,通过将缝合线穿过桡骨进行缝合。在使用外部导向装置的情况下,他设法在桡骨上创建两条隧道,其中一条开在乙状切迹。缝线传送器以外侧向内侧的方式使用,并且线在桡骨的桡侧打结。

Fellinger[28]描述了使用 T-Fix Device®(Acufix)修复桡侧撕裂的方法。一个单一的骨隧道以从外向内的方式通过这个系统。一旦 TFCC 被穿越,就形成了"T"形锚定,保持 TFCC 与其插入区域的结合。

Jantea[29]也使用外部导向器来创建隧道。其中一个是装有可吸收单分子膜的脊髓针,另一个是缝合回收器。缝线在桡骨的背侧打结。12 名患者中有 11 名获得了良好的结果。

Geissler[30]开发了一种新的锚定系统,其技术类似于半月板缝合系统 RAPIDLOC®(De Puy Mitek)。通过两条骨隧道引入该系统,将纤维软骨穿孔并在顶部延伸,然后滑动到桡骨的桡侧从而保持 TFCC 固定。

所有这些技术都需要使用刺穿桡骨并将缝合线穿过骨隧道。随着现在新的植入物和器械的发展,可以在关节镜下进行重新附着,而不需要进行骨隧道或打结。下面将介绍它的制作技术。

关节镜下无结节 TFCC 桡侧修复

该技术需要的入路分别是背侧 3–4 入路,6–R 入路和腕部 4–5 入路。手腕放在牵引装置内,施加 4.5kg 的牵引力。首先进行 3–4 入路,用 18 号针标记,使用 11 号手术刀的尖端切开入路,并用钝性器械扩大入口。通过该入路引入关节镜,检查整个桡腕关节,并显示 TFCC。

第二个入路应该是 6–R 入路。与 3–4 入路一样,用 18 号针头标记,在关节镜控制下,验证它是否位于 TFCC 的正上方,之后用手术刀的尖端打开入路,再用钝性器械扩大入路。通过在直视下观察进入,就不可能导致 TFCC 或关节软骨的损伤。

通过 6–R 入路伸入探头,评估 TFCC 的张力以及桡侧撕裂的位置和范围。为了能够正确分类这种类型

的病变,应特别注意其背侧或掌侧的延伸,即背侧和掌侧桡尺韧带的损伤(图 7.5)。

如果病变延伸至桡尺韧带,或者是中央撕裂,可以在没有张力的情况下接近乙状切迹,那么可以进行将 TFCC 向下锚定到骨面的修复。

与重新连接尺侧撕裂一样[31],这种技术需要一个可视化入路(3–4 入路)和两个工作入路。由于它是桡侧撕裂,因此不需要执行 6–R 入路,而是执行 4–5 入路。对于桡侧损伤,这个入路将极大地帮助手术治疗。4–5 入路也可在关节镜监视下进行,首先用 18 号针头定位(图 7.6),然后用手术刀切开,最后进行扩张[32]。作者在尸体研究中发现,在执行 4–5 入路时,可能会发生第五伸肌腱鞘损伤,因此应特别小心(图 7.6)。

TFCC SutureLasso70°(Arthrex,那不勒斯,佛罗里达州,美国)是通过 6–R 入路引入的。它的尖端位于关节盘的正上方,从远端穿入到近端,从撕裂下方出来。为了容易穿透 TFCC,可以使用探针从下侧制造反压。TFCC 的整个厚度被刺穿,并且可以验证 SutureLasso 的尖端出现在软骨盘的下方和尺骨头之间(图 7.7)。

SutureLasso 装有纤维丝缝线(Arthrex,那不勒斯,佛罗里达,美国),这是一种 2–0 纤维丝缝线,具有更加刚性的末端,便于将其插入穿引器中。它可以通过迷你缝合钩或抓取器从 4–5 入路进行回收(图 7.8)。

接下来,将 SutureLasso 取出,并且在不从桡腕关节移除它的情况下,将其从第一点重新插入几毫米并以相同的远端方向和近端方向插入,直到其从 TFCC 下方出来。由于 SutureLasso 仍装有纤维丝缝线,缝线通过 4–5 入路再次取回,至此水平床垫型缝线完成(图 7.9)。

将 SutureLasso 取出,并将开槽插管与 TFCC 仪器 Kit(Arthrex,Naples,FL,USA)的闭塞器一起插入 6–R 入路,再将闭塞器从插管中取出,插入迷你缝合钩以取回从 4–5 入路到 6–R 入路的两条缝线(图 7.10)。

缝线通过插管穿过插管外部,以便之后的钻孔不破坏它们。然后将插管插入套管中,并重新附着于桡骨乙状切迹的期望点。通过插管将导丝插入桡骨中。此时,为了确定位置是否正确,在透视下检查是很有用的。将插管移除,再将 TFCC 套件中的管状钻头放置在导丝上并钻孔,直到钻头的正向止点与套管相遇(图 7.11)。

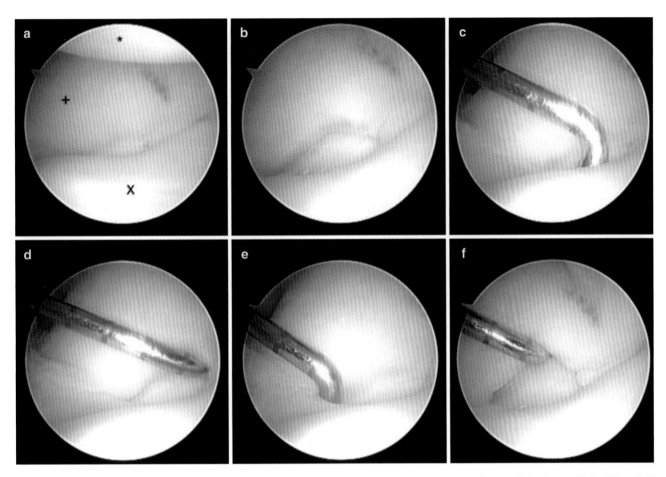

图 7.5 (a)3-4 入路(＊月骨,+TFCC,X 半径)可见 TFCC 尺侧;(b)TFCC 的桡侧病变;(c)探针探查乙状切迹;(d)撕裂延伸至掌侧桡尺韧带;(e)背侧桡尺韧带完整;(f)通过 TFCC 桡侧撕裂部可见位于其下方的尺骨头。

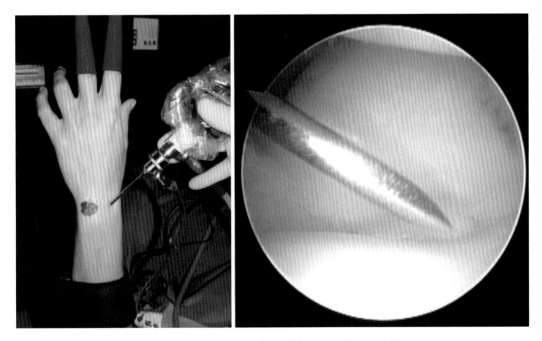

图 7.6 建立辅助入路,在这项技术中,它是 4-5 入路。

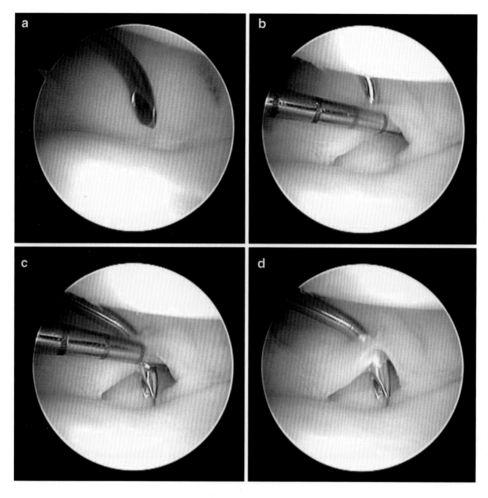

图 7.7　(a)TFCC SutureLasso 70°（Arthrex，那不勒斯，佛罗里达州，美国）是通过 6-R 入路进入的；(b,c) 在探针的帮助下，TFCC 的整个厚度被穿透；(d)SutureLasso 的末端出现在 TFCC 的下方与尺骨头之间。

在取回空心钻和导丝时，外科医生应该保持套管朝相同方向以避免失去隧道的位置，这点是极其重要的。为了做到这一点，一名外科医生需要握住关节镜和套管，另一名外科医生使用 2.5mm PushLock 锚钉®（Arthrex，那不勒斯，佛罗里达，美国）进行固定。将 PushLock 锚钉尖端定位在预钻孔中，通过拉动缝线并将 PushLock 锚钉锚固在适当位置，然后拉紧缝线尾部。操作要点是，PushLock 锚钉应一直前进，直到与骨头齐平。将锚钉和缝线锁定在预钻孔中（图 7.12）。

切断缝线，再次验证张力（图 7.13）。

结论

事实上有两个因素的限制，使得许多外科医生主张清除 TFCC 桡侧病变。第一个是将 TFCC 的桡骨侧视为无血管区；第二个是关节镜固定技术非常复杂。

现在我们知道，TFCC 的背部和掌侧部分，即下桡尺韧带，对维持适当的下桡尺关节的稳定性至关重要。还知道这些韧带具有足够的血液供应，从而使其撕裂后能够愈合。根据这个，我们将其修复到骨面。我们也知道，如果进行正确的桡骨侧修复并且形成适合重新接合的基底床，则 TFCC 中心的和无血管的部分也可以愈合。出于这些原因，我们主张用适当的张力修复桡侧撕裂。

手术器械的发展使得本章介绍的桡侧病变止点重建技术可以通过 6-R 入路和 4-5 入路进行，不需要穿过桡骨隧道并打结。

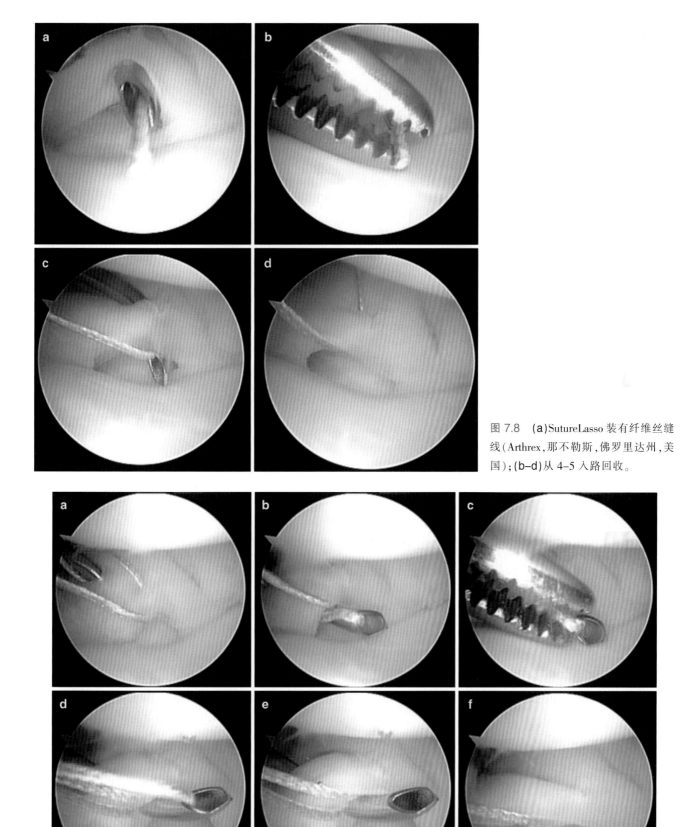

图 7.8　(a)SutureLasso 装有纤维丝缝线(Arthrex,那不勒斯,佛罗里达州,美国);(b-d)从 4-5 入路回收。

图 7.9　(a)SutureLasso 从相同的远端和近端方向重新插入;(b)其再次出现在 TFCC 下面;(c-e)纤维丝缝线再次回收到 4-5 入路;(f)这样,褥式缝合完成,缝线再次通过 4-5 入路出来。

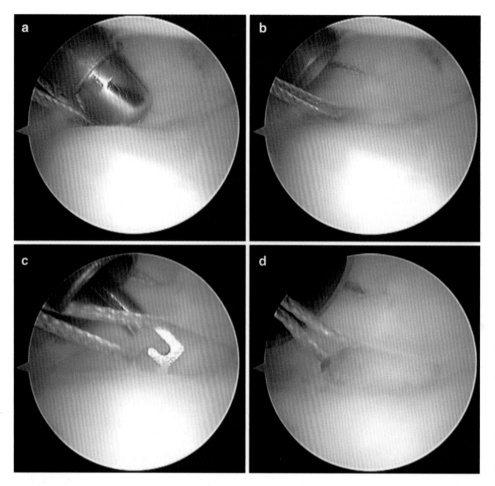

图 7.10 (a)将插槽套管连同 TFCC 器械包(那不勒斯,佛罗里达州,美国)的闭孔器插入 6-R 入路;(b)闭孔器从套管拔出;(c)插入小缝线钩,将两条缝线从 4-5 入口回收到 6-R 入路;(d)通过插槽从套管中取出两条导线。

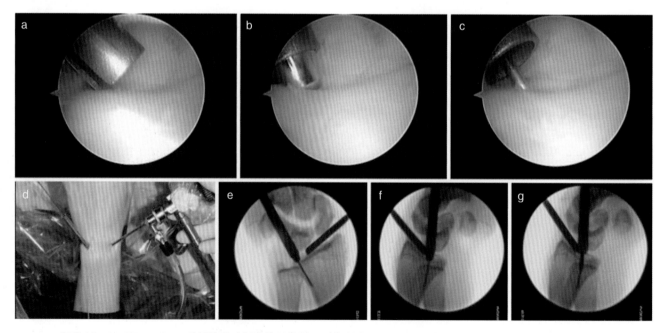

图 7.11 (a-d)Kirschner 引导线通过闭孔放置并插入到桡骨中;(e-g)透视检查以检查导丝和钻头的正确位置。

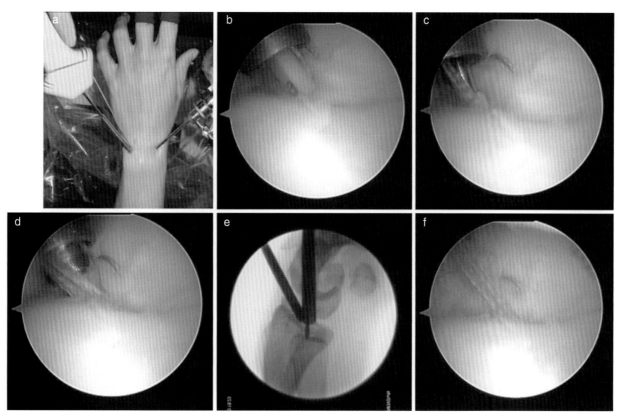

图 7.12　(a)将 2.5mm 推杆锚(ANSUX,那不勒斯,佛罗里达州,美国)和缝线送入开槽套管;(b-d)2.5 mm 推杆锚被引入乙状切迹的预钻孔中;(e)透视控制;(f)桡骨外周撕裂修复,缝合尾部可以切断。

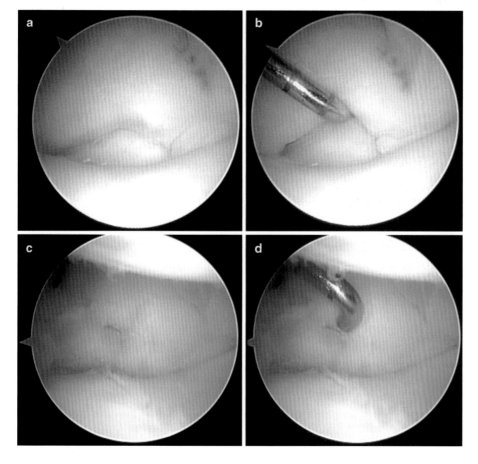

图 7.13　(a,b)桡侧撕裂的原始照片;(c,d)TFCC 重新附着于乙状切迹。

（吴志鹏　高伟阳　译）

参考文献

1. Palmer AK. Triangular fibrocartilage complex lesions: a classification. J Hand Surg Am. 1989;14(4):594–606.
2. Chidgey LK, Dell PC, Bittar ES, Spanier SS. Histologic anatomy of the triangular fibrocartilage. J Hand Surg Am. 1991;16(6):1084–100.
3. Ishii S, Palmer AK, Werner FW, Short WH, Fortino MD. An anatomic study of the ligamentous structure of the triangular fibrocartilage complex. J Hand Surg Am. 1998;23(6):977–85.
4. Hagert E, Hagert CG. Understanding stability of the distal radioulnar joint through an understanding of its anatomy. Hand Clin. 2010;26(4):459–66.
5. Kleinman WB. Stability of the distal radioulna joint: biomechanics, pathophysiology, physical diagnosis, and restoration of function what we have learned in 25 years. J Hand Surg Am. 2007;32(7):1086–106.
6. Lewis OJ, Hamshere RJ, Bucknill TM. The anatomy of the wrist joint. J Anat. 1970;106(Pt 3):539–52.
7. Zancolli E, Cozzi EP. Atlas de anatomía quirúrgica de la mano: Médica Panamericana. 1993.
8. Haugstvedt JR, Berger RA, Berglund LJ, Neale PG, Sabick MB. An analysis of the constraint properties of the distal radioulnar ligament attachments to the ulna. J Hand Surg Am. 2002;27(1):61–7.
9. Bednar MS, Arnoczky SP, Weiland AJ. The microvasculature of the triangular fibrocartilage complex: its clinical significance. J Hand Surg Am. 1991;16(6):1101–5.
10. Thiru RG, Ferlic DC, Clayton ML, McClure DC. Arterial anatomy of the triangular fibrocartilage of the wrist and its surgical significance. J Hand Surg Am. 1986;11(2):258–63.
11. Cooney WP, Linscheid RL, Dobyns JH. Triangular fibrocartilage tears. J Hand Surg Am. 1994;19(1):143–54.
12. Tay SC, Tomita K, Berger RA. The "ulnar fovea sign" for defining ulnar wrist pain: an analysis of sensitivity and specificity. J Hand Surg Am. 2007;32(4):438–44.
13. Nakamura R, Horii E, Imaeda T, Nakao E, Kato H, Watanabe K. The ulnocarpal stress test in the diagnosis of ulnar-sided wrist pain. J Hand Surg Br. 1997;22(6):719–23.
14. Weiss AP, Akelman E, Lambiase R. Comparison of the findings of triple-injection cinearthrography of the wrist with those of arthroscopy. J Bone Joint Surg Am. 1996;78(3):348–56.
15. Anderson ML, Skinner JA, Felmlee JP, Berger RA, Amrami KK. Diagnostic comparison of 1.5 Tesla and 3.0 Tesla preoperative MRI of the wrist in patients with ulnar-sided wrist pain. J Hand Surg Am. 2008;33(7):1153–9.
16. Schweitzer ME, Brahme SK, Hodler J, Hanker GJ, Lynch TP, Flannigan BD, et al. Chronic wrist pain: spin-echo and short tau inversion recovery MR imaging and conventional and MR arthrography. Radiology. 1992;182(1):205–11.
17. Smith TO, Drew B, Toms AP, Jerosch-Herold C, Chojnowski AJ. Diagnostic accuracy of magnetic resonance imaging and magnetic resonance arthrography for triangular fibrocartilaginous complex injury: a systematic review and meta-analysis. J Bone Joint Surg Am. 2012;94(9):824–32.
18. Theumann N, Favarger N, Schnyder P, Meuli R. Wrist ligament injuries: value of post-arthrography computed tomography. Skeletal Radiol. 2001;30(2):88–93.
19. Moser T, Khoury V, Harris PG, Bureau NJ, Cardinal E, Dosch JC. MDCT arthrography or MR arthrography for imaging the wrist joint? Semin Musculoskelet Radiol. 2009;13(1):39–54.
20. Nakamura T. Radial side tear of the triangular fibrocartilage complex. Arthroscopic management of distal radius fractures. Berlin, Heidelberg: Springer-Verlag; 2010.
21. Roth JH, Poehling GG, Whipple TL. Arthroscopic surgery of the wrist. Instr Course Lect. 1988;37:183–94.
22. Osterman AL. Arthroscopic debridement of triangular fibrocartilage complex tears. Arthroscopy. 1990;6(2):120–4.
23. Adams BD. Partial excision of the triangular fibrocartilage complex articular disk: a biomechanical study. J Hand Surg Am. 1993;18(2):334–40.
24. Trumble T. Radial side (1D) tears. Hand Clin. 2011;27(3):243–54.
25. Trumble TE, Gilbert M, Vedder N. Isolated tears of the triangular fibrocartilage: management by early arthroscopic repair. J Hand Surg Am. 1997;22(1):57–65.
26. Sagerman SD, Short W. Arthroscopic repair of radial-sided triangular fibrocartilage complex tears. Arthroscopy. 1996;12(3):339–42.
27. Plancher KD, Faber KJ. Arthroscopic repair of radial-sided triangular fibrocartilage complex lesions. Tech Hand Up Extrem Surg. 1999;3(1):44–51.
28. Fellinger M, Peicha G, Seibert FJ, Grechenig W. Radial avulsion of the triangular fibrocartilage complex in acute wrist trauma: a new technique for arthroscopic repair. Arthroscopy. 1997;13(3):370–4.
29. Jantea CL, Baltzer A, Ruther W. Arthroscopic repair of radial-sided lesions of the triangular fibrocartilage complex. Hand Clin. 1995;11(1):31–6.
30. Geissler W. Repair of peripheral radial TFCC tears. Wrist arthroscopy. New York: Springer; 2005. p. xiv. 201 p.
31. Geissler WB. Arthroscopic knotless peripheral ulnar-sided TFCC repair. Hand Clin. 2011;27(3):273–9.
32. Corella F, Ocampos M, Del Cerro M. Are extensor tendons safe on your first wrist arthroscopy? J Hand Surg Eur. 2011;36(9):817–8.

▶ 微信扫码 ◀
加入读者交流群
交流临床操作经验
添加学习助手获取服务

第 8 章

尺骨撞击综合征的治疗

Megan Anne Meislin, Randy Bindra

简介

尺腕关节承担了腕关节 1/5 的纵向压力负荷。尺骨撞击综合征,又称尺腕撞击综合征,是尺骨小头与三角纤维软骨、月骨及三角骨的近端之间纵向压力负荷的慢性过载。这一状态通常与尺骨正变异有关,这种静态或者动态纵向压力负荷过载可导致 TFCC 中央部退行性改变,月骨近端、三角骨近端、尺骨小头软骨面软化,月三角韧带穿孔,最终发生尺腕关节炎。

病理机制

三角纤维软骨复合体(TFCC)由软骨盘、掌背侧桡尺韧带、尺侧腕伸肌及其腱鞘、尺侧关节囊、尺月韧带和尺三角韧带组成。尺骨撞击综合征是由增大的压力负荷引起 TFCC 无血管的软骨盘中央部穿孔,进一步导致尺腕关节的骨与韧带发生退变。尺骨撞击综合征主要出现于尺骨正变异患者中,也可发生在尺骨负变异或无变异的情况下。尺骨正变异可以是先天性异常,也可以由于桡骨损伤或病变引起相对缩短所致。

M.A. Meislin, M.D.
Department of Orthopaedic Surgery, Loyola University Medical Center, 2160 South 1st Avenue, Maguire Bldg-Room 1700, Maywood, IL 60458, USA
e-mail: mmeislin@gmail.com

R. Bindra, M.D., FRCS (✉)
Department of Orthopaedic Surgery,
Griffith University and Gold Coast University Hospital,
Southport QLD 4215, AUSTRALIA
e-mail: randybindra@gmail.com

尺骨负变异或者无变异的患者在用力抓握的情况下可发现动态撞击的现象。尺骨长度增加会导致腕关节纵向压力负荷发生改变。Palmer 发现尺骨无变异时,腕关节应力 82% 由桡骨进行传递,18% 由尺骨进行传递[1]。但如果尺骨正变异高度为 2.5mm 时,尺腕关节传导的腕关节纵向应力负荷将会增加到 42%[1]。既往尸体研究发现,73% 的尺骨正变异患者存在 TFCC 穿孔,但尺骨负变异患者中只有 17% 存在软骨盘穿孔[2]。另外,与尺骨无变异和负变异的患者相比,尺骨正变异患者软骨盘更薄,相应对尺腕关节应力缓冲能力更差[3]。年龄与退变性穿孔具有明显的相关性,在 30 岁人群中,7% 存在退变性穿孔,而 60 岁人群中,53% 存在退变性穿孔,这些都提示桡骨与尺骨之间的关系随着年龄发生改变[4]。

尺骨正变异可以先天性也可以继发性。从出生开始出现的单侧的原发性尺骨正变异比较常见。仔细询问病史非常重要,这样才能发现线索来确认继发性尺骨正变异。继发性尺骨正变异的常见病因包括桡骨远端骨折畸形愈合、桡骨短缩、Essex-Lopresti 损伤、急性或者慢性桡骨干骺端损伤,以及发育性疾病,如马德隆畸形[5]。另外,桡骨远端的短缩和掌倾角改变,同样会显著地改变尺腕关节纵向压力负荷,如果桡骨掌倾角达 40°,尺腕关节应力会从 20% 增加到 65%[6]。

尺骨变异是一个动态的现象。因为前臂的旋转轴线为从桡骨小头到尺骨小头的小凹之间的斜行连线,因而前臂旋前时的尺骨相对桡骨的长度会增加。抓握时产生的腕关节额外的压力负荷会使尺腕关节间隙进一步变窄。

疾病分期

尺骨撞击综合征是尺腕关节纵向压力负荷慢性过载进而逐步发生可预见的尺腕关节退变。病变起初是纤维软骨盘中央水平部承受应力的无血管区出现磨损以及纤维增生。磨损过程中,引起尺骨小头、月骨以及三角骨压力增加,导致它们之间相对应的软骨面发生软化。最终软骨盘中央穿孔,导致尺骨头与近排腕关节直接形成尺腕关节[7]。进而月三角韧带变性断裂,出现不可避免的尺腕关节炎[7]。

1989 年,Palmer 提出基于腕关节镜检查结果的 TFCC 撕裂分型(图 8.1)。TFCC 撕裂大致可以分为创伤性以及退变性两大类。退变性 TFCC 撕裂可以按照尺腕关节渐进性累及的部位进行分类。A 型为关节盘磨损,但无裂孔;B 型为关节盘磨损及月骨和(或)尺骨小头软骨软化;C 型为 TFCC 中央部穿孔;D 型进一步发生月三角韧带断裂;E 型为合并严重的尺腕关节炎[8]。

临床症状体征

患者临床症状因疾病的严重程度而异。最常见的临床症状是慢性腕尺侧疼痛。发病起初往往具有隐匿性和进展性,没有外伤病史。早期一般表现为腕关节活动时出现疼痛或疼痛加重。特别是在进行用力抓握、腕关节尺偏、前臂旋前旋后时诱发加重腕关节疼痛。一些患者会主诉腕关节尺侧水肿,严重时会出现腕关节持续疼痛,前臂以及腕关节活动度下降。

I:创伤性
A:中央部 TFCC 撕裂
B:周边部撕裂,伴或不伴尺骨茎突骨折
C:尺腕韧带损伤
D:桡侧止点撕脱
II:退变性
A:TFCC 磨损
B:TFCC 磨损,月骨、尺骨头软骨软化
C:TFCC 穿孔,月骨、尺骨头软骨软化
D:TFCC 穿孔,月骨、尺骨头软骨软化,月三角韧带穿孔
E:TFCC 穿孔,月骨、尺骨头软骨软化,月三角韧带穿孔,尺腕关节炎

图 8.1 Palmer 提出的基于腕关节镜检查结果的 TFCC 撕裂分型。

触诊时,腕关节尺侧压痛的典型位置是在尺骨头、月骨以及三角骨的掌背侧。在腕关节完全尺偏的情况下诱发疼痛为尺骨撞击试验阳性。但是临床上我们需要通过特殊体格检查试验查看是否引发症状来鉴别尺骨撞击和尺侧腕关节疼痛的其他原因。Nakamura 等描述了尺腕压力试验:腕关节最大程度尺偏,同时施加轴向的压力,将患者前臂由旋后位被动旋转至旋前位。如果完成这一动作时诱发疼痛,则为尺腕压力试验阳性[9]。另外一个测试是按压试验:患者取坐位,用患手推开凳子,若出现腕关节尺侧疼痛,则为阳性[10]。另外,对于月三角韧带的检查,我们需要进行月三角推拉试验[11]。

鉴别诊断

尺骨撞击综合征诊断需要与其他疾病进行鉴别诊断。下尺桡关节病变,例如关节炎以及不稳定可以通过前臂旋前旋后诱发疼痛进行确认。通过仔细触诊以及放射学检查可以排除其他一些骨性以及软组织病变,常见的包括豆三角骨关节炎、钩骨钩的骨不连、尺侧腕伸肌腱腱鞘炎或半脱位、腕关节韧带撕裂以及创伤性腕关节三角纤维软骨撕裂。最后,尺神经手背支神经炎诱发腕部尺侧不适的患者也需要进行鉴别排除。

影像学检查

尺骨撞击综合征患者需要进行标准的正位及侧位 X 线片检查。检查时,患者需要肩关节外展 90°,肘关节屈曲 90°,前臂旋前中立位。腕关节标准正位片可以检测出尺骨静态正变异。如果标准正位片结果是阴性,旋前抓握位下进行腕关节正位拍摄有助于发现尺骨动态正变异。一项 22 例腕尺侧疼痛患者的研究发现,旋前抓握位下腕关节正位相比非负重状态尺骨正变异平均增加 2.5mm[12]。在晚期病例中,在月骨尺侧、三角骨和尺骨头可以发现软骨下有硬化性和囊性改变。在 X 线片上,还必须检查是否存在月三角间隙增宽、腕关节塌陷、尺腕关节或者下尺桡关节的退行性改变。

高级的影像技术可能会对一些人有所帮助。对于评估 TFCC 和月三角韧带,3 次注射关节造影诊断效

果优于单次注射关节造影。无论是否进行关节造影，MRI 都有利于显示月三角韧带以及 TFCC 的完整性。MRI 对疾病早期病变诊断特别有效，这些病变包括骨性水肿、囊肿形成，以及尺腕关节软骨软化[13]。

腕关节镜检查的作用

腕关节镜检查可以确认诊断和疾病分期，并提供治疗选项，如清创或尺骨切除。患者在腕尺侧疼痛病史、临床检查和影像学检查明确的情况下，运动矫正、非甾体抗炎药、夹板固定和腕关节内局部封闭注射等非手术治疗效果不佳时，可以考虑腕关节镜检查。Weiss 等比较了 3 次注射关节造影与关节镜检查的疗效。他们发现，关节造影与腕关节镜相比，只有 83% 的特异性，56% 的敏感性，60% 的准确性[14]。腕关节镜检查比关节造影更能准确地评估韧带、关节面和 TFCC 的情况[15]。

尺骨撞击综合征的治疗

尺骨撞击综合征治疗的主要目的是缓解症状，防止尺腕关节退行性病变。对退行性病变的 TFCC 进行清创短期内能够改善症状，但未改变尺腕关节压力负荷，因而长期效果不佳[16]。尺骨撞击综合征治疗的核心在于通过尺骨短缩或尺骨小头远端部分切除降低尺腕关节压力。尺骨小头部分切除可以在腕关节镜下进行。尸体模型中发现，TFCC 中央部清创与尺骨小头部分磨除至软骨下骨能够有效降低尺腕关节压力负荷[17]。

TFCC 磨损以及穿孔的治疗

尺骨撞击综合征早期病理改变一般局限于 TFCC 的中央无血管部分[18]。这些病变没有愈合能力，应该进行关节镜下清创，而不是修复[19]。

TFCC 清创时，应扩大 TFCC 破口创面直到形成新鲜创面。清创时，保留桡尺掌背侧韧带的完整性十分重要。如果韧带不完整，下尺桡关节的负荷以及 TFCC 的稳定作用将发生改变[20]。通过扩大 TFCC 破口来改善症状的具体机制目前仍不清楚。其机制可能是防止 TFCC 撕裂形成的活瓣结构在尺腕关节压力增加时发生嵌顿。

腕关节镜技术

尺骨撞击综合征患者腕关节镜手术中一般采用 3-4 入路以及 6-R 入路。腕关节通过手指指套悬吊于吊杆或者专门的牵引塔装置。利用注射器向腕关节内注射生理盐水。常规诊断性镜检可采用 3-4 入路放置腕关节镜，6-R 入路作为出水口（图 8.2）。另外，可以通过 6-R 入路放置探针，检查明确 TFCC 撕裂部位以及范围。并不少见的是，腕关节尺侧有严重的滑膜炎，在使用探针进行探查之前需要利用刨削器进行清创。月骨和三角骨的尺腕关节面需要在腕关节镜下仔细检查，将所有剥脱的软骨片一一清除。存在 TFCC 穿孔伴有月骨、三角骨或者尺骨头软骨软化时，可诊断为 Palmar ⅡC 型撕裂。如果 TFCC 穿孔合并月三角韧带损伤，诊断为 Palmar ⅡD 型撕裂或ⅡE 型撕裂。

月三角韧带稳定性可以进一步通过 MCR 以及 MCU 入路进行检查。术中应该进行撬拨试验检测月三角韧带是否松弛。

腕关节镜下完成尺骨撞击综合征的分期以后，接下来就要开始对尺腕关节进行清创。TFCC 撕裂形成的较大活瓣可以利用弯头的咬钳进行切除，裂口的边缘可以在 6-R 入路插入有齿的动力刨削器进行清创并打磨光滑。

注意保护 TFCC 桡尺掌背侧韧带以及深支附着部位的完整性。TFCC 中央部分清创可以暂时缓解患者症状，但并不解决尺骨撞击的根本问题。另外，对于 TFCC ⅠA 型急性撕裂患者，在伴有尺骨正变异时，同时进行尺腕关节减压也有明显疗效，因为在这种情况下，单纯破口清创结果较差[21]。我们的建议是单纯破口清创只适合那些不同时存在尺骨正变异的 TFCC ⅠA 型撕裂患者。无论 TFCC 急性或者慢性撕裂，同时进行清创以及关节镜下 Wafer 手术均能够取得良好结果[16]。Palmar 报道了对 Palmar ⅡC 型 TFCC 撕裂进行关节镜下 Wafer 手术，随访两年临床效果良好[18]。

Feldon 在 1992 年提出腕关节镜下清创 Wafer 手术，此手术可作为尺骨短缩术的替代性治疗方式[22]。手术的主要目的是降低尺腕关节的纵向压力负荷。Wafer 手术主要切除尺骨小头的极远端部分，保留尺骨茎突、尺腕韧带附着点以及 TFCC 水平部。一般切除深度为 2~4mm，以避免损伤下尺桡关节[23]。既往研

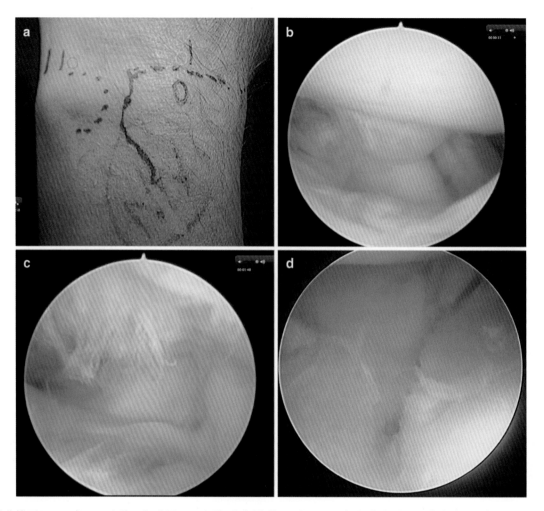

图 8.2　关节镜下 Wafer 术。(a) 入路一般采用 6-R 入路 (蓝色圆形) 以及 3-4 入路 (绿色卵圆形)，紫色卵圆形标记的是 Lister 结节；(b) 常规关节镜检进行时，镜头插入桡腕关节发现没有与尺骨撞击相关的病理改变；(c) 桡腕关节的尺侧可以发现中央部穿孔，以及月骨的尺侧发生软骨软化；(d) 腕中关节可以发现月三角不稳定。

究证实，尺骨小头切除 3mm 时，尺腕关节纵向负荷降低 50% 左右。但再进一步切除尺骨小头，降低尺腕关节纵向压力负荷的效果不大[17]。

　　一项回顾性比较研究发现，腕关节镜下清创 Wafer 手术与腕关节镜下清创开放尺骨短缩手术相比，改善患者疼痛以及恢复腕关节功能具有类似的效果，但是腕关节镜下清创 Wafer 手术之后需要进行二次手术的比例较小[24]。Wafer 手术可以避免尺骨干短缩后可能发生的延迟愈合或骨不连以及晚期内固定植入物的并发症[24]。

Wafer 手术

　　腕关节镜下清创 Wafer 手术需要通过 TFCC 中央穿孔部对尺骨小头顶部进行适宜的磨除 (图 8.3)。一般腕关节镜下磨除 2~3mm 足够去除尺骨小头的突出部分。开始可以通过直径 2.9mm 的圆形磨头磨除尺骨小头 3mm 深的骨质。然后用较大的椭圆形磨头均匀地将尺骨小头磨平。在磨除过程中，需要将前臂进行旋转，将尺骨头各个部分移动到 TFCC 中央穿孔可以观察到的位置。对于硬化骨面，可以将小的骨凿通过 6-R 入路进行直接骨切除。完成之后，将腕关节镜通过 6-R 入路观察骨切除后是否存在突出的骨刺。同时术中需要进行不断透视，确认适宜深度的尺骨小头被平整地磨除，以及尺骨远端的桡侧关节面没有被破坏 (图 8.4)。

月三角不稳的处理

　　对于月三角不稳患者 (Palmer ⅡD 型或 ⅡE 型)，需要进行腕关节的清创。对于严重的月三角不稳，可

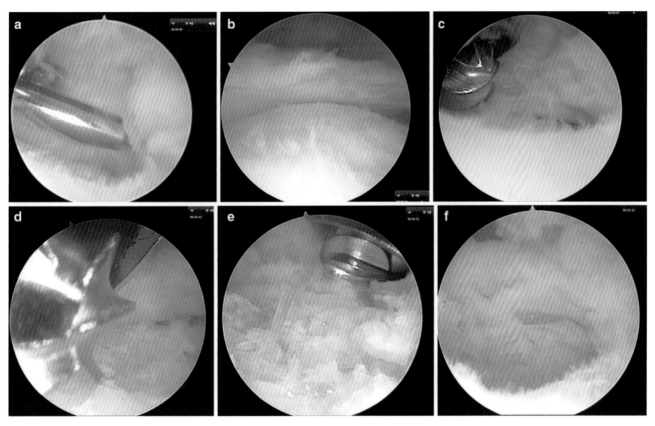

图 8.3　(a)诊断性镜检结束后,从 6-R 入路插入刨削器进行中央部撕裂口扩创;(b)刨削器扩创后,可以很好地看到尺骨小头;(c)磨钻经 6-R 入路插入,磨钻的高度刚好适合切除尺骨小头到相应的深度;(d)用更高效的磨钻经 6-R 入路插入,把尺骨打磨到同一深度;(e)将该磨钻经 3-4 入路插入,把尺骨小头打磨得更加平整;(f)打磨完成后,将前臂旋前和旋后,查看是否平整。

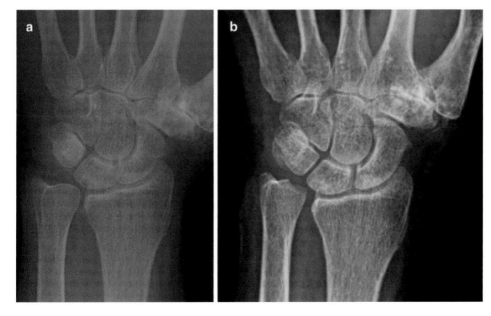

图 8.4　腕关节 X 线的标准正位。(a) 尺骨正变异伴有月骨囊变;(b)同一腕关节 Wafer 术后表现。

能还需要进行月三角固定[21]。有月三角不稳时，常建议进行尺骨干短缩，因为这样可以拉紧外在性尺腕韧带，达到固定月三角关节的目的[11,23,25]。对于月三角韧带轻度损伤或松弛，热皱缩可以起到良好效果[26]。用双极射频器在月三角骨间韧带镜下可接触到的所有位置进行热皱缩，从远端的掌侧和背侧韧带部分一直到近端的膜性部分。

腕关节镜下可以观察到韧带的连续性和颜色逐渐改变。射频器需要间歇性使用，每次几秒钟，同时整个过程中腕关节腔内需要连续灌洗避免射频对关节软骨以及关节周围软组织产生热损伤。对于在腕中关节可以看到月三角有台阶样改变的病例，对月三角关节需要进行克氏针固定。两枚直径1.2mm的克氏针通过腕尺侧切口打入月骨，以克氏针作为控制杆在直视下将三角骨复位，用另外克氏针固定月三角关节。克氏针保留6周左右。

术后处理

手术后需要立即进行腕关节固定。腕关节的早期活动建议从手术后一周开始。患者佩戴夹板腕部比较舒服时，可以继续使用。腕关节的力量训练，建议从手术后6周腕关节活动度恢复至术前水平后开始。

结果

16例患者进行关节镜下清创Wafer手术后，9例患者十分满意，3例患者满意，仅有4名患者主诉存在少许不适症状。另外，11名患者在术后平均6.5周时观察到最大疗效，8周时能够正常工作[16]。另外，也有学者报道了42例Wafer手术患者，仅有40%的患者自觉效果满意，30%的患者不满意，其余30%对手术疗效还不确定[27]。

结论

尺骨撞击综合征治疗的核心是通过尺骨远端的短缩或者尺骨小头磨除降低尺腕关节应力负荷。对于TFCC中央穿孔的患者，可以通过腕关节镜进行尺骨小头的部分磨除。关节镜下的Wafer手术有助于患者早期恢复，同时又能避免尺骨短缩导致的并发

症。但是特别强调的是，Wafer手术仅适用于尺骨只需要短缩几毫米就足够的尺骨正变异不大的患者。另外，对于合并月三角不稳的患者，应该进行尺骨干的短缩。

（尹华伟 徐文东 译）

参考文献

1. Palmer AK, Werner FW. Biomechanics of the distal radioulnar joint. Clin Orthop Relat Res. 1984 (187):26–35.
2. Palmer AK, Werner FW, et al. The triangular fibrocartilage complex of the wrist-anatomy and function. J Hand Surg (Am). 1981;6: 153–62.
3. Palmer AK, Glisson RR, et al. Relationship between ulnar variance and triangular fibrocartilage complex thickness. J Hand Surg (Am). 1984;9:681–2.
4. Mikic ZD. Age changes in the triangular fibrocartilage of the wrist joint. J Anat. 1978;126(Pt 2):367–84.
5. Tolat AR, Sanderson PL, et al. The gymnast's wrist: acquired positive ulnar variance following chronic epiphyseal injury. J Hand Surg (Br). 1992;17:678–81.
6. Palmer AK. Fractures of the distal radius. In: Green DP, editor. Operative hand surgery. 3rd ed. New York, NY: Churchill Livingstone; 1993. p. 861–928.
7. Bickel KD. Arthroscopic treatment of ulnar impaction syndrome. J Hand Surg (Am). 2008;33(8):1420–3.
8. Palmer AK. Triangular fibrocartilage complex lesions: a classification. J Hand Surg (Am). 1989;14(4):594–606.
9. Nakamura R, Horil E, Imaeda T, et al. The ulnocarpal stress test in the diagnosis of ulnar-sided wrist pain. J Hand Surg (Br). 1997;22(6):719–23.
10. Lester B, Halbrecht J, Levy IM, et al. "Press Test" for office diagnosis of triangular fibrocartilage complex tears of the wrist. Ann Plast Surg. 1995;35:41–5.
11. Sammer DM, Rizzo M. Ulnar impaction. Hand Clin. 2010;26: 549–57.
12. Tomaino MM. The importance of the pronated grip x-ray view in evaluating ulnar variance. J Hand Surg (Am). 2000;25:352–7.
13. Imaeda T, Nakamura R, Shionoya K, et al. Ulnar impaction syndrome: MR imaging findings. Radiology. 1996;201(2):495–500.
14. Weiss A-PC, Akelman E, Lambiase R. Comparison of the findings of triple-injection cinearthrography of the wrist with those of arthroscopy. J Bone Joint Surg Am. 1996;78:348–56.
15. North ER, Meyer S. Wrist injuries: correlation of clinical and arthroscopic findings. J Hand Surg. 1990;15A:915–20.
16. Tomaino MM, Weiser RW. Combined arthroscopic TFCC debridement and wafer resection of the distal ulna in wrists with triangular fibrocartilage complex tears and positive ulnar variance. J Hand Surg (Am). 2001;26(6):1047–52.
17. Wnorowski DC, Palmer AK, Werner FW, et al. Anatomic and biomechanical analysis of the arthroscopic wafer procedure. Arthroscopy. 1992;8(2):204–12.
18. Palmar AK. Triangular fibrocartilage disorders: injury patterns and treatment. Arthroscopy. 1990;6:125–32.
19. Pomerance J. Arthroscopic debridement and/or ulnar shortening osteotomy for TFCC tears. J Hand Surg (Am). 2002;2(2):95–101.
20. Palmer AK, Werner FW, Glisson RR, et al. Partial excision of the triangular fibrocartilage complex: an experimental study. J Hand Surg (Am). 1988;13A:391–4.
21. Minami A. Clinical results of treatment of triangular fibrocartilage complex tears by arthroscopic debridement. J Hand Surg (Am).

1996;21(3):406–11.

22. Feldon P, Terrono AL, Belsky MR. Wafer distal ulna resection for triangular fibrocartilage tears and/or ulna impaction syndrome. J Hand Surg (Am). 1992;17:731–7.

23. Deitch MA, Stern SJ. Ulnocarpal abutment: treatment options. Hand Clin. 1998;14(2):251–63.

24. Bernstein MA, Nagel DJ, Martinez A, et al. A comparison of combined arthroscopic triangular fibrocartilage complex debridement and arthroscopic wafer distal ulna resection versus arthroscopic triangular fibrocartilage complex debridement and ulnar shortening

osteotomy for ulnocarpal abutment syndrome. Arthroscopy. 2004; 20(4):392–401.

25. Nagel DJ. Arthroscopic treatment of degenerative tears of the triangular fibrocartilage. Hand Clin. 1994;10:615–24.

26. Lee J, Nha KW, Lee GY, et al. Long-term outcomes of arthroscopic debridement and thermal shrinkage for isolated partial intercarpal ligament tears. Orthopedics. 2012;35(8):1204–9.

27. DeSmet L, DeFerm A, Steenwerckx A, et al. Arthroscopic treatment of triangular fibrocartilage complex lesions of the wrist. Acta Orthop Belg. 1996;62:8–13.

第 9 章

腕关节不稳的运动学和病理生理学

Alan E. Freeland，William B. Geissler

简介

虽然腕关节通常被理解为具有解剖学矢状面的屈伸运动和冠状面的桡尺偏运动，但它实际上是一个具有多方向或环转运动的万向关节。虽然腕关节拥有很大的活动度，但多数的重要日常活动是在中间范围和飞镖投掷运动平面的路径内完成[1-9]。飞镖投掷运动(DTM)主要发生在腕中关节，并沿解剖矢状面和冠状面上倾斜30°~45°的平面，从约60°伸腕和20°桡偏，至60°屈腕和40°尺偏。桡舟头韧带(RSCL)、长桡月(LR-LL)、短桡月(SRLL)和背侧桡月三角韧带(DRLTL)平行排列，或近平行，同飞镖投掷路径。

腕关节屈曲主要通过桡腕关节(RCJ)运动，而腕关节背伸主要通过腕中关节(MCJ)运动[2-9]。在正常的腕关节整体运动中，近排腕骨(PCR)不应视为单一关节活动。舟骨、月骨和三角骨每块腕骨都具有独特的运动弧线。在飞镖投掷运动中，舟月骨几乎不动。无论腕关节在什么方向运动，舟月骨的主要运动在屈伸弧

Electronic supplementary material: Supplementary material is available in the online version of this chapter at 10.1007/978-1-4614-1596-1_9. Videos can also be accessed at http://www.springerimages.com/videos/ 978-1-4614-1595-4.

W.B. Geissler M.D. • A.E. Freeland, M.D. (✉)
Department of Orthopaedic Surgery and Rehabilitation,
University of Mississippi Medical Center, 303 Swallow Drive,
Brandon, MS 39047-6454, USA
e-mail: aejf11@bellsouth.net; 3doghill@msn.com

线上。桡偏时，舟月骨屈曲同时头状骨背伸；尺偏时，舟月骨背伸同时头状骨屈曲。

腕关节由8块腕骨组成，其中7块腕骨在关节内起协同作用，以使手腕正常运动。舟骨、月骨、三角骨、大多角骨、小多角骨、头状骨和钩骨通过复杂而有弹性的内外韧带系统连接一体并限制其活动。总共有24块肌肉跨过或附着于腕骨以活动腕关节和手，同时有助于腕关节稳定。在近排腕骨没有肌腱附着点，豌豆骨虽然与三角骨的掌面形成关节，但其主要作为一个支点来加强腕关节的屈曲和尺偏运动的力量，尤其是在DTM，而不影响腕关节本身的动力学或稳定性。

历史回顾

早期的研究应用平面的概念来解释腕关节的结构和功能。早在1907年，Johnston认为，腕关节运动时总是始于腕中关节并主要发生在远近排腕骨之间。1943年，Guilford等提出了腕关节运动"排"的概念，设想三"连杆"：桡骨远端、近排腕骨(PCR)和远排腕骨(DCR)。并将舟状骨作为连接两排腕骨的连接杆。1972年，Linscheid等提炼了腕关节运动的"连接杆"概念，将舟状骨比作"曲柄滑块"，作为两排腕骨的可动连接杆，就像曲柄滑块控制活塞和传动轴之间的运动一样[12](图9.1)。1977年，Sarrafian等观察到，当腕关节处于极度屈曲时，40%的运动发生在桡腕关节，60%运动发生的运动发生在腕中关节；而极度背伸时，66.5%

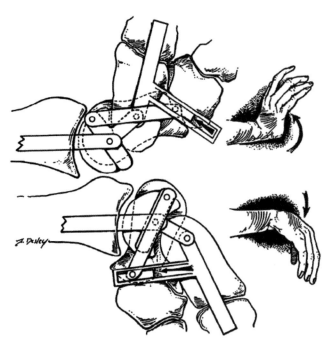

图 9.1　腕关节屈伸运动的"曲柄滑块"概念。

运动发生在桡腕关节,33.5%运动发生在腕中关节[13]。这些研究人员认为,掌屈时舟状骨随着近排腕骨发挥作用,背伸时随远排腕骨运动。

尽管大多数研究者一直认为,腕关节的旋转中心(COR)仅存于头状骨的头部,但 Wright 在 1935 年报道腕关节的旋转中心在腕关节掌屈时位于头状骨的头部,在腕关节背伸时转移至腕中关节[14]。在桡尺偏运动中,远排腕骨绕着头状骨头部的固定轴旋转[15,16]。在腕关节中立正位片上,第三掌骨基底与桡骨远端关节面[腕高度指数(CHI)——正常 C/MC=0.56]之间的距离在桡尺骨运动中是恒定的。

CHI 可以用来测量腕骨塌陷[15,16],中立位时的前后位 X 线片上,从尺骨远端的投影的纵轴线到尺桡骨偏转时的旋转轴的垂直距离,可用于测量腕关节平移。对第三掌骨基底部和桡骨远端关联的瞬时螺旋轴的三维分析表明,在腕关节环转运动中腕关节的旋转中心是不固定的或不仅仅局限于头状骨[3]。三维分析数据还表明,正常腕部的平移运动可以解释本研究与先前报道的差异。

1921 年,Navarro 提出了纵列柱腕关节模型,以更好地解释手腕复杂的多维运动。其理论为,三列相互独立的腕骨将腕关节的解剖与功能串联起来。外侧列(舟状骨、大多角骨和小多角骨)支撑拇指和传递其他

两个腕骨柱之间的负荷,中央列(月骨、头状骨和钩骨)屈伸腕关节。内侧列(三角骨和豌豆骨)控制旋转。在 1978 年,Taleisnik 修改了三柱理论,剔除了豌豆骨,他认为豌豆骨没有参与腕关节运动[18]。他还认为,正常的远排腕骨通过结实的韧带牢固地固定在一起作为一个结构单元,很少参与腕关节运动。因此包括大多角骨、小多角骨,以及头状骨、钩骨、月骨均归入中央列腕骨。远排腕骨牢固地与第二和第三掌骨的基底部结合,因此与手一起运动(图 9.2)。Weber 对腕骨列理论的看法稍有不同[19]。他将腕分为两列;舟骨、月骨、大多角骨、小多角骨和头状骨组成的桡侧承载列腕骨,三角骨和钩骨组成的尺侧控制列腕骨。在腕关节的旋转和负载变化过程中,他将具有螺旋面的三角骨钩骨关节视为保持腕关节位置的关键(图 9.2)。

Lichtman 等则提出"椭圆环"理论,进一步阐明腕关节的三维运动[20](图 9.3)。这一理论将腕关节分为四个相互独立的环节:远排腕骨、舟状骨、月骨和三角骨,通过韧带连接两列相邻腕骨、舟大多角骨(桡侧连接)和三角骨钩骨(尺侧连接),形成两个相互的生理链接, 桡偏在桡侧连接可引起不平衡的屈曲力矩,导致近排腕骨屈曲和头状骨钩骨的掌侧半脱位 (生理 VISI)。在尺侧连接不平衡背伸运动时,可使三角骨背伸以抵抗钩骨及近排腕骨,导致头状骨和钩骨转向背侧(生理 DISI)。韧带的连续性保证了腕关节同步协调

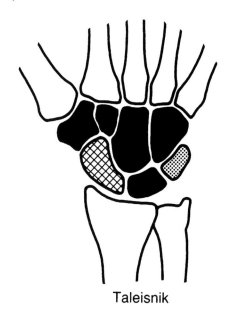

Taleisnik

图 9.2　Taleisnik 的腕骨列概念。

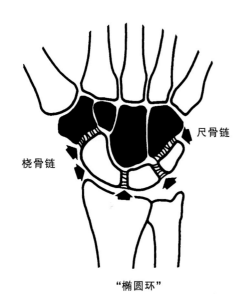

图 9.3　Lichtman 的椭圆环理论。

运动，任一环节的断裂都会导致腕关节功能障碍。Craigen 和 Stanley 指出，腕骨列和椭圆环理论的某些因素，尽管有时是矛盾的，但的确有助于我们认识腕关节运动的多维性[21]。

在腕关节屈伸过程中，头状骨紧挨着第三掌骨基底运动，而月骨参与总运动的 50%，三角骨为 65%，舟骨为 90%[2,22]。这些腕骨在运动中的差异发生在尺桡偏、环转运动和 DTM 运动中。这表明舟骨、月骨和三角骨通常不是一个单一的单元，但是在整个腕关节运动过程中，每个腕骨都有一个独特的运动弧。这种腕关节旋转运动的三维研究支持了腕关节运动的"曲柄滑块"概念，与腕关节腕骨列概念是相反的。

也许在这个时候，我们可以得出推论：前臂、腕、手关节在某个撞击的瞬间它们的接触位置、撞击点、柱、列、单个腕骨、数量和相对强度，特别是在 PCR 中，通过相互作用以提供多平面的腕部环转运动，并在损伤易感性中发挥作用。这些参数中的每一个都可以进行静态和连续动态定量的生物测定分析、对比、交流和处理这些损伤，有助于我们解开在有或无负荷下正常的和异常的腕关节运动的全面三维几何结构。

正常腕部运动学

PCR（近排腕骨）位于近端的尺桡骨和远端的 DCR 之间[23]。舟状骨以其腰部的桡舟头韧带附着点处

为中心旋转。舟状骨远极在腕关节屈曲和(或)桡偏时随着大多角骨与桡骨茎突的距离变小而屈曲。舟状骨在腕关节背伸和(或)尺偏时随着大多角骨与桡骨茎突之间的距离变大而背伸。舟状骨和月骨在腕关节屈曲和(或)桡偏时屈曲和旋前，而在腕关节背伸和(或)尺偏时背伸和旋后。舟状骨的屈曲、背伸和旋转超过月骨[2,22]。在解剖矢状面上腕关节极度掌屈时，舟骨屈曲比月骨大 35°，旋前超过月骨 3 倍。月骨的桡侧窝在桡尺侧和掌背侧平移是最小的，但超过舟骨。舟骨的远极比近侧的背极具有相对更大的运动幅度。腕舟骨运动有些像一个旋转的三平面钟摆[2,22]。在腕关节屈曲时掌侧的舟月韧带纤维变长而背侧舟月韧带纤维缩短[24]。腕关节背伸时则相反。

桡尺偏运动主要发生在腕中关节，腕中运动占 60% 桡偏和 86% 尺偏[25]。桡腕和舟月关节保持相对稳定。在桡偏时，PCR 屈曲，头状骨相对于月骨有轻微桡背侧运动，舟状骨屈曲时桡偏。在尺偏时，PCR 背伸，头状骨相对于月骨有轻微的尺掌侧运动，腕中关节运动是相对于头状骨从桡背侧向尺掌侧平面的旋转，类似于 DTM[2-9,25,26]。

在尺偏时，由于三角骨旋前，并在钩骨的螺旋状关节斜坡上向掌侧、远侧和尺偏移位，PCR 从桡掌侧转向背侧[16,19]。腕中关节略屈。相反，在桡偏时，PCR 从尺背侧转向掌侧，三角骨旋后向背侧，近端及桡侧移位。在近排腕骨中，月骨的几何结构与旋转移位相适应，在额状面上整个腕关节桡尺偏运动中保持恒定的腕骨高度[15,16]。在腕关节背伸及尺偏时，舟大小多角骨韧带复合体和桡舟头月韧带外侧部分支撑远侧舟状骨。

SLIL 韧带有 3 个解剖区域[27,28]。背侧 SLIL 韧带(dSLIL)既厚又短，由横向胶原纤维组成。掌侧 SLIL 韧带(pSLIL)薄，包含斜形胶原纤维束。近端中央区 SLIL(mSLIL) 韧带是由纤维软骨和一些浅层的纵向排列的胶原纤维组成，并向远端延伸到舟月关节(SLJ)处，类似于半月板。肠系膜样的桡舟月韧带(RSLL)分为 mSLIL 韧带和 pSLIL 韧带，并向远端扩展到舟骨、SLIL 韧带、月骨上。RSLL 韧带有小血管神经进入并连接到舟骨、月骨和 SLIL 韧带。dSLIL 韧带组成部分的抗屈强度为 260±118 N，m SLIL 韧带抗屈强度为 63±32 N 和 pSLIL 韧带抗屈强度为 118±21 N。RSLL 韧带抗屈

力较小,即使有也是结构性的支撑,取决于本身的弹性和相邻结构的保护。

没有背侧桡舟韧带(DRSL)[29,31]。如果有这样一条韧带,它必须拥有三倍于其休息长度的弹性系数,而这已超过了韧带固有的物理性能。背侧桡月三角韧带(dRLTL)和背侧腕骨间韧带(DICL),在腕关节背侧形成一个 V 形结构,其顶点位于腕尺侧。dRLTL 起始于桡骨远端背侧唇,经过舟骨近极,斜向延伸连接到尺月骨背侧远端、尺月背侧韧带(DULL)和背侧 LTIL 韧带,并止于三角骨背侧结节。dRLTL 韧带支持腕中关节在前臂旋前时被动带动腕骨旋前。DICL 韧带具有较厚的近端和较薄的远端横束。DICL 韧带起于三角骨背侧和钩骨,桡侧延伸至月骨背侧棘,DICL 韧带的前部纤维与 dSLIL 韧带坚韧的背侧纤维混合组成韧带的最厚部分,在分布至大多角骨背侧和小多角骨近端之前,止于舟骨背侧凹槽处。

DVL 代替了整个正常腕关节运动过程中 DRSL 所能提供的一些功能。在腕关节分别进行最大屈曲和背伸过程中,通过三倍缩小和扩大 DRLTL 起点与 DICL 在舟骨的附着点之间的距离来维持舟骨近极的间接稳定作用。STTL、RSCL、DRLTL 和 DICL 各自独立和共同相连部分,对舟月关节起到次要的稳定作用(SLJ)[29,32]。

舟状骨、月骨及其相关韧带的正常关系如图 9.4 所示。正常的 SLIL 韧带有一个倒 V 的外观,V 的顶端在远端("屁股征"),在腕关节背侧 3-4 入路的腕关节镜下可见到。从桡侧腕中关节入路可显示正常的舟月

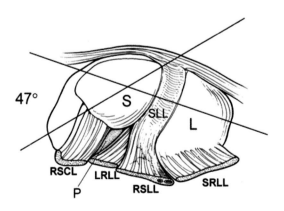

图 9.4　正常的舟月骨排列。S,舟骨;SLL,舟月韧带;L,月骨;RSCL,桡舟头韧带;P,通向;Poirier 的韧带间沟;LRLL,长桡月韧带;RSLL,桡舟月韧带;SRLL,短桡月韧带。

关节(SLJ)是一致对齐和固定的(图 9.5)。在侧位 X 线片上,舟状骨相对于第三掌骨-头-月-桡骨纵轴屈曲约 47°。舟月关节间隙是稳定一致的,并且在 APX 线上不超过 2mm。

三角骨是腕关节旋转和尺桡平面运动的支点。螺旋形的三角钩关节具有协调这一运动的作用[20]。dLTIL 和 pLTIL 韧带的抗拉强度对于 dSLIL 和 pSLIL 韧带是相互抵抗或此消彼长的,dLTIL 韧带抗屈强度为 121±42 N,mLTIL 韧带为 64±14 N 和 pLTIL 韧带为 301±36 N[33]。虽然 pLTIL 韧带比 dLTIL 韧带更强,但它不太灵活。

腕部不稳定的分类

腕关节不稳定,目前还没有一个能被广泛接受的最佳分类,但一些可以量化的参数有助于分析、对比、交流和处理这些损伤。这些参数包括慢性、稳定性、病因、部位、方向和模式。

慢性腕关节不稳

慢性不稳分类与损伤与诊断的时间间隔有关,它以腕关节的恢复能力,特别是治疗后韧带的内在愈合能力为基础。急性腕关节不稳是在受伤 1 周内进行诊断和治疗,这些不稳定性是可复原的,韧带愈合的潜力最大。亚急性损伤是在受伤后 1~6 周时进行诊断和治疗,虽然它们是可以复原的,但韧带一期愈合的能力却降低了。受伤后时间超过 6 周的损伤被认为是慢性的,韧带愈合的能力很差,并且也有可能是无法愈合的。

稳定性

腕关节不稳定和症状有时伤后立即显现;有时可能需要受伤一段时间后才会逐渐显现。如果韧带断裂位于与之相连两骨的旋转中心之外的区域,那么腕关节的标准休息位 X 线平片通常会显示腕骨排列紊乱,这种类型的腕关节塌陷称为静态腕关节不稳,此型不稳定还可进一步分为可复性和不可复性损伤。

韧带损伤较轻者,标准 X 线平片通常是正常的,但腕骨排列紊乱和症状仅在运动和负重时出现。这种类型的腕骨塌陷称为动态腕关节不稳。动态不稳定的诊断可能需要应力位的 X 线片,如牵引手指的前后

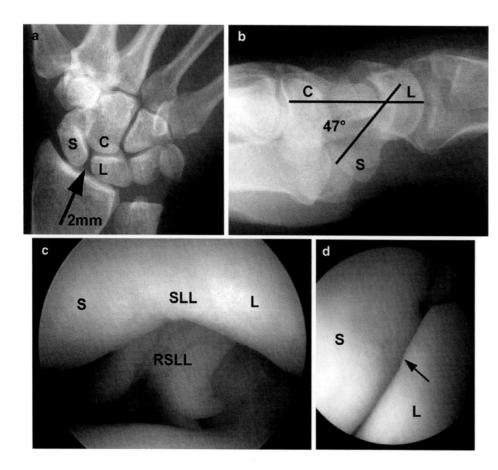

图 9.5　正常的舟月骨排列。(a) 正常的 AP 正位 X 线片影像（箭头指向舟月关节）；(b) 正常的侧位 X 线片和舟月角；(c)桡腕(3-4 入路) 关节镜影像显示正常的 SLL 和 RSLL；(d) 腕中关节镜下的正常舟月骨排列。

(AP)正位 X 线片、手动应力 X 线、六视图 AP（桡偏位、中立位、尺偏位）、横向(背伸位，中立位和屈曲位)与握拳位 X 线来测量关节间隙、荧光 X 线照相术，以及增强 MRI 和(或)关节镜评估。变薄的韧带和部分切带撕裂需要使用腕关节一些时间才能显现出来，腕关节塌陷、相关症状和分类可能会相继出现。

病因

　　创伤和滑膜炎是造成腕部韧带断裂的主要原因，但前者更为常见。由于血液供应中断或不足，以及缝合修复存在技术上的难点，创伤性韧带损伤的愈合能力是有限且不可靠的。如果是滑膜炎所致，韧带因有炎症侵蚀，无法被修复。

部位

　　部位涉及具体的韧带及韧带的损伤、骨折、腕骨和关节受累。

方向

　　方向主要通过评估腕关节处于休息中立位时，

在矢状面上的真实侧向 X 线来确定。放射线测量腕关节角度的轴向和切线向方法评估同样准确[35-37]（图 9.6）。

　　为确保真正的腕关节侧位片，必须使舟骨结节和豌豆最大限度重叠，以消除或最小化测量差异[38,39]。在侧位 X 线片上，正常舟月角从腕关节最大屈曲时平均

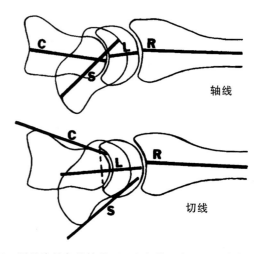

图 9.6　测量腕骨角的轴线(上)和切线(下)法。C,头状骨；S,舟状骨；L,月骨；R,桡骨。

35°增加到最大背伸时的 76°。正常腕关节处于中立位置时,舟状骨屈曲约 47°(也称亚力山大角)。

月骨是腕关节正常和病生理上运动的一个重要影像学标志[23]。它是腕关节的中间体或嵌体,位于舟骨和三角骨之间。正常的月骨,在侧位 X 线平片上,与头状骨同在一轴线上。月骨通常在单独倾向屈曲的舟骨和本身倾向背伸的三角骨之间保持平衡。

舟月分离时,月骨背侧屈曲和月头角和舟月角增加[23]。在月三角分离时,月骨掌屈和月头角增大,与舟月分离时,方向相反,月三角角增大。

当腕中关节不稳定(MCI)时,月骨在头状骨头下背屈和半脱位,则称为背侧中间部分不稳(DISI)。当月骨在头状骨头下掌屈和半脱位时,则称为掌侧中间部分不稳(VISI)。将月骨作为标志物有助于对腕中关节的适应性,以及合并或复杂的腕部不稳定进行分类。

模式

目前公认的导致腕关节内在不稳定的有 4 种模式。当束缚舟状骨,三角骨到月骨的韧带完整,PCR 是以一个单元的形式参与腕关节的屈伸运动。当舟月或月三角韧带损伤,近排腕骨连接中断,舟状骨和三角骨相向旋转,这种损伤被定义为分离性腕关节不稳定(CID)。三角骨,尤其是舟状骨,有移位的骨折,也会导致上述不稳定。在移位的舟状骨骨折中,舟状骨近端骨块与月三角单元一起背伸,而远端舟状骨骨块由于反作用力而屈曲。桡骨和(或)尺骨与 PCR[桡腕关节和(或)尺腕关节]之间,或 PCR 和 DCR(腕中关节)之间的韧带损伤,为无分离性腕不稳(CIND)。

适应性腕关节不稳定(CIA),是指腕骨周围骨骼损伤而非腕骨及其韧带本身损伤所致的腕骨排列紊乱。桡骨远端关节外骨折、桡骨远端掌倾角小时的骨折畸形愈合,以及腕掌关节背侧脱位,都会引发 CIA[40,41]。如果对导致 CIA 的骨骼畸形予以纠正,腕骨通常会重新排列在正常或接近正常的位置上。CID 和 CIND 同时存在者,为复合性或复杂性腕关节不稳定(CIC)。

病理生理学

尺骨负性变异患者导致 SLIL 损伤的风险增加[42]。

尺骨负性变异和前后位 X 线片上月骨窝上桡尺倾斜角增大的患者发生 MCI 的风险增加[43]。更大、更深的舟骨窝和更大的桡骨远端掌倾角,以及更大的近端关节曲率可以保护腕部免受 SLIL 损伤或避免 SLIL 损伤后出现不稳定[44]。相比月骨 I 型患者,腕月骨 II 型患者更不容易发生 SLIL 滑脱损伤和进展性月骨周围不稳定(PPI),但发生月钩关节炎的风险增加[45,46]。

韧带损伤是分程度的,可分为拉伸性损伤或张力衰减性损伤(其中韧带的弹性系数增加而不撕裂)、部分撕裂和完全撕裂[47]。张力衰减性损伤可能与动态不稳定前损伤相关,而与关节载荷或应力改变关系不大。张力衰减性损伤和部分韧带撕裂常常与动态不稳定性相关,这种不稳定性仅与关节载荷或应力有关。完全的韧带撕裂,在某些情况下是特定的单独韧带分离,由于某种程度相邻的外部继发性韧带损伤或分裂,与静态不稳定有关。骨折块撕脱可能与韧带撕裂同时发生,有时有助于定位和识别这些损伤。

腕关节垂直型不稳定

舟月不稳定 (SLI) 和进行性月骨周围损伤 (PPI)

PPI 是由于腕关节背伸、尺偏和旋后导致继发性韧带损伤引起,与手在伸展位着地的摔伤(FOOSH)或受力时前臂的稳定性有关[48]。当发生在其他腕部损伤,特别是桡骨茎突骨折,桡骨远端的关节内,甚至关节外骨折时,这种力量可能会破坏腕关节韧带。SLIL 舟月间韧带或 LTIL 韧带损伤归为小弧损伤,经舟状骨、经头状骨和经三角骨的骨折属于大弧损伤。合并 SLIL 韧带撕裂的经舟骨近极骨折已经有文献报道,这在诊断和治疗上都具有挑战性[51-53]。在这些损伤中,骨折比韧带损伤更容易治疗且愈合更可靠。

Mayfield 等报道,典型的完整的进行性月骨周围损伤(PPI)分为四期[48](图 9.8)。I 期损伤的特点是舟月骨间韧带(SLIL 韧带)和邻近韧带断裂。舟月骨间韧带(SLIL 韧带)是舟月关节稳定的主要组成部分[54-56],桡舟头韧带(RSCL 韧带)和舟大小韧带(STTL 韧带)是舟月关节稳定的次要组成部分。舟月骨间韧带(SLIL 韧带)通常是从舟骨附着处撕裂,PPI I 期损伤韧带衰减或撕裂在 Poirier 间隙从掌侧远端向近端延

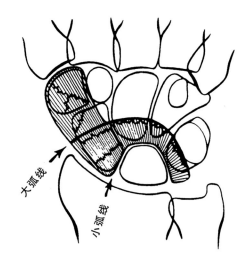

图 9.7　腕关节的大、小弧线。

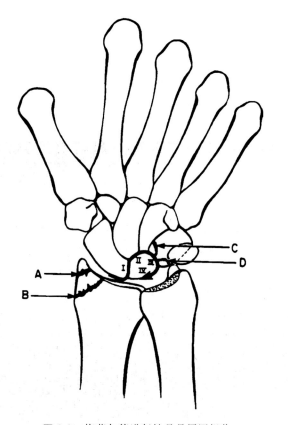

图 9.8　梅菲尔德进行性月骨周围损伤。

伸至近侧舟月骨间韧带断裂,直到伴有桡舟头韧带断裂或桡骨茎突骨折的舟月分离,远侧舟月骨间韧带和背侧腕骨间韧带(DICL 韧带)舟骨止点撕裂。当背侧腕骨间韧带(DICL 韧带)月骨止点断裂时,可发生完全的舟月关节不稳定(SLI)。SLIL 韧带张力衰减损伤和部

分撕裂超过舟月骨之间的旋转轴通常导致动态舟月不稳。SLIL 韧带部分撕裂,但不超过舟月骨之间的旋转轴和完全 SLIL 韧带撕裂,可导致静态舟月不稳。

体外解剖实验表明,腕关节休息位时,单纯舟月间韧带不会导致舟月增宽或腕关节不稳[54-56]。在腕关节屈曲到背伸时,单纯舟月骨间韧带会引起轻微舟月不稳,但在桡尺偏过程中仅有最轻微的舟月不稳。负荷引起舟状骨和月状骨之间轻微的异常运动,这可能是动态不稳定前损伤或轻微动力不稳定的原因。虽然实验室体外单纯切断舟月骨间韧带(SLIL 韧带)引起最低程度的舟月不稳定,但临床上创伤性舟月骨间韧带(SLIL 韧带)断裂可引起明显的静态舟月分离和不稳,这是由于有相邻的关节外韧带参与的缘故。

用磁滞效应计算总磁滞面积是一种灵敏的技术,可以确定腕关节异常运动的细微病变[57]。而解剖切断的舟月骨间韧带(SLIL 韧带)、桡舟头韧带(RSCL 韧带),和舟大小韧带(STTL 韧带)的缘故。在屈伸运动中产生磁滞面积的变化。但在体外实验中,腕关节桡尺偏过程中仅舟月骨间韧带的磁滞总面积是增加的。这细微的发现可鉴别动态舟月不稳(SLI)的病变。月骨的总磁滞面积可能也增加了;然而,腕关节过度活动(松弛)时的月骨总磁滞效应似乎是下降的,也许可以解释为什么舟月不稳定患者不会发展为 DISI 畸形。

体外解剖实验还表明,单纯背侧腕骨间韧带(DICL 韧带)断裂会引起舟月间隙增宽而不会导致静态腕关节塌陷[31,58]。继续切断背侧腕骨间韧带(DICL 韧带)附着点至月骨,会引起舟月关节间隙进一步增宽。由于月三角背伸引起的舟骨弯曲和分离会导致静态腕关节塌陷。由于月三角背伸引起的舟骨弯曲和分离会导致静态腕关节塌陷。舟骨近极在桡骨远端的舟骨窝向背桡侧半脱位。相反,月骨在桡骨远端的月骨窝处向掌侧尺侧半脱位、舟月关节间隙增宽和月头角增大。

正常腕关节,月骨运动时的环转幅度比 DTM 更大,而 DTM 的幅度是最小的。根据体外解剖切断 RSCL、STTL 和 SLIL 韧带后,在环转运动和 DTM 中,舟骨屈曲幅度和月骨背伸幅度会更大些。在体外解剖切断前后,舟骨运动幅度比月骨大。总体来说,体外解剖切断 RSCL 韧带、STTL 韧带会和 SLIL 韧带后,舟骨运动大幅度增加,而月骨则减少。这有助于解释舟月骨间韧带撕裂后,经过辅助固定和连续运动,关节炎

的改变发生在桡舟窝,而不是发生在桡月关节[60,61]。

　　Geissler 结合桡腕和腕中的关节镜下诊断性评估,将进行性 SLIL 损伤中的 Mayfield PPI I 期损伤在关节镜下分为 4 个等级[62]。

关节镜下 I 级 SLIL 撕裂

　　关节镜下 I 级 SLIL 撕裂:在 RSCL 与 LRLL 之间的 Poirier 间隙,从掌侧远端开始向近端延伸,合并韧带张力衰减损伤或撕裂,与没有撕裂的 SLIL 韧带张力有衰减(图 9.9)。这种韧带张力衰减可以通过桡腕 3-4 入路镜下看到。从桡侧腕中关节入路观察,舟月关节间隙仍然相合,且无移动,或可见轻微掌侧增宽。X 线片上检查不到异常表现(图 9,10)。关节镜下 I 级 SLIL 撕裂可造成腕关节动态不稳定前损伤或动态不稳定。

关节镜下 II 级 SLIL 撕裂

　　关节镜下 II 级 SLTL 撕裂:从 3-4 桡腕关节入路可观察到从舟月韧带的掌侧桡侧角撕裂或近端 SLIL

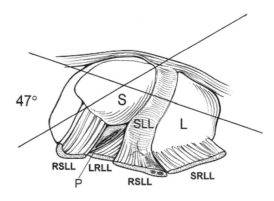

图 9.9　I 级舟月韧带撕裂。

撕裂,超过舟、月骨之间的旋转轴。从桡侧腕中关节入路来看,舟月关节间隙明显不契合,但还不能将标准 R 探针插入到两骨之间。只要用探针推挤舟骨或月骨,或是体外冲击触诊舟骨结节,就可证实舟月关节有轻微多平面不稳定。标准 AP 正位 X 线片通常无法检查到异常。应力位片或 MRI 图像可显示病变。这些病变可导致腕关节动态不稳。

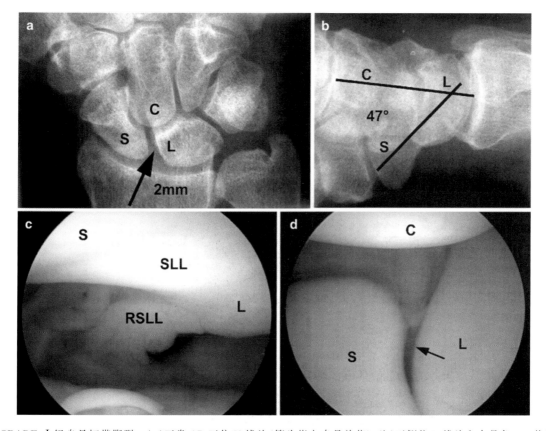

图 9.10　GRADE I 级舟月韧带撕裂。(a)正常 AP 正位 X 线片(箭头指向舟月关节);(b)正侧位 X 线片和舟月角;(c)桡腕(3-4 入路)关节镜图像显示张力衰减和撕裂的 SL 及 RSLL 韧带;(d)关节镜下舟月间隙掌侧部加宽了。

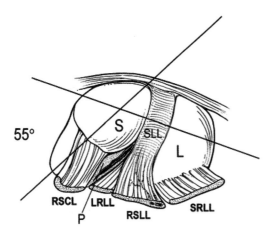

图 9.11　GRADE Ⅱ级舟月韧带撕裂。

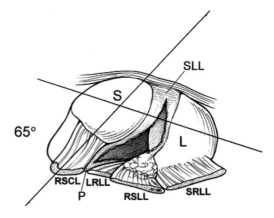

图 9.13　GRADE Ⅲ级舟月韧带撕裂。

关节镜下Ⅲ级 SLIL 撕裂

关节镜下Ⅲ级 SLIL 撕裂：撕裂扩展到 SLIL 韧带膜中部，但不累及(仅仅韧带张力衰减)或部分累及背侧 SLIL 韧带，使其成为软组织铰链。部分镜下Ⅱ级 SLIL 撕裂和全部镜下Ⅲ级 SLIL 撕裂累及 RSLL 韧带

系膜。从桡腕 3–4 入路和腕中入路均可看到 SLIL 撕裂，而且探针(不是 2.7mm 关节镜)可插入舟月骨之间(图 9.14)。用探针推挤或用手指压迫舟骨结节，很容易显示关节存在多平面不稳定。这是明确的静态不稳。AP 正位 X 线平片可见有轻微的舟月分离(3~4mm)，侧位片可见轻微的舟骨掌屈和月骨背伸。

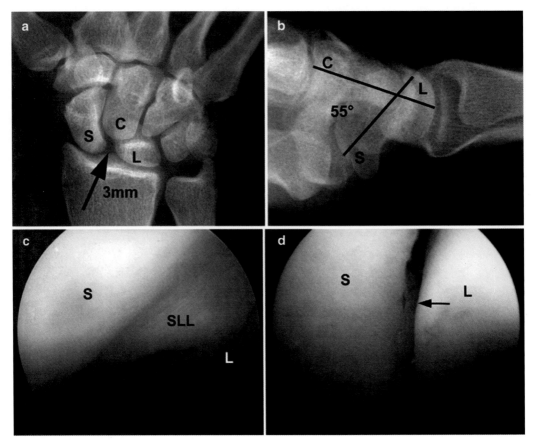

图 9.12　GRADE Ⅱ级舟月韧带撕裂。(a)AP 正位 X 线平片上，舟月关节轻微分离(箭头指向舟月关节)；(b)侧位 X 线平片上，舟状骨轻度掌屈，舟月角增大；(c)桡腕(3–4 入路)关节镜图像显示的 SLL 张力衰减；(d)腕中关节镜舟月关节有分离(1~1.5mm)。

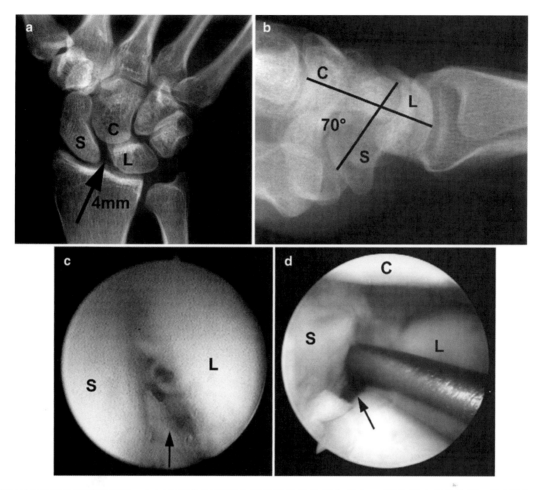

图 9.14　GRADE Ⅲ级舟月韧带撕裂。(a)AP 正位 X 线平片显示的舟月关节分离 4mm(箭头指向舟月关节);(b)侧位 X 线平片显示舟状骨中度掌屈,舟月角增大至 70°,月骨相对头状骨头部轻度背伸,是早期 DISI 的一个标志;(c)桡腕(3–4 入路)关节镜显示 SLL 掌侧、中央部完全撕裂,背部仍然完整;(d)腕中关节镜揭示舟月关节进一步增宽和不稳定,可以插入金属探针。

关节镜下Ⅳ级 SLIL 撕裂

　　关节镜下Ⅳ级 SLIL 撕裂:是先后撕脱或撕裂 SLIL 韧带背侧部分,但不累及背侧腕骨间韧带舟骨止点。这两者结合在一起是很难区分它们之间的界限的(图 9.15)。有时背侧腕骨间韧带月骨止点也可能被撕裂。2.7mm 的关节镜可以穿过舟骨和月骨之间的间隙。盖斯勒称之为"驾车穿越标志"。从桡腕 3–4 入路可看到头状骨的头部(图 9.16)。腕中关节入路可见舟月之间多关节不稳是显而易见的,这可通过手动挤压试验证实。腕骨塌陷造成舟骨短缩,导致腕舟月进一步塌陷(SLAC)[60,61]。AP 正位 X 线平片上,可见宽大舟月间隙(4~5mm 或更大),舟骨结节呈圆形,可见"戒指征"。在侧位片上,舟骨垂直或几乎垂直。如果 DICL 韧带的月骨止点处撕脱,月骨将背伸移位。

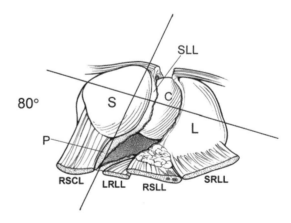

图 9.15　Ⅱ期(Ⅳ级)舟月韧带撕裂。

　　在 X 线平片上可以看到舟骨屈曲、月三角背伸和舟月间隙增宽进行性变化,而通过镜下等级分类可了解韧带撕裂的传导过程。

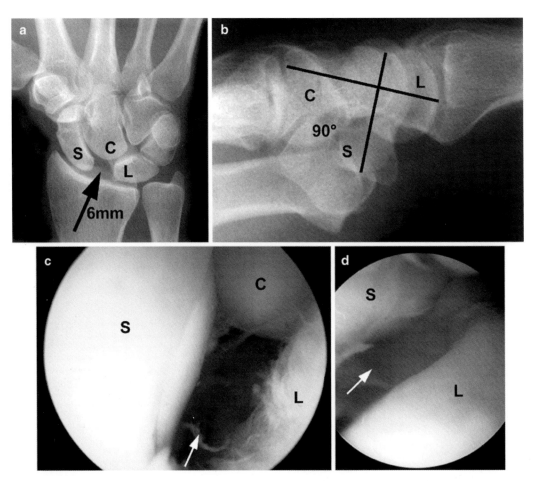

图 9.16　Ⅱ期(Ⅳ级)舟月韧带撕裂。(a)AP 正位 X 线平片显示舟月关节分离 6mm(箭头指向舟月关节);(b)侧位 X 线平片显示舟状骨重度掌屈,舟月角增大至 90°,月骨于头状骨头背伸并半脱位,标志着明确的 DISI;(c)桡腕(3-4 入路)关节镜显示 SLL 完全撕裂,舟月增宽的间隙中可看到头状骨头部;(d)腕中关节揭示舟月关节间隙严重增宽和不稳定,足以使关节镜通过。

Mayfield Ⅱ期 PPI 不稳

舟月分离和 Poirier 间隙的进一步分裂[紧接着连续或同时发生的韧带张力衰减和(或)部分或全部桡舟头韧带头状骨止点撕脱,DICL 韧带背侧舟头部分撕裂,背侧钩头韧带或关节囊撕裂,DRLTL 撕裂,腕尺侧前面弓形的尺月头韧带的远侧止点撕裂,dLTIL 和(或)mLTIL 撕裂]导致头月分离[48]。腕中关节变得不稳定,可能导致半脱位或成角(图 9.8)。

Mayfield Ⅲ期 PPI 不稳

Ⅲ期病变分为 A 型(无月骨周围脱位)和 B 型(伴月骨周围脱位)[48](图 9.8)。ⅢA 型,有月骨和三角骨之间的 DRLTL 韧带断裂和月三角骨之间的分离,表明 LTIL 韧带至少有张力衰减或部分撕裂,导致月三角不稳。头状骨头部虽然有时向背侧半脱位,但仍然包含

在月骨凹面内,形成 DISI 畸形,DRLTL 韧带的桡月部分仍然完整,而月三角段可能撕裂;ⅢB 型,头状骨是向月骨顶部背侧脱位 (月骨周围脱位),表明 SLIL、LTIL 韧带完全撕裂,同时 DRLTL 韧带的桡月、月三角止点部分均撕裂。当 SLIL 韧带和 LTIL 韧带均撕裂的时候, 在腕关节侧位片上月骨投影可能是中立位,也可能是屈曲位或者背伸位,但舟骨将出现异常掌曲。

Mayfield Ⅳ期 PPI 不稳

PPI Ⅳ期主要表现为月骨掌侧脱位[48]。SLIL 韧带和 LTIL 韧带完全断裂,DRLTL 韧带月骨附着处及 DICL 韧带均撕裂(图 9.8)。月骨掌侧脱位发生在 Poirier 间隙(RSCL 和 LRLL 之间),掌侧韧带、关节囊结构可以保持完整,并作为铰链与月骨掌侧极相连,舟骨和三角骨之间间隙增宽,头状骨向近端移位。

Ⅰ期晚期和Ⅱ期, 以及Ⅲ期和Ⅳ期病变 DCR 移

向近端,因此,我们认为这些损伤应该被认为是 CIC 病变。

尺侧进行性月骨周围不稳定(UPPI)

与舟月关节分离相比,月三角分离的发生次数要少得多。LTIL 韧带通常从三角骨处撕裂。UPPI 的原因可源自手外伸时的小鱼际肌受力,迫使腕关节桡偏和旋前的摔伤,或受到其他暴力,使月骨周围尺侧韧带张力衰减和撕裂进一步病变。其与舟月骨间韧带和 PPI 分离相似[63,68](图 9.17)。

Horii 等解剖研究了整个 LTIL[64]。在第二个阶段,他们还解剖研究了背侧桡三角韧带和舟三角韧带。在这两种情况下,所有的腕骨间关节都出现了运动学上的改变,尤其是在月三角关节,它在整个腕关节运动中都有改变。仅在第二阶段中发生了 VISI 畸形。

Viegas 等在实验室中已经发现了尺侧月骨周围不稳定的 3 个连续的阶段[65]。与 SLIL 相似,部分或全部实验室仅部分切除 LTIL(第一阶段)。在月骨与三角骨之间可允许轻微的分开运动,没有静态畸形。在正常

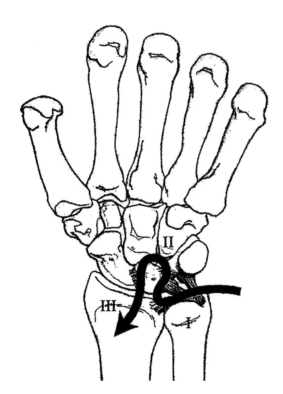

图 9.17 累及月骨周围的进行性月三角韧带断裂的方向、模式和分期。Ⅰ期损伤,尺月和尺三角(尺侧索)韧带复合体断裂;Ⅱ期损伤,月三角韧带受累;Ⅲ期损伤,沿腕中关节进展,舟月韧带断裂。

腕部和Ⅰ期病变之间的负荷分布没有显著差异。随着 LTIL 韧带(Ⅱ期)的完全分裂,舟月复合体背伸,并向桡背侧半脱位,三角骨与月骨在伸展中分离。当月三角骨进一步分离,月三角骨角度增加超过正常值 14°[66](图 9.18)。完全断开 LTIL 和月三角钩复合体的 DRLTL(Ⅲ期)导致尺侧腕中关节不稳定。静态 VISI 畸形出现。头状骨的头部从掌骨-桡骨中轴线近侧滑移,掌侧半脱位对抗月骨屈曲。月三角骨与月头状骨角度增加。舟骨相对于头状骨弯曲,同时保持正常的舟月角。月骨再次作为前哨信号提示在 PCR 和腕中关节腕间不稳定性。当 PCR 和 VISI 畸形的复位时,手腕背伸或尺偏超过 25° 可引起"哗哗"声。

Ritt 等实验表明,切断 mLTIL 和 dLTILL 对腕关节运动学稍有影响,但切断 mLTIL 和 pLTIL 可导致舟月复合体屈曲和三角骨背伸,产生 VISI 畸形[67]。完全切断 TLIL 时,三角骨旋后时与月骨分离。再切断 DRLTL 和 DICL 的相邻附属结构后,VISI 畸形加重。骑自行车可增加不稳定性。

Taleisnik 证实两种类型腕尺侧不稳定,即月三角和三角钩[68]。月三角不稳定是 UPPI Viegas Ⅲ期表现。背屈的丢失影响到三角骨和月骨,最后导致静态 VISI 塌陷。三角钩不稳定将在腕中关节不稳中讲述。

纵轴腕关节不稳定(ACI)

ACI 是指掌骨基底和两排腕骨之间垂直分裂[69,70]。挤压伤或爆炸伤常常是发生的前提。腕关节轴向脱位不是单纯的内在和外在腕骨韧带损伤,可复合各种其

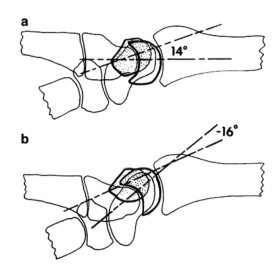

图 9.18 正常月三角(a)和月三角撕裂时的这种关联消失(b)。

他相邻的手骨和腕骨,关节和(或)软组织损伤。开放性伤口,内在肌间室综合征,以及正中神经和尺神经卡压,尤其是尺骨运动支,较为常见。

腕骨轴向脱位,以腕骨和掌骨基底的纵向分离为特点(图9.19),近侧(腕骨)和远侧(掌骨)横弓都被破坏。腕骨轴向脱位有3种类型:桡侧脱位、尺侧脱位及桡尺复合型[69,70]。桡侧、尺侧脱位,腕骨分裂成两列。在桡侧脱位时,尺侧列腕骨与桡、尺骨远端仍保持正常与稳定的关系,桡侧列腕骨向近侧和桡侧移位,并伴有旋前。尺侧脱位时,桡侧列腕骨与桡、尺骨远端保持正常与稳定的关系,尺侧列腕骨向近侧和尺侧移位,同时还有旋后。桡尺复合型脱位,腕骨分裂成三列。由月骨、头状骨、第三掌骨组成的中央列,与尺桡骨远端的关系正常,而桡、尺侧列的腕骨则出现前述移位。轴向脱位也可合并腕关节韧带损伤和腕骨间畸形。

腕关节轴向不稳定

腕中关节不稳定(MCI)

腕中关节不稳定由于半脱位的原因和方向不同,表现为几种不同的临床类型,但在腕中关节有异常力传递的共同特点[64-68,71]。腕中关节不稳可由连接两排腕骨的外部韧带的各种合并伤引起。每当一个或多个这些韧带损伤时,就会发生相应的腕中关节不稳定。在静止和(或)负荷中轴侧位片上,桡骨、近排腕骨(月骨)、远排腕骨(头状骨)和第三掌骨的纵轴不再在同一条直线上。头状骨的纵轴与第三掌骨–桡骨远端的纵轴偏离。静态或动态的 VISI 或 DISI 腕中关节不稳(CIND)随之发生。

在这里,月骨再次承担哨兵角色,预示着腕中关节不稳的方向和范围。在腕关节处于中立休息位时,

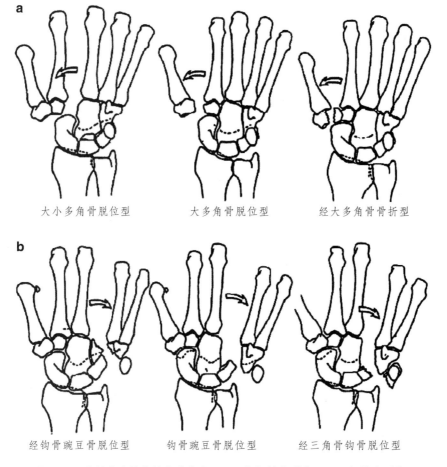

a

大小多角骨脱位型　　　　大多角骨脱位型　　　　经大多角骨骨折型

b

经钩骨豌豆骨脱位型　　　钩骨豌豆骨脱位型　　　经三角骨钩骨脱位型

图9.19　常见的腕关节轴向脱位类型;(a)桡侧轴向脱位;(b)尺侧轴向脱位。

真正侧位 X 线片或图像中头月角超过 15° 与静态不稳
定性高度相关[12]。头月角<15°时,可能是静态不稳的,
暗示部分韧带撕裂的动态病变,或在更小角度时,是
前动态或动态韧带的衰减。中立位时,腕关节尺掌侧
下垂,腕中关节移位试验和应力位图像可有助于确认
不稳定的证据。X 线透视可确定腕中关节不稳,可听
到腕关节尺侧直接复位时发出的"跳跃"或"追赶"的
咚咚声[72]。韧带衰减和(或)松弛可能难以定义。

　　腕中关节不稳有较多亚型:掌侧,背侧,掌、背侧,
尺侧,桡侧,尺、桡侧,头月,常有重叠的特点。桡骨远
端骨不连,舟骨骨不连,尺骨负变异,第二和第三掌骨
脱位或骨折,晚期 Kienboch's 病和类风湿性关节炎,
是腕中关节不稳的其他病因。对于许多已经公布的腕
中关节不稳的模式及其方向尚未经过具体一致的解
剖研究检验,因为它们难以确定诊断和手术干预的时
机。因此,我们只能靠猜想和推测。

　　如上文所述,在 PPI 和 UPP I 期间,MCI 不稳定可
能是由舟月和月三角不稳定性延伸到腕中关节中引
起的。VISI 是最常报道的 MCI 类型。VISI 排列紊乱并
非损伤特有。VISI 经常是由尺掌侧弓状韧带(头钩三
角韧带复合体)和 DRLTL 的月三角区段,或以上两者
共同断裂引起的[71,72]。尺侧腕中关节不稳定发生在内
侧柱(三角骨)和中央柱(月骨和钩骨)之间[68]。Taleis-
nik 2 型钩三角不稳定性发生在尺掌侧弓状韧带(头钩
三角韧带复合体)的腕中关节,中央柱稳定性的丢失
仅发生在桡偏或尺偏时(动态 VISI)[68,71-73]。在尺偏过程
中,钩三角关节和 PCR 经历了从掌屈到背屈的大幅度
移位或重新定位,可能伴有不舒服、可触及甚至可听
见的咔咔声。月三角不稳时,背屈丢失影响月骨三角
骨,导致静态 VISI 塌陷。

　　单纯的原发 MCI(CIND)主要发生在 PCR 和 DCR
之间,近排腕骨没有内在的 SLIL 和(或)TLIL 韧带的
损伤或腕骨间的分离。相反,两排腕骨之间有分离,桡
腕关节有较小的相互补偿作用[71](图 9.20 和图 9.21)。

　　腕中关节不稳包括中间体掌屈不稳和中间体背
伸不稳两个方向。近排腕骨通常移动伸展,远排腕骨
转向背侧伴尺偏。在中间体掌屈不稳,一开始是中立
位时近排腕骨掌侧移位(脱位),尺偏时复位[71]。在中间
体背伸不稳,腕关节回到中立位,尺偏时近排腕骨背
侧半脱位。静态 VISI 的 MCI 在背侧应力试验中证实

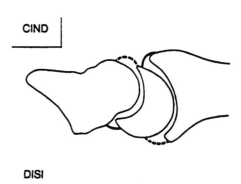

图 9.20　由掌侧桡腕韧带或背侧腕中韧带,或者两者同时张力
衰减或撕裂所致的合并 DISI 的 CIND。

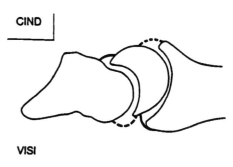

图 9.21　由背侧桡腕韧带或腕中掌侧韧带,或者两者同时张力
衰减或撕裂所致的合并 VISI 的 CIND。

为头月关节±桡月关节的 DISI 表现[74]。这些结果可说
明存在联合的桡侧或尺侧腕中关节不稳和(或)增加
韧带衰减或松弛。

　　在离体实验研究中,切开背侧和尺侧钩三角韧带
或关节囊产生轻微的腕中关节松弛,但无弹响。而分
割结实的尺侧肢体的掌侧弓状韧带(头钩三角韧带)
可导致腕中关节不稳和产生弹响。大量研究表明,切
开前臂掌侧的弓状韧带或 DRLTL 产生 VISI 畸形和腕
中关节不稳的尺侧 VISI 的病理力学特征[75]。

　　在头月不稳定(CLIP)和慢性头月不稳定(CCI)中,
头状骨的头部在月骨上逐渐向背侧半脱位,尤其是在
尺偏时。整个近排腕骨背屈。静态或动态 DISI 畸形发
生。Louis 等和 Johnson 及 Carrera 等研究关注附着于
头状骨上的掌背侧韧带或关节囊结构,包括 RSCL 韧带
的舟头部分和桡月韧带[76,77]。还应考虑创伤性分离和
(或)Portier 间隙扩大。

　　Hankin 等假设存在伴舟骨旋转半脱位的两种类
型的桡侧 MCI。他们假定其中一种类型是由于 STTL
松弛,另一种类型是 RSCL 断裂。可以想象,两种类型

可能同时发生。STTL 复合体破裂导致伴 VISI 畸形的桡侧 MCI[78]。

适应性 MCI 也有报道,在桡骨远端骨折和畸形愈合中,桡骨外侧的倾斜角逐渐丧失[12,40]。在 DISI 中,月骨移位背侧成角,以弥补桡骨远端外侧角的丢失。头状骨和月骨保持一致,但背向桡骨远端的纵向负荷线。在某些情况下,最初问题发生在桡腕关节,而相互补偿响应发生在腕中关节。这种类型的外部 MCI 归因于腕背侧韧带的重复加载和衰减,或附着于远排腕骨的掌侧弓状韧带的获得性松弛[40,71]。类似,第二和第三腕掌脱位或骨折脱位可导致继发性 VISI 腕中关节对线不良[41]。前后位 X 线上尺骨负性变异和月骨窝的桡尺斜度增大的患者发生 MCI 的风险增加[43]。

桡腕关节不稳(RCI)

创伤后尺侧桡腕移位是一种少见的不稳定性类型,通常是轻微的、高度不稳定的,并且具有潜在的破坏性,表现为桡腕和尺腕关节的严重"下弧"损伤[79-82]。桡腕的不稳定(RCI)是桡腕关节脱位的一种常见后遗症。涉及剪切轴力。腕关节旋后和前臂旋前相反作用力引起的桡腕关节背侧脱位比腕关节旋后和前臂旋前共同作用力引起的桡腕关节掌侧脱位更加常见。桡骨和尺骨茎突联合骨折可能预示着"下弧"损伤。桡骨茎突切除术中茎骨的切除过多可引起 RCI[83]。

当腕部结构在桡侧向尺侧发生断裂、撕脱、衰减,或部分或完全断裂时[如桡骨茎突骨折,RSCL 或 SLIL 韧带断裂,LRLL 和 SRLL 韧带断裂,DRLTL 韧带断裂,掌三角韧带(PUTL)和背三角韧带(DUTL)断裂,与尺骨茎突骨折[79-82]],就会出现一系列不稳定。损伤和阻力的因素决定了在能量消耗之前的损伤程度。下尺桡关节断裂常伴有这种损伤,桡骨远端的背侧或掌侧唇骨折也是如此。掌侧和背侧的巴顿骨折是 RCI 的亚型。桡骨远端的撕脱骨折偶尔发生。RCI 可能在桡腕关节复位后变得不确定,可能只有通过最初的牵引位 X线,或稍后腕关节处于畸形位置时才能确诊。

外侧桡腕韧带(LRCL)薄而窄,它对横向力几乎没有抵抗力。Siegel 等证实了桡舟头韧带和桡月韧带完整性在预止桡腕尺侧移位中的重要作用[83]。桡腕关节尺侧移位有两种类型[84]。Ⅰ 型包括由于外侧桡腕韧带损伤导致的整个近排腕骨的尺侧移位,可伴或不伴有

桡骨和(或)尺骨茎突骨折。Ⅱ 型,较不常见,具有桡月间韧带的分离性损伤的特点。桡骨茎突(Ⅰ 型损伤)和舟状骨或舟状骨和月骨(Ⅱ 型损伤)之间的沟宽与损伤严重程度成正比。在伴桡骨茎突骨折的 Ⅰ 型损伤和 Ⅱ 型损伤中,桡舟头韧带可保持完整。月骨半脱位或尺侧脱位。半脱位舟骨的近极位于或超出桡骨远端的舟月脊。这种损伤可呈静态或动态模式,可伴有背侧或掌侧腕关节半脱位。RSCL 和(或)LRLL 的衰减或撕裂可能仅导致边缘桡腕关节掌侧半脱位和动态不稳定[79-81]。SRLL 和 DRLTL 的衰减或撕裂导致更严重的动态不稳定性或轻度静态不稳定性,而尺腕韧带的破坏导致严重的静态尺骨移位和多向不稳定性。发生相应的渐进性的桡舟或舟月分离。通过中立的前后位和(或)后前位和侧位 X 线,标准方法测量在桡骨和第三掌骨纵向中轴的腕骨位置,可确认静态桡腕关节移位[15]。

(郑有卯 译)

参考文献

1. Palmer AK, Werner FW, Murphy D, et al. Functional wrist motion: a biomechanical study. J Hand Surg Am. 1985;10A:39–46.
2. Werner FW, Short WH, Fortino MD. The relative contribution of selected carpal bones to global wrist motion during simulated planar and out-of-plane motion. J Hand Surg Am. 1997;22A:708–13.
3. Patterson RM, Nicodemus CL, Viegas SF, et al. High speed, three-dimensional kinematic analysis of the normal wrists. J Hand Surg Am. 1998;23A:446–53.
4. Werner FW, Green JK, Short WH, et al. Scaphoid and lunate motion during a wrist dart throw motion. J Hand Surg Am. 2004;29A:418–22.
5. Moritomo H, Murase T, Goto A, et al. Capitate-based kinematics of the midcarpal joint during wrist radioulnar deviation: an in vivo three-dimensional motion analysis. J Hand Surg Am. 2004;29A:668–75.
6. Crisco JJ, Coburn JC, Moore DC, et al. In vivo radiocarpal kinematics and the dart thrower's motion. J Bone Joint Surg. 2005;87A:2729–40.
7. Moritomo H, Apergis EP, Herzberg G, et al. 2007 IFSSH committee report of wrist biomechanics committee: biomechanics of the so-called dart-throwing motion of the wrist. J Hand Surg Am. 2007;32A(32A):1447–53.
8. Calfee RP, Leventhal EL, Wilkerson J, et al. Simulated radioscapholunate fusion alters carpal kinematics while preserving dart-thrower's motion. J Hand Surg Am. 2008;33A:503–10.
9. Crisco JJ, Heard WM, Rich RR, et al. The mechanical axes of the wrist are oriented obliquely to the anatomical axes. J Bone Joint Surg. 2011;93A:169–77.
10. Johnston HM. Varying positions of the carpal bones in the different movements at the wrist. Part I. Extension, ulnar, and radial flexion. J Anat Physiol. 1907;41:109–22.
11. Guilford W, Boltan R, Lambrinudi C. The mechanism of the wrist joint. Guys Hosp Rep. 1943;92:52–9.
12. Linscheid RL, Dobyns JH, Beabout JW, et al. Traumatic instability

of the wrist: diagnosis, classification, and pathomechanics. J Bone Joint Surg. 1972;54A:1612–32.

13. Sarrafian SK, Malamed JL, Goshgarian GM. Study of wrist motion in flexion and extension. Clin Orthop. 1977;126:153–9.

14. Wright DR. A detailed study of the movement of the wrist joint. J Anat. 1935;70:137–43.

15. Youm Y, McMurty RY, Flatt AE, et al. Kinematics of the wrist. I. An experimental study of radio-ulnar deviation and flexion-extension. J Bone Joint Surg. 1978;60A:423–31.

16. Wolfe SW, Gupta A, Cristo JJ. Kinematics of the scaphoid shift test. J Hand Surg. 1997;22A:801–6.

17. Navarro A. Luxaciones del carpo. Anal Fac Med Montevideo. 1921;6:113–41.

18. Taleisnik J. Wrist anatomy, function, and injury. AAOS Instr Course Lect. St. Louis: Mosby, 1978, p. 61–87.

19. Weber ER. Concepts governing the rotational shift of the intercalated segment of the carpus. Orthop Clin North Am. 1984;15:193–207.

20. Lichtman DM, Schneider JR, Swafford AR, et al. Ulnar midcarpal instability. J Hand Surg Am. 1981;6:515–23.

21. Craigen MA, Stanley JK. Wrist kinematics. Row, column or both? J Hand Surg Am. 1995;20B:165–70.

22. Berger RA, Crowninshield RD, Flatt AE. The three-dimensional rotational behavior of the carpal bones. Clin Orthop. 1982;167:303–10.

23. Amadio PC. Carpal kinematics and instability: a clinical and anatomic primer. Clin Anat. 1991;4:456–68.

24. Upal MA, Crisco JJ, Moore DC, et al. In vivo elongation of the palmar and dorsal scapholunate interosseous ligament. J Hand Surg Am. 2006;31A:1326–32.

25. Moojen TM, Snel JG, Ritt MJ, et al. In vivo analysis of carpal kinematics and comparative review of the literature. J Hand Surg Am. 2003;28A:81–7.

26. Kaufmann R, Pfaeffle J, Blankenhorn B, et al. Kinematics of the midcarpal and radiocarpal joints in radioulnar deviation: an in vitro study. J Hand Surg Am. 2005;30A:937–42.

27. Berger RA. The gross and histologic anatomy of the scapholunate ligament. J Hand Surg Am. 1996;21A:170–8.

28. Berger RA, Imeada T, Bergland L, et al. Constraint and material properties of the subregions of the scapholunate interosseous ligament. J Hand Surg Am. 1999;24A:953–62.

29. Viegas SF, Yamaguchi S, Boyd NL, et al. The dorsal ligaments of the wrist: anatomy, mechanical properties, and function. J Hand Surg Am. 1999;24A:456–68.

30. Viegas SF. The dorsal ligaments of the wrist. Hand Clin. 2001;17:65–75.

31. Mitsuyasu H, Patterson RM, Shah MA, et al. The role of the dorsal intercarpal ligament in dynamic and static scapholunate instability. J Hand Surg Am. 2004;29A:279–88.

32. Werner FW, Short WH, Green JK. Changes in patterns of scaphoid and lunate motion during functional arcs of wrist motion induced by ligament division. J Hand Surg Am. 2005;30A:1156–60.

33. Ritt MJ, Bishop AT, Berger RA, et al. Lunotriquetral ligament properties: a comparison of three anatomic subregions. J Hand Surg Am. 1998;23A:425–31.

34. Larsen CF, Amadio PC, Gilula LA, et al. Analysis of carpal instability. I. Description of the scheme. J Hand Surg Am. 1995;20A:757–64.

35. Schuind FA, Leroy B, Comtet J-J. Biodynamics of the wrist: radiologic approach to scapholunate instability. J Hand Surg Am. 1985;10A:1006–8.

36. Nakamura R, Hori M, Imamura T, et al. Method for measurement and evaluation of carpal bone angles. J Hand Surg Am. 1989;14A:412–6.

37. Garcia-Elias M, An KN, Amadio PC, et al. Reliability of carpal angle determination. J Hand Surg Am. 1989;14A:1017–21.

38. Yang Z, Mann FA, Gilula LA, et al. Scaphopisocapitate alignment:

criteria to establish a neutral lateral view of the wrist. Radiology. 1997;205:865–9.

39. Larsen CF, Stigsby B, Lindequist S, et al. Observer variability in measurements of carpal bone angles on lateral wrist radiographs. J Hand Surg Am. 1992;16A:893–8.

40. Taleisnik J, Watson HK. Midcarpal instability caused by mal-united fractures of the distal radius. J Hand Surg Am. 1984;9A:350–7.

41. Freeland AE, McAuliffe JA. Dorsal carpal metacarpal fracture dislocation associated with nondissociative segmental instability. Orthopedics. 2002;25:753–5.

42. Czitrom AA, Dobyns JH, Linscheid RL. Ulnar variance in carpal instability. J Hand Surg Am. 1987;12A:205–8.

43. Wright TW, Dobyns J, Linscheid RL, et al. Carpal instability nondissociative. J Hand Surg Am. 1994;19B:763–73.

44. Werner FW, Short WH, Green JK, et al. Severity of scapholunate instability is related to joint anatomy and congruency. J Hand Surg Am. 2007;32A:55–60.

45. Rhee PC, Moran SL, Shin AY. Association between lunate morphology and carpal collapse in cases of scapholunate dissociation. J Hand Surg Am. 2009;34A:1633–9.

46. Nakamura K, Patterson RM, Viegas SF. Type I versus type II lunates: ligament anatomy and presence of arthrosis. J Hand Surg Am. 2001;26A:428–36.

47. Watson HK, Weinzweig J, Zeppierri J. The natural progression of scaphoid instability. Hand Clin. 1997;13:39–49.

48. Mayfield JK, Johnson RP, Kilcoyne RK. Carpal dislocations: pathomechanics and progressive perilunar instability. J Hand Surg Am. 1980;5:226–41.

49. Mudgal CS, Jones WA. Scapho-lunate diastasis: a component of fractures of the distal radius. J Hand Surg Am. 1990;15B:503–5.

50. Blazar PE, Lawtonj JN. Diagnosis of carpal ligament injuries. In: Trumble TE, editor. Carpal fracture-dislocations. Rosewood, IL: American Academy of Orthopaedic Surgery; 2002. p. 21.

51. Black DM, Watson HK, Vender MI. Scapholunate gap with scaphoid nonunion. Clin Orthop. 1987;224:205–9.

52. Monsivais JJ, Nitz PA, Scully TJ. The role of carpal instability in scaphoid nonunion: casual or causal? J Hand Surg Am. 1986;11B:201–6.

53. Vender MI, Watson HK, Black DM, et al. Acute scaphoid fracture with scapholunate gap. J Hand Surg Am. 1989;14:1004–7.

54. Short WH, Werner FW, Green JK, et al. Biomechanical evaluation of ligamentous stabilizers of the scaphoid and lunate. J Hand Surg Am. 2002;27A:991–1002.

55. Short WH, Werner FW, Green JK, et al. Biomechanical evaluation of the ligamentous stabilizers of the scaphoid and lunate. Part II. J Hand Surg. 2005;30A:24–34.

56. Short WH, Werner FW, Green JK, et al. Biomechanical evaluation of the ligamentous stabilizers of the scaphoid and lunate. Part III. J Hand Surg Am. 2007;32A:297–309.

57. Berdia S, Short WH, Werner FW, et al. The hysteresis effect in carpal kinematics. J Hand Surg Am. 2006;31:594–600.

58. Elsaidi GA, Ruch DS, Kuzma GR, et al. Dorsal wrist ligament insertions stabilize the scapholunate interval: cadaver study. Clin Orthop Relat Res. 2004;425:152–7.

59. Blevens AD, Light TR, Jablonsky WS, et al. Radiocarpal articular contact characteristics with scaphoid instability. J Hand Surg Am. 1989;14A:781–90.

60. Watson HK, Ballet FL. The SLAC wrist. Scapholunate advanced collapse pattern of degenerative arthritis. J Hand Surg Am. 1984;9A:356–65.

61. Watson HK, Ryu J. Evolution of arthritis of the wrist. Clin Orthop. 1986;202:57–67.

62. Geissler WB, Freeland AE, Savoie 3rd FH, et al. Intracarpal soft tissue lesions associated with intra-articular fracture of the distal end of the radius. J Bone Joint Surg. 1996;78A:357–65.

63. Shin AY, Murray PM. Biomechanical studies of wrist ligament injuries. In: Trumble TE, editor. Carpal fracture-dislocations.

Rosewood, IL: American Academy of Orthopaedic Surgery; 2002. p. 14.

64. Horii E, Garcia-Elias M, An KN, et al. A kinematic study of lunotriquetral dissociations. J Hand Surg Am. 1991;16A:355–62.

65. Viegas SF, Patterson RM, Peterson PD, et al. Ulnar sided perilunate instability: an anatomic and biomechanical study. J Hand Surg Am. 1990;15A:268–77.

66. Reagan DS, Linscheid RL, Dobyns JH. Lunotriquetral sprains. J Hand Surg Am. 1984;9:502–14.

67. Ritt MJ, Linscheid RL, Cooney WP, et al. Lunotriquetral ligament properties: the lunotriquetral joint: kinematic effects of sequential ligament sectioning, ligament repair, and arthrodesis. J Hand Surg Am. 1998;23A:432–45.

68. Taleisnik J. Triquetrohamate and triquetrolunate instabilities (medial carpal instability). Ann Chir Main. 1984;3:331–43.

69. Garcia-Elias M, Dobyns JH, Cooney 3rd WP, et al. Traumatic axial dislocations of the carpus. J Hand Surg Am. 1989;14A:446–57.

70. Freeland AE, Rojas SL. Traumatic combined radial and ulnar axial wrist dislocation. Orthopedics. 2002;245:1161–3.

71. Lichtman DM. Understanding midcarpal instability. J Hand Surg Am. 2006;31A:491–8.

72. Lichtman DM, Schneider JR, Swatford AR, et al. Ulnar midcarpal instability—clinical and laboratory analysis. J Hand Surg Am. 1981;6A:515–23.

73. Garth Jr WP, Hoffmann DY, Rooks MD. Volar intercalated instability secondary to medial carpal ligament laxity. Clin Orthop. 1985;201:94–105.

74. Aspergis EP. The unstable capitolunate and radiolunate joints as a source of wrist pain in young women. J Hand Surg Am. 1996;21B:501–6.

75. Trimble T, Bour CT, Smith RJ, et al. Kenematics of ulnar carpus related to the volar intercalated segment instability pattern. J Hand Surg Am. 1990;15A:384–92.

76. Louis DS, Hankin FM, Greene TL. Chronic capitolunate instability. J Bone Joint Surg. 1987;69A:950–1.

77. Johnson RP, Carrera GF. Chronic capitolunate instability. J Bone Joint Surg. 1986;68A:1164–76.

78. Hankin FM, Amadio PC, Wojtys EM, et al. Carpal instability with volar flexion of the proximal row associated with injury to the scapho-trapezial ligament: report of two cases. J Hand Surg Am. 1988;13B:298–302.

79. Graham TJ. The inferior arc injury: an addition to the family of complex carpal fracture-dislocation patterns. Am J Orthop (Belle Mead NJ). 2003;32(9 Suppl):1–19.

80. Rayhack JM, Linscheid RL, Dobyns JH, Smith JH. Posttraumatic ulnar translocation of the carpals. J Hand Surg Am. 1987;12A:180–9.

81. Allieu Y, Garcia-Elias M. Dynamic radial translation instability of the carpus. J Hand Surg Am. 2000;25B:33–7.

82. Freeland AE, Ferguson CA, McCraney WO. Palmar radiocarpal dislocation resulting in ulnar radiocarpal translocation and multidirectional instability. Orthopedics. 2006;29:604–8.

83. Siegel DB, Gelberman RH. Radial styloidectomy: an anatomic study with special reference to radiocarpal intracapsular ligamentous morphology. J Hand Surg Am. 1991;16A:40–4.

84. Moneim MS, Bolger JT, Omer GE. Radiocarpal dislocation-classification and rationale for management. Clin Orthop. 1995;192:199–209.

第 **10** 章

舟月韧带损伤的治疗

Mark Ross，William B. Geissler，Jeremy Loveridge，Gregory Couzens

简介

含有舟月韧带复合体损伤的治疗存在诸多特殊的挑战。这些挑战不仅是因为难以定义舟月韧带复合体病变在时限和结构以及生物力学上的特性，而且来自各种现有手术治疗缺乏一致的良好疗效。

最初的关节镜治疗能够直接查看腕关节内的骨间韧带，甚至可以对部分相邻腕骨关系做出动态评价。影像学检查可能难以检测舟月韧带的部分撕裂，但镜下可以在做出明确的诊断。此外，对于手术治疗的计划制订，关节镜检查比影像学检查更能精确评估关节软骨的状态。关节镜依旧是诊断舟月韧带损伤的金标准[1,2]。MRI 分辨率和扫描方法进一步促进了影像学诊断发展。

然而，腕关节镜除了诊断舟月韧带病变，还推动了镜下舟月韧带损伤的治疗。

惠普尔最初将腕关节镜描述是一种新的技术和仪器，但现在它的应用不断拓宽。随着仪器的进一步发展，如热皱缩技术和特殊关节镜套筒的出现，关节镜将继续对舟月骨间韧带病变的诊治发挥作用。

M. Ross, M.B.B.S., F.R.A.C.S. (Orth) (✉) • J. Loveridge, M.B.B.S.,
F.R.A.C.S. (Orth) • G. Couzens, M.B.B.S., F.R.A.C.S. (Orth)
Brisbane Hand and Upper Limb Research Institute,
9/259 Wickham Terrace, Brisbane 4000, QLD, Australia
e-mail: research@upperlimb.com; markross@upperlimb.com;
jloveridge@drs.org.uk; greg.couzens@upperlimb.com

W.B. Geissler, M.D.
Department of Orthopaedic Surgery and Rehabilitation,
University of Mississippi Medical Center, Jackson, MS, USA
e-mail: 3doghill@msn.com

解剖

对腕骨间的生物力学及其动态关系认识的不断提高，改变了对舟骨月骨之间连接的概念。我们已经不再将舟月韧带认为是一条孤立的韧带，而是将其看成是"舟月韧带复合体"（SLLC）。这包括内在韧带和外在韧带[4]。舟月韧带复合体内在韧带，包含掌侧部分、中央系膜部和背侧部分。韧带背侧部分显然是骨间韧带发挥生物力学的主要部分。它是由粗壮的横纤维组成，可以抵抗旋转。韧带掌侧部分由长斜形纤维组成，可使腕骨获得矢状面旋转。韧带中央系膜部分常常出现穿孔，它的发生率随年龄增加而增加[4,5]。

舟月韧带复合体的外在韧带成分，包括掌侧的桡舟头韧带、长桡月韧带和短桡月韧带[6]。舟月骨间的次要稳定装置，包括舟状骨–大多角骨–小多角骨关节（STT）的关节囊和腕骨间背侧韧带（DIC）[7,8]。

在最早期的检查中，可能不会出现影像学的异常，直到外在稳定结构作用的衰退或者消失后，才出现影像学异常。

损伤病理力学、机制

舟月韧带损伤通常是由摔倒后腕关节背伸位造成的背屈所致伤。腕关节背伸和腕骨旋后是舟月韧带损伤的主要机制。与身体其他部位的韧带损伤相似，骨间韧带可被拉伸并最终导致撕裂。舟月韧带断裂之前的拉伸长度可能是原始的两倍。Mayfield 的研究显示，造成舟月韧带撕裂的拉伸度可达到原有的 225%[9]。

一系列的损伤发生在舟月韧带本身。单一的舟月韧带损伤可能不会出现 X 线平片上的舟月分离或者是舟月间隙增宽。但是，如果腕关节内在韧带和外在韧带联合损伤，往往导致舟月分离[10]。由于缺少该疾病的自然病史研究，很难明确急性或慢性舟月异常的病理演变。虽然有些患者表现为典型的手腕过伸位损伤病史，另一些患者可能回忆不起有摔伤急性外伤史，而是举重物时的"啪"声音或腕关节失能的异样感觉，抑或完全没有外伤史。许多表现为腕关节舟月分离进行性塌陷(SLAC)的患者均无法记得有明确的腕部急性外伤史。显然，导致舟月韧带损伤有一种复杂的交互作用，包括舟月韧带急性外伤撕裂、连续多次的微小损伤和亚临床长时间的舟月韧带蜕变。

评估

病史

有腕关节急性背屈损伤病史者高度怀疑舟月韧带复合体损伤。患者也可能无腕关节严重急性损伤史，而出现腕关节背部疼痛或腕关节失能或机械性症状。

体格检查

体格检查可以显示局部压痛位于腕背部舟月间隔处。用激惹的原理来评估舟月不稳，方法是"舟状骨移位测试"[7]。试验时，腕关节由屈曲到背伸活动，压力施加于掌侧舟骨结节来评估腕关节桡偏和屈曲时的舟骨活动。部分舟月韧带撕脱，腕背侧舟月间隙可能有压痛，但没有"弹跳"感。触诊舟骨结节时，疼痛没有典型的临床意义。舟月韧带的完全撕裂会导致位于桡骨远端背侧缘舟状骨近极的半脱位。当这种情况发生时，会感觉到触诊移动或"咔嗒"声。受伤的和没受伤的手腕都应该做舟状骨移试验以评估韧带本身的松弛程度，特别是对于韧带属于广泛松弛的患者[11]。如果疼痛影响体检，可在桡腕关节内注射局麻药后再进行试验，以评估潜在的舟骨位移试验阳性。

影像学检查

X 线平片

在最初的评估中，X 线平片对于评价舟月间隙是必不可少的。从一开始就应该强调，所有射线照相的观点只能与对侧比较后才能明确。标准的 X 线平片包括腕关节尺偏的后前位、斜位、标准的侧位和握拳时的 X 线平片。

在后前位片中，可以画出 3 条光滑的射线弧来定义正常的腕骨关系[12]。任一弧线的连续性中断则表明断弧处腕骨不稳。腕骨或任何关节间隙的宽度超过 4mm 均强烈提示，该处腕骨间韧带有损伤。舟月韧带损伤撕裂已被证明，可在标准的握拳、尺偏 30°位片产生最宽的分离[13]。

"环形征"征提示，舟月间隙与对侧相比出现的异常增宽[14]。舟月间隙宽度应在舟骨月骨相对的平面内侧中点测量。舟月间隙<3mm 被认为是正常的，而舟月间隙为 3~5mm 可疑损伤，任何与对侧不对称的舟月间隙>5mm，可诊断为舟月分离[15]。"环形征"发生在舟骨下沉屈曲，以及在后前位 X 线平片上出现且发生舟骨长轴短缩时。无论病因如何，所有原因导致的舟状骨掌屈都可能出现"环形征"[16]。因此，舟状环征的存在并不一定就意味着舟月不稳。

在侧位片中，舟月角指舟骨掌侧远近端骨皮质线的切线与月骨远端掌、背侧极连线的垂线所形成的夹角。正常值范围为 30°~60°，平均为 47°，超过 80°强烈提示舟月不稳[16]。在侧位片上，通常可以观察到舟骨近端弧与桡骨舟骨小面之间的平行。

当有腕关节不稳定时，近侧极的背侧旋转被认为是这种关节对应关系丢失的表现。矢状面高分辨率 MRI 扫描可以明确显示这种改变的关系。

在影像学上双侧腕关节的对比更有利于评估。此外，多种观点认为，通过所谓的"应力位视图"，虽然不是真正的动态，但着眼于腕关节在特定体位和应力下的变化，可以增加平片诊断的灵敏度。一般使用最多的是腕关节在后前位片上的屈、伸和桡偏、尺偏。此外，已经证实，对于存在广泛损伤、破裂的舟月韧带的患者，在标准的握拳、尺偏 30°位置上舟月分离最明显[13,17]。

X 线透视

使用透视可以实现腕关节运动和腕骨间关系的动态评估。

超声

超声已用于评估舟月韧带损伤,它为实时动态评估病理损伤程度提供了可能性。超声可以明确舟月韧带和舟骨近极,它还可以在冠状面和矢状面扫描。超声可以在腕关节尺偏、桡偏、握拳位及抗阻力背伸位检查。超声扫描可以显示骨赘、关节积液和退化的关节囊。发现这些异常有时可能很困难,特别是当解剖学和动力学有异常时。超声的主要作用可能是为了补充临床检查和其他影像学研究,它有可能显示舟骨的旋转不稳定[18]。

学者 Dao 等在 2004 年报道了将超声用于动态评估舟月不稳,并与关节镜检查做了对比研究[18]。在 64 腕的检查中,超声检查的敏感度相对较低,只有 46.2%,但特异性高达 100%,准确率为 89.1%。作者建议将其作为其他诊断方法的辅助[18]。

Taljanovic 等在 2008 描述了将超声用于舟月韧带手术的评估,并研究了其与 MRT 和 MRA 的相关性。对于舟月韧带,各种影像学检查结果一致的有 15 例,部分一致的有 3 例(18.75%),1 例(6.25%)完全不一致。关节镜下和影像学检查结果一致的有 3 例[19]。

初步结果令人鼓舞。超声检查至少可以作为评价舟月韧带的一种影像学检查方法。

MRI

对于怀疑有舟月韧带损伤的患者,如果其 X 线平片检查正常,应由有经验的放射科医师对受伤的手腕进行 MRI 扫描。阅读可疑舟月韧带损伤患者的 MRI 片具有一定挑战性。

首先推荐使用 3 T 磁场强度及以上的高分辨率磁共振扫描舟月韧带的三部分(背侧部、掌侧部和系膜部)及其完整性[20]。

评估舟月韧带的 3T MRI 最好用专用的 8 英寸(1 英寸=2.54 厘米)或 16 英寸线圈。MRI 检查结果的解释应由具有腕关节读片特长的放射科医生完成[20]。在拥有高分辨率 MRI 的医疗单位,可以使用西门子 3T MRI 配合 8 英寸的线圈扫描腕关节。患者采用俯卧位扫描,并将他们的手臂放置在他们的头上[20],这是因为这个位置是在磁噪声比中心,可以提供最佳的信号。

从桡骨和尺骨近端以 2mm 的厚度向远端行轴向扫描直至腕部远端。腕关节的直接冠状位应当在平行于桡骨远端和尺骨前缘的方向扫描。矢状面应当垂直于腕关节平面。应当使用脂肪抑制的质子密度序列扫描,做 T1、T2 及梯度自旋回波序列以 0.5mm 为层厚进行扫描。

高分辨率冠状位和轴位图像显示是否背侧或掌侧纤维完好无损。大部分的舟月韧带损伤可以在冠状面发现,该平面上舟骨、月骨呈低信号,也可见有呈线性低信号的纤维束。在矢状位上,舟月韧带的继发性损伤表现为舟状骨相对于桡骨的舟骨窝发生横移及关节软骨的变薄(图 10.1)。单独的舟月间隙的增大并不能确定存在舟月韧带损伤,因为舟月韧带损伤后可能发生断裂,也可能只发生松弛。神经损伤有可能和舟月韧带撕裂同时出现,在 T2 加权 MRI 成像上可以看见,最好配以脂肪抑制序列。

CT

最近,学者 Kakar 描述了一种新颖的 4D CT 成像技术(3D+时代),据说它在临床诊断舟月不稳中大有前途[21]。4D CT 可以像 4D 电影一样在患者活动自己的手腕时采集到动态图像数据,如桡尺偏、屈伸及投掷飞镖等。

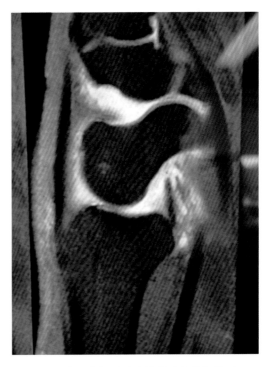

图 10.1　腕舟骨背侧平移及软骨丢失的矢状面 MRI。

舟月韧带损伤的病理分类

本表总结了舟月韧带病理分类的各种方法（表10.1），并确定了每种级别的病理损伤程度。其罗列了舟月韧带损伤的各种病理分类方法，包括从发病时间的角度和结构异常的角度。

按时间分类

关于急性、亚急性和慢性损伤的定义还没有明确的共识。无论采用哪种标准，其目的都是为了确定自身韧带的愈合潜力。

学者 Larsen 等按时间维度分类腕关节不稳。急性期定义为<1周，亚急性期定义为1~6周，慢性病被定义为>6周。

学者 Geissler 和 Haley 将急性期损伤定义为伤后3~4周，亚急性期为3~4周至6个月，慢性期为外伤6月后，往往出现临床症状。

目前的研究倾向于将定义慢性期的时间点前移，因为在韧带直接修复后的远期影像学结果令人不满意，而预后与相对早的时间点呈指数相关。

由于对急性期损伤时间点确认缺乏一致性，这意味着基于时间分类仍然不一致。

按临床体检分类

临床上，我们可以将舟月不稳分为4种类型：①动态不稳定早期；②动态不稳定期；③可逆的静态不稳定期；④不可逆的静态不稳定期[24]。动态不稳定早期最初是由学者 Kirk Watson 提出，他还将此用于定义那些临床体格检查时可查及而放射学检查为阴性的患者，相当于 Geissler 分度的 Ⅰ 度或者 Ⅱ 度不稳定[7,23]。动态舟月不稳时，舟月韧带完全撕裂，但是舟月关节的次级稳定装置仍然完整[25]。负重位或者特殊体位的放射学检查可以发现舟月不稳，如用力握拳时和腕关节负重尺偏位时。当出现静态舟月分离时，往往意味着舟月韧带的损伤为慢性损伤且是不可逆的，舟月关节的辅助稳定装置不足以代偿，且会出现关节畸形，而腕关节的半脱位是可逆的。

按结构分类

按解剖结构分类法是根据影像学检查、关节镜检查甚至是手术所见来分类。影像学检查包括静态 X 线平片、应力位片、透视、超声或 MRI。

按关节镜下的结构分类

舟月韧带复合体损伤的治疗关键是如何区分正常韧带和病变损伤后的韧带。当怀疑有舟月不稳定时，桡腕关节和腕中关节均应该进行镜下检查。如果没有进行腕中关节检查，那不能称之为系统的腕关节镜检查，尤其是怀疑存在腕关节不稳定时。

3-4 入路是显示舟月韧带的最佳入路，从桡腕关节检查，舟月韧带的外观为凹形(图10.2)。而从腕中关节检查时，它外观应该致密、均一的，没有任何间隙(图10.3)。这正好与月三角关节相反，偶尔可见月三角存在 1mm 的间隙，而这是生理性间隙，而非病理性，而且，月骨和三角骨之间还以发生轻微的活动。当舟月韧带撕裂时，在桡腕关节经 3-4 间隙行关节镜检查时，撕裂的韧带可下垂并阻碍视野。腕骨间的正常凹形变凸。然而，对腕骨旋转、所有异常腕骨运动或分离的程度的确定，最好经腕中关节间隙检查。

表 10.1　舟月韧带损伤的分类

分类方式	描述		
按时间分类	急性损伤		
	亚急性损伤		
	慢性损伤		
按解剖结构分类	根据影像学检查	放射学检查	静态 X 线平片—静态舟月分离
			动态 X 线平/透视—完全的舟月动态分离
		MRI	部分损伤
			● 背侧
			● 系膜部
			● 掌侧部分损伤
			完全损伤—静态、动态
	根据关节镜检查	Geissler 分类法	详见表 10.2
	根据术中所见	部分损伤	
		完全损伤	动态性损伤
			静态损伤
			● 可逆性
			● 不可逆性

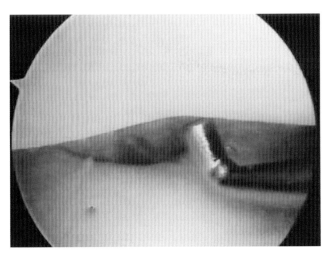

图 10.2　经桡腕关节 3–4 入路入镜所见的正常舟月韧带的外观。

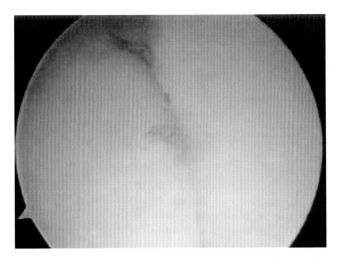

图 10.3　经腕中关节所见的正常的、紧绷的、均一的舟月韧带。

　　舟月韧带和月三角韧带损伤程度是可以明确的。骨间韧带似乎是先变薄然后从掌侧至背侧出现撕裂。学者 Geissler 设计了一种基于关节镜下表现的腕关节不稳定分类方法,并建议治疗骨间韧带的急性损伤

（表 10.2）[23,25]。文献报道中关于韧带处理方式的不断发生变化,这可以看作是人们对于韧带组成成分及愈合潜力认识的改变过程。

　　对于 Grade I 度损伤,舟骨和月骨会骨间韧带丢失正常的形态而成凸起状(图 10.4)。从腕中关节行关节镜检查舟月间隙时,舟月韧带的张力及外观没有明显异常。这些轻度的 Grade I 度损伤往往可以通过简单的制动而治愈。

　　在关节镜下经桡腕关节观察时,Grade II 度的骨间韧带损伤后的"凸起"表现与 Grade I 度的相似。当从腕中关节观察时,舟月间隙则不再均一。舟骨屈曲且它的背侧唇部旋转至月骨远端(图 10.5)。当关节镜置于尺侧腕中关节时更好观察,此时可以查看关节情况并评估舟状骨屈曲的程度。这类似于舟状骨近极的背侧移位,可以在 MRI 矢状面成像中看到(图 10.1)。

　　对于 Grade III 度损伤,骨间韧带开始分离,经桡腕关节及腕中关节均可以看到存在于舟状骨和月骨之间的间隙。直径 1mm 的探针也许可以穿过这个间隙并在舟状骨和月骨之间旋转(图 10.6)。有时舟状骨和月骨之间的间隙直视下也无法识别,除非使用探针将舟状骨推开、远离月骨,而一部分背侧舟月骨间韧带可能仍然是连续的。

　　对于 Grade IV 度损伤,骨间韧带已经出现完全撕裂,直径 2.7mm 的探针可以轻松的经过舟月间隙由腕中关节探入桡腕关节(图 10.7).这种表现与舟月完全分离时平片上所见的舟月间隙增宽一致。

按放射学结构特征分类

不完全性、部分撕裂

　　舟月韧带的部分断裂往往发生于掌侧部分,偶尔

表 10.2　基于关节镜下所见的腕关节不稳的 Geissler 分类法

分度	描述	治疗
I 度	经桡腕关节检查时,出现骨间韧带的变薄、出血。经腕中关节检查时未出现腕骨排列异常	制动
II 度	经桡腕关节检查时,出现骨间韧带的变薄、出血。经腕中关节检查时出现腕骨排列异常、台阶可能宽度出现小于探针直径的腕骨间间隙	关节镜下复位固定
III 度	经桡腕关节和腕中关节检查时均出现腕骨排列异常、台阶。探针可以穿过腕骨间间隙	关节镜下开放复位固定
IV 度	经桡腕关节和腕中关节检查时均出现腕骨排列异常、台阶。探触时整体不稳定。直径为 2.7mm 的探针可以穿过腕骨间间隙	切开复位和修复韧带

来自文献[25]的数据。

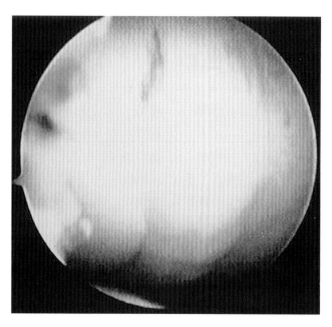

图 10.4 经桡腕关节 3/4 入路关节镜检查所见的 Grade I 度骨间韧带损伤的镜下表现,可见舟月韧带的正常凹形现在变成凸形。

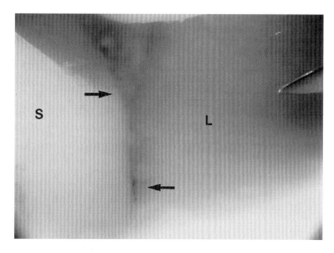

图 10.5 经桡侧腕中关节镜下检查所见的 Grade II 度舟月骨间韧带损伤的表现。由于舟状骨的掌侧屈曲改变,舟状骨和月骨之间的弧度不再平滑(S,舟状骨;L,月骨)。

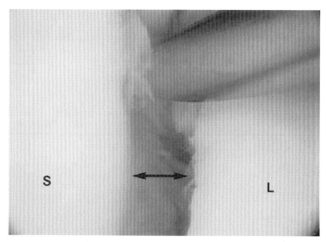

图 10.6 经桡侧腕中关节镜下检查所见的 Grade III 度舟月骨间韧带损伤的表现。请注意舟月间隙的增宽(S,舟状骨;L,月骨)。

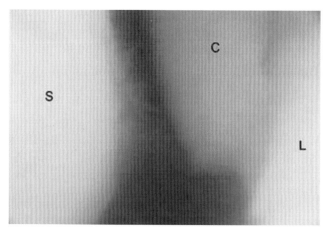

图 10.7 关节镜下所见的舟月骨间韧带的 IV 型损伤,舟状骨和月骨完全分离,关节镜探针能够在腕中关节和桡腕关节间自由穿入,经过舟月间隙可见到头状骨(S,舟状骨;L,月骨;C,头状骨)。

完全撕裂

鉴别静态舟月分离和动态舟月分离的最佳方式是比较静态时与负重时的 X 线平片检查结果,或者是做透视检查。

动态完全性撕裂:舟月骨间韧带的所有组成成分均发生断裂,但是舟月关节的辅助稳定结构仍完整。X线平片检查可能是正常的,但是在负重位的 X 线平片上可以发现腕骨间正常关系发生紊乱。

静态性完全撕裂:舟月韧带完全断裂,且舟月关

也会发生背侧部分的单独撕裂。此时,静息位及负重位的 X 线平片通常都是阴性的。韧带的慢性损伤和部分愈合能通过高分辨率的 MRI 检查发现。在正常的静态平片影像上,矢状面 MRI 图像可显示近侧极相对于桡骨的背侧移位,可能是韧带部分损伤的早期指标。MRI 比 X 线平片检查可以更早的发现舟状骨近极软骨的磨损。

节的辅助稳定结构也损伤，在后前位普通 X 线平片上即可发现明显增宽的舟月间隙[26]。

可逆性静态完全撕裂 VS 不可逆性静态完全撕裂

可逆性或者不可逆性韧带损伤需要术中才能确定。静息状态下的 X 线平片就可以发现异常。在术中，直接修复或者重建损伤的韧带也许很简单。如果术中发现不可逆性的损伤，应当采取治疗措施予以补救。这通常存在着一种时间关系，即更多的慢性骨折导致一种静态畸形，而这种畸形可能会变得不可逆转。

治疗

准确的损伤分类有助于选择合适的治疗方法。然而，目前最大的挑战是，对不同分类应该采取何种手术治疗尚未达成共识。目前存在多种治疗方式，如克

氏针内固定、韧带修复、关节囊固定或者重建，而且它们都曾经被试着用于治疗不同程度的舟月韧带损伤。而且，手术是采取开放式手术还是闭合手术也是一个问题。

学者们已经制订了舟月韧带损伤的治疗方案（表10.3）的分类体系。

闭合穿针固定：影像放大或关节镜引导下

这种方法可能更适合于较低程度韧带损伤的治疗。

腕关节镜下检查可以直接评估舟月韧带的损伤程度，也可以发现腕关节排列紊乱的间接证据。关节镜下评估是通过关节牵引和关节镜下检查实现的。在牵引架上，腕关节可承受约 10 磅的牵引力[27,28]。另外，通过不同的前臂牵引方式也能达到腕关节牵开的效果[28,29]。3–4 入路是显示舟月韧带的最佳入路。4–5 入

表 10.3　舟月韧带损伤的治疗方案

治疗方案		
闭合穿针	透视引导下操作	
	关节镜下操作	
切开修复、固定		
关节囊固定、修复、部分修复术	关节镜引导下——掌侧及背侧	"Abrasion 法"关节囊缝合术
		紧缩
		缝合
	切开操作	背侧—Blatt 法/反 Blatt 法（通常用于手术切开修复或者重建韧带）
重建：定义为一个试图通过其他	局部软组织	背侧腕骨间韧带
软组织填充来重建舟骨和月	RASL（关节镜下/切开）	
骨之间稳定的软组织关系	游离组织移植："骨–组织–骨"	骨–支持带–骨
		手、腕部组织移植
		足、踝部组织移植
		其他组织
	肌腱组织移植	Brunelli
		三韧带固定术
		舟月轴的方法
		舟、月、三角骨腱固定术
补救措施	PRC 近排腕骨摘除[59]	
	部分融合（关节镜下/切开）	四角融合
		舟—月—三角骨融合
		头月融合
		STT 融合
	全腕关节融合	

路和 6-R 入路也是常用的入路。腕关节应该由桡侧至尺侧仔细评估，还应该使用探针检查舟月间隙。舟月韧带的损伤程度可能无法准确界定，除非使用探针直接探及撕裂的韧带(图 10.8)。术中如果发现舟月韧带的部分纤维发生撕裂，应该从 6/R 入路进行清扫，刨削器经 3/4 入路插入。将一个探针插入舟月间隙内仔细检查舟月间隙。在关节镜下从桡侧仔细清理被撕裂的舟月韧带之后，接着应该检查腕中关节。关节镜首先从腕中关节桡侧进入。应当仔细辨别是否存在舟骨旋转，即舟状骨的背侧唇部旋转移位至月骨的远端，从腕中关节的尺侧置入关节镜可能更有利于观察此病变。同时，也应该使用关节镜和探针仔细观察所有可以穿透的部位。如果真的存在这种明显的穿孔，则应该慎重考虑闭合克氏针内固定的治疗方式是否合适[28]。

Grade II 级病变的患者可能最适合的治疗是关节镜辅助下复位克氏针内固定，尽管它会因为外伤影响韧带的愈合潜力而出现疗效上的折扣。作为一种替代治疗方案，关节镜下关节囊清理及韧带热皱缩术也被建议用于 Grade II 级的患者，特别是在慢性损伤的患者。对此我们将稍后讨论。根据目前的文献，使用闭合克氏针治疗III级损伤是很难的。

对于怀疑存在急性或者亚急性舟月韧带 Grade II 度损伤的患者，在经过 3-4 入路检查腕中关节后，可以在关节镜引导下至行克氏针内固定。在套管的保

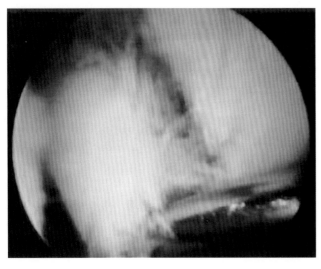

图 10.8　经桡腕关节在 3/4 入路所见的舟月骨间韧带的 II 型撕裂。使用一个探针去触诊骨间韧带，一个最初没有被发现的舟月分离才被确诊。

护下，使用一个克氏针经皮置入舟状骨。使用套管的目的是避免继发桡神经浅支的损伤。做一个小切口，用止血钳钝性分离皮下组织，套管可以直接放置在舟骨上。

于是在关节镜下便可以发现置入舟状骨的克氏针。另一个更简单的替代方法是，在透视下打入克氏针。如果仍然不放心，可以在固定过程中，通过尺侧腕中关节入路在关节镜下检查腕关节，判断是否存在舟状骨相对于月骨的旋转。

除此之外，还可以在桡侧腕中关节置入一个探针以控制舟状骨的掌屈。腕关节应被动尺偏、背伸以辅助减少舟状骨的掌屈。在置入第一根克氏针控制短缩之后，便可以再置入一根克氏针固定舟月关节。是否需要固定头状骨—舟状骨关节仍存在争议。固定头状骨—舟状骨关节可以很好地控制舟状骨的旋转，但是一些学者质疑固定未损伤的头状骨—舟状骨关节是否明智。此外，固定头状骨—舟状骨关节来稳定腕中关节后通过投掷飞镖运动的平面对比认为是不合理。

克氏针的尾端最好是埋在皮肤下，这样可以避免继发感染和过早的拆除克氏针。在克氏针的限制范围内，轻柔的桡腕关节适度活动通常是安全的。6~8 周后，拔出克氏针。3 个月后，开始练习手腕握力。

对于 Grade III 级和 Grade IV 级的患者，无论是急性、亚急性或者是慢性损伤，治疗方案都不明确。闭合手术治疗较高分级水平舟月韧带损伤的研究，大多数的结果不令人满意[30]，而且是修复韧带还是直接重建韧带，仍有较大争议，很难界定。毫无疑问，早期重建是治疗高等级别韧带损伤的一种趋势。

学者 Whipple 回顾性分析了关节镜下治疗舟月不稳的结果，术中均利用先前所描述的技术，术后随访 1~3 年[31]。在他的研究队列中，根据症状持续时间和影像学舟月间隙，将患者分为两组，每组 40 例。33 例(83%)经过复位固定后症状缓解，这些患者有 3 个月或 3 个月以内的舟月关节不稳的病史，在舟月间隙上有 3mm 以内的变异。对于症状持续超过 3 个月或者是舟月间隙增宽>3mm 的观察组，只有 21 例患者(53%)的症状在关节镜下复位内固定后得到缓解。症状持续时间在 3 个月以内且舟月间隙<3mm 的患者得到了 2~7 年的随访。Whipple 发现，在他观察的系列中，85% 的患者能保持关节稳定且无明显的不适主诉。

其报道强调了在腕骨发生排列异常及韧带不可逆损伤之前进行早期诊断、早期干预的必要性。

开放修复、克氏针内固定术

急性期 Grade Ⅲ 级和 Grade Ⅳ 级损伤的患者，最好采用切开复位韧带修复或者重建的方式治疗。目前，直接韧带修复的作用仍有争议，然后，毫无疑问的，早期采用重建技术而不是直接修复正成为一种趋势，因为完全断裂的韧带在损伤后早期快速愈合的能力非常有限。临床上严格的时间节点没有确定，但是韧带一旦发生完全断裂，它的愈合潜力可能就会受到影响。此外，撕裂后的形态可影响韧带愈合的潜力。舟月韧带从舟状骨或者月骨的一端撕脱后，其愈合潜力明显优秀于在两者之间断裂。在关节切开探查之前，应该在腕关节镜下排查是否存在其他损伤，包括潜在的软骨游离体、三角纤维软骨复合体损伤和可能受损的月三角骨间韧带。开放修复是通过背侧 3-4 伸肌间室进行的。作者优先推荐保留 Berge 韧带的关节切开法。至关重要的是，在术中，如果怀疑残留韧带质量差、愈合潜力差，或怀疑腕骨和桡骨的软骨面有损伤时，要进行韧带重建而不是韧带修复。

关节囊固定术、关节囊修复和关节囊部分修复术

长期以来，限制腕舟骨屈曲被认为是一种理想的治疗方法[33-35]。舟骨远端背侧半脱位及其与桡骨茎突对应关系的丢失一直被认为是需要进行处理的早期生物力学异常。限制腕舟骨屈曲的方法被建议作为韧带修复或重建的替代方法。对于这种替代方法是否能够替代韧带修复或其他重建方案，目前还没有达成一致意见。

关节镜技术行关节囊固定术、关节囊修复和关节囊部分修复术

刨削关节囊固定术

虽然以前没有文献报道，刨削关节囊固定术是一种新的受关注的手术技术。虽然已经有关节镜下关节囊固定术和热皱缩术的报道，但考虑到肩部热皱缩技术的经验欠佳，有些问题仍值得关注。虽然没有在腕关节有类似问题的报道，桡背侧损伤关节囊清理也被

认为是一个更安全的替代。在较低级别的损伤，这可能会刺激疤痕增生，通过增加外部约束来提高稳定性，限制舟状骨屈曲。在桡背关节囊内使用软骨刀刀片刺激瘢痕生长。可考虑临时使用克氏针固定（舟月关节或桡舟关节）防止舟骨屈曲，另使用石膏外固定 4~6 周辅助限制舟状骨屈曲。目前，布里斯班的学者 Ross 及其同事正在对这项技术进行一个前瞻性研究。

关节镜下背侧关节囊热皱缩术

已经有人建议，用探针采用热皱缩术治疗 Grade 2 级损伤的患者[36]。虽然这种技术在治疗肩关节不稳定的过程中有一些不尽人意的地方，仍有人认为该技术用于腕关节的表现不俗，更容易固定腕关节并能提供足够的愈合空间。对于 Geissler 1 级和 2 级的舟月不稳，Danoff 等在一个小系列研究中已经使用了关节镜下关节囊热皱缩术[37]。由于胶原的热收缩性，热能也被应用在掌侧舟月骨间韧带以有效紧缩韧带。8 例患者中有 7 例疼痛和活动能力改善，其中 1 例患者治疗失败，最终演变为关节融合。

Darlis 等报道了一个 16 例患者的关节镜下清理和关节囊热皱缩术研究结果，其中 14 例效果良好（8 例疼痛消失），2 例失败[38]。Hirsh 等有一个相似的报道，随访 28 个月，其中 90% 的患者术后疼痛均消失[39]。相反的是，Geissler 报道了关于 19 例舟月骨间韧带慢性撕裂的研究结果（Geissler Grade Ⅱ 级或 Ⅲ 级）[36]。他报道了在术后 6~22 个月使用 Mayo 腕关节评分从差到优的结果。Grade Ⅱ 级撕裂的患者预后似乎比 Grade Ⅲ 级的更好。然而，由于这些都是小样本的初步研究，尚没有得出确切的结论。

关节镜下关节囊缝合、关节囊固定术和关节囊局部缝合术

当开放重建韧带被认为是复杂、不可取的选择时，关节镜下重建韧带治疗慢性韧带撕裂也许是一种选择。

Mathoulin 等描述了关于关节镜下的背侧囊修复术治疗慢性舟月韧带撕裂的研究[40,41]。该技术是在关节镜下使用 3-0PDS 线通过残留的舟月骨间韧带和关节囊，在其远端反折后打结以稳定关节。在他有 36 例患者的系列研究中，术后平均随访 13 个月，结果显示采用这项技术的患者术后恢复的整体效果均较理想。该技术的主要优点似乎是能够减少术后僵硬和较小

的疤痕,这是因为相对于传统切开手术,此方法仅暴露背侧关节囊。患者的疼痛整体较轻,疼痛评分低,握力能恢复到对侧的96%,其中7名运动员能够恢复到术前同强度运动。

Del Pinal 等[42]描述了一种关节镜下完全内部缝合掌侧舟月韧带的技术,该技术将缝线从掌侧引入通过"Tuohy"针刺入掌侧,穿过掌侧残留的长桡月韧带。虽然这看上去是一个让人惊喜的技术,目前已经有运用该技术治疗的4名患者,但是术后只有很有限的近期随访报道,因此,目前关于这项技术还没有任何有意义的结论。

近来,Kampen 和 Moran 报道了一种用部分长桡月韧带来重建掌侧舟月韧带的技术[43]。虽然这只是初步的研究结果,但他们发现这个方法可以完整的保留舟状骨和月骨的血管。

切开关节囊固定术

Blatt 等[33]在1987年最早描述了用桡背侧腕关节囊的组织瓣来限制舟状骨的屈曲移位,他把这个组织瓣的一端置于桡骨远端,另一端固定于舟状骨的背侧。在他最初报道的12例舟状骨旋转半脱位的患者,术后的活动范围恢复良好,平均握力恢复至80%,且大多数患者术后再次从事受伤前的工作。不久之后,Muermans 和他的同事们报道了一个17例患者"平均年龄30岁"的研究,11例处于影像学关节不稳定前期;3例处于关节动态不稳定期;3例处于关节静态不稳定期[44]。患者都曾接受保守治疗,平均为受伤23个月接受手术治疗。在双盲检查中,他们报道显示,10例患者术后疼痛和活动度的恢复均为优,6例患者的评级为一般至差。16名患者的Watson实验为阴性。然而,在X线片上未发现舟月间隙和舟月角有任何的改善。

反Blatt技术保留附着于舟状骨的关节囊,而将它的近端固定于桡骨背侧,它已经被当作其他切开修复或者重建韧带的效果相当的替代方案[32]。Megerle等对59名接受上述手术的患者进行了平均长达8年的术后随访[45]。术中掀起一个"Berger皮瓣",将残留的骨间背侧韧带的近端固定于舟状骨的远端,使用锚锚钉固定,其中固定至月骨的有36例,固定至桡骨远端的有16例。使用克氏针横行固定舟月关节至韧带愈合。12

周后,拔出克氏针。随着病期延长,腕关节的活动并没有得到很好地保持,78%的患者表现出了影像学上的关节炎,平均舟月角为70°。

重建

我们定义韧带重建是一个试图重建舟月之间软组织连接的方法,并将它作为辅助的稳定组织提供额外的关节稳定性。

使用局部组织作为组织移植来重建韧带的方法很多,如使用桡侧屈腕肌腱(FCR),也有自体组织游离移植的方法重建韧带,如复合骨组织瓣移植。

局部组织移植:腕骨间背侧韧带

Dobyns 等[13]在1974年就描述了早期的韧带重建方法。1982年,Mayo使用残留的附着于舟状骨远端的腕骨间背侧韧带从其尺侧缘剥离,用来重建舟月韧带,他使用锚钉将转位的韧带组织瓣固定于桡侧关节韧带背侧和月骨的背侧。Moran 和他的同事报道了他们在14例患者应用Mayo关节囊固定术的结果,并同15例使用改良BRUNELLI固定术的患者进行了比较[46]。他们报道的两组腕关节活动度相似,分别为健侧腕关节的63%和64%,其握力分别恢复至健侧肢体的91%和87%。没有失败病例报道。

之后,Gajendra 等报道了使用腕骨间韧带转移重建舟月韧带治疗慢性舟月分离的结果[47]。他们对使用这种方式手术的16例患者进行平均84个月的随访,尽管到目前为止的整体满意率有58%,50%的患者最终出现了影像学片上的关节炎表现。尽管如此,该作者仍然建议使用该方法治疗可逆性静态舟月分离。

局部组织移植:舟月复位和连接舟月

这项技术很难去界定,也许可以将其视为"修复"方法的一种。然而,我们更愿意将其视为一种重建方法,尤其是它将舟状骨和月骨之间的软骨切除以允许舟月关节向对面可以有纤维组织生长粘连。Rosenwaser报道了这种复位舟骨、月骨和连接舟月方法,它包括舟月关节分离复位并用无头加压螺钉固定[48]。32名平均随访6.2年的患者现已被报道,运动范围和握力保持在对侧80%和90%。其中2例治疗失败的患者影像学资料在随访中保存完好,他们最终出现了舟骨和月骨的塌陷。

这种RASL技术也曾经当作一种关节镜技术,为此,学者 Geissler 还改良了一种螺钉(SLIC 螺钉)以用于间隙断钉的问题。

游离组织移植:骨—组织—骨

这些技术将韧带或韧带样组织连同其起点的骨组织一起切取,形成游离复合组织瓣,人体非重要部位均可作为供区。

骨—伸肌支持带—骨

Weiss 等在 1997 描述了骨—伸肌支持带—骨移植重建技术[49],该技术是以 Lister 结节为骨骼供区,连同其浅层的伸肌支持带一并切取后作为供区的组织瓣,然后将移植的骨骼固定于舟状骨和月骨。这种技术最初被主张用于动态性舟月不稳,而不适合静态性舟月不稳。

这项研究的术后随访时间平均为 11.9 年,现已报道[49-51]。

从最初的报道来看,临床和影像学结果并不理想。其中 3 例预后较差,1 例最终行近排腕骨切除术,另外 2 例最终行全腕关节融合术。在愈合欠佳的实验组中,患者的预后情况包括三种,一部分患者的组织瓣移植完整、成功,术后无明显异常;另一部分组织瓣在移植后出现部分破坏;还有一部分病例在术后出现骨质完全吸收的现象。

这种骨—韧带—骨移植重建技术对于动态性舟月不稳的患者可能疗效更稳定,在这些患者中,可以切除部分舟状骨和月骨以容纳移植的骨块。术后病情可能会继续恶化,但预后情况类似于其他类似研究的报道。移植物强度和移植后僵硬的问题可能需要进一步手术解决。

骨—组织—骨组织瓣:手部、腕部供区

Harvey 和 Hanel[52,53]在尸体上对比研究了来自第二掌骨、头状骨之间的韧带、第三掌骨、头状骨之间的韧带和伸肌腱支持带之间的差异。其中以第三掌骨-头状骨及其间韧带为供区的一组临床研究结果在 2002 年发表[54]。尽管这种技术已经被用于慢性舟月韧带损伤,最终的结果显示,对于受伤至手术重建韧带的间隔时间较短,以及舟月角小于 30°的动态性舟月不稳患者的预后较佳。

随后 Harvey 等报道,这种移植物的愈合能力较差,抗拔出和抗拉伸的性能不够,这可能与他们移植的骨组织没有血供有关。为此,他们改良了该组织瓣

的设计,将桡侧的掌骨间背侧动脉切入第三掌骨—头状骨的复合组织瓣内以克服这些上述缺陷[55]。

Ritt 和他的同事从 1996 年就开始倡导这种手术[56]。

骨—组织—骨组织瓣:足部供区

Svoboda 和他的同事在 1995 年在尸体标本上尝试了在足部切取复合骨组织瓣,作为舟月韧带重建的供区,该方法以:第 4、5 跖骨背侧的韧带、跗跖背侧韧带组织瓣和桡腕背组织瓣为供区。跗跖韧带移植物的体外研究结果显示,其效果接近与舟月韧带。

Davis 在 1998 年在尸体标本的足部切取了骨骼—组织—骨骼复合组织瓣,并检测了其生物学性能[58]。他们使用的是足舟骨和跗骨之间背侧中间部位的韧带。

游离组织移植:肌腱

四腕骨技术

Almquist 等在 1991 年描述了一种利用四块腕骨,以桡侧腕短伸肌腱为肌腱来源重建舟月韧带的方法[59]。桡侧腕短伸肌腱的远端止点保留。在舟状骨、月骨、头状骨和桡骨远端上做隧道,保留桡侧腕短伸肌腱的止点,将其穿过隧道,近端反折后固定于桡骨近端。肌腱首先穿过头状骨的隧道,然后从舟状骨的掌侧穿到背侧。通过这种方法,可以使肌腱先穿过舟状骨和月骨位于背侧的隧道,再穿过位于月骨掌侧的月骨上的隧道。最终,肌腱从隧道穿出后附着于桡骨远端的掌侧,或者在桡骨远端的掌侧从隧道穿出后予以拉近,保持张力,使用锚钉固定于桡骨远端或者使用锚钉风险缝合固定于骨隧道内。舟月关节仍需要使用克氏针固定。

这项技术的最初应用结果已经发表,被应用在 36 位患者,其平均年龄为 34 岁的,术后平均随访 4.8 年,平均屈曲为 37°,平均背伸为 52°,握力为健侧肢体的 73%。86%的患者恢复到受伤前的水平,在 X 线检查上没有他们关节炎加重的证据。

Brunelli 技术

1995 年,Brunelli 和 Brunelli 描述了一种利用部分桡侧腕屈肌腱转位的新技术[34,60],保留肌腱的止点,将肌腱从舟状骨上的股隧道经掌侧穿至背侧,然后缝合桡腕关节的背侧关节囊,这是为了限制舟状骨的旋转半脱位,即舟状骨的掌侧屈曲和近极的背侧半脱位。尽管这种技术不是为了解剖重建舟月韧带,我们也将其纳入肌腱移植部分来描述,这是因为它将保留

桡侧腕屈肌腱止点,利用部分桡侧腕屈肌腱的概念引入到这种疾病的治疗,将切取的肌腱经由舟状骨的隧道,从 STT 关节的掌侧穿至腕关节的背侧。这种技术为接下来出现的许多种效果明确的韧带重建技术打下了基础。

三韧带腱固定术

Garcia-Elias 和 Stanley 在 2006 年改良 Brunelli 技术并进了推广,称之为三韧带腱固定术,改良之后,不用再将韧带固定于桡骨[61]。它增强 STT 关节的掌侧关节囊,增强限制舟状骨屈曲的力量,同时,重建舟月韧带的背侧部分并增强背侧骨间韧带。他们发表了一个含有 38 例患者的研究,平均年龄 31 岁,所有患者都有舟月分离的临床症状(处于 3 阶段的 21 例,4 阶段的 8 例,5 阶段的 9 例)。79 %的患者有动态性舟月不稳定。在平均 46 个月的随访中(7~98 个月),28 位患者的疼痛减轻明显,29 位患者重返之前的正常工作。患者术后的关节活动范围均在可接受的范围之内,平均屈曲可达 51°,平均背伸可达 52°,平均握力可达健侧肢体的 65%。其中 2 例在随访中出现了腕骨塌陷的进展。

在 Van Den Abbeele 及其同事的研究基础之上,Nienstedt 改良了 Brunelli 技术,将桡侧腕屈肌腱作为组织供区来治疗静态性舟月不稳定,其为期 10 年的术后随访研究结果已经发表[62,63]。该技术将桡侧屈腕肌腱闯过舟状骨的隧道,通过锚钉固定在月骨的背侧。其中的 8 位患者术后平均随访 13.8 年。术前舟月间隙的宽度为 5.1mm,术中纠正后可达到 2.4mm,最终在长期随访中发现,它维持在 2.8mm。平均 DASH 量表评分为 9 分,8 例中的 6 例疼痛感完全消失。一例存在偶发的轻度疼痛,其余的为慢性疼痛。由于数据较小,直接做出研究结论有限勉强。但是,随访中舟月间隙的改善是显著的,通过术后影像学检查提示舟月间隙维持较好,仅有一例出现进展性的腕关节,这提示这个技术可能是一种优秀的治疗方案。

舟月轴法

2012 年,Lee 等首先提出了"舟月轴法"的概念,它在舟状骨和月骨之间钻一个隧道,将一个游离肌腱一端用锚钉固定于月骨,另外一端螺钉固定与舟状骨[64]。这种术式的效果也曾被拿来与改良的 Brunelli 和 Blatt 关节囊固定术相比较,它对比是在 12 具尸体标本上进行的,比较结果显示,与其他两种方法相比,"舟月轴法"是一种更类似于原有的解剖特点且限制条件更少的术式。

增强的肌腱固定术

2013 年,Brain 等报道了一个小宗的研究成果,他们使用有张力的缝合骨锚与桡侧屈腕肌腱结合来重建韧带[65]。这种技术是从改良的 Brunelli 法改变而来,从理论上来说,这种术式在舟月韧带愈合过程中,具有维持韧带处于低张力状态的优势。这种术式的短期临床结果给人希望,但是缺乏远期随访报道。

舟-月-三角肌腱固定术

倍受 Ross、Couzens 和他们的同时推崇地切开韧带重建技术后来被逐渐改良,在其他手术方式不适合的情况下,对于动态性或者术中发现的可逆性的静态舟月不稳,可以采用改良后的该技术来治疗[66],它也可以为增强急性和亚急性舟月韧带的修复强度。对于舟月韧带的急性损伤和舟月韧带、月三角韧带同时损伤的月骨周围脱位患者,均有上述手术方法的成功应用报道。由于这项技术在 2009 年发表,Ross 和他的同事们已经对超过 60 例三期和四期的舟月韧带损伤患者进行了手术治疗[66]。他们报道了接受这项手术治疗的前 11 位患者的初步结果,并在术后 12~24 个月内进行了前瞻性研究[66]。术后患者平均随访 14 个月(12~24 个月),早期的影像学及临床结果均较优异。当比较术前临床结果和最近一次的随访结果时,可见患者在从事一般活动时的疼痛减轻,腕部疼痛评分、QuickDASH 评分、关节活动度和握力均得到改善。此外,影像学检查显示舟月间隙和舟月角也得到改善。

这项技术将保留止点的部分桡侧屈腕肌腱经过舟状骨的隧道穿至 STT 关节的掌侧。肌腱在舟状骨和月骨之间穿出舟状骨后,继而进入月骨和三角骨的骨隧道内(图 10.9)。肌腱在穿出三角骨后,调整肌腱张力并使用螺钉固定在三角骨的尺侧面,继而反折后加固腕骨间背侧韧带。它同样可以用来增强急性或者亚急性舟月韧带损伤的修复效果。月骨周围脱位也可以使用这种舟月韧带和月三角韧带的重建方法治疗。在相关配套的器械改进后,这种技术也许同样适用于关节镜下或者关节镜引导下的手术。目前,该作者正在进行进行器械改良的研究。

舟骨、月骨进行性塌陷及不可逆性静态舟月不稳

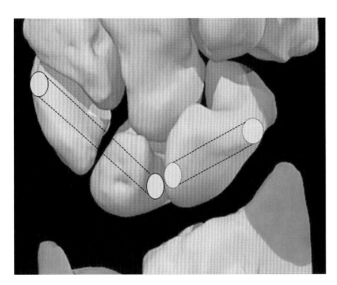

图 10.9 穿舟–月–三角骨肌腱固定术的隧道位置。

的患者是应用该技术的禁忌证。该作者认为,从之前的过程及研究可以发现,这项技术具备许多很有潜力的特征,它有很多潜在的特点对腕关节稳定性的重建比较有利。这些特征如下:

1.符合 Brunelli 技术的最初设计意图[60],这项技术可以在掌侧限制舟状骨远极的屈曲,也可以增强 STT 关节的掌侧关节囊。

2.这项技术不会牵拉舟状骨的背侧关节囊,因此,它也不会限制桡腕关节的屈曲活动。

3.这些隧道被选在舟月间隙的中点或者接近中点处。因此,它不会限制舟骨和月骨之间在矢状面的正常旋转。除此之外,由于移植物的张力较高,舟月之间的相对位置,它还可以避免背侧张力过高,防止继发的掌侧关节间隙开口,反之亦然。这些现象常发生在其他掌侧或背侧重建技术和关节囊固定术。

4.移植物的张力被调高后,病理上的主要问题可以自行减轻,包括:舟状骨近极的旋转背侧半脱位和舟月间隙的缩小。

5.将移植物横向穿过骨隧道可以避免软组织堆积或是在背侧形成疤痕组织,这种现象可见于通过舟状骨的背侧、舟月韧带起始处将移植物穿入并使用锚钉固定于月骨背侧的重建方法。

6.如果仍有部分舟月韧带复合体残留,可以直接修复,将移植物置于舟骨、月骨髓腔内不会妨碍韧带的修复。

7.三角骨是使用锚钉固定肌腱的理想位置,而且

这种固定方式不需要过多的器械,不会增加舟状骨和月骨的损伤。

8.将移植物穿过月三角间隙,可以同时为月三角关节的稳定提供额外的帮助。许多舟月韧带损伤的只是月骨周围损伤的一部分,患者可能同时存在月三角韧带的,或者是月三角韧带的损伤未被发现。因此,这种重建技术尤其适用于月骨周围完全脱位的患者。

9.在移植物的第二个缠绕阶段,即肌腱穿过腕中关节的背侧回到舟状骨,增强并重建背侧腕骨间韧带。这种重建舟月韧带同时产生的"副作用"为冠状面近排腕骨弓的相对稳定关系提供了额外的辅助作用。

舟–月–三角骨肌腱固定术:手术方法
手术显露

使用经腕关节背侧中心线的直行纵切口。

掀起一个 Berger 组织瓣[44],游离至三角骨的尺侧缘,超过该组织瓣的常规切取范围,只至尺侧腕伸肌腱的桡侧缘,不打开伸肌腱鞘(图 10.10)。除了按常规方法打开 3、4 伸肌腱室外,还需要同时切开 4、5 伸肌腱室的间隙和小指伸肌腱(图 10.11)。

显露三角骨的尺侧部分,钻月三角骨隧道,在豆三角关节附近置入霍夫曼拉钩以调节移植肌腱的张力。如果存在月骨周围脱位,应当解剖复位月三角关节,在钻月三角隧道前,使用克氏针固定月三角关节。掀起组织瓣至舟状骨的背侧,这样可以保留舟状骨背

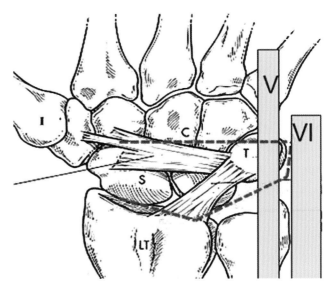

图 10.10 用于舟–月–三角骨肌腱固定术中暴露的改良 Berger 组织瓣。

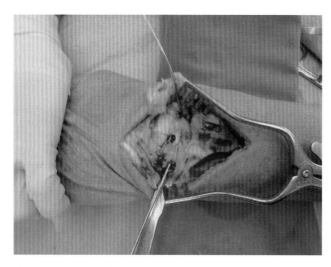

图 10.11　舟-月-三角肌腱固定术的术中显露。

侧关节囊的附着点,且该处有血供存在。

备选的显露方式

如果已经比较熟悉上述通过大范围切开的显露方式,那么术者也许可以通过一个单独的通道到达三角骨的尺侧缘,这样可以减少背侧的暴露范围。这算是一个有限的背侧切开。不用切开第5伸肌间室,关节囊地切开范围更小,只需要切开经典 Berger 组织瓣的一部,不必跨过三角骨。

在尺侧腕伸肌腱的深面做一个长约2cm的单独切口以显露三角骨的尺侧缘。注意保护尺神经腕背支,它这个区域可能有变异。通过这个入路可以钻月-三角骨的隧道。推荐在钻孔钳在透视引导下通过导针定位隧道的位置。

在肌腱的张力调整结束后,经尺侧小切口使用螺钉予以固定,然后将肌腱在第5、6伸肌间室下穿回至背侧显露手术视野的中心。在穿回背侧之前,可以将肌腱缝合至三角骨表面的软组织。剩下的肌腱按照上述的更大面积显露的方式固定于舟状骨的背侧。

切取肌腱的准备及过程

舟状骨掌侧的暴露方式,与 Russe 描述的经掌侧入路切开固定舟状骨及移植肌腱的方式相似[67]。显露舟骨结节和舟骨远端。在此处有限切开桡骨舟骨间韧带。切取桡侧约40%的桡侧屈腕肌腱,通过一些方法从近端切取肌腱,保留其远端的止点。切取肌腱的厚度应当与横向腕骨隧道的直径相当,通常为3mm。这部分肌腱切取之后,将它转移至舟状骨-大多角骨关节

的远端。

准备舟状骨隧道

用3mm空心钻头钻一个孔,除了切入点不是位于舟月关节的对应关节面外[34,60],其余过程类似于经典的 Brunelli 法韧带重建过程(不是在舟月韧带的背侧止点)。隧道应当正好位于舟状骨的月骨面中点的背侧。隧道的出口位于舟状骨的掌侧,在传统背侧韧带重建术隧道出口的近端、桡侧数毫米(图10.12)。隧道在舟状骨掌侧的出口位置必要准确,才能确保隧道的出口正好位于舟状骨与月骨对应的关节面,而不会破坏舟月关节。这个点应当正好在月骨软骨面重点的背侧。这样要求的原因是,如果月骨上与舟状骨对应的点在中点的掌侧,移植的肌腱将会从舟状骨的背侧穿至月骨的掌侧。移植的肌腱会自然而然地限制舟状骨和月骨之间的旋转半脱位,并能纠正舟状骨近极的背侧半脱位,因为肌腱已经被拉紧了。

准备月三角骨隧道

从三角骨的尺侧钻月、三角骨隧道,穿过月三角关节后在月骨软骨面中点的掌侧穿出。注意避免三角的钻入点太过于背侧,这样可以避免在螺钉植入时导致隧道后发生骨折。同时也必须注意隧道不要太偏三角骨的近端,因为在三角骨的近端,它的内外侧径减小明显。隧道必须足够长,要能够容纳8mm长的螺钉,并且不能破坏月三角关节。

准备移植的肌腱

将移植的肌腱从舟状骨的掌侧穿支背侧,然后穿

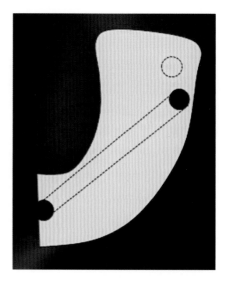

图 10.12　舟-月-三角肌腱固定术中的舟状骨隧道。

过月三角隧道。肌腱的直径应该接近隧道的直径,这样置入螺钉之后才能牢固。在拉紧背侧的肌腱之前,需要确保在桡侧腕屈肌腱止点和隧道掌侧入口之间的肌腱没有松弛(图 10.13)。

复位关节

在肌腱穿出三角骨后,拉紧肌腱,舟状骨的背侧半脱位可以得到复位且靠近舟月间隙。将螺钉(手术内置螺钉,3mm×8mm PEEK,,Arthrex 公司)置入三角骨内、肌腱的掌侧(图 10.14)。我们已经发现,拉紧肌腱时,必须将腕关节置于尺偏位,这样可以保证获得最大的张力。使用复合生物材质的螺钉更值得推荐。由于可能在体积较小的腕骨上形成囊腔,我们不愿意使用 PLA 螺钉。

肌腱被固定之后,如果尚有部分舟月韧带残留,术者可以根据自己喜好的方式予以修复。然后,将肌腱穿过腕中关节的背侧,它的目的是增强/重建背侧腕骨间韧带。在舟状骨的腰部置入可吸收微型锚钉,仔细确认肌腱没有进入隧道内。将肌腱缝合至舟状骨的腰部,这也是 Berger 组织瓣的基础,所以使用血管钳或者肌腱编织钳将肌腱穿过 Berger 组织瓣的蒂部。

闭合切口

为了保护重建的效果,使用一根直径为 1.1mm 的克氏针在舟状骨的远极固定舟状骨和头状骨,或者是固定舟月关节,注意避免损伤肌腱。外科医生可能更倾向于使用两根克氏针。克氏针固定 6~8 周。

功能锻炼

术后患者可以在屈伸各 30°范围内活动腕关节。

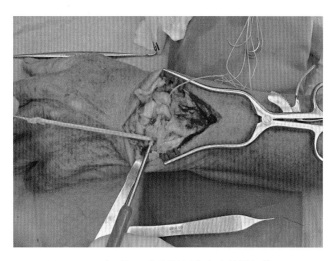

图 10.14 舟-月-三角肌腱固定术中的螺钉植入。

如果只使用一根克氏针固定舟月关节,沿斜线轴的功能锻炼可以在克氏针的保护下早期开展。在拔出克氏针之前(6~8 周),持续使用定制的可塑性治具固定。拔出克氏针之后,腕关节的锻炼需要升级,包括垂直的屈伸锻炼和类似于投掷运动的斜行运动(锻炼腕中关节)。

舟月三角肌腱固定术的病例展示

患者男性,40 岁,种植甘蔗的农民,病史为畸形舟月分离(静态分离畸形),合并移位不明显的桡骨远端骨折,同时有左侧桡骨远端骨折。术前 X 线片见图 10.15。术后 10 天,切开复位内固定右桡骨骨折,并使用舟月三角肌腱固定术治疗舟月分离。术后 7 个月的 X 线片提示恢复良好(图 10.16)。他已经重返正常工作,恢复正常功能,临床治疗效果良好(图 10.17)。

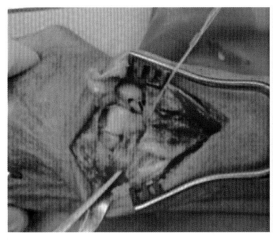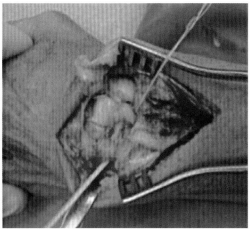

图 10.13 舟-月-三角肌腱固定术中,调整肌腱张力来减少舟月间隙。

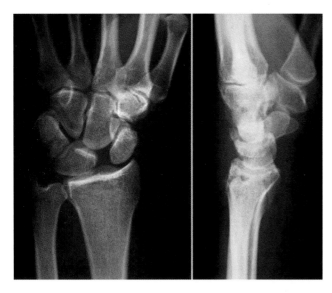

图 10.15　术前 X 线片提示移位不明显的桡骨远端骨折和舟月分离。

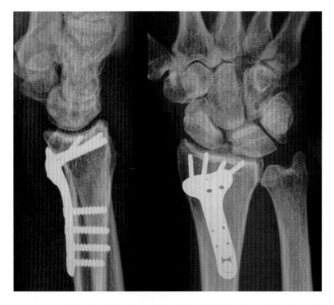

图 10.16　使用作者的方法重建舟月关节并行桡骨骨折内固定术后的 X 线片。

补救

对于舟月韧带损伤的患者,腕关节镜可以帮助评估关节软骨退变的程度和范围。关节镜下所见的关节软骨的状态可以帮助判断是否需要上文所述的韧带重建手术[68,69]。关节镜下对头状骨软骨损伤程度的评估,对于手术方式(四角融合或者近排腕骨摘除)的抉择有明显的帮助作用。对于早期的 SLAC 患者,如果患者只愿意关节镜下微创治疗,镜下关节清理和桡骨茎突切除也许是个选择,这个手术会在后面的章节中描述。

迄今为止,软组织重建技术效果的不稳定性,使得部分医生倾向于优先考虑骨关节系统手术[68,69]。患者受伤后病程的延长和复重建舟状骨和月骨对应关系会影响治疗方案的选择。

近排腕骨切除术

近排腕骨切除术是一种不依赖于骨愈合而挽救关节活动度的治疗方式。相比四角融合术,它允许患者更早期的锻炼,在技术上要求也较低[69]。

关节融合术

部分腕骨间融合术

腕骨间有限融合术可能更适合部分患者[70]。

STT 关节融合术

Kirk Watson 和他们的同事在 1991 年最先描述 STT 关节融合术[35]。根据近来的文献报道,将 STT 关节融合术作为挽救手段的报道较少。

舟头融合术

对于舟头融合术,存在着一些担忧,主要是关于舟头融合后腕关节应力传导机制的改变、桡骨与舟状骨之间接触压力的增加和腕中关节的斜行活动度下

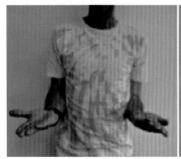
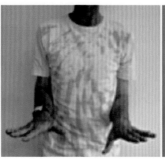
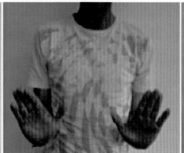
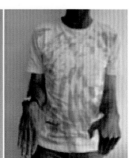

图 10.17　术后 7 个月时患者的腕关节活动范围。

降。Deletang 等在 2011 年报道了使用舟头融合术治疗 31 例慢性舟月不稳定的随访结果，平均随访 5 年[71]。随访结果显示，关节囊固定术和韧带重建术可以获得与舟头融合术相同的治疗效果，而且关节僵硬程度也略减轻。

Luegmair 等在 2013 年报道了使用舟状头状融合术治疗体力劳动者的舟月不稳定[72]。对于这一组对腕关节要求较高的 20 例患者，在术后平均 10 年的随访中发现，患者关节疼痛得到了显著的缓解，平均屈伸角度为 87°，平均尺偏、桡偏角为 41°，握力恢复至对侧肢体的 60%。所有患者均获得随访，90% 的患者重返工作岗位，但是在最后的随访中发现，30% 的患者出现桡腕关节炎。

四角融合术(切除/不切除舟状骨)

作为关节的挽救手术方式，四角融合术和近排腕骨切除术经常被拿来比较。2013 年，DeBottis 等在尸体标本的实验研究表明，上述两种术式术后的关节活动度较正常关节均有下降[73]，两组中腕关节屈曲活动度较少程度相似，均为 12°~13°，关节背伸活动度在四角融合术和韧带重建中分别下降 20° 和 12°。

桡舟月融合术

虽然用于桡舟月融合的器械和内植物得到了改良，如记忆钉和独特的内植物的出现，融合成功率得到了提高，这种术式仍然是一种技术挑战。为了保证与头状骨近极的关节匹配，仍然有必要正视舟状骨和月骨之间的三维关系。

Bain 等曾经报道了使用桡舟月融合术联合舟状骨远极、三角骨切除术治疗多种病因所致的桡腕关节炎患者[74]。这种局限性融合手术要求腕中关节必须是正常的。之前的尸体研究表明，切除舟状骨远极和三角骨可以增加关节活动度[75]。

Mühldorfer-Fodor 等报道了使用桡舟月融合术治疗创伤后(切除/不切除舟状骨远极)关节炎的随访结果[76]。在舟状骨远极切除组，不但患者桡偏活动度较高，融合成功率也更高。尽管这种术式更适合舟月韧带重建手术失败的患者，然而，在这组 35 例患者的随访中，只有 2 例是继发于舟月韧带损伤，大部分患者的关节炎是继发于桡骨远端的关节内骨折。

头月融合术

Wang 等报道了用头月融合术和头钩融合术治疗

舟月进行性塌陷和月骨骨不连继发的塌陷[77]。在一组 27 例的患者随访中，融合成功率为 96%。结果显示，与术前相比，术后关节屈伸总活动度下降 21%，桡偏、尺偏活动度不受影响，术后平均握力增加 27%。

全腕关节融合术

全腕关节融合术最适用于全腕关节炎和局限性腕关节融合或其他关节挽救手术失败者[78]。避免全腕关节融合是舟月关节损伤所有治疗方式的首要治疗的目的。

治疗方案总结

部分撕裂

急性期部分撕裂也许不用任何治疗即刻自行愈合，简单的制动或许对韧带的愈合有帮助。关节镜引导下克氏针固定及闭合复位克氏针内固定术或许对韧带愈合有帮助。有慢性症状存在的部分撕裂的患者，不太适合闭合克氏针内固定，然而，残存韧带的功能对整个韧带重建的愈合意义重大。对于这种病情，关节囊固定术(关节镜下/切开)和关节囊修复术(刨削、热皱缩和缝合)可能比较适合。

完全撕裂：动态性

对于急性期动态性韧带撕裂的患者，大多数学者倾向于首选韧带修复而不是重建。这需要在术中、韧带修复前进行系统性韧带质量评估。对于慢性动态性韧带撕裂的患者，更多的学者开始倾向于选择韧带重建术而不是直接修复。目前，如何准确界定慢性韧带撕裂仍是一个挑战。

完全撕裂：静态性

对于术中发现撕裂的韧带仍处于可逆期的患者，也许韧带重建术和关节囊固定术更适合一些，尽管有些学者担心这种病理损伤已经超出了软组织重建技术所能提供的最大稳定作用，这部分学者更倾向于采用部分腕骨融合术。另外，更加微创的关节镜下关节囊固定术和关节囊修复术也许也是一种选择。

对于静态性、不可逆的关节脱位，唯一一个疗效可预知的术式就是部分融合或者全腕关节融合。

结论

　　舟月韧带损伤的治疗需要研发更多的关节镜下及更符合解剖特点的开放式韧带重建技术。目前，医生遇到的最大难题是如何把握韧带修复术、韧带重建术和关节挽救手术的手术时机。这种挑战来源于界定慢性损伤的困难、许多早期切开韧带修复术后的预后不理想以及缺乏优秀的、关节韧带部分撕裂和完全撕裂之间对比的纵向研究。除此之外，已经报道的各种治疗方式的疗效对比仍存在一定困难，无法得出直接结论。在目前的研究中，尚无疗效与舟月骨间韧带复合体损伤性质之间的对应标准，这里的疗效包括术前、术后的临床结果和影像学结果。

特别感谢：

　　我们要感谢 Nick Daunt，Radiologist 和 QLD XRay 博士在这章节影像部分给予的帮助。我们也要感谢年轻的研究员 Susan Peters，手外伤专家们以及 Brisbane 手和上肢研究协会在本章草稿中给予的帮助。

（竺枫 李俊杰 王欣 译）

参考文献

1. Walsh JJ, Berger RA, Cooney WP. Current status of scapholunate interosseous ligament injuries. J Am Acad Orth Surg. 2002;10:32–42.
2. Cooney WP. Evaluation of chronic wrist pain by arthrography, arthroscopy and arthrotomy. J Hand Surg. 1993;18:815–22.
3. Whipple TL, Marotta JJ, Powell JH. Techniques of wrist arthroscopy. Arthroscopy. 1986;2:244–53.
4. Berger RA. The Anatomy of the ligaments of the wrist and distal radioulnar joints. Clin Orth Rel Res. 2001;383:32–40.
5. Berger RA, Landsmeer JMF. The palmar radiocarpal ligaments: a study of adult and fetal wrist joints. J Hand Surg Am. 1990;15:847–54.
6. Chung KC, Zimmerman NB, Travis MT. Wrist arthrography versus atthroscopy: a comparative study of 150 cases. J Hand Surg Am. 1995;27:591–4.
7. Watson HK, Ashmead D, Makhlouf MV. Examination of the scaphoid. J Hand Surg Am. 1988;13:657–60.
8. Lk R, An KN, Linschield RL. The effect of scapholunate ligament section on scapholunate motion. J Hand Surg Am; 1996;12:767–71.
9. Mayfield JK, Williams WJ, Erdman AG, et al. Biochemical properties of human carpal ligaments. Orthop Trans. 1979;3:143.
10. Mead TD, Schneider LH, Cherry K. Radiographic analysis of selective ligament sectioning of the carpal scaphoid: a cadaver study. J Hand Surg Am. 1990;15:855–62.
11. Wynne-Davies R. Heritable disorders in orthopaedic practice. Oxford: Blackwell Scientific; 1973. p. 138.
12. Gilula LA. Carpal injuries: analytic approach and case exercises. Am J Roentgenol. 1979;133:503–17.
13. Dobyns JH, Linscheid RL, Chao EYS, et al. Traumatic instability of the wrist. Instr Course Lect. 1975;24:182–99.
14. Frankel VH. The Terry Thomas sign. Clin Orthop Relat Res. 1977;129:321–2.
15. Cautilli GP, Wehbe MA. Scapholunate distance and cortical ring sign. J Hand Surg Am. 1991;16:501–3.
16. Linschied RL, Dobyns JH, Beabout JW, Bryan RS. Traumatic instability of the wrist: Diagnosis, classification and pathomechanics. JBJS. 1972;54:1612–32.
17. Lawland A, Foulkes GD. The "clenched pencil" view: a modified clenched fist scapholunate stress view. J Hand Surg. 2003;28:414–8.
18. Dao KD, Solomon DF, Shin AY, Puckett ML. The efficacy of ultrasound in the evaluation of dynamic scapholunate ligamentous instability. JBJS. 2004;86A:1473–8.
19. Taljanovic MS, Sheppard JE, Jones MD, Switlick DN, Hunter TB, Rogers LF. Sonography and sonoarthrography of the scapholunate and lunotriquetral ligaments and triangular fibrocartilage disk: initial experience and correlation with arthrography and magnetic resonance arthrography. J Ultrasound Med. 2008;27:179–91.
20. Ringler MD. MRI of wrist ligaments. J Hand Surg Am. 2013;38:2034–46.
21. Kakar S. Use of dynamic 4DCT for the diagnosis of scapholunate instability. J Wrist Surg. 2013;1(S1):520.
22. Larsen CF, Amadio PC, Gilula LA, Hodge JC. Analysis of carpal instability: I description of the scheme. J Hand Surg Am. 1995;20:757–64.
23. Geissler WB, Haley T. Arthroscopic management of scapholunate instability. Atlas Hand Clin. 2001;6:253–74.
24. Luchetti R, Atzei A, Cozzolino R, Hairplay T. Current role of open reconstruction of the scapholunate ligament. J Wrist Surg. 2013;2:116–25.
25. Geissler WB, Freeland AE, Savoie FH, et al. Intracarpal soft tissue lesions associated with intraarticular fracture of the distal end of the radius. J Bone Joint Surg. 1996;78:357–65.
26. Watson HK, Ballet FL. The SLAC wrist: scapholunate advanced collapse pattern of degenerative arthritis. J Hand Surg Am. 1984;9:358–65.
27. Geissler WB, Freeland AE, Weiss APC, Chow JCY. Techniques in wrist arthroscopy. JBJS Am. 1999;81:1184–97.
28. Gupta R, Bozentka DJ, Osterman AL. Wrist arthroscopy: principles and clinical applications. J Am Acad Orth Surg. 2001;9:200–9.
29. Geissler WB. Arthroscopic management of scapholunate instability. J Wrist Surg. 2013;2:129–35.
30. Tang JB, Shi D, Gu YQ, Zhang QG. Can cast immobilization successfully treat scapholunate dissociation associated with distal radius fractures? J Hand Surg Am. 1996;21:583–90.
31. Whipple TL. The role of arthroscopy in the treatment of scapholunate instability. Hand Clin. 1995;11:37–40.
32. Berger RA, Bishop AT, Bettinger PC. New dorsal capsulotomy for the surgical exposure of the wrist. Ann Plast Surg. 1995;35:54–9.
33. Blatt G. Capsulodesis in reconstructive hand surgery. Dorsal capsulodesis for the unstable scaphoid and volar capsulodesis following excision of the distal ulna. Hand Clin. 1987;3:81–102.
34. Brunelli GA, Brunelli GR. A new technique to correct carpal instability with scaphoid rotary subluxation : a preliminary report. J Hand Surg. 1995;20A:S82–5.
35. Watson HK, Belniak R, Garcia-Elias M. Treatment of scapholunate dissociation: preferred treatments—STT fusion vs. other methods. Orthopedics. 1991;14:365–8.
36. Geissler WB. Electrothermal shrinkage in interosseous ligament tears (SS-29). Arthroscopy. 2002;18:24–5.
37. Danoff JR, Birman MV, Rosenwasser MP. The use of thermal shrinkage for scapholunate instability. Hand Clin. 2011;27:309–17.
38. Darlis NA, Weiser RW, Sotereanos DG. Partial scapholunate ligament injuries treated with arthroscopic debridement and thermal shrinkage. J Hand Surg Am. 2005;30:908–14.

39. Hirsh L, Sodha S, Bozentka D, et al. Arthroscopic electrothermal collagen shrinkage for symptomatic laxity of the scapholunate interosseous ligament. J Hand Surg Br. 2005;30:643–7.

40. Mathoulin CL, Dauphin N, Wahegaonkar AL. Arthroscopic dorsal capsuloplasty in chronic scapho-lunate ligament tears: a new procedure. Hand Clin. 2011;27:563–72.

41. Wahegaonkar AL, Mathoulin CL. Arthroscopic dorsal capsule-ligamentous repair in the treatment of chronic scapho-lunate ligament tears. J Wrist Surg. 2013;2:141–8.

42. del Piñal F, Studer A, Thams C, Glasberg A. An all-inside technique for arthroscopic suturing of the volar scapholunate ligament. J Hand Surg Am. 2011;36:2044–6.

43. Van Kampen RJ, Moran SL. A new volar capsulodesis for scapholunate dissociation. J Wrist Surg. 2013;1(2):s16–7.

44. Muermans S, De Smet L, Van Ransbeeck H. Blatt dorsal capsuldesis for scapholunate instability. Acta Orthopaedica Belgica. 1999;54:434–8.

45. Megerle K, Bertel D, Germann G, Lehnhardt M, Hellmich S. Long-term results of dorsal intercarpal ligament capsulodesis for the treatment of chronic scapholunate instability. J Bone Joint Surg Br. 2012;94:1660–5.

46. Moran SL, Ford JS, Wulf CA, Cooney WP. Outcomes of dorsal capsulodesis and tenodesis for treatment of scapholunate instability. J Hand Surg Am. 2006;31:1438–46.

47. Gajendran VK, Peterson B, Slater Jr RR, Szabo RM. Long-term outcomes of dorsal intercarpal ligament capsulodesis for chronic scapholunate dissociation. J Hand Surg Am. 2007;32:1323–33.

48. Rosenwasser MP, Miyasajsa KC, Strauch RJ. The RASL procedure: reduction and association of the scaphoid and lunate using the Herbert screw. Tech Hand Up Extrem Surg. 1997;1:263–72.

49. Weiss APC, Sachar K, Glowacki KA. Arthroscopic debridement alone for intercarpal ligament tears. J Hand Surg Am. 1997;22:344–9.

50. Weiss AP, Providenc RI. Scapholunate reconstruction using a bone-retinaculum-bone autograft. J Hand Surg Am. 1998;23:205–15.

51. Soong M, Merrell VA, Orthoman F, Weiss AP. Long-term results of bone-retinaculum-bone autograft for scapholunate instability. J Hand Surg Am. 2013;38:504–8.

52. Harvey E, Hanel D. Autograft replacements for the scapholunate ligament: a biomechanical comparison of hand based autografts. J Hand Surg. 1999;24A:963–7.

53. Harvey E, Hanel D. What is the ideal replacement for the scapholunate ligament in a chronic dissociation? Can J Plast Surg. 2000;8:143–6.

54. Harvey EJ, Hanel DP. Bone—ligament—bone reconstruction for Scapholunate disruption. Tech Hand Upper Extr Surg. 2002;6:2–5.

55. Harvey EJ, Sen M, Martineau P. A vascularized technique for bone-tissue-bone repair in scapholunate dissociation. Tech Hand Up Extrem Surg. 2006;10(3):166–72.

56. Ritt MJ, Berger RA, Bishop AT, An KN. The capitohamate ligaments. A comparison of biomechanical properties. J Hand Surg Br. 1996;21:451–4.

57. Svoboda S, Eglseder A, Belkoff S. Autografts from the foot for reconstruction of the scapholunate interosseous ligament. J Hand Surg. 1995;20A:980–5.

58. Davis CA, Culp RW, Hume EL, Osterman AL. Reconstruction of the scapholunate ligament in a cadaver model using a bone-ligament-bone autograft from the foot. J Hand Surg Am. 1998;23(5):884–92.

59. Almquist EE, Bach AW, Sack JT, Fuhs SE, Newman DM. Four bone ligament reconstruction for treatment of chronic complete scaholunate separation. J Hand Surg. 1991;16A:322–7.

60. Brunelli GA, Brunelli GR. [A new surgical technique for carpal instability with scapho-lunar dislocation (Eleven cases) (French). Ann Chir Main Memb Supér. 1995;14:207–13.

61. Garcia-Elias M, Lluch AL, Stanley JK. Three-ligament Tenodesis for the treatment of Scapholunate dissociation: indications and surgical technique. J Hand Surg. 2006;31A:125–34.

62. Nienstadt F. Treatment of static scapholunate instability with modified Brunelli tenodesis: results over 10 years. J Hand Surg Am. 2013;38:887–92.

63. Van Den Abbeele KL, Loh YC, Stanley JK, Trail IA. Early results of a modified Brunelli procedure for scapholunate instability. J Hand Surg Br. 1998;23:258–61.

64. Lee SK, Zlotolow DA, Sapienza A, Karia R, Yao J. The scapholunate axis method: a new technique for scapholunate ligament reconstruction. J Wrist Surg. 2013;1:S17.

65. Bain GI, Watts AC, McLean J, Lee YC, Eng K. Cable-augmented, quad ligament tenodesis scapholunate reconstruction: rationale, surgical technique, and preliminary results. Tech Hand Up Extrem Surg. 2013;17:13–9.

66. Ross M, Loveridge J, Cutbush K, Couzens G. Scapholunate ligament reconstruction. J Wrist Surg. 2013;2:110–5.

67. Russe O. Fracture of the carpal navicular: diaganosis, non-operative treatment, and operative treatment. JBJS Am. 1960;42:759–68.

68. Strauch RJ. Scapholunate advanced collapse and scaphoid nonunion advanced collapse arthritis—update of evaluation and treatment. J Hand Surg Am. 2011;36:729–35.

69. Wall LB, Stern PJ. Proximal row carpectomy. Hand Clin. 2013;29:69–78.

70. Mulford JS, Ceulemans LJ, Nam D, Axelrod TS. Proximal row carpectomy vs. four corner fusion for scapholunate (SLAC) or scaphoid nonunion advanced collapse (SNAC) wrists: a systematic review of outcomes. J Hand Surg Eur. 2009;34(2):256–63.

71. Deletang F, Segreta J, Dapb F, Daute G. Chronic scapholunate instability treated by scaphocapitate fusion: a midterm outcome perspective. Orthop Traumatol Surg Res. 2011;97:164–71.

72. Luegmair M, Saffar P. Scaphocapitate arthrodesis for treatment of scapholunate instability in manual workers. J Hand Surg. 2013;38:878–86.

73. Debottis DP, Werner FW, Sutton LG, Harley BJ. 4-corner arthrodesis and proximal row carpectomy: a biomechanical comparison of wrist motion and tendon forces. J Hand Surg Am. 2013;38:893–8.

74. Bain GI, Ondimu P, Hallam P, Ashwood N. Radioscapholunate arthrodesis—a prospective study. Hand Surg. 2009;14(2–3):73–82.

75. McCombe D, Ireland DCR, McNab I. Distal scaphoid excision after radioscaphoid arthrodesis. J Hand Surg Am. 2001;26(5):877–82.

76. Muhldorfer-Fodor M, Phan Ha H, Hohendorff B, Low S. Results after radioscapholunate arthrodesis with or without resection of the distal scaphoid pole. J Hand Surg Am. 2012;37:2233–9.

77. Wang ML, Bednar JM. Lunatocapitate and triquetrohamage arthrodesis for degenerative arthritis of the wrist. J Hand Surg Am. 2012;37:1136–41.

78. Hayden RJ, Jebson PJ. Wrist arthrodesis. Hand Clin. 2005;21:631–40.

关节镜下舟月韧带重建

Nicole Badur，Riccardo Luchetti，Andrea Atzei

简介

　　舟月韧带(SL)损伤通常是在手指伸直腕关节背伸时摔倒手掌撑地所致。舟月韧带损伤造成舟月关节不稳，未经治疗的舟月韧带损伤可导致关节炎改变，并最终形成 SLAC 腕。同时，舟月韧带损伤可能合并桡骨远端骨折。在 2 个月内的急性舟月韧带损伤诊断较难，而关节镜则是诊断和治疗早期舟月分离的有效工具，并可能取得稳定的固定而无须开放手术、然而，对还未出现关节炎改变的慢性舟月韧带损伤的治疗而言，仍然充满挑战。因为要想获得稳定关节，通常要以牺牲关节活动度为代价。

舟月韧带复合体的基础解剖

　　舟月韧带复合体包括关节内和关节外两部分(图 11.1)。关节内部分的舟月骨间韧带有背侧、掌侧和中间三部分。从生物力学角度来说，背侧部分最为重要，背侧部分韧带由非常厚的横行纤维构成，能限制舟月的旋转活动。而掌侧部分则是由纵形纤维构成，正是

C.L. Mathoulin, MD (✉)
Institut De La Main, Clinique Jouvenet,
6 Squre Jouvenet, Paris 75016, France
e-mail: cmathoulin@orange.fr

A.L. Wahegaonkar, M.D., F.A.C.S., M.Ch. (Orth)
Department of Hand and Microvascular Reconstructive Surgery,
Brachial Plexus and Peripheral Nerve Surgery, Sancheti Institute
for Orthopaedics and Rehabilitation, 16 Shivajinagar,
Pune, Maharashtra 411005, India
e-mail: abhiwahe@yahoo.com

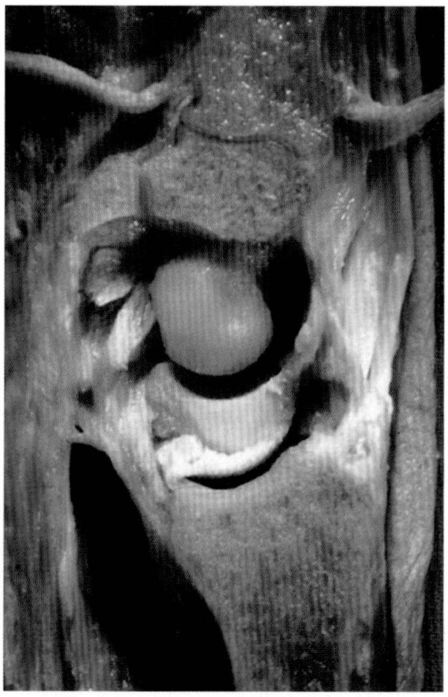

图 11.1　经过第二掌骨的腕关节侧位新鲜标本解剖图，舟骨部分切除，桡腕关节、腕骨间掌背侧韧带松弛，舟月韧带在舟骨止点处切断，其掌侧和背侧止点分别与关节囊掌背侧结构相连。

因为这种纤维结构，从而允许舟月在斜矢状面进行旋转。舟月韧带的中间部分是由没有血供的纤维软骨构成，并在高龄人群中经常可发现由于退变而导致的撕裂。并且在关节造影检查中通常可发现中间部分有中央穿孔，然而，舟月韧带复合体中的掌侧和背侧部分是完整的，因此仍能维持舟月关节的稳定。舟月韧带复合体的关节外部分是由桡-舟月-头韧带和长、短桡月韧带构成。

　　舟月韧带复合体各组成部分对舟月稳定的具体

贡献及重要度并未完全研究透彻,就像身体的其他韧带一样,舟月骨间韧带可背拉伸至一个极值点。Mayfield[1]研究表明,在舟月韧带断裂前可被拉伸约 225%,而在撕裂前可被拉长 2 倍。尽管如此,要导致舟月韧带的撕脱,必须要损伤舟月韧带复合体。单纯的舟月韧带损伤可能不会在影像检查中有异常改变,但是一个在影像学检查上未能体现的简单舟月损伤可导致力学问题并有疼痛症状,一个在影像上可见的完全舟月脱位必定损伤到舟月韧带复合体的关节内外两部分。通常,舟月韧带损伤后在影像学检查并不能立即就有异常改变,但随着时间推移,关节外韧带被损伤后可在影像学上会有所表现。这就能解释为什么舟月韧带损伤诊断通常会被延误。

舟骨远极稳定的影响因素

舟骨远极的稳定结构在拇指外展和对掌时通过第一掌骨传递应力,因此其作用非常重要。桡侧腕屈肌腱有主动和被动稳定作用,桡侧腕屈肌腱腱鞘附着在舟骨远极,强化舟-大多角-小多角韧带和舟-头韧带。

舟月骨间韧带

舟月骨间韧带的功能是作为一个扭转杆,起到一种黏弹性阻力器和连接舟骨和月骨的作用,其并不是一种均质结构,是由 3 个截然不同的部分组成:前(掌)侧韧带是和长、短桡月韧带向混合;中间纤维结构部分是无血供的,在关节镜可用探针探压;后(背)侧部分是最坚韧和最有抵抗力的部分,而且它是牢固地附着在腕背关节囊。这部分关节囊是止于舟月背侧韧带,并延伸至舟-三角韧带和背侧腕骨间韧带。

解剖学综述

从严格的解剖学观点来看,舟-月关节是由两个并列的扁平关节面构成的小关节,舟骨和月骨间相互形成韧带联合。虽然舟月骨间韧带被分为 3 个不同的解剖部分,但它不会真正地将三部分划分为任何一个特定功能。命名为骨间韧带的部分,应局限于舟月中间纤维软骨非血管化不可修复部分。然而,舟月骨间韧带的前(掌)侧和后(背)侧部分,分别完全融入掌和背外侧滑膜韧带。这部分舟月韧带复合体具有良好的血管化和细胞功能,外科修复后具有潜在愈合能力。

近排腕关节是一个复杂的系统,必须要有一定程度的扭转弹性才能满足舟骨的屈伸,同时要具有一定的稳定性才能够承受向远排腕骨传递的压力而不严重变形。该系统在掌侧方面较柔韧,允许近排腕骨间在矢状位上进行有限的相互活动,同时允许舟骨、月骨、三角骨间有一定范围的链式扭转活动。因此,通过背侧关节囊固定以重建背侧关节囊韧带来恢复舟月稳定的手术,必然会导致腕关节僵硬。

舟月不稳的诊断

舟月韧带损伤的患者通常有手部伸展、腕关节过伸的摔倒外伤史,腕关节背伸和旋后是主要受伤机制,急性损伤病例在临床检查时在舟月间隙背侧有局部血肿和疼痛。舟月不稳可通过 Watson 舟骨挤压试验来检查,本试验分析在腕关节桡偏和掌屈位时的舟骨活动度,并自掌侧向背侧挤压舟骨结节。

舟月韧带部分损伤的患者在腕关节背侧舟月间隙处有局部疼痛,但在 Watson 舟骨挤压试验是没有咔嗒声。在检查过程中,掌侧舟骨结节疼痛的临床意义不明显。舟月韧带完全损伤时,即使对舟骨结节不施加压力,舟骨近极松弛,也可从桡骨背侧缘脱出。在进行体格检查时,必须要检查双侧腕关节,明确不是因为先天关节松弛而被误诊为不稳。如果患者疼痛明显,也可以在局麻下进行 Watson 舟骨挤压试验。

对临床上疑是舟月损伤的病例,普通 X 线片检查是必不可少的,这包括标准的后前位(正位)(图 11.2)和桡偏、尺偏正位偏,以及真正的侧位片和握拳正位片(图 11.3)。正位片是用来观察腕关节弧线及舟月间隙,而侧位片是测量舟月角。当舟月间隙>4mm 时,就提示舟月韧带有损伤。普通平片可能遗漏舟月动态不稳,要诊断动态舟月不稳,不可或缺的检查是动态 X 线片。在腕关节侧位片上,舟骨轴线和月骨前后极连线的夹角为舟月角,正常值为 30°~60°,平均为 47°。舟骨掌屈可导致舟月角大于 60°,这应当考虑为舟月不稳的病理改变。舟月间隙异常增大,并明显大于对侧就是托马斯征(TERRY-THOMAS)阳性。当舟月间隙

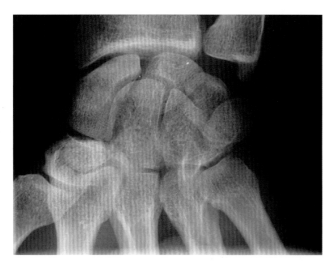

图11.2　倒置的腕关节X线片,显示具体的舟月间隙。

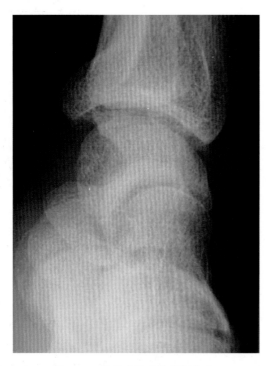

图11.3　月骨背倾腕关节侧位片。

大约为5mm时,即使没有临床症状,这也是由舟月分离导致的。舟骨骨间韧带损伤后,舟骨掌屈,在腕关节正位片可以看到舟骨结节与舟骨近极有重影,以及舟骨环形征,这对诊断舟月不稳也很有价值。在正常腕关节侧位片上,舟骨和桡骨掌侧缘的夹角呈"C"形。当舟月分离时,屈曲的舟骨使得这一夹角呈"V"形,这也称为V形征。

治疗

急性损伤

对急性损伤病例,第一步是评估损伤并进行分级。患者在区域麻醉下,平躺在手术床上,肘关节屈曲90°,上臂平放在侧台上,手指垂直牵引,牵引力为2.25~3.15kg。在这种体位时,可同时进行腕关节镜和C臂透视检查,同样,我们也能对舟月进行复位和固定。3~5mL生理盐水扩张关节腔,当桡腕关节液体进入腕中关节时,就提示舟月韧带已经损伤。通过标准的腕关节3-4入路置入鞘管及关节镜头,置入鞘管是要小心,避免损伤关节面软骨,4-5入路或6-R入路用于置入探针及其他操作器械。这种方式能够保证在术中可随时调整镜头及操作器械的位置,从桡侧到尺侧,系统检查桡腕关节。如果不用探针检查舟月韧带,有时并不能很好地发现舟月韧带损伤。随后,通过桡侧腕中关节入路,检查腕中关节。检查时,要特别注意舟骨背侧缘,因为当舟月完全分离时,舟骨背侧缘的解剖位置会发生变化。对于体格较小的腕关节,尺侧腕中关节入路则较桡侧入路更容易置入关节镜头。彻底的桡腕关节及腕中关节检查能显示所有的舟月韧带损伤。当在舟骨近极和月骨间可插入探针或镜头,或有明显间隙、台阶时,都提示舟骨有旋转不稳。

在桡腕关节内,可以很好地看到正常的舟月韧带呈现光滑微凹的凸起,创伤后,韧带变得薄弱,使得这种凹面变凸。正常情况下,通过腕中关节观察舟骨和月骨间联合是紧密而无任何台阶,探针是不能经过舟月间隙进入桡腕关节,或通过桡腕关节进入腕中关节。在腕中关节内同样也能观察到舟骨背侧缘的位置,舟月韧带损伤越严重,它更趋向于掌侧旋转移位。GEISSLER[2]对腕关节不稳进行关节镜下分期。Ⅰ期(图11.4)桡腕关节检查时,可发现舟月韧带失去正常凹面,而呈凸面,这提示舟月韧带变得更薄弱。而在腕中关节检查时,舟月联合正常,关节匹配无台阶。

Ⅱ期(图11.5)桡腕关节改变与Ⅰ期相同,但在腕关节中关节检查时,有舟月关节不匹配,舟骨开始出现屈曲,近极背侧出现旋转,导致在舟骨和月骨间形成轻微的台阶。

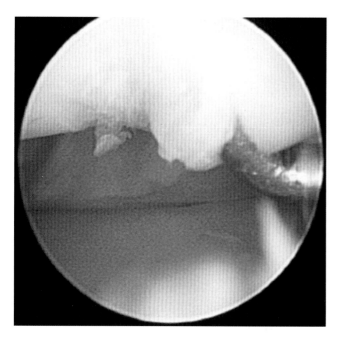

图 11.4 关节镜下桡腕关节不稳 Ⅰ期损伤图像:简单的舟月韧带穿孔。

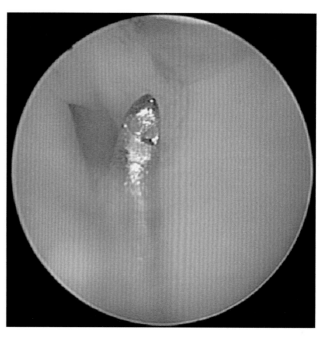

图 11.6 关节镜下桡腕关节不稳Ⅲ期损伤图像:舟骨和月骨间有一较大的间隙,探针可从桡腕关节进入腕中关节。

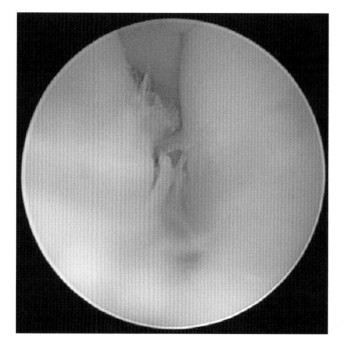

图 11.5 关节镜下桡腕关节不稳 Ⅱ期损伤图像:舟骨和月骨间有一中等大小的间隙。

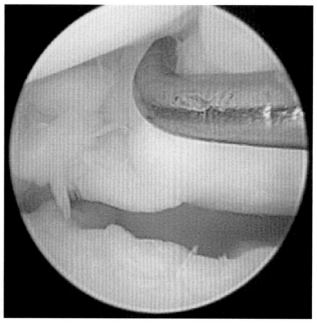

图 11.7 关节镜下桡腕关节不稳 Ⅳ期损伤图像:舟月韧带完全撕裂。

Ⅲ期(图 11.6)桡腕关节镜下可显示舟月韧带损伤,损伤是从中部向背侧延伸。通常首先观察到的是异常的舟月关节间隙,并且探针可插入舟月间隙进入到腕中关节,并会有少许残留的舟月韧带附着在月骨上。腕中关节检查时,可发现舟骨和月骨间关节不匹配,并有台阶形成,2mm 的探针可轻松通过舟月间隙。

Ⅳ期(图 11.7 和图 11.8),舟月韧带完全撕裂,直径为 2.7mm 的关节镜头可轻松从桡腕关节进入腕中关节,反之亦然(通车征阳性)。舟月间通常无连续的舟月韧带。

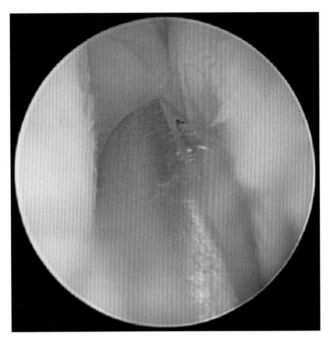

图 11.8 关节镜下桡腕关节不稳 Ⅳ 期损伤图像:舟骨和月骨间有一非常大的间隙,直径为 2.7mm 磨削器可从桡腕关节进入腕中关节。

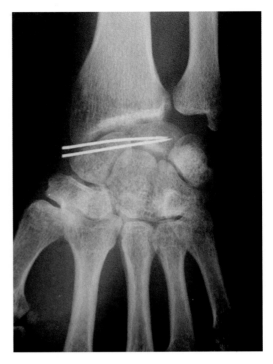

图 11.9 透视辅助,舟月韧带损伤,复位后固定两枚克氏针。

急性 Ⅱ 期和 Ⅲ 期舟月韧带损伤是镜下复位和固定的最佳适应证。治疗原则是复位舟骨和月骨,恢复正常排列,并用克氏针进行固定。腕关节垂直牵引,在 3-4 腕关节入路置入关节镜,在 c 臂机辅助和关节镜直视下,经皮插入直径为 1.5mm 克氏针。穿针时,避免损伤桡神经浅支。头状骨头部和月骨后角之间的撬棒可以提供满意的复位,有时候在月骨和舟骨各固定一枚克氏针,作为撬棒可控制舟骨和月骨的旋转。通常,在舟骨和月骨间固定 2~3 枚克氏针(图 11.9)。克氏针尾部剪短,埋在皮下,前臂石膏固定。理论上是在术后 8 周拔出克氏针。在拔出克氏针后,可进行功能锻炼,恢复正常活动度及力量需要功能锻炼约 3 个月。

Ⅳ 期损伤的开放手术修复有经典的描述,切口位于第三、四间室背侧,松解拇长伸肌并拉向桡侧,指伸肌腱拉向尺侧,打开腕关节背侧关节囊,舟月韧带背侧部分可通过小锚钉和不可吸收线修复,舟月间用克氏针固定,保护修复韧带。通常,桡背侧关节囊组织瓣通过小锚钉固定在月骨上。仔细缝合腕关节囊,克氏针保留 8 周,拔除后,开始进行功能锻炼。

慢性舟月韧带损伤

慢性舟月韧带损伤的治疗是手外科医生的一大挑战,而未经治疗的慢性舟月不稳将最终导致关节炎改变[3,4]。延迟诊断很常见,一经诊断就是处于晚期,已发展成腕关节炎,只能采用挽救性治疗手段,运动员则不能再从事体育运动。对这种损伤的及时治疗怎么强调都不过分。

文献报道了许多韧带重建的方法[5-27];然而,所有的治疗方法都要以牺牲活动度为代价来试图恢复舟月稳定。

最近,报道了一种新的关节镜下修复舟月韧带背侧关节囊-韧带的技术,其可适用于不同阶段的舟月韧带损伤,并取得了令人鼓舞的治疗结果[28]。它的优势在于保留关节活动度,允许专业的体育运动员继续从事体育运动。

手术方法

这类手术可在门诊开展,上肢区域麻醉,上臂气囊止血带,肘关节屈曲 90°,上臂平放在侧台上,手部悬吊牵引,牵引力为 3~5kg。

应用标准桡腕关节 3-4 和 6-R,以及腕中关节桡侧和尺侧入路。生理盐水扩张关节,15 号刀片做一较小横形切口,血管钳钝性分离。经 3-4 入路置入关节镜镜头,6-R 入路插入操作器械,同时可两个入路根据实际情况进行交换。腕中关节经腕中关节桡侧入路显露关节舟月关节，可根据直视及探针触诊情况证实损伤情况并提供分期。

术中分期

为了评价舟月分离程度，我们采用关节软骨状态和关节镜直视下舟月韧带损伤情况两个评估系统，Geissler and Haley[3]在关节镜下将舟月损伤划分为 4 个阶段 (表 11.1)，而 Garcia-Elias 等[4]基于 5 个临床和关节镜下指标对舟月分离划分成 6 个亚型 (表 11.2)。

只有 Garcia-Elias 2、3、4 期用于这种技术治疗，在保持完整的 2、3 期或能被纠正异常排列的 4 期中记录各腕骨的排列。如果镜下发现符合 2、3、4 期中的一期，可进行背侧关节囊韧带修复。通常，舟月韧带从舟骨附着处撕脱，而月骨上仍有韧带附着，但是在背侧，贴近关节囊的舟月韧带附着处，在舟骨和月骨的背侧角仍保留有舟月韧带。从 6-R 入路非常难显露背侧舟月韧带，特别是舟骨部分，因为在腕关节牵引时，关节囊遮挡了撕脱的韧带。然而，通过正确的三角划分，去除腕关节牵引后在 6-R 入路内的 30°倾斜视野可在这一区域内观察到撕裂的韧带。镜下经 3-4 入路插入一枚针头到桡腕关节内，小心不要直接通过关节囊开口处；针头穿过关节囊 1mm 后，从背侧和近端斜向掌侧和远端穿针，直接穿过桡侧舟月韧带的残留部

表 11.1 关节镜下 Geissler 分型

Geissler 关节软骨损伤分型

Ⅰ 期 桡腕关节内，舟月韧带变薄、出血；腕中关节内无关节不匹配

Ⅱ 期 桡腕关节内，舟月韧带变薄、穿孔；腕中关节内轻度关节不匹配

Ⅲ 期 桡腕关节内，舟月韧带穿孔；腕中关节内舟月关节不匹配，台阶高度大于探针直径

Ⅴ 期 在桡腕关节和腕中关节内舟月关节不匹配并有台阶形成；触诊可及明显舟月不稳

表 11.2 Garcia-Elias 分期表

分期	Ⅰ	Ⅱ	Ⅲ	Ⅳ	Ⅴ	Ⅵ
背侧舟月韧带是否完整	是	否	否	否	否	否
舟月韧带能否修复	是	是	否	否	否	否
舟骨排列正常	是	是	是	否	否	否
腕骨排列异常能否纠正	是	是	是	是	否	否
桡腕和腕中关节内关节软骨正常	是	是	是	是	是	否

分，并在腕中关节内能看到针尖。镜头移到腕中关节尺侧入路，3-0PDS 线穿线，视野内用止血钳将线桡侧入路内引出 (图 11.10a，b)，第二根线与第一根线平行，穿过舟月韧带月骨、尺侧残留部分，并通过同一入

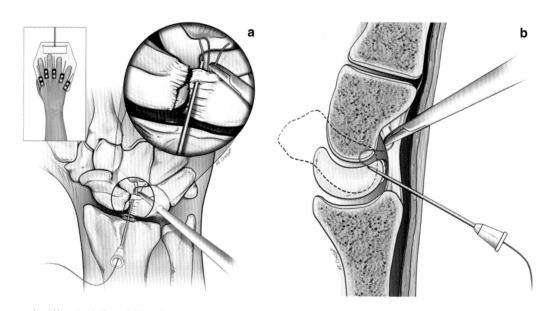

图 11.10 (a)表示第一根缝线通道穿过背侧关节囊和附着在月骨背侧角残留的舟月韧带的正面和侧面图；(b)建立从桡腕进入腕中关节的通道。

路引出(图 11.11a,b)。两根缝线在远端打结,然后向
近端牵拉两根缝线的近端部分,使第一个线节进入位
于舟骨和月骨之间的腕中关节,并在舟月背侧韧带的
掌侧(图 11.12)。在 3-4 入路内,腕关节囊背侧,拉紧
两根 PDS 线的近端,打结。实际效果就是在舟月韧带
和位于舟月韧带的腕关节囊间完成了腕关节囊韧带
修复(图 11.13a,b)。然而,一定要注意,当舟月韧带是
从骨面完全撕脱而不是撕裂时或近端没有残留韧带
时,将不能进行这个手术。用这个手术来治疗 4 期损
伤时,过程与上述稍微不同。这种情况下,必须复位舟
骨,并用克氏针固定舟–头和舟–月。固定可在透视辅
助下完成,透视确保完成复位后,可进行关节囊韧带
修复。舟–头固定可用两枚直径为 1.2mm 克氏针平行
固定(图 11.14),最后打结要在舟月稳定并被克氏针
固定后进行。拆除关节器械前,对桡腕和腕中关节进
行彻底灌洗。关节镜入路切口无须缝合,仅用松软纱
布包裹,手术结束后简单掌侧石膏托固定。术后 6 周
拆除石膏托,6~8 周拔除克氏针。

结果

自 2008 年 4 月至 2011 年 9 月,我们采用这种手
术方式治疗了 57 名患者,其中男性 34 名,女性 23
名,平均年龄为 38.72±11.33 岁,范围为 17~63 岁,优
势侧 52 例,受伤至手术平均时间为 9.42±6.33 个月,

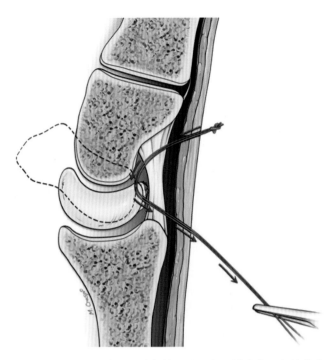

图 11.12 两根缝线在远端打结,然后向近端牵拉两根缝线的
近端部分,使第一个线节进入位于舟骨和月骨之间的腕中关
节,并在舟月背侧韧带的掌侧。

范围为 3~24 个月,平均随访时间 30.74±7.05 个月,范
围为 18~43 个月。术后腕关节所有方向活动范围平
均差都有改善,背伸平均差术后较术前提高 14.03°
(SEM=1.27°;$P<0.001$),而屈曲平均差提高 11.14°
(SEM=1.3°;$P<0.0001$),并且屈曲和桡偏能够达到正常侧

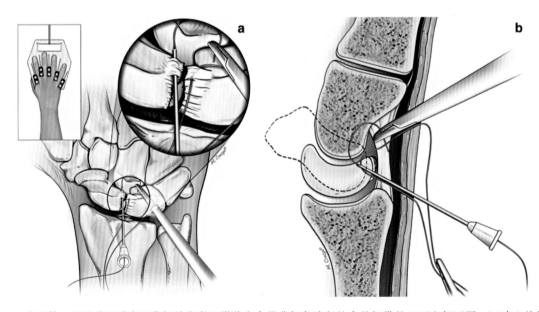

图 11.11 (a)表示第二根缝线通道穿过背侧关节囊和附着在舟骨背侧角残留的舟月韧带的正面和侧面图;(b)建立从桡腕进入腕
中关节的通道。

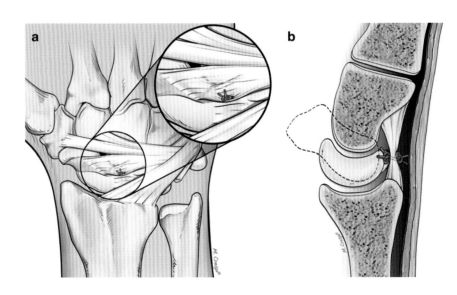

图 11.13　(a) 表示两根缝线的近端,在 3-4 入路切口内,腕关节囊背侧打结的正面和侧面图;(b)实际效果就是完成了舟月韧带和位于舟月韧带的背侧腕关节囊间的关节囊成形。

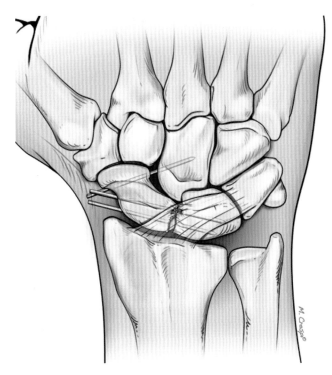

图 11.14　(a)表示用两枝直径为 1.2mm 平行克氏针固定舟骨的正面图,仅在 Garcia-Elias 4 期进行舟-头固定;(b)舟月固定后在打背侧第二个线节。

的 84.3 % 和 95.72 %。VAS 平均差为-5.46(SEM=0.19;P<0.0001)。术前平均握力为 24.07±10.51kg(范围为 8~40kg),而术后是 38.42±10.27kg(范围为 20~60kg),(P<0.0001),并且术后平均握力能达到正常侧的 93.4%。术后所有病例的 X 线片显示 DISI 都得到纠正。术前舟月角平均差较术前少 8.95°(SEM=1.28°;P<0.0001)。术前术后的 DASH 评分分别为 8.3±7.82 和 46.04±16.57

(P<0.0001)。所有 DASH 评分与术后 DISI 畸形呈负相关,DASH 低分值相对应的是舟月角的增加(图 11.7)。

根据 Garcia-Elias 分期系统,3 名患者为 2 期,25 名患者为 3 期,29 名患者为 4 期。其中 20 名患者需要临时克氏针固定,16 名合并有 TFCC 损伤的患者同时进行关节镜治疗。所有患者返回工作的平均时间是 9 周(范围为 1~12 周),所有专业运动员都能继续从事伤前同样级别的运动(图 11.15a~g)。56 名患者(98.2%)对治疗效果非常满意或满意,1 名患者不满意,因为术后腕关节僵硬,恢复效果一般。

影像学结果

术前术后舟月角差的平均差为-8.95°(SEM=1.28°,P<0.0001)。11 名患者(19 %)的 DISI 未得到纠正。

讨论

舟月分离的发生要同时有舟月韧带的撕裂和舟月稳定复合体中的一条关节外韧带损伤。

未经治疗的舟月分离都会导致骨性关节炎改变,会随病程的延长,变得越来越严重,并最终形成所谓的 SNAC 腕。舟月韧带的慢性损伤有很多开放治疗的手术方式,但是它们经常导致关节僵硬和活动丢失。而关节镜技术能获得最好的治疗效果,特别是对于急性损伤。近年来,我们对舟月不稳的理解提高很多。Salva-Coll 和 Garcia Elias 等 在 2011 年[29]的研究表明,关节外因素对维持舟月稳定的重要性,特别是桡侧腕屈肌腱。

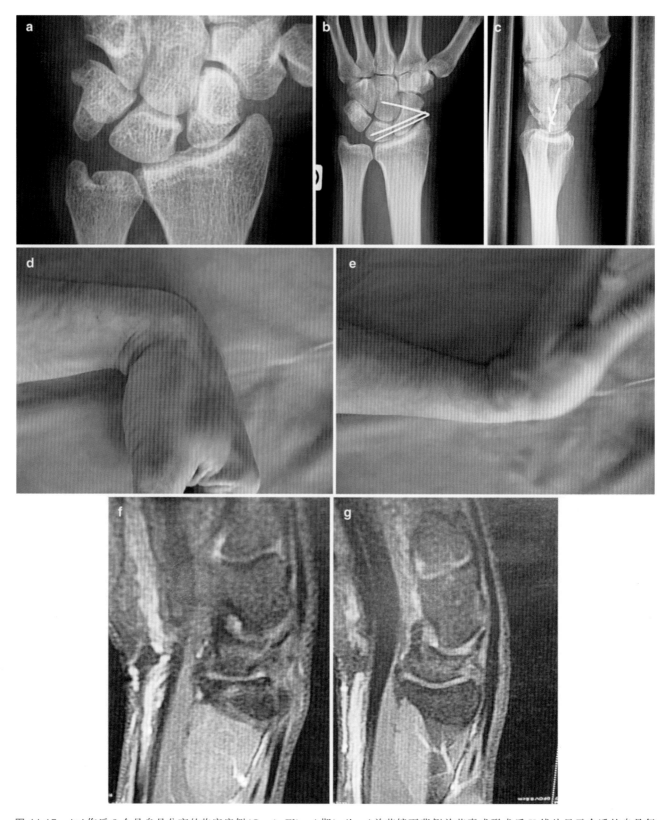

图 11.15 (a)伤后 9 个月舟月分离的临床病例(Garcia Elias 4 期);(b,c)关节镜下背侧关节囊成形术后 X 线片显示合适的舟骨复位和稳定的舟月间隔;(d,e)24 个月的随访,背伸和屈曲恢复了优良的运动范围;(f,g)术后 18 个月的 MRI,显示月骨复位良好,事实上,背侧关节囊成形术不仅能增厚月骨背侧角处的关节囊,而且还能将这部分关节囊向月骨拉紧。

Meade 等[30]在 1990 年，Short 等[31]和 Looy 等在 2001 年，以及 Berger 等[32]在 1999 年已经表明，舟月韧带的背侧部分是稳定舟间隔的最重要稳定组织。

Mataliotakis 等[33,34]在 2009 年和 2011 年已经揭示，本体感觉对保持舟月稳定的重要性，其通过邻近肌肉肌腱单位的保护性动作起作用。本章认为，本体感觉在保持舟月稳定上起着重要作用，因此不仅要保护骨间前神经，骨间后神经的保护也很重要。

Gamal Elsaidi 等[35]在 2004 年对舟月周围韧带进行了系统解剖学研究，通过连续切开掌、背和骨间部分的舟月韧带和关节外韧带，他们证明，唯有在切开背侧腕骨间韧带后，月骨背倾（DISI 模式）才能导致舟月不稳。

我们也进行了尸体解剖研究，在有和无轴向负荷下进行放射学分析和关节镜检查，按下列顺序进行：

正常腕关节

- 切开背侧关节囊韧带的隔膜（该结构位于舟三角韧带和背侧腕骨间韧带的近端部分之间）和对舟月韧带背侧部分。

- 切开舟月骨间韧带。

- 切开背侧腕骨间韧带。

这些研究表明，在切开关节囊和背侧舟月韧带间的附着后，舟月分离会进一步加重。

一项新的解剖学研究表明，在所有的标本都发现存在一解剖结构，它是由两个横弓联合形成的第三个弓，并且要较另外两个弓要宽。这个关节囊–韧带结构极大地强化了舟月韧带背侧部分和背侧关节囊。我们的原则是关节镜下修复并加强关节囊和舟月韧带之间的附着，以微创的方式保持关节的灵活性，这或许可以解释在我们的系列病例中取得很好的治疗效果结果。

令人奇怪的是，少数病例在术后 2 个月再次进行关节镜检查时发现，修复的舟月韧带背侧部分有很好的恢复，而骨间部分则完全消失。

舟月骨间韧带的中间部分无血供，可能对稳定舟月关节不起作用。

本体感觉或许评估不准确，但它对维护舟月骨的稳定性起着重要的作用。与开放手术技术相比，关节镜技术创伤更小，因而导致较少的去神经支配和本体感觉缺失。

对是否存在位于大、小多角骨和舟骨远端掌侧部分的舟–大多角–小多角骨远端韧带损伤尚有争论。有些作者甚至认为，在韧带断裂的情况下，舟骨可能会变平。然而，即使是舟月韧带撕裂 5 期和舟状骨完全屈曲，我们也从来没有遇到过这样的情况。我们确实观察到了韧带的拉伸，但没有看到像舟月骨间韧带背侧部分那样的撕裂。

我们同样观察到单纯的背侧关节囊韧带间隔损伤，这导致背侧关节囊和舟月韧带背侧部分间的相互分离。在这类损伤中，系统的腕中关节镜检查能发现的舟月分离可能已经进展到 Geissler Ⅲ 期。这可能是从舟月不稳 Ⅰ 期或动态舟月不稳进展而来。

最后，在不同的研究中正在阐明关节外韧带的作用，其重要性已得到公认，特别是掌侧长桡月韧带、桡舟头韧带、背侧桡腕背侧韧带、背侧腕骨间韧带，像三角韧带演变成 TFCC 一样，正在形成一种新的舟月复合体概念。

（竺枫 祝斌 王欣 译）

参考文献

1. Mayfield JK. Patterns of injury to carpal ligaments. A spectrum. Clin Orthop Relat Res. 1984;187:36–42.
2. Geissler WB, Haley T. Arthroscopic management of scapholunate instability. Atlas Hand Clin. 2001;6(2):253–74.
3. Pilny J, Kubes J, Hoza P, Sprlakova A, Hart R. Consequence of nontreatment of scapholunate instability of the wrist. Rozhl Chir. 2006;85:637–40.
4. Watson HK, Ballet FL. The SLAC wrist: scapholunate advanced collapse pattern of degenerative arthritis. J Hand Surg Am. 1984;9(3):358–65.
5. Garcia-Elias M, Lluch AL, Stanley JK. Three-ligament tenodesis for the treatment of scapholunate dissociation: indications and surgical technique. J Hand Surg. 2006;31A:125–34.
6. Blatt G. Capsulodesis in reconstructive hand surgery. Dorsal capsulodesis for the unstable scaphoid and volar capsulodesis following excision of the distal ulna. Hand Clin. 1987;3(1):81–102.
7. Busse F, Felderhoff J, Krimmer H, Lanz U. Scapholunate dissociation: treatment by dorsal capsulodesis. Handchir Mikrochir Plast Chir. 2002;34:173–81.
8. Deshmukh SC, Givissis P, Belloso D, Stanley JK, Trail IA. Blatt's capsulodesis for chronic scapholunate dissociation. J Hand Surg Br. 1999;24(2):215–20.
9. Slater RR, Szabo RR, Bay BK, Laubach J. Dorsal intercarpal ligament capsulodesis for scapholunate dissociation: biomechanical analysis in a cadaver model. J Hand Surg Am. 1999;24A:232–9.

10. Szabo RM, Slater RR, Bay BK, Palumbo GF, Gerlach T. Dorsal intercarpal ligament capsulodesis for chronic static scapholunate dissociation: clinical results. J Hand Surg Am. 2002;27:978–84.

11. Wintman BI, Gelberman RH, Katz JN. Dynamic scapholunate instability: results of operative treatment with dorsal capsulodesis. J Hand Surg Am. 1995;20A:971–9.

12. Gajendran VK, Peterson B, Slater Jr RR. Long-term outcomes of dorsal intercarpal ligament capsulodesis for chronic scapholunate dissociation. J Hand Surg Am. 2007;32(9):1323–33.

13. Moran SL, Ford KS, Wulf CA, Cooney WP. Outcomes of dorsal capsulodesis and tenodesis for treatment of scapholunate instability. J Hand Surg Am. 2006;31(9):1438–46.

14. Brunelli F, Spalvieri C, Bremner-Smith A, Papalia I, Pivato G. Dynamic correction of static scapholunate instability using an active tendon transfer of extensor brevi carpi radialis: preliminary report. Chir Main. 2004;23(5):249–53.

15. Chabas JF, Gay A, Valenti D, Guinard D, Legre R. Results of the modified Brunelli tenodesis for treatment of scapholunate instability: a retrospective study of 19 patients. J Hand Surg Am. 2008; 33A:1469–77.

16. Talwalkar SC, Edwards AT, Hayton MJ, Stilwell JH, Trail IA, Stanley JK. Results of tri-ligament tenodesis: a modified Brunelli procedure in the management of scapholunate instability. J Hand Surg Am. 2006;31B:110–7.

17. De Smet L, Van Hoonacker P. Treatment of chronic static scapholunate dissociation with the modified Brunelli technique: preliminary results. Act Orthop Belg. 2007;73:188–91.

18. Links AC, Chin SH, Waitayawinyu T, Trumble TE. Scapholunate interosseous ligament reconstruction: results with a modified Brunelli technique versus four-bone weave. J Hand Surg Am. 2008;33(6):850–6.

19. Harvey EJ, Berger RA, Osterman AL, Fernandez DL, Weiss AP. Bone-tissue-bone repairs for scapholunate dissociation. J Hand Surg Am. 2007;32(2):256–64.

20. Almquist EE, Bach AW, Sack JT, Fuhs SE, Newman DM. Four bone ligament reconstruction for treatment of chronic complete scapholunate separation. J Hand Surg Am. 1991;16A:322–7.

21. Bleuler P, Shafighi M, Donati OF, Gurunluoglu R, Constantinescu MA. Dynamic repair of scapholunate dissociation with dorsal extensor carpi radialis longus tenodesis. J Hand Surg Am. 2008;33A:281–4.

22. Ogunro O. Dynamic stabilization of chronic scapholunate dissociation with Palmaris longus transfer: a new technique. Tech Hand Up Extrem Surg. 2007;11:241–5.

23. Rosenwasser MP, Miyasajsa KC, Strauch RJ. The RASL procedure: reduction and association of the scaphoid and lunate using the Herbert screw. Tech Hand Up Extrem Surg. 1997;1(4): 263–72.

24. Zarkadas PC, Gropper PT, White NJ, Perey BH. A survey of the surgical management of acute and chronic scapholunate instability. J Hand Surg Am. 2004;29(5):848–57.

25. Weiss APC. Scapholunate ligament reconstruction using a bone-retinaculum-bone autograft. J Hand Surg Am. 1998;23A: 205–15.

26. Siegel JM, Ruby LK. A critical look at intercarpal arthrodesis: review of the literature. J Hand Surg Am. 1996;21(4):717–23.

27. Pomerance J. Outcomes after repair of the scapholunate interosseous ligament and dorsal capsulodesis for dynamic scapholunate instability due to trauma. J Hand Surg Am. 2006;31(8):1480–6.

28. Mathoulin C, Dauphin N, Sallen V. Capsulodèse arthroscopique dorsale dans les lésions chroniques du ligament scapho-lunaire. Chir Main. 2009;28(6):398.

29. Salva-Coll G, Garcia-Elias M, Liusà-Pérez M, Rodriguez-Baeza A. The role of the flexor carpi radialis muscle in scapholunate instability. J Hand Surg Am. 2011;36(1):31–6.

30. Meade TD, Schneider LH, Cherry K. Radiographic analysis of selective ligament sectioning at the carpal scaphoid: a cadaver study. J Hand Surg Am. 1990;15(6):855–62.

31. Short WH, Werner FW, Sutton LG. Dynamic biomechanical evaluation of the dorsal intercarpal ligament repair for scapholunate instability. J Hand Surg Am. 2009;34(4):652–9.

32. Berger RA, Imeada T, Berglund L, et al. Constraint and material properties of the subregions of the scapholunate interosseus ligament. J Hand Surg Am. 1999;24(5):953–62.

33. Mataliotakis G, Doukas M, Kostas I, Lykissas M, Batistatou A, Beris A. Sensory innervation of the subregions of the scapholunate interosseous ligament in relation to their structural composition. J Hand Surg Am. 2009;34(8):1413–21.

34. Vekris MD, Mataliotakis GI, Beris AE. The scapholunate interosseous ligament afferent proprioceptive pathway: a human in vivo experimental study. J Hand Surg Am. 2011;36(1): 37–46.

35. Elsaidi GA, Ruch DS, Kuzma GR, Smith BP. Dorsal wrist ligament insertions stabilize the scapholunate interval: cadaver study. Clin Orthop Relat Res. 2004;425:152–7.

第 12 章

月三角韧带撕裂的关节镜治疗

Nicole Badur，Riccardo Luchetti，Andrea Atzei

简介

腕关节尺侧疼痛的诊断和治疗都比较复杂。在检查腕关节尺侧疾病时，对其解剖和病理解剖方面，关节镜有着特殊的价值[1]。体格检查、X线片、MRI或关节造影等，往往不能全面体现损伤程度。腕关节镜有助于明确损伤的特点、关节面情况、合并的滑膜炎，以及基于关节镜诊断的治疗。关节镜检查或关节附着手术可根据临床表现及术中发现进行具体治疗。关节镜治疗需要在明确病史、体格检查和放射学检查分析的临床背景下进行。

腕关节尺侧损伤，可因重复性创伤，也可是单次的创伤所致，如扭伤，或是摔倒时前臂旋前、手伸展位着地，腕关节遭受背侧重击，使其过度背伸和桡偏[2]。尽管单纯的创伤性月三角韧带撕裂并不常见，但腕骨间的旋前暴力，可撕裂月三角韧带以及盘三角韧带、盘月韧带，都会导致尺侧韧带损伤，并随之引发更严重的月三角不稳定。需要明确的是，内在或外在韧带

M.J. Moskal, M.D. (✉)
Orthopaedic Surgery Department, University of Louisville,
130 Hunter Station Way, Sellersburg, IN 47172, USA
e-mail: Moskal@msn.com

F.H. Savoie III, M.D.
Department of Orthopaedics, Tulane University School of
Medicine, 1430 Tulane Avenue, SL-32, New Orleans,
LA 70112, USA
e-mail: fsavoie@tulane.edu

损伤都会引发不稳[3-5]，如果不能明确以及治疗所有导致不稳定的损伤，将会影响治疗效果。

月三角（LT）骨间韧带撕裂可能与腕尺侧疼痛有关。然而，LT韧带撕裂可能并不是孤立的病理改变。腕尺侧疼痛通常是典型的间歇性疼痛，并往往在前臂旋转或尺桡偏时引发疼痛。导致疼痛的机械原因可能是韧带或纤维软骨撕裂后的撞击，LT关节和（或）桡尺远侧关节（DRUJ）不稳，以及腕关节炎改变。临床上疼痛以及乏力最为常见。

下列临床情况适于关节镜手术治疗：

（1）单纯的月三角不稳。

（2）月三角不稳合并三角纤维软骨复合体（TFFC）撕裂。

（a）创伤性周围撕裂。

（b）桡侧或中央的退行性撕裂。

（3）月三角不稳、退行性TFCC撕裂、合并尺骨撞击综合征。

体格检查

在临床诊治过程中，需要进行全面的体格检查。本章将详细讨论尺骨的病理学改变。其中做了相应的检验，将其运动范围与对侧相比较，并进行触诊。尺侧腕伸肌腱（ECU）是指导触诊的重要解剖标志。ECU的桡背侧和尺掌侧，是TFCC周边部的关节囊附着部，需要常规触诊检查。此外，还要触诊月三角关节背侧部、

尺侧腕伸肌、小指固有伸肌和尺侧腕屈肌腱。

视诊和触诊后,通过以下检查对于明确月三角不稳更有帮助:月三角冲击触诊试验(向月骨方向挤压三角骨),Reagan 描述的贝壳试验 (shuck test)[6],Kleinman 描述的剪切试验(shear test)[7,8],以及桡尺远端移动(用于推断稳定性的)试验[9,10]。激惹试验可引起局部疼痛以及捻发音。

分别在腕关节掌屈、背伸和中立位时将其尺偏,如出现伴有捻发音的疼痛,表明尺侧病变并合并有 LT 韧带撕裂。前臂旋前尺偏时,增加轴向应力,出现明显的响声提示月三角不稳,当然,这种现象也可见于腕中关节不稳。将前臂旋后,让腕关节屈曲,若有疼痛和(或)乏力,则更加大了 TFCC 撕裂的可能性。

X 线平片检查疼痛性腕关节,至少要包括无旋转的后前正位[11,12]以及真正的侧位平片摄影。要特别注意尺骨变异[13,14],月三角间隙和软骨下关节面的完整性,以及大、小弧的连续性[15],同时需要记录桡月角和舟月角。如果体格检查结果不明确,可进行关节造影或 MRI 检查。

尺侧韧带解剖

月三角骨间韧带有三部分,呈膜状的中央部和较厚的掌侧、背侧部分[16]。完整的 LT 骨间韧带[3]、尺月(UL)韧带、尺三角(UT)韧带 3-5、背侧桡三角(RT)韧带和舟三角(ST)韧带[3,4,6]才能维持正常的月三角骨运动。背侧 RT 和 ST 韧带同时损伤才能造成严重的不稳定(VISI)[3,4,6]。TFCC 是下尺桡关节的主要稳定结构[17,18],通过掌侧及背侧桡尺韧带发挥稳定作用。它也有助于稳定尺腕关节并传导轴向负载到尺骨[9,19]。TFCC 损伤通常是众多尺侧损伤中的一部分[20]。TFCC 起于桡骨远端月骨窝尺侧缘,附着在尺骨茎突基底并向远端延伸到月骨、三角骨、钩骨和第 5 掌骨基底。月三角韧带掌、背侧部,在掌侧与尺腕外在韧带汇合,在背侧与附着在三角骨的背侧桡月三角韧带汇合[21]。

掌侧尺腕韧带由尺月(UL)韧带——又称盘月韧带、尺三角(UT)韧带——又称盘三角韧带,以及尺头韧带所组成。尺月(UL)和尺三角(UT)韧带起于三角纤维软骨复合体(TFCC)掌侧,和 LT 韧带一样分别止于月骨掌侧和三角骨掌侧[20,22,23]。尺头韧带位于上述韧带的掌侧,将掌尺侧韧带复合体与尺骨直接连接到一起。

通过腕关节镜,可以看到完整的三角纤维软骨、掌侧桡腕以及背侧桡腕韧带。我们对于 LT 韧带损伤已经从尺侧韧带相关损伤的解剖学概念向月三角关节以及 TFCC 损伤改变。

关节镜手术技术

对于慢性单纯的月三角韧带损伤,可以通过修复韧带,韧带重建以及月三角关节融合来治疗。背侧外在韧带的损伤合并 LT 韧带不稳造成的 VISI 畸形是关节镜下韧带拉拢缝合的禁忌证。下面所述关节镜下治疗尺侧不稳定的方法,在治疗合并损伤时也可以使用,如:合并月三角骨间韧带(LTIOL)撕裂的尺骨撞击综合征、TFCC 撕裂等。

对于有症状的 LT 关节不稳的关节镜下治疗,是一个软组织重建过程,是基于腕尺侧韧带对月三角关节稳定性的贡献大小。包括关节镜下月三角关节的复位内固定,缝线紧缩腕尺侧韧带以短缩盘腕韧带以及加强掌侧关节囊。

在头月关节不稳治疗中[24],可以通过掌侧入路,将掌侧的桡头韧带中央部紧缩后与桡三角韧带缝合在一起。这种技术 UT-UL 韧带紧缩缝合技术是由我们中一人所发现(FHS)。关节镜下可以直视下评估掌侧的尺侧韧带紧缩缝合的病理学改变,同时,能通过桡腕关节以腕中关节的关节镜下直视评估治疗效果。

经典的 3-4、6-R 和掌侧 6-U 入路,以及桡侧和尺侧腕中关节入路可以用来进行镜下关节囊固定(韧带紧缩)以及镜下复位内固定。根据个体情况,4-5 入路可用作操作或者视频入路将也有助于手术操作(图 12.1)。关节镜视频系统需摆放到位,以便术者和助手都能看清荧光屏上的影像。上臂驱血后用束带将固定在手术桌上,并安装牵引架,通过指套施与 36~45 千克的牵引力;诊断性桡腕关节镜检查也要有 6-R 入路的视频图像,以确保三角骨间韧带(LTIOL)从背侧到掌侧完全可视。腕中关节镜检,开始时关节镜放在桡侧入路,尺侧入路为操作入路,已评估月三角关节是否匹配以及三角骨的松弛度。

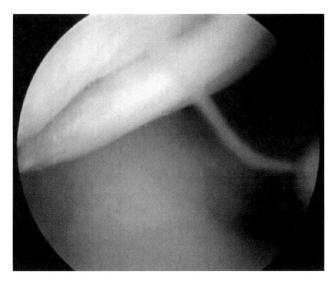

图 12.1　从 6-R 入路观察到的月三角韧带撕裂。

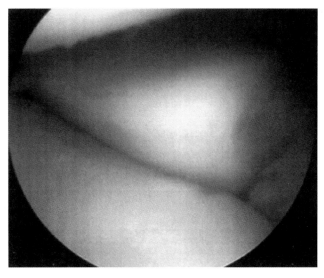

图 12.3　从桡侧腕中关节入路,可见三角骨背侧部因旋转而位于月骨背部远端。

1.关节匹配

(1)月骨和三角骨呈线性排列。从桡侧腕中关节入路检视月三角关节,如果视线被月骨远端一个脱出的骨面挡住[25],可将关节镜换至尺侧入路以获得更好的视野,会见到三角骨桡侧关节缘与月骨朝向钩骨的小关节面的最尺侧缘呈线性排列(图 12.2a,b)。

(2)尽管关节匹配,但由于过度松弛也会呈现 LT 关节不稳定。

2.松弛度

(1)如舟月关节正常,其可以当作参照。应从三角骨旋转和与月骨分离两方面来评价韧带的松弛度。

(2)经腕中关节入路检查不稳定的 LT 关节,因为三角骨背侧部分经常处于旋转状态,而其关节面位于月骨的远端(图 12.3)。三角骨可以移动复位以与月骨关节面向匹配。

(3)不稳定的 LT 关节,月三角关节面也许是匹配的,但三角骨却向尺侧移位,致使 LT 关节间隙"裂开"。判断 LT 间隙增宽,可以正常的 SL 关节作为参照。

最后经腕中关节需要观察的是背侧关节囊。背侧桡腕韧带和背侧腕骨间韧带,有一部分附着在月骨和三角骨上。在某些病例中,可以见到背侧关节囊–韧带结构的撕脱(图 12.4)。

确认 LT 不稳之后,经 3-4 入路置入关节镜,将盘月韧带、尺头韧带和盘三角韧带紧缩缝合。建立掌侧6-U(V6-U)入路。与正常的 6-U 入路相似,然而,它位于盘腕韧带背侧(图 12.5),操作时,注意避免损伤尺神经背侧感觉支。

在盘月韧带和盘三角骨韧带之间,确认月三角关

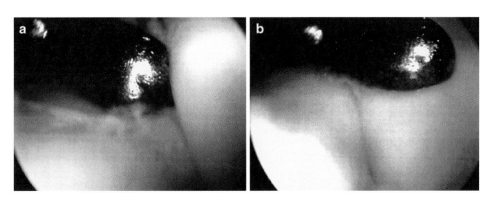

图 12.2　(a)从尺侧腕中关节入路观察到不匹配的 LT 关节。从桡侧腕中关节放入探针,三角骨在右侧,月骨在左侧;(b)复位三角骨并进行克氏针内固定,发现其与月骨(左侧)有很好的匹配度。

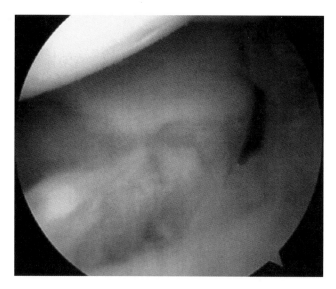

图 12.4　从桡侧腕中关节入路,可见背侧关节囊-韧带组织从附着骨撕脱。

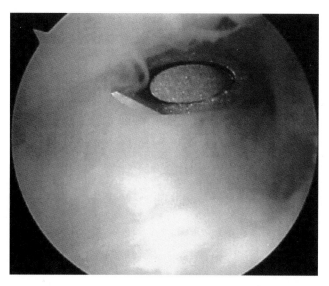

图 12.5　骨髓穿刺针于尺腕韧带水平进入桡腕关节,可见盘腕韧带有磨损,并且合并有 LT 韧带损伤。

节和骨间韧带,然后进行月三角韧带、盘腕韧带清创,并对其他病变进行检查。通过 V6-U 入路植入 18 号腰穿针,恰好经盘三角韧带、尺头韧带和盘月韧带掌侧穿过,在桡骨远端关节面的远侧、UL 韧带的桡侧缘进入桡腕关节。经穿刺针将 2-0 PDS 缝线的一端送入到关节,然后再依次经 6-R 和 V6-U 入路抽出,或者用带钢丝圈的缝线回取器将缝线直接由 V6-U 入路口抽出,并标记为第 1 根并紧缩缝合线(图 12.6a~c)。以同样的方法,在第 1 根缝线远侧约 5mm 处穿入第 2 根紧

缩缝合线,由其形成的线圈应与月骨和三角骨平行,将其标记为第 2 根线(图 12.7a~c)。拉紧第 1 根缝线,有助于第 2 根针穿经尺月和尺三角韧带。每穿一根缝线之后都要适当拉紧,并且评估其稳定 LT 关节的效果如何。

最后,经 V6-U 入路穿入腰穿针,即经茎突前隐窝关节囊的掌侧穿过 TFCC 的边缘,然后,经尺侧关节囊放入缝线回取器,从 V6-U 入路将缝线带出,以紧缩尺侧关节囊(图 12.8a,b)。复位月三角关节,克氏针内固定,最后接着依次拉紧 3 根缝线。

先将桡侧腕中关节入路作为视频入路,然后建立尺侧腕中关节(MCU)工作入路。腰穿针在 LT 关节远侧自尺侧穿向桡侧,以作为经皮穿针固定三角骨的参照。在紧缩缝线的牵引力和三角骨直接压力下复位月三角关节,并与月骨关节软骨相匹配。

在穿刺针近端 2~3mm 处穿入第一枚克氏针,再在经皮穿入 2 根 0.045 克氏针固定月三角关节(图 12.9)。第 1 根克氏针在 C 臂机透视引导下从尺侧向桡侧固定月三角间隙,以第 1 根针为参照穿入第 2 根针。在月三角关节完美复位后,拆除牵引,前臂中立位。在 6-U 入路拉紧缝线、打结,并将线结置于皮下(图 12.10)。将尺侧关节囊外周的缝合线抽出。可在皮下剪断克氏针,或是在皮外折弯。

如 LT 韧带撕裂合并 TFCC 损伤,韧带紧缩缝合不变,同时治疗合并或不合并尺骨撞击综合征的创伤性 TFCC 周围撕裂或者退变性 TFCC 撕裂。退变性 TFCC 撕裂者,在紧缩缝合之前要先对缺血的中央部进行清创,直至穿孔边缘稳定。为创伤性 TFCC 周围撕裂者,穿入第一根紧缩缝线之后,可将背侧关节囊和 TFCC 周围进行额外的缝合修复。存在月三角韧带撕裂以及尺骨正变异的[6,26,27],可进行关节镜下"Wafer"手术。

术后护理

术后予以屈肘 90°,前臂中立位,腕关节屈伸中立位的长臂石膏固定;大约术后 1 周,更换成 Muenster 石膏外固定,前臂和腕关节旋转屈曲中立位。术后 6 周,拔除克氏针。可拆卸 Muenster 石膏再固定 2 周,以便于每天在无痛的情况下进行轻柔的屈伸、旋转功能锻炼;术后 8 周,开始加强锻炼,并在术后 8~24 周内

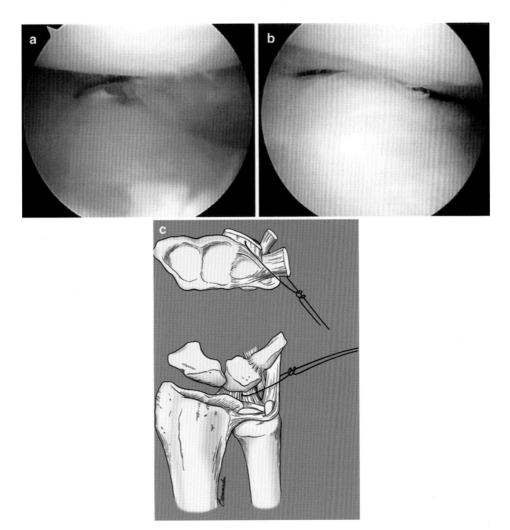

图 12.6 (a)从尺腕韧带掌侧,由尺侧向桡侧穿过腰穿针,针端由盘腕韧带桡侧进入桡腕关节;图中,上方是月骨,斜型的桡骨远端尺侧缘(月骨窝)与穿刺针同一水平。(b)2-0 PDS 缝线穿过穿刺针并从 V6-U 入路抽出。可见盘三角韧带,月骨在其上方。(c)缝线走形如图所示。盘三角韧带在右侧,经掌侧 6-U 入路穿入腰穿针,由尺侧向桡侧穿入第 1 根 2-0 PDS 缝线并收拢,将盘三角韧带、尺头韧带以及盘月韧带缝拢在一起。(c:With permis-sion from The Christine M. Kleinert Institute for Hand and Microsurgery, Inc.)

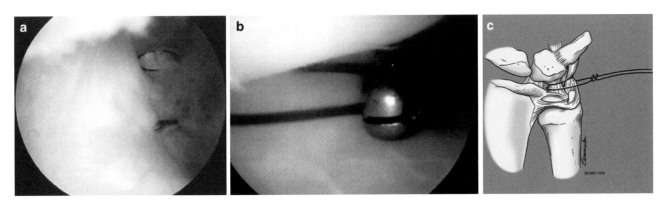

图 12.7 (a)盘三角韧带位于图左侧,第 1 根缝线位于下方(右侧),从尺侧 V6-U 入路穿出。腰穿针在远端(上方),正准备穿入第 2 根缝线。(b)第 2 根 2-0 PDS 缝线收拢。拉紧第 1 根缝线有助于第 2 根缝线穿入,后者位于前者远端约 5mm 处。(c)紧缩缝线如图所示。(c:With permission from The Christine M. Kleinert Institute for Hand and Microsurgery, Inc.)

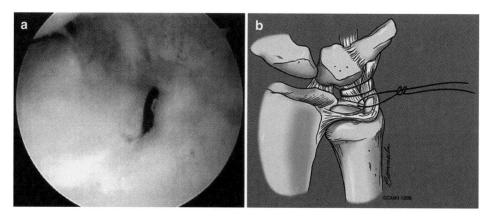

图12.8　(a) 经尺侧关节囊以及TFCC周围掌侧部穿入尺侧关节囊紧缩缝线；(b)2根缝线及茎突前隐窝和TFCC缝合示意图。(c: With permission from The Christine M. Kleinert Institute for Hand and Microsurgery, Inc.)

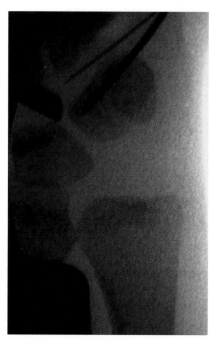

图12.9　克氏针植入。腕中关节入路，关节镜下复位、月三角关节穿针。穿针于腕中关节做克氏针的导针，接着穿入2~3枚克氏针。

缓慢恢复工作。

结果

在系列病例中，我们随访了21例没有尺骨撞击的患者，其中7例工伤索赔，4例为确认运动中损伤，所有患者主诉腕关节尺侧疼痛，且均在腕关节活动时疼痛明显；从初次发病到进行治疗的平均时间为2.5年(1周至5.5年)。17例患者能回忆起受伤时具体情况(过伸12例，扭伤2例，不详3例)，4例症状渐进性加重。3例患者患肢有过严重外伤史：肘关节脱位、肱骨干骨折和肩关节前脱位。

所有患者均有月三角关节疼痛。月三角关节不稳定激惹试验9例阳性，TFCC激惹试验6例阳性。10例在旋前-旋后或者尺偏时出现捻发音。未发现有VISI。术前Mayo腕关节功能评分平均为50分，术后平均3.1年后，分数提高到88分，21例中有19例为优良，2例一般。工伤索赔患者的腕关节功能低于整体评分。3例患者出现并发症，包括沿尺侧腕伸肌腱的持续性触痛，1例有持续性的尺神经腕背支神经炎。

结论

对于有症状的月三角骨间韧带撕裂的治疗有很多种方式，包括关节镜下清创、韧带修复，以及腕骨间融合。韧带修复或者移植需要做延长切口，而月三角关节融合可降低腕关节14%的屈伸活动度以及25%桡尺偏活动度[28]。关节镜下尺腕韧带紧缩缝合除了能复位及稳定LT关节，还能加强LT关节掌侧部分。

关节镜评估结合软组织紧缩缝合以及经皮月三角克氏针固定，能提示腕关节舒适度以及功能。尺腕韧带的紧缩缝合可短缩其长度，以增加其张力，从而控制月三角的过度活动，这可能与尺骨短缩作用相似，紧缩茎突前隐窝，来增加DRUJ尺侧关节囊的张力。

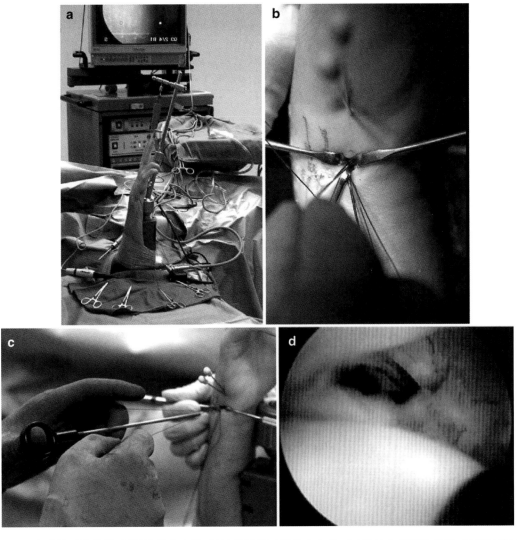

图 12.10 （a）置入克氏针以及缝线，拆除腕关节牵引，保持前臂位于旋转中立位；（b）用拉钩牵开软组织，保护尺神经感觉支；（c）用打结器传送后续半个索结；（d）镜下可见缝线进入桡腕关节，线结邻近盘三角韧带。

（滕晓峰 何信坤 王欣 译）

参考文献

1. Kulick M, Chen C, Swearingen P. Determining the diagnostic accuracy of wrist arthroscopy. Toronto, ON: Annual meeting of the American Society for Surgery of the Hand; 1990.
2. Palmer C, Murray P, Snearly W. The mechanism of ulnar sided perilunate instability of the wrist. Toronto, ON: Annual meeting of the American Society for Surgery of the Hand; 1998.
3. Horii E, Gacias-Elias M, An K, et al. A kinematic study of lunatotriquetral dislocations. J Hand Surg Am. 1991;16A:355.
4. Viegas S, Peterson P, et al. Ulnar-sided perilunate instability: An anatomic and biomechanical study. J Hand Surg Am. 1990;15A:268.
5. Trumble T, Bour C, Smith R, et al. Kinematics of the ulnar carpus to the volar intercalated segment instability pattern. J Hand Surg Am. 1990;15A:384.
6. Reagan D, Linscheid R, Dobyns J. Lunatotriquetral sprains. J Hand Surg Am. 1984;9A:502–14.
7. Kleinman W. Physical examination of lunatotriquetral joint. Am Soc Surg Hand Corr Newsletter. 1985;51:74.
8. Kleinman W. Long-term study of chronic scapho-lunate instability treated by scapho-trapezio-trapezoid arthodesis. J Hand Surg Am. 1989;14A:429.
9. Palmer A, Werner F. The triangular fibrocartilage complex of the wrist: anatomy and function. J Hand Surg Am. 1981;6:153.
10. Palmer A. Triangular fibrocartilage complex lesions: a classification. J Hand Surg Am. 1989;14A:594.
11. Palmer A, Glisson R, Werner F. Ulnar variance determination. J Hand Surg Am. 1982;7:376.
12. Gilula L. Posteroanterior wrist radiography: importance of arm positioning. J Hand Surg Am. 1987;12A:504–8.
13. Hulten O. Uber anatomische variationen der hand-Gelenkknochen. Acta Radiol. 1928;9:155.
14. Steyers C, Blair W. Measuring ulnar variance: a comparison of techniques. J Hand Surg Am. 1989;14A:607.
15. Gilula L. Carpal injuries: analytic approach and case exercises. AJR Am J Roentgenol. 1979;133:503–17.
16. Bednar J, Osterman A. Carpal instability: evaluation and treatment. J Am Acad Orthop Surg. 1993;1:10–7.

17. Cooney W, Dobyns J, Linscheid R. Arthroscopy of the wrist: anatomy and classification of carpal instability. Arthroscopy. 1990;6:113–40.
18. Mayfield J. Patterns of injury to carpal ligaments: a spectrum. Clin Orthop. 1984;187:36.
19. Werner F, Palmer A, Fortino M, et al. Force transmission through the distal ulna: effect of ulnar variance, lunate fossa angulation, and radial and palmar tilt of the distal radius. J Hand Surg Am. 1992;17A:423.
20. Melone Jr C, Nathan R. Traumatic disruption of the triangular fibrocartilage complex, pathoanatomy. Clin Orthop. 1992; 275:65–73.
21. Green D. Carpal dislocation and instabilities. In: Green D, editor. Operative hand surgery. New York, NY: Churchill Livingston; 1988. p. 878–9.
22. Palmer A, Werner F. Biomechanics of the distal radioulnar joint. Clin Orthop. 1984;187:26.
23. Garcias-Elias M, Domenech-Mateu J. The articular disc of the wrist: limits and relations. Acta Anat. 1987;128:51.
24. Johnson R, Carrera G. Chronic capitolunate instability. J Bone Joint Surg. 1986;68A:1164–76.
25. Viegas S, Wagner K, Patterson R, et al. Medial (hamate) facet of the lunate. J Hand Surg Am. 1990;15A:564–71.
26. Pin P, Young V, Gilula L, et al. Management of chronic lunatotriquetral ligament tears. J Hand Surg Am. 1989;14A:77–83.
27. Osterman A, Sidman G. The role of arthroscopy in the treatment of lunatotriquetral ligament injuries. Hand Clin. 1995;11: 41–50.
28. Seradge H, Sterbank P, Seradge E, et al. Segmental motion of the proximal carpal row: their global effect on the wrist motion. J Hand Surg Am. 1990;15A:236–9.

第 13 章

背侧关节囊撕裂的关节镜处理

David J. Slutsky

简介

很多学者开始关注桡腕背侧韧带在维持腕关节稳定性上的重要性[1-4]。桡腕背侧韧带的撕裂,可能导致腕关节掌侧和背侧不稳定,同时也可能与进行性的腕中关节的不稳相关[5-7]。通常,在腕关节镜的常规检查过程中桡腕背侧韧带经常被忽略。由于撕裂的桡腕背韧带漂浮在关节内遮挡关节镜视野,常规的3-4入路和4-5入路很难发现腕背韧带的撕裂,同时这也导致了观察和修复腕背韧带都很困难。通过1-2入路以及6-R入路,倾斜调整关节镜可观察到桡腕背侧韧带,但在关节紧张或关节腔狭小,特别是有滑膜增生的患者中,要通过桡腕关节观察桡腕背侧韧带比较费力。桡掌侧入路可直接观察到桡腕背侧韧带,是观察腕背韧带的理想入路[8,9]。

解剖和运动

桡腕关节背侧韧带,是腕关节背侧关节囊外的韧带组织。它起源于 Lister 结节,斜向远端和尺侧,附着于三角骨结节。其桡侧部分纤维与月骨以及月三角韧带相连[10]。腕骨背侧间韧带,起自三角骨,向桡侧延伸附着于月骨,以及舟骨背侧切迹和大多角骨。

Viegas 等观察到呈横向 V 形的桡腕背韧带和背腕骨间背侧韧带的功能像桡舟背侧韧带。它可以通过改变两臂之间的角度来改变其长度,同时在腕屈曲和伸展期间保持其对舟月关节的稳定作用[11]。这种满足不同要求的长度变化要远强于任何单臂韧带固定结构。Elsaidi 和 Rub 通过一系列的解剖研究,阐述了桡腕背韧带在舟骨运动中的重要性[12]。他们依次分离桡舟头韧带、长桡月韧带和短桡月韧带,接着分离中间和近端的 SLIL(舟月骨间韧带),以及背侧的 SLIL,最后是分离背侧关节囊附着在舟骨部分。然后进行腕关节 X 线检查,无异常改变。当桡腕背侧被分离,则出现背侧嵌入不稳(DISI)。通过对 24 具尸体进行生物力学研究,Short 等认为,SLIL 是保持舟月关节稳定的首要结构,而桡腕背侧韧带、腕骨间背侧韧带(DIC),以及舟大多角韧带(ST)和桡舟头韧带为次要稳定结构[13]。他们发现单单分离 DIC 韧带或 ST 韧带,并将腕关节屈伸和尺桡偏 1000 次,这并不影响舟骨和月骨的运动。仅分离 DRCL,当腕关节最大程度屈曲时,会增加月骨桡偏。在完成韧带测试后分离 SLIL,会增加舟骨的屈曲和尺偏,同时增加月骨背伸。他们同时猜测,腕关节的循环运动可导致稳定舟月的稳定结构出现塑性变形,而进一步影响腕关节运动。

在这一章中,我们描述的桡腕关节背侧韧带撕裂同时包括韧带附着点的撕脱。在一些背侧关节囊切除

D.J. Slutsky, M.D. (✉)
The Hand and Wrist Institute,
2808 Columbia Street, Torrance, CA 90503, USA
e-mail: d-slutsky@msn.com

的病例中,背侧的韧带组织往往是完整的,而出现的继发性疼痛,作者认为,这是因为撕裂的 DRCL 被桡骨和月骨夹住而导致的撞击现象,并且关节镜修复不一定恢复正常的腕部运动。但是没有生物力学数据支持这一理论。

手术指征

镜下修复单纯的桡腕背韧带撕裂,通常能解决腕关节疼痛,其是腕关节镜手术的适应证。但当合并有其他腕关节病变时,则不是很明确。

禁忌证

当腕关节内存在两个或更多腕骨间损伤时,通常不进行 DRCL 修复,因为治疗效果不一致。就是进行 DRCL 修复术后,也改善不明显。其手术效果可能更多地取决于其他腕关节病变的处理。

手术操作

手术在止血带控制下及前臂 10~15Ib 牵引力下进行。术者位于掌侧。建立 VR 入路:在桡侧屈腕肌腱鞘和腕横纹近端处做 2cm 纵形切口,暴露桡侧腕屈肌腱腱鞘,分离腱鞘并将桡侧屈腕肌腱牵向尺侧,用 22G 针头定位桡腕关节,钝套管针和套管从桡侧屈腕肌腱腱鞘底部进入腕关节,其位于桡舟头韧带与长桡月韧带之间。随后插入直径为 2.7mm、30°角的腕关节镜。手术可以在关节内无冲洗下进行,但冲洗液能使桡腕背侧韧带撕裂的边缘显示更加清晰。我们可以发现,桡腕韧带恰好位于 3-4 入路桡侧、月骨下方(图 13.1)。通常背侧关节囊有皱褶,并可突入关节。当桡腕背侧韧带撕裂时,可以看见磨损的韧带纤维组织(图 13.2)。若桡腕背侧韧带撕裂时间较长,远端撕裂边缘则呈圆形(图 13.3)。经 3-4 入路插入 3mm 探针,有助于镜下定位。然后,撕裂 DRCL 可以随探针推入关节,以此来与皱褶的背侧关节囊相鉴别(图 13.4a,b)。镜下修复:经 3-4 入路,或者 4-5 入路穿入 22G 腰穿针,一根 2-0 可吸收线,穿过腰穿针,并从另一入口使用抓线器或缝线套拉出(图 13.5a~c)。使用弯钳,将缝线的两端自伸肌腱下方抽出,3-4 入路或-4-5 入路打结,通常缝

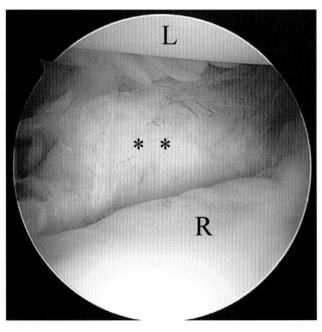

图 13.1   从 VR 入路看到的正常 DRCL(星号)。L,月骨;R,桡骨。

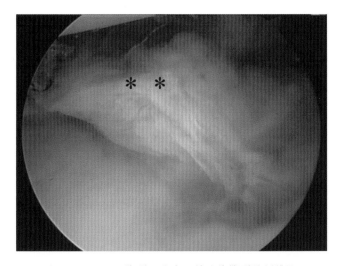

图 13.2   DRCL 撕裂。注意远端边缘撕裂的纤维[8]。

合一针就足够。如果不够,可再额外缝合一针,将 DRCL 的撕裂边缘缝合在背侧关节囊上。如果缝线自桡腕背侧韧带撕裂缘撕脱,可以用针刺入撕裂缘的远端并向近端折叠后,再穿透,这时缝合到背侧关节囊可提供充分的对抗,防止撕脱。6-R 入路也可看到桡腕背侧韧带的撕裂,但这种倾斜视野很难做修复手术。

术后肘下石膏固定腕关节于中立位,早期开始手指运动和控制水肿。第一次随访拆除缝线,术后 4 周拆除石膏,功能锻炼。

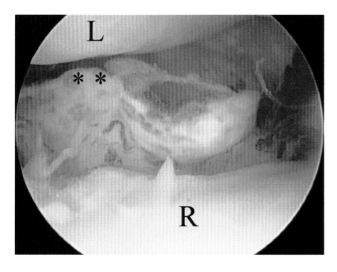

图 13.3 慢性 DRCL 撕裂的圆形边缘(星号)。L,月骨;R,桡骨。

结果

在 2005 年报道了对 21 例桡腕背韧带修复患者的回顾性研究,没有一个患者 X 线上出现静态腕关节不稳。其中 6 例术前行 MRI 检查,20 个患者做了腕关节造影,这也是腕关节痛患者诊断性检查一部分,没有一例患者术前造影以及 MRI 检查发现有桡腕背韧带撕裂。一例桡腕背侧撕裂患者术前 MRI 检查误诊为腱鞘囊肿。男性 6 人,女性 16 个人,平均年龄为 40 岁(25~62 岁),而所有患者对保守治疗无效,如腕关节固定、可的松注射和限制工作。平均保守治疗 7 个月。从受伤到手术平均间隔 25 个月(8~53 个月)。

镜下手术,发现 5 个患者为单纯 DRCL 撕裂,并仅由此导致腕关节疼痛。其余患者伴发其他韧带损

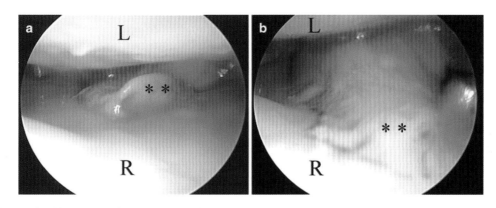

图 13.4 (a)在干法关节镜下,DRCL 撕裂(星号)看起来小而不明显。L,月骨;R,桡骨。(b)钩形探针用于将 DRCL 撕裂(星号)拉入关节,显示大量组织存在桡骨和月骨之间。

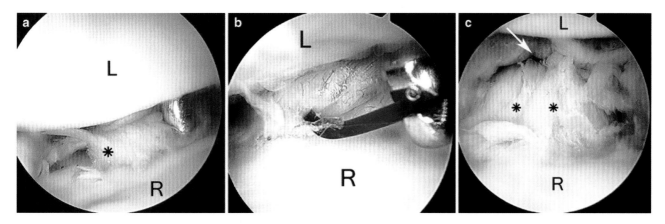

图 13.5 (a)VR 入路 DRCL 撕裂(星号)的关节镜视图。L,月骨;R,桡骨。(b)2-0 缝合线经 4-5 入路的腰穿针插入,并在 3-4 入路用镊子拉出。(c)完全修复。注意 DRCL 撕裂(星号)已经和关节囊紧密缝合(箭头)。

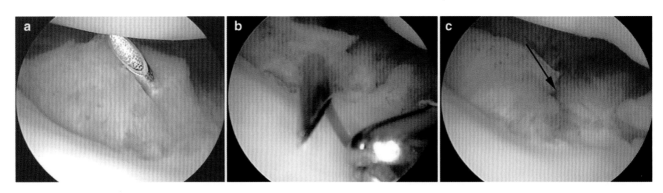

图 13.6　(a)22G 腰穿针已穿过 DRCL 撕裂部分；(b)2–0 缝线插入腰穿针，并正在经 3–4 入路用镊子取出；(c)完全修复（箭头）。

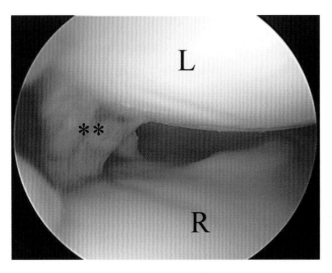

图 13.7　经 6–R 入路的 DRCL 撕裂的倾斜视图。

伤。7 个患者进行背侧关节囊固定作为 SLIL 不稳或撕裂首要治疗。13 个患者进行了 DRCL 修复和或热皱缩（5 例修复，6 例修复加热皱缩，2 例热皱缩）。其中 10 例患者因为其他腕关节问题做了附加手术。月三角韧带损伤行了清扫和或克氏针内固定。三角纤维软骨复合体损伤做了清扫或修复。舟月韧带损伤或不稳定，进行了关节囊固定和或切开手术。一名患有全身性纤维化的患者，未进行 DRCL 修复，神经损伤也是常见并发症，一经发现，立即处理。

平均随访时间 16 个月（范围：7~41 个月），其中一个患者术后 4 周时失访。疼痛分为无痛、轻度、中度和重度。对腕关节伸、屈、桡偏、尺偏和握力进行评测。腕关节屈伸与术前对比。握力跟健侧对比。

5 例单纯 DRCL 撕裂患者，手术疗效满意，因为症状改善，愿意再次接受修复手术。5 例患者疼痛均改善为无痛或者轻度。没有一个患者需要服用止痛药物。均回归原来工作，工作时无须限制。腕关节活动度较术前无明显改变。握力达对侧的 90%~130%。

合并有其他腕关节病变患者，结果多样，更多地取决于对其他相关病情的处理。不可能对 DRCL 修复术做孤立的评估。在最近的综述中，64 名患者接受了关节镜检查和治疗难治性腕关节疼痛。发现 35 名患者有 DRCL 撕裂，总发病率为 55%。因此，关节镜医师要谨慎识别和治疗这种病症。然而，仍然需要对这些联合损伤的理想治疗方法进行不断研究。

关节镜下腕背囊肿切除术

Osterman 等首先报道了关节镜下腕关节背侧囊肿切除，150 例患者之中只有 1 例复发[16]。起源于桡腕关节的腕关节掌侧腱鞘囊肿，可以通过关节镜切除。但是起源于舟骨、大、小多角骨关节的腱鞘囊肿不能通过关节镜切除。

适应证

背侧腱鞘囊肿关节镜切除术的适应证与开放手术相似。其中一种理想的适应证是：当患者并发腕关节疼痛和舟状骨移动试验阳性时，评估任何伴随性 SLIL 不稳是必要的。另一个适应证是隐蔽的腱鞘囊肿，它完全是囊内的，在开放的手术中不能通过直视观察到。术前应常规行 X 线检查，用以排除骨内囊肿或是其他腕骨病变的可能性。

重要的是，无论是通过 MRI 透视或是针刺抽吸法都要确保病变实际上是一单一囊腔囊肿。

禁忌证

因外伤或复发而进行过手术所造成的疤痕,可能会使局部解剖紊乱,让建立手术通道变得困难。

手术操作

由于腱鞘囊肿覆盖 3-4 手术入路,作者倾向于通过 VR 入路查看腱鞘囊肿,这里可以提供一个直接视角并且防止桡腕背侧韧带的撕裂(如图 13.8a,b 所示)。此外,1-2 入路和 6-R 入路也可以被采用。刨削器通过 3-4 入路进入腱鞘囊肿并切除蒂部(如图 13.9a,b 所示),腱鞘囊肿的内部连同周围 1cm 的腕背滑膜一起被彻底切除。

通过缺损也许可以看到伸肌腱,必须通过腕中关节内镜清除任何腱鞘囊肿的延伸部分,同时以此来评估舟月关节和月三角关节的状态(如图 13.10 所示)。

术后应用夹板固定腕关节于保护活动范围一个星期。腕关节背侧腱鞘囊肿切除后 6~8 周,需应用动力夹板来治疗手腕弯曲的丢失。

结果

Rizzo 与他的合作者完成了 41 例通过关节镜切除背侧腱鞘囊肿的病例。随访 2 年,患者普遍表示腕关节的活动和握力得到了改善,疼痛得到了显著的缓解,只有 2 例复发[17]。然而,对于那些伴发腕内其他病变的患者,术后好的疗效可能出现变化。

Povlsen 和 Peckett 记录了在 16 名患者中有 10 名的舟月关节和 2 名的月三角关节存在异常。在随后 5 年的随访当中,只有 1 名患者彻底无痛[18]。Edwards 和 Johansen[19]随后应用腕关节镜完成 55 例通过关节镜切除背侧腱鞘囊肿的病例。腱鞘囊肿只起源于桡腕关节

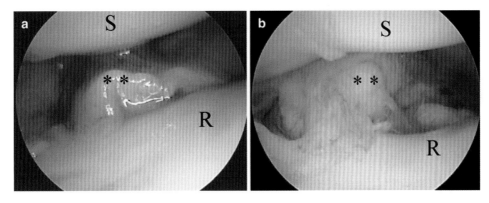

图 13.8 (a)使用关节镜(干法)通过 VR 入路观察腕背侧腱鞘囊肿(星号),其外表与桡腕背侧韧带撕裂类似,但腱鞘囊肿覆盖 3-4 入路,位于桡腕背侧韧带的桡侧;(b)使用关节镜(湿法)观察腱鞘囊肿(星号)呈明显的球形结构。S,舟状骨;R,桡骨。

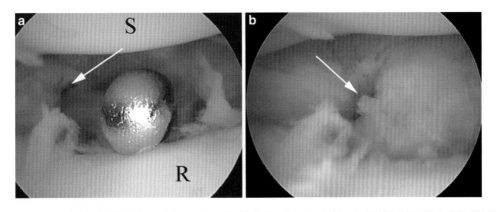

图 13.9 (a)通过 VR 入路应用刨削器清理覆盖 3-4 入路腱鞘囊肿(箭头)的蒂部;(b)腱鞘囊肿切除术后滑膜的缺损(箭头)。

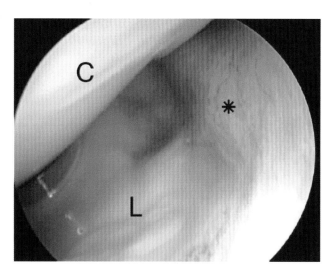

图 13.10　通过腕中关节桡侧入路斜位视角观察腕中关节内的腱鞘囊肿。C,头状骨;L,月骨。

的有 11 例,延伸到腕中关节的有 29 例。有 2 名患者只起源于腕中关节。术前臂部、DASH 功能评分从术前的 14.2 改善到 1.7。在 24 个月的术后随访中,所有患者均未复发,腕关节活动较术前活动丢失在 5°之内。

（滕晓峰　何信坤　王欣　译）

参考文献

1. Short WH, Werner FW, Green JK, Weiner MM, Masaoka S. The effect of sectioning the dorsal radiocarpal ligament and insertion of a pressure sensor into the radiocarpal joint on scaphoid and lunate kinematics. J Hand Surg Am. 2002;27:68–76.
2. Mitsuyasu H, Patterson RM, Shah MA, et al. The role of the dorsal intercarpal ligament in dynamic and static scapholunate instability. J Hand Surg Am. 2004;29:279–88.
3. Viegas SF, Yamaguchi S, Boyd NL, Patterson RM. The dorsal ligaments of the wrist: anatomy, mechanical properties, and function. J Hand Surg Am. 1999;24:456–68.
4. Ruch DS, Smith BP. Arthroscopic and open management of dynamic scaphoid instability. Orthop Clin North Am. 2001;32:233–40. vii.
5. Viegas SF, Patterson RM, Peterson PD, et al. Ulnar-sided perilunate instability: an anatomic and biomechanic study. J Hand Surg Am. 1990;15:268–78.
6. Moritomo H, Viegas SF, Elder KW, et al. Scaphoid nonunions: a 3-dimensional analysis of patterns of deformity. J Hand Surg Am. 2000;25A:520–8.
7. Horii E, Garcia-Elias M, An KN, et al. A kinematic study of lunotriquetral dissociations. J Hand Surg Am. 1991;16:355–62.
8. Slutsky DJ. Arthroscopic repair of dorsal radiocarpal ligament tears. Arthroscopy. 2002;18:E49.
9. Slutsky D. Arthroscopic repair of Dorsoradiocarpal ligament tears. J Arthrosc Related Surg. 2005;21:1486e1–86e8.
10. Slutsky DJ. Management of dorsoradiocarpal ligament repairs. J Am Soc Surg Hand. 2005;5:167–74.
11. Slutsky DJ. Wrist arthroscopy through a volar radial portal. Arthroscopy. 2002;18:624–30.
12. Slutsky DJ. Volar portals in wrist arthroscopy. J Am Soc Surg Hand. 2002;2:225–32.
13. Slutsky DJ. Clinical applications of volar portals in wrist arthroscopy. Tech Hand Up Extrem Surg. 2004;8:229–38.
14. Elsaidi GA, Ruch DS, Kuzma GR, Smith BP. Dorsal wrist ligament insertions stabilize the scapholunate interval: cadaver study. Clin Orthop Relat Res. 2004;425:152–7.
15. Short WH, Werner FW, Green JK, Sutton LG, Brutus JP. Biomechanical evaluation of the ligamentous stabilizers of the scaphoid and lunate: part III. J Hand Surg Am. 2007;32:297–309.
16. Osterman AL, Raphael J. Arthroscopic resection of dorsal ganglion of the wrist. Hand Clin. 1995;11:7–12.
17. Rizzo M, Berger RA, Steinmann SP, Bishop AT. Arthroscopic resection in the management of dorsal wrist ganglions: results with a minimum 2-year follow-up period. J Hand Surg Am. 2004;29:59–62.
18. Povlsen B, Tavakkolizadeh A. Outcome of surgery in patients with painful dorsal wrist ganglia and arthroscopic confirmed ligament injury: a five-year follow-up. Hand Surg. 2004;9:171–3.
19. Edwards SG, Johansen JA. Prospective outcomes and associations of wrist ganglion cysts resected arthroscopically. J Hand Surg Am. 2009;34(3):395–400.

第 14 章

关节镜下松解

Duncan Thomas McGuire，Riccardo Luchetti，Andrea Atzei，Gregory Ian Bain

简介

腕关节僵硬是由多种因素造成的，会进一步影响患者的功能活动。其病因可分为关节内因素和关节外因素。关节内或关节囊受损，抑或是长时间的固定可刺激关节组织纤维化，多见于创伤保守治疗以及创伤手术治疗后(表 14.1)[1,2]。

首选的治疗方法是保守治疗，可采用理疗或夹板外固定。手术治疗多用于保守治疗效果不佳的病例。关节镜亦可用于治疗膝关节、肩关节及肘关节粘连，其中关节镜下肘关节松解最为常用，且已经得到较多的临床验证。

桡骨远端骨折，不正确或不到位的整复往往是造成手腕疼痛僵硬的原因。关节内或关节外骨折畸形愈合需要手术切开复位以恢复腕部正常解剖及桡骨远

表 14.1　引起继发性腕关节僵硬(关节外 / 关节内)的因素

外伤因素	手术或术后因素
1、骨折	1、腕背腱鞘囊肿
2、骨折伴脱位	2、腕舟骨骨折或骨折后不愈合术后
3、脱位	3、腕关节融合术
4、腕关节韧带损伤	4、腕部韧带重建
	5、近排腕骨切除术
● 腕关节长时间制动	

端关节面的平整[3]。桡骨远端骨折后，两个主要因素造成后期腕关节活动时疼痛，进而限制了腕关节活动度，包括：①关节囊挛缩并伴随关节内粘连(最为常见)；②桡骨远端背侧缘骨折畸形愈合(图 14.1 和图 14.2)或桡骨远端关节面掌倾角的增加所造成的桡腕关节撞击。这两个因素有时同时存在，治疗方面必须同时处理。另外，拟定各种外科手术后的康复治疗方案是尤为重要的。必须避免任何手术后的固定，如韧带重建的手术。术后应尽早进行功能锻炼。

腕关节疼痛和僵硬的其他潜在原因，包括骨间背神经瘤(PIN)、伸肌或屈肌腱粘连，以及慢性区域性疼痛综合征(CRPS)。

依照传统手段，当普通康复治疗未能改善腕关节活动度时，我们往往在麻醉下给予腕关节被动松解。然而，此方案往往会造成韧带的损伤、软骨或骨软骨的损伤(尤其在桡腕关节(RC)背侧撞击的案例中)，甚至骨折。手术松解是一种较为轻柔且更容易人为控制的治疗手段，具体可以通过切开或关节镜下松解[4,5]。这在治疗其他关节疾病中，已经取得了良好的疗效[6-8]。

D.T. McGuire, MBCHB, FC (Orth) (SA), MMed (✉)
Department of Orthopaedic Surgery,
Groote Schuur Hospital,
Cape Town, 7705, South Africa
e-mail: duncan.mcguire@gmail.com

R. Luchetti, MD
Private activity, Rimini Hand & Rehabilitation Center,
Rimini, Italy

A. Atzei, MD
Fenice HSRT Hand Surgery and Rehabilitation Team,
Centro di Medicina, Treviso, Italy

G.I. Bain, MBBS, FRACS, FA (Orth) A, PhD
Upper Limb Surgeon, Professor of Upper Limb and Research,
Department of Orthopaedic Surgery, Flinders University of South
Australia, Flinders Drive, Bedford Park, 5042,
South Austalia, Australia
e-mail: greg@gregbain.com.au

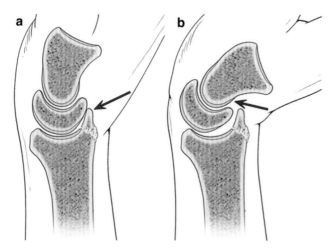

图 14.1   如图显示：(a) 桡骨远端背侧缘骨折畸形愈合后；(b) 注意背部边缘和腕骨之间的撞击。

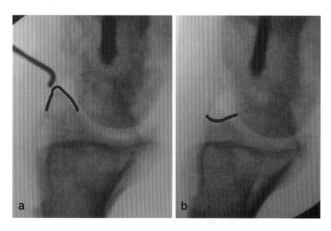

图 14.2   侧位片上显示：1 例桡骨远端骨折畸形愈合造成腕背侧撞击表现(箭头)。(a)为关节镜术前；(b)为关节镜下桡骨远端背侧缘清理后。(Courtesy of Francisco del Piñal)

骨科医生在关节镜下给予腕关节松解时，能兼顾桡腕关节及腕骨间关节，同时最大化的减小对其他关节继发性损伤的风险。另外，还允许腕关节术后尽早活动[9-15]。

治疗方案

关节镜下腕关节松解常采用传统的桡腕关节入路。双掌侧入路(桡骨和尺骨分别一路)也被用于桡腕关节及尺腕关节的松解[6]。疾病有时波及桡尺远侧关节(DRUJ)，也可采用以上入路在关节镜下给予处理。疾病很少涉及腕骨间关节，如果疾病波及腕骨间关

节，将采用传统的腕骨间手术入路进行手术干预。

关节镜下关节松解术需利用一系列器具来完成(表 14.2)。关节镜器具通常需要干燥烘干，这可以有效地避免液体外渗到软组织中去[16,17]。

腕关节牵引采用传统的垂直位牵引，在肘部行约3kg 重的对抗牵引。当关节牵引难以达到手术要求时，可适当增加牵引重量，但建议在牵引器上的刻度范围保持在 1.9mm，不要达到 2.7mm。

最开始关节镜下治疗常运用于桡腕关节，现如今关节镜下治疗也常适用于腕骨间关节。当腕关节存在旋前旋后功能障碍时，也可在关节镜下进行探查和松解。

当关节间隙完全被纤维化增生封闭时，处理起来是极为困难的，往往无法准确识别腕关节的解剖结构。在使用工具进行三角测量时，可能会遇到一些难题。滑膜炎、组织纤维化和组织粘连会妨碍视野，必须小心切除，并需确保周围组织结构不受破坏。很显然，外科医生的外科手术能力是极为重要的。

桡腕关节

所有的手术入路(1-2、3-4、4-5、6-R 和 6-U)均可以使用，如果需要的话，也可采用掌侧入路。液体可以进入操作视野，进入后可以留存于视野中，也可从 6-U通路排出。在使用干燥的关节镜器具时，套管针的进入入路是保持开放的，以确保空气可以进入刨刀，进而维持持续吸引效果，这样可以有效吸除关节液、血液和碎屑。此外，可用一支 5mL 的注射器于入口处注入生理盐水，进一步清洗关节碎片和积血，然后利用刨削装置头端的吸力引出。只有在进行射频消融处理

表 14.2   关节镜器具

动力系统
●全叶片半径刀片
●切刀
●剃割刀
●研磨套筒
重力灌注系统与关节冲洗泵
微型手术刀(香蕉刀)
激光器
射频消融系统
其他器械及刀具

时,才有必要导入液体。当不再进行射频消融处理时,需通过刨削装置吸出残留的液体和碎片以保持关节镜干燥。

下面将该过程分为两个步骤,以便于更好地理解该技术。

第一步:纤维化和纤维化区域切除术

关节镜下松解术通常是从桡腕关节桡侧(图 14.3)。起始入路通常为 3–4 入路,1–2 入路通常用作手术操作入路,入路是可以经常切换的。

最初是使用刨刀(旋转刀刃为 2.9mm,切刀:3.2mm)和射频消融器具从腕关节的桡侧缘清除粘连组织。然而,由于关节内纤维化增生过于密集,在进行三角测量时往往会遇到困难,在这种情况下,最好将术野范围从 3–4 入路转到 1–2 入路,并将 3–4 入路作为工作入路。1–2 入路是用导针通过外科技术由外侧向内侧建立的。行术区皮肤纵向切口,用蚊式钳进行钝性剥离,逐层进入关节。在用刨刀清理时,必须保证旋转刀刃朝向术野,忌朝向关节面。随着关节内视野的不断改善,纤维化的切除会变得更加容易。

若纤维化完全远离桡腕关节的桡侧,关节镜手术入路需转移到尺侧(图 14.4)。视野镜头由 3–4 入路进入,刨削系统由 6–R 入路进入。刨刀的视野经常会被

纤维化区域所限制。一般来说,纤维化区域[14]位于舟月骨间韧带(SL)和桡骨远端面舟骨月骨关节间的脊之间(图 14.5 和图 14.6)。它可能存在不完整,也可能是完整的。当它存在完整时,它将桡腕关节分成两个独立的空间。从 6–R 入路伸入小的剥离器,沿着视野方向可以将纤维化区域切开。需用剥离器小心地将纤维带从关节面上剥离。然后可以从 6–R 入路用篮钳或刨刀将纤维带清除(图 14.7)。为了完整地切除纤维化区域,操作器具必须从 6–R 入路转到 3–4 入路,视野镜

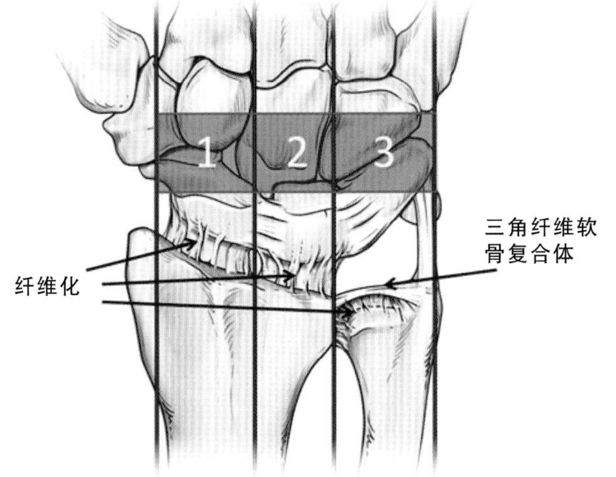

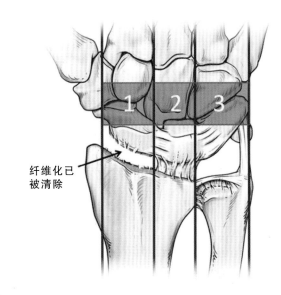

图 14.4　如图将腕关节分为 3 个部分,桡侧的纤维化已被清除(步骤 1)。

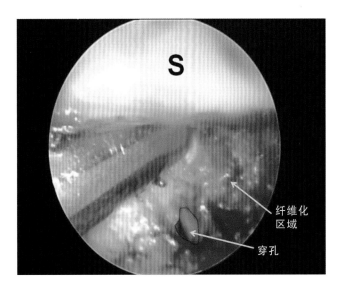

图 14.5　在关节镜视图下见纤维化区域将桡腕关节分隔成了两个几乎完整的间室。用刨刀切除该纤维化区域(S 指腕舟骨)。

图 14.3　如图将腕关节分为 3 个部分。在正常情况下,通过舟月关节的纵向线将桡腕关节分为 2 个部分。通过桡骨内侧缘的弧形切迹处的纵向线将桡腕关节和尺腕关节隔开。本病很少涉及尺腕关节。本图显示纤维化病变位于桡腕关节、桡尺远侧关节和三角纤维软骨韧带下部。

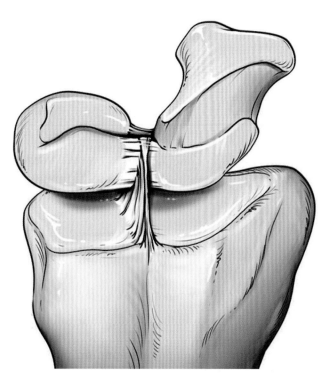

图 14.6 如图显示纤维化区域所在位置。

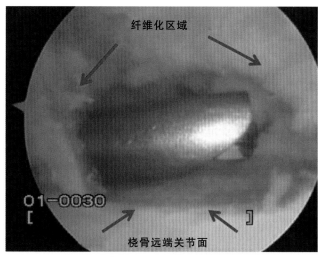

图 14.8 纤维增生切除术后桡骨远端关节软骨损伤明显。

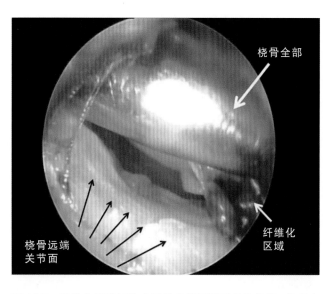

图 14.7 纤维化区域切除术后关节镜视野下的腕关节。注意之前骨折所造成的桡骨远端关节面的不平整。

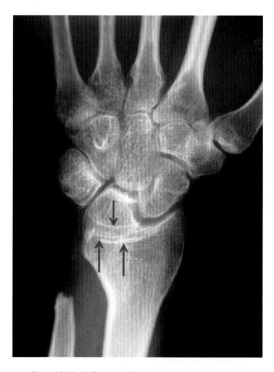

图 14.9 桡月关节骨化性纤维增生进展为骨关节强直的 X 线片表现。

头从 3-4 入路转到 6-R 入路。射频消融仪器也可用于切除纤维化区域。在桡骨远端关节软骨损伤的关节（图 14.8）中，可能出现多发的纤维化区域，所有这些都起源于软组织的破坏。

切除关节纤维化区域后往往可以改善腕关节被动活动度。然而，有时纤维化增生非常复杂，行关节松解时，十分困难。很少情况下，这些纤维增生带会发生骨化，进而形成一个骨化性纤维化区域，进一步发展将导致桡腕关节强直（图 14.9）。在这种情况下，清理这些硬化带是非常困难的，甚至是不可能的。强行切除这些骨化性纤维化区域也是不建议的，因为切除后可能造成骨软骨的缺损，进而将导致腕关节长期疼痛以及纤维化区域反复发作。

当桡腕关节尺侧的纤维增生已完全切除时,可继续探查尺腕关节(图 14.10)。腕关节的这一部分很少会发生纤维化增生,关节镜探查通常仅用于诊断。偶尔会发现 TFCC 外周的破损,但治疗应仅限于局部清理,避免术后需要固定。

在进行第二个步骤之前,必须对腕关节的活动度进行评估(图 14.11)。评估需在不牵引的条件下进行。

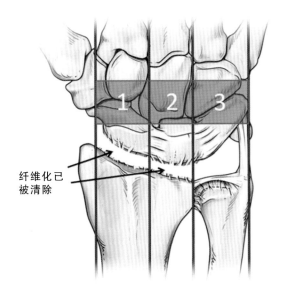

图 14.10 如图显示完整切除桡腕关节纤维化增生。

纤维化已被清除

步骤二:掌侧和背侧关节囊切除术

在完成第一步获得一定的关节活动度后,可能需要进一步松解掌侧或背侧关节囊以及桡腕关节韧带。需使用微型手术刀,如用于周围神经操作的香蕉刀,或用于眼科手术的微型手术刀,也可以使用射频消融仪器。掌侧关节囊切开比背侧关节囊切开相对容易,因为当从关节背侧的入路观察时,各组织结构清晰易辨识。一开始,需用电动刀具切除部分关节内掌侧韧带,以便于看到微型手术刀操作的入路点。一旦进入关节内部,外科医生就可以处理各个病变的韧带(图14.12)。然而关节内组织结构对应关系紊乱将使得术中操作变得很困难,也无法处理到关节囊的所有区域。使用电动刀具将更为减少操作步骤,更容易到达掌侧关节囊。采用 3-4 入路作为视野入路,通过 1-2 入路进行操作,将更容易切除关节囊的桡侧缘。

将桡侧头舟韧带及桡月韧带从其附着点上切除,然后进行尺侧的操作(图 14.13)。通过 6-R 操作入路(视野入路为 3-4)切除掌侧关节囊的尺侧缘。韧带切除的操作范围不要超出桡骨远端掌尺侧的界限,以免波及掌侧的尺腕关节韧带。此时去除外界牵引力,操作要轻柔。

再次应用牵引,继续手术切除腕关节背侧关节囊(图 14.14)。该操作以 1-2 入路作为视野入路,以 6-R

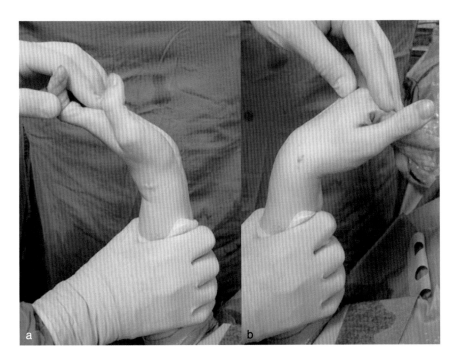

图 14.11 步骤二之前,对关节镜下松解术后腕关节活动度的评估。

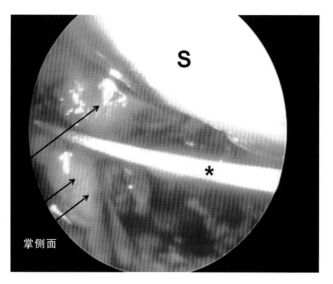

图 14.12　通过微型手术刀(*)切割掌侧关节囊(S-舟骨)。

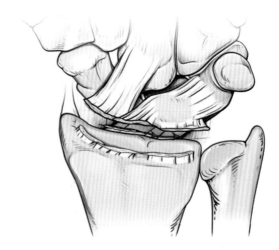

图 14.14　图示背侧韧带和关节囊的位置(红色箭头)。

入路作为器械操作入路。首先沿背侧正中切开关节囊,再将视野入路切换到 6-R 入路,然后将 1-2 入路作为器械操作入路,进一步切除关节囊。

　　从 3-4 入路的关节内位置点上进行关节囊切除操作时,需使用微型手术刀,或电动刀具,或带有钩尖的射频消融器具(图 14.15)。将 6-R 入路作为视野入路,1-2 入路作为器械操作入路,更容易切除桡侧的关节囊。背侧关节囊的尺侧包含坚韧的背侧桡腕韧带。由于该韧带较厚且十分坚韧,在此操作时变得更为困难。在这种情况下,可以采用桡掌侧的入路[18-20]。Bain 等描述了一种安全的方法来切除背侧关节囊,此方法造成伸指肌腱损伤的风险是极小的[21,22]。该项技术中

提到可以使用一根关节囊内尼龙带,用作拉钩,在牵拉伸指肌腱时,防止造成肌腱的损伤(图 14.16)。

　　需要牢记的是,掌侧的尺腕韧带和尺腕关节的背侧关节囊不能被切除(图 14.17)。虽然尺腕关节的背侧关节囊没有固有韧带,但是其可以被尺侧腕伸肌腱的底侧腱鞘所加固。两条掌侧的尺腕韧带分别为尺骨月骨韧带和尺骨三角骨韧带。Moritomo 等提出:掌侧的尺腕韧带嵌插到了三角纤维软骨复合体韧带的掌侧位置,并延续到了尺骨头的近端[23]。他通过论证提出:三角纤维软骨复合体分离将同时造成桡尺远侧关节及尺腕关节的不稳定。Viegas 报道,桡骨舟骨头状骨韧带和桡月韧带的切开不会导致明显的腕骨向尺侧偏移,尺掌侧韧带或尺背侧韧带复合体可以防止腕骨

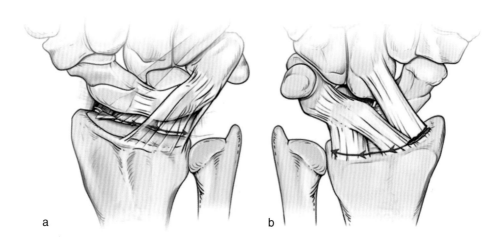

图 14.13　图示腕关节掌侧关节囊和韧带的切开部位(红色箭头)。

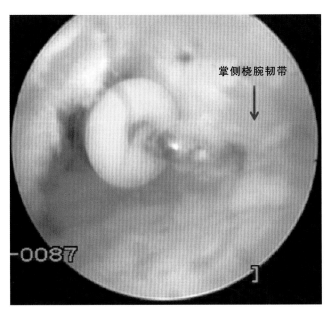

图 14.15 使用射频消融装置的钩尖端来分割背侧关节囊。应注意避免损伤囊背组织结构。

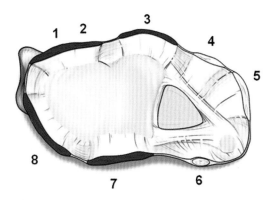

图 14.17 如图示桡腕关节的外周韧带。(1)桡舟头韧带(2)长桡月韧带;(3)短桡月韧带;(4)尺月韧带;(5)尺三角韧带;(6)尺侧腕伸肌肌腱;(7)背侧桡腕韧带;(8)背侧关节囊。上述被标注成红色的韧带(1-2-3-7)在关节镜下的掌侧和背侧关节囊切开术中,可以被切开(根据 Verhellen 和 Bain 的说法[15])。尺腕韧带(4 和 5)必须予以保留。

的尺侧偏移[24]。在关节镜下行关节囊切开术可保持尺掌侧韧带和尺背侧韧带复合体完好无损。

当桡骨远端骨折畸形愈合继发桡腕关节背侧撞击,进而造成腕关节背伸活动障碍时,必须切除部分

桡骨远端背侧边缘骨质(图 14.1)。这样便于行关节镜手术,并能有效改善腕关节的背伸活动。切开背侧关节囊之后,可采用 2.9~3.2mm 的磨钻,通过 6-R 或 1-2 操作入路将桡骨远端背侧边缘骨质予以切除。有时,该操作也可采用桡掌侧入路,但是由于腕骨的阻隔,桡骨背侧缘的最尺侧部分不能完全显露,即使增加腕

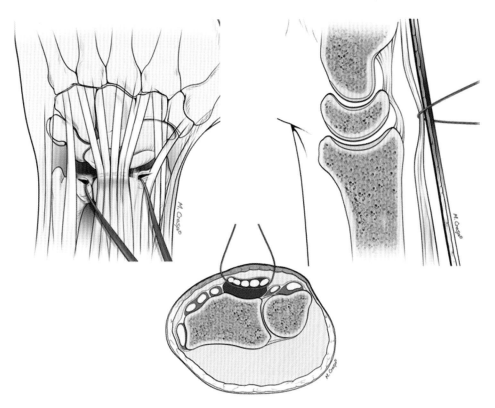

图 14.16 如图表明,使用尼龙带在腕关节背侧关节囊切除术期间牵拉保护伸肌肌腱。

关节的牵引,也无法对其处理。因此,桡骨远端背侧缘的最尺侧部分往往通过 6-R 入路予以切除。

附加操作

通过关节镜的检查,有可能会发现其他隐匿性关节、桡尺远侧关节,或腕骨病变。其中一些病变可以通过关节镜下的治疗给予一并处理,但是有些病变必须过后再处理,因为它们的治疗计划是不同的,应最大可能地避免术后固定。

桡骨远端小的关节面台阶(<1mm)也可以被解决(图 14.18)。可使用直径为 2.9~3.2mm、转速为 500 转/秒的磨钻,以 3-4 入路或 1-2 入路作为视野入路,以 6-R 入路作为操作入路进行操作处理。也可以对较大的关节面台阶进行处理,但往往会造成纤维化增生的复发及腕关节持续的疼痛。

TFCC 的中心部位缺损需要进行清理:清除表面覆盖物并将边缘进行修整。TFCC 的外周病变或中央凹脱落暂不予处理,因为治疗后需要关节制动。尺骨正变异可以用关节镜下的晶片切除术治疗。通常极少会发现游离体,一旦发现应予以清除。

以上是桡腕关节关节镜检查得出的结论。再行腕骨间关节诊疗之前,应对腕关节的活动度进行评估。暂时移除关节牵引,行腕关节被动活动度的评估。

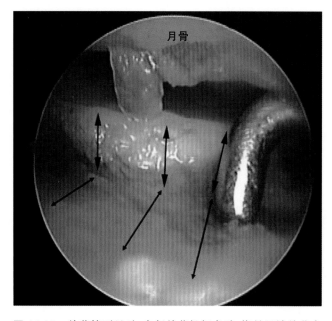

图 14.18　关节镜下显示,在行关节松解术时,桡骨远端关节台阶较为明显。(Courtesy of Francisco del Piñal)

腕骨间关节

若关节镜下桡腕关节松解术后,腕关节被动活动度无明显改善,应进行关节镜下腕骨间关节松解术。腕骨间关节的手术入路有两种:腕骨间桡侧入路或腕骨间尺侧入路。如若有进一步需要,还可以采取其他入路:舟骨-大多角骨-小多角骨(STT)或三角骨-钩骨入路(TH)。该关节的关节镜诊疗更为简单易行,关节滑膜炎是最常见的病理学改变。该病变通常局限于 STT 和 TH 关节层面。通常情况下,往往能看到头状骨和钩骨间的关节软骨退化,这是造成腕关节疼痛的主要原因。行腕骨间关节清理术能有效地缓解腕关节疼痛及改善腕关节活动度。腕骨间关节的关节镜下诊疗不需要切除任何韧带。

腕关节背伸时,活动受限并伴有疼痛。而疼痛常局限于头状骨,拍片显示桡骨背侧缘畸形,此时需怀疑桡侧腕骨间发生背侧撞击。可评估头状骨由于撞击而造成的软骨损伤程度。切除滑膜及清理腕关节后,可用磨钻去除头状骨背侧颈部多余的骨质,以便于当腕关节背伸活动时迎合修整过的桡骨远端背侧缘。该过程类似于肱骨及尺骨鹰嘴撞击而进行的肘关节内的关节镜下鹰嘴窝移除术,撞击往往是因为尺骨鹰嘴末端的骨赘造成的。

桡尺远侧关节

有一个正常良好的桡尺远侧关节的先决条件是保留有正常的关节面(S 形切迹和尺骨头)。桡骨远端尺骨面的骨折所致的 S 形切迹畸形,如无关节炎征象,应行切开复位治疗[3]。对于桡尺远侧关节损伤并伴有继发性关节炎,建议采取积极治疗。

关节镜下桡尺远侧关节的诊疗是十分困难的。即使在正常的桡尺远侧关节中也很难有一个良好的视野。桡尺远侧关节的僵硬主要是由于囊膜收缩、关节内纤维化以及滑膜炎造成的,这些病理性改变使得关节镜诊疗更为困难。

桡尺远侧关节的关节镜下诊疗采用近端和远端入路。视野入路采用近端入路,器械操作入路采用远端入路。通常情况下,由于纤维化,很难有良好的视野。应不断地给予流动冲洗,以便于展开关节,提供视野。一旦获得可操作的视野,并在视野中捕捉到操作器具的末端,便可以用刨削系统或锐性切除器逐步切除纤维化组织。

由关节镜视野下观察发现桡尺远侧关节包含两个间隙(图 14.19),一个位于 TFCC 韧带和尺骨头之间,另一个位于尺骨头和桡骨(S 形切迹)之间。创伤后往往同时波及两个间隙。TFCC 下的纤维化往往严重妨碍关节镜下的视野,在 TFCC 没有中央穿孔的情况下,也很难获得一个良好的视野。在这些情况下,我们建议用一钝性分离器在 TFCC 和尺骨头之间小心缓慢地分离粘连组织。也可以采用关节镜刨削器通过传统的桡尺远侧关节入路,或 6–U 入路的正下方入路(直接中央凹入路),或 6–U 入路的外侧入路给予粘连清理。通过这些入路(图 14.20)可以完全清除纤维化,也可以仅做薄片切除。

位于尺骨头与桡骨 S 形切迹之间的另外一个间隙常常受到掌背侧关节囊挛缩的影响而导致病理性改变,进而限制腕关节旋前及旋后活动。该间隙的关节镜下松解手术以远端入路作为视野入路,以近端入路作为器具操作入路。要想在关节镜下找到从桡尺远侧关节近端入路引入的器具末端是有一定难度的。背侧和掌侧关节囊必须给予分离或切除(图 14.21)。掌侧关节囊切除后会改善腕关节的旋后活动,背侧关节囊切除后会改善旋前活动。要想提高本操作最后一部分的视野和速度,需从近端入路引入一把弧形分离器到关节中,以便于操作。从背侧到掌侧,可以将韧带从弧形切迹处分离开来(如图 14.22)。不能将 TFCC 韧带

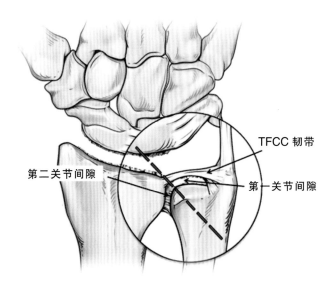

图 14.20 如图显示清除 TFCC 下的纤维化增生。

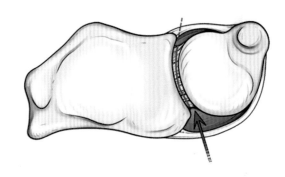

图 14.21 如图显示桡尺远侧关节的轴位图。背侧和掌侧关节囊已被切开(显示红色箭头和红线)。

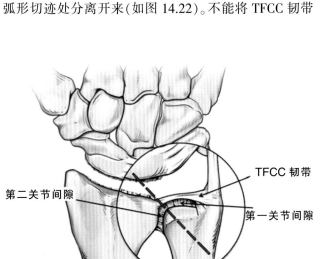

图 14.19 如图显示桡尺远侧关节纤维化增生的定位。为行关节镜手术,将该关节分成了两部分。

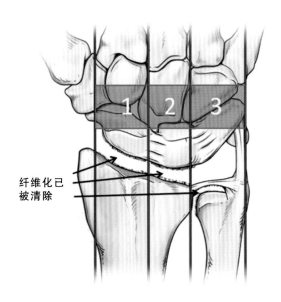

图 14.22 如图显示桡尺远侧关节和桡腕关节的纤维化增生已被完全清除。

的掌侧和背侧起点从骨(桡骨及尺骨凹)上分离下来。如果不小心剥离了 TFCC 韧带的掌侧和背侧起点,将会造成桡尺远侧关节不稳定。同时也不能破坏尺骨头及 S 形切迹的关节面。桡尺远侧关节的关节镜诊疗往往都需要液体冲洗。最后,去除外界牵引,小心轻柔地进行旋前及旋后活动,以评估腕关节活动度的改善程度。

术后康复

术后应尽早进行康复[25]。可以使用常规镇痛剂控制术后疼痛。可进行主被动旋前、旋后,掌曲、背伸功能锻炼,在康复治疗师的指导下逐步增加被动活动的力量。

根据患者的工作要求,应嘱其延后 3 个月再重新返回工作岗位。当进行重体力活动时,应给予腕关节掌侧夹板予以保护。术后 1 个月,可在理疗师的严格监督下,采用匀速和等压康复设备进行耐力及强化功能锻炼。每个患者的康复计划应根据强度要求及工作要求的不同给予单独拟定[25]。

讨论

关节镜下腕关节松解是一项有难度且费时的操作。偶尔,在进行该操作时需要行微型切口或转为开放手术,以获得最佳的治疗效果。尤其在进行关节镜下桡尺远侧关节掌侧和背侧关节囊切除术时,一旦困难较大,需改变手术方案。然而,关节镜下关节松解术是一种较为恰当和有效的治疗创伤或术后腕关节僵硬的手术方案。它是一种安全的微创手术,外科医生可以明确关节内的病变。

表 14.3 报告了已经发表的一系列关于关节镜下腕关节松解术后腕关节活动度有所改善的相关对比。所有系列的腕关节活动度都有了明显的改善。

关节镜检查根据患者的疼痛可以识别相关病变。例如:关节内游离体、关节纤维化、桡腕关节分离、关节炎、腕骨间韧带和三角纤维软骨复合体部分或完全撕裂,以及在 X 线片或磁共振上没有明显征象的关节,对应关系紊乱也可以在关节镜下给予辨别。这是进行关节镜下检查的优点之一[26,27]。此外,它往往可以同时治疗所有的病症,从而改善总体治疗效果。

转换为开放手术只有在需要进行开放手术治疗的桡尺远侧关节或当进行腕关节诊疗遭遇困难时。可以同时进行其他外科手术以治疗相关的病变,如腕管综合征和腕关节部分或完全失神经支配。

根据我们的经验,我们建议对于 TFCC1B 型撕裂或舟月韧带完全撕裂的治疗不能同时和关节松解术一并进行,因为对于 TFCC1B 型撕裂或舟月韧带完全撕裂的治疗需要术后长时间固定,而且其康复方案与关节松解术也不同。因此,在进行关节镜诊疗之前,同患者讲述以上类手术操作的指征是非常重要的,该类手术操作必须基于全面的临床评估,而且需要拟定出最佳的手术时机,因为在进行关节镜下关节松解术后腕关节必须强制性功能锻炼和立即开始康复训练。

我们必须了解,如果存在潜在的舟月韧带撕裂,除了会表现出腕关节僵硬,外科医生可能无法通过关节镜下关节松解术获得良好的治疗效果。该韧带的损伤常被腕关节僵硬所掩盖,只有当腕关节行松解手术后,韧带损伤造成的腕关节不稳定才表现出来。腕关节松解术后,疼痛和活动度的改善可能是不一致的。

根据经验,术中增加了腕关节掌曲背伸活动度,术后不久关节活动度会暂时有所降低,不过随着时间的推移会慢慢恢复。正相反,术中对于腕关节旋前旋

表 14.3 文献研究的对比

出版文献	案例数	术后月数	术前腕关节掌曲/背伸(平均度)	术后腕关节掌曲/背伸(平均度)
Pederzini, Luchetti et al. (1991)	5	10	44/40	54/60
Verhellen and Bain (2000)	5	6	17/10	47/50
Osterman and Culp (2000)	20	32	9/15	42/58
Luchetti et al. (2001)/(2007)	19	32	46/38	54/53
Hattori et al. (2004)	11	不明确	29/47	42/560

后活动度的改善,在术后其几乎保持不变[5]。

桡尺远侧关节(旋前–旋后)僵硬比桡腕关节僵硬更容易碰到,它可以单独发病,也可以合并桡腕关节僵硬。当只存在桡尺远侧关节僵硬时,术后关节活动度的恢复效果较合并有桡腕关节僵硬时更为明显,而且其活动度的改善能得以保持。

不足和难题

遗憾的是,当出现厚且坚韧的骨纤维化带(桡腕关节隔膜)且妨碍镜下视野时,外科医生将无法顺利地完成关节镜下腕关节松解术。其结果可能导致桡月关节僵硬(如图 14.19)。这些病例类型不应采取关节镜诊疗,因为它们最终往往会导致腕关节僵硬。

X 线检查无法显示出所有的病理学改变,而且当外科医生看到保留的关节间隙时,他们更倾向于进行关节镜下的关节松解术。但是,那些潜在的困难在进行手术操作时就会变得十分明显,而且若想要顺利地进行腕关节松解术,就不得不首先将粘连的增生带及骨纤维化带分离开来,以便于改善镜下视野,并最终使得腕关节活动度得以改善。同时也容易造成骨软骨的损伤。在这些情况下,即使制订了适当的理疗方案,由于纤维束的改变重组而导致的部分或整个桡腕关节僵硬也是相当普遍的。

由于复杂性局部痛综合征而导致的关节外的腕关节僵硬是一个很难处理的问题。在这些病例中,要想进行腕关节松解手术,必须给予关节外粘连的软组织予以清理。在这些病例中,手术操作要非常小心,因为造成腕关节僵硬的根源十分复杂,不仅仅只是局限性的关节功能紊乱。

当患者自诉术后腕关节疼痛复发或术后一直残留腕关节疼痛时,外科医生需留意腕关节可能仍存在潜在的被漏诊的关节病变。疼痛往往是由于腕关节固有韧带的撕裂(舟月韧带或月三角韧带)没有在术前或术中被发现。

当采用关节内器具进行操作时,外科医生需要非常小心,以免造成骨软骨的破坏或韧带的损伤,并在术后以疼痛或腕关节不稳定的形式表现出来。

(赵喆　盛伟　译)

参考文献

1. Altissimi M, Rinonapoli E. Le rigidità del polso e della mano. Inquadramento clinico, valutazione diagnostica e indicazioni terapeutiche. Giornale Italiano di Ortopedia e Traumatologia. 1995;21(3):187–92. suppl, LXXX Congresso SIOT.
2. Luchetti R, Atzei A, Fairplay T. Arthroscopic wrist arthrolysis after wrist fracture. Arthroscopy. 2007;23:255–60.
3. del Piñal F, Garcia-Bernal FJ, Delgado J, Sanmartin M, Regalado J, Cerezal L. Correction of malunited intra-articular distal radius fractures with an inside-out osteotomy technique. J Hand Surg. 2006;31A:1029–34.
4. af Ekenstam FW. Capsulotomy of the distal radio-ulnar joint. Scand J Plast Surg. 1988;22:169–71.
5. Pederzini L, Luchetti R, Montagna G, Alfarano M, Soragni O. Trattamento artroscopico delle rigidità di polso. Il Ginocchio. 1991;XI–XII:1–13.
6. Jones GS, Savoie FH. Arthroscopic capsular release of flexion contractures of the elbow. Arthroscopy. 1993;9:277–83.
7. Warner JJ, Answorth A, Marsh PH, Wong P. Arthroscopic release for chronic, refractory adhesive capsulitis of the shoulder. J Bone Joint Surg. 1995;78A:1808–16.
8. Warner JJ, Allen AA, Marks PH, Wong P. Arthroscopic release of post-operative capsular contracture of the shoulder. J Bone Joint Surg. 1996;79A:1151–8.
9. Bain GI, Verhellen R, Pederzini L. Procedure artroscopiche capsulari del polso. In: Pederzini L, editor. Artroscopia di Polso. Milano: Springer; 1999. p. 123–8.
10. Luchetti R, Atzei A. Artrolisi artroscopica nelle rigidità post-traumatiche. In: Luchetti R, Atzei A, editors. Artroscopia di Polso. Fidenza: Mattioli 1885; 2001. p. 67–71.
11. Luchetti R, Atzei A, Fairplay T. Wrist arthrolysis. In: Geissler WB, editor. Wrist arthroscopy. New York, NY: Springer; 2004. p. 145–54.
12. Luchetti R, Atzei A, Mustapha B. Arthroscopic wrist arthrolysis. Atlas Hand Clin. 2001;6:371–87.
13. Luchetti R, Atzei A, Papini-Zorli I. Arthroscopic wrist arthrolysis. Chir Main. 2006;25:S244–53.
14. Osterman AL, Culp RW, Bednar JM. The arthroscopic release of wrist contractures. Scientific Paper Session A1, ASSH Annual Meeting, Boston. NO. 2000
15. Verhellen R, Bain GI. Arthroscopic capsular release for contracture of the wrist. Arthroscopy. 2000;16:106–10.
16. Atzei A, Luchetti R, Sgarbossa A, Carità E, Llusa M. Set-up, portals and normal exploration in wrist arthroscopy. Chir Main. 2006; 25:S131–44.
17. del Piñal F, Garcìa-Bernal FJ, Pisani D, Regalado J, Ayala H, Studer A. Dry arthroscopy of the wrist. Surgical technique. J Hand Surg. 2007;32A:119–23.
18. Doi K, Hattori Y, Otsuka K, Abe Y, Yamamoto H. Intra-articular fractures of the distal aspect of the radius: arthroscopically assisted reduction compared with open reduction and internal fixation. J Bone Joint Surg. 1999;81A:1093–110.
19. Slutsky DJ. Wrist arthroscopy through a volar radial portal. Arthroscopy. 2002;18:624–30.
20. Tham S, Coleman S, Gilpin D. An anterior portal for wrist arthroscopy. Anatomical study and case reports. J Hand Surg. 1999;24B:445–7.
21. Bain GI, Munt J, Bergman J. Arthroscopic dorsal capsular release in the wrist: a new technique. Tech Hand Up Extrem Surg. 2008; 12:191–4.
22. Bain GI, Munt J, Turner PC. New advances in wrist arthroscopy. Arthroscopy. 2008;24:355–67.
23. Moritomo H, Murase T, Arimitsu S, Oka K, Yoshikawa H, Sugamoto K. Change in the length of the ulnocarpal ligaments dur-

ing radiocarpal motion: possible impact on triangular fibrocartilage complex foveal tears. J Hand Surg. 2008;33A:1278–86.

24. Viegas SF, Patterson RM, Eng M, Ward K. Extrinsic wrist ligaments in the pathomechanics of ulnar translation instability. J Hand Surg Am. 1995;20:312–8.

25. Travaglia-Fairplay T. Valutazione ergonomica dell'ambiente industriale e sua applicazione per screening di pre-assunzione e riabilitazione work-hardening. In: Bazzini G, editor. Nuovi approcci alla riabilitazione industriale. Pavia: Fondazione Clinica del Lavoro Edizioni; 1993. p. 33–48.

26. Cerofolini E, Luchetti R, Pederzini L, Soragni O, Colombini R, D'Alimonte P, Romagnoli R. MRI Evaluation of triangular fibrocartilage complex tears in the wrist: comparison with arthrography and arthroscopy. J Comput Assist Tomogr. 1990;14:963–7.

27. Zlatkin MB, Chao PC, Osterman AL, Schnall MD, Dalinka MK, Kressel HY. Chronic wrist pain: evaluation with high-resolution MR imaging. Radiology. 1989;173(3):723–9.

第 15 章

腕关节镜：滑膜切除术、软骨磨削成形术、桡骨茎突切除术以及近排腕骨切除术

Kevin D. Plancher，Michael L. Mangonon，Stephanie C. Petterson

简介

在大多数人眼中，腕关节单纯是一个连接前臂与手部的关节。但作为外科医生，我们知道腕关节其实远比我们眼中看到的更加错综复杂。因此治疗起来并不容易。关节炎所导致的腕关节功能丧失，更会显著地影响患者的日常生活。

随着关节镜的引入，骨科和手外科医生革新了旧技术，采用微创手术达到同样的治疗效果。同时，腕关节镜已经成为检查及治疗关节内疾病的重要工具。相较于传统开放性手术，有些手术通过关节镜可取得更大的进展和成功。而新的手术入路的建立、更小的关节镜的制造等，都促进了关节镜技术的不断发展[1-3]。

腕关节镜在探查关节面、退行性三角纤维软骨病变以及滑膜组织活检方面已经成为最有用的诊断方

式。同时，它也可以作为一种治疗手段来清理关节及清除腕关节内游离体。

关节镜下滑膜切除术后的早期结果显示，它可以缓解疼痛、肿胀以及改善关节功能[4-6]，但这种治疗的有效程度依赖于患者术前的活动水平及基础疾病。并且，滑膜切除能有效延缓行更复杂手术的时间，如腕关节融合术、全腕关节置换术等[7]。数个动物模型中显示，通过腕部软骨磨削成形术的"修复"（Ⅰ型），取代关节软骨的纤维软骨可以对缺损处进行重新塑性[8,9]。软骨磨削成形术已被证实在治疗钩骨近端关节炎及桡腕关节炎方面是有效的，并取得了很好的结果[10-12]。在患有腕关节炎的患者不愿意接受近排腕骨切除术、部分或全部腕骨融合术等更复杂的手术的时候，桡骨茎突切除术可成为一个理想的替代方案。这种手术操作简捷效果确切。对于患有严重的关节炎时，可以选择近排腕骨切除术（PRC），而关节镜下操作能帮助减少破坏软组织关节囊及韧带，使其成为更理想选择[13]。本章将讨论关节镜下腕关节滑膜切除术、软骨磨削成形术、桡骨茎突切除术以及近排腕骨切除术的适应证及操作技术。

K.D. Plancher, M.D. (✉) • M.L. Mangonon, D.O.
Plancher Orthopaedics & Sports Medicine,
1160 Park Avenue, New York, NY 10128, USA
e-mail: kplancher@plancherortho.com

S.C. Petterson, M.P.T., Ph.D.
Research Department, Orthopaedic Foundation,
Stamford, CT, USA

解剖

前臂的远端和手部之间有 15 块骨头形成关节，包括尺骨、桡骨、8 块腕骨、5 块掌骨。腕骨在腕部横行排列成两排，从桡侧开始，近端排列依次是舟骨、月骨、三角骨，而远端是由大多角骨、小多角骨、头状骨、钩骨和豌豆骨组成。

桡腕关节是由桡骨与近端腕骨所构成的腕部最主要的关节，其主要的运动是腕关节的屈曲和背伸。由尺骨头与桡骨的尺侧切际形成的远侧尺桡关节，允许腕部的旋前旋后活动。腕间关节是凹向掌侧的小滑膜关节，由舟头关节、月头关节组成，构成腕横弓，对腕部整个运动范围有协调作用[14]。屈腕时横弓加深，相反，伸腕时横弓变浅。腕关节尺偏与桡偏主要通过腕中关节实现，同时也有少量来自桡腕关节的参与[15]。腕关节周围复杂的韧带为骨结构提供稳定性并有助于腕部活动时保持关节嵌合整齐。掌侧韧带稳定作用强于背侧韧带。三角纤维软骨复合体(TFCC)是远端尺桡关节的主要稳定结构，通过内部关节盘来分散腕关节的应力，同时使腕部活动得更加顺畅。尺桡侧副韧带分别将尺骨或桡骨与腕骨连接到一起，从而稳定腕关节的内外侧。桡腕掌侧韧带保持桡骨和腕骨掌侧稳定，限制了腕关节过伸，同时，桡腕背侧韧带在背侧稳定桡骨和腕骨，限制了腕关节过度屈曲。背侧和掌侧的腕中韧带保持近排、远排腕骨之间的稳定，腕骨间内韧带稳定腕骨间关节。腕横弓由腕横韧带支撑。

腕关节面上覆盖的关节软骨，是一层白色有光泽的结构。关节软骨有助于促进相邻两个关节面的运动，再大的承重关节关节软骨可以厚达 7.62cm，在手腕部等负重较少的关节会更菲薄一些。关节软骨的弹性使其具有缓冲的能力。在腕关节内，大部分的关节面都是由关节软骨覆盖。

生理学

关节软骨退变是引起骨关节炎的病变基础，创伤则会加剧关节炎的进展。舟月韧带和舟骨骨不连的慢性损伤通常是由桡骨茎突的骨关节炎所致，进而波及桡腕关节和头月关节，最终导致头状骨塌陷到头月间

隙内[16]。

原发性骨关节炎(OA)患者中破坏软骨的重要炎症介质是基质金属蛋白酶和促炎症因子(如白介素-1)。白介素-1 促进基质金属蛋白酶的合成，从而在 OA 中起重要作用。在 OA 初期，关节软骨浅层可出现纤维化及碎裂。随着退化进展，深层受累，导致软骨下骨质外露。OA 关节软骨中存在大量的变性Ⅱ型胶原，其含水量及硫酸软骨素与硫酸角蛋白的比值均低于正常Ⅱ型胶原。

类风湿性关节炎(RA)是一个以滑膜炎和关节破坏为特征的进行性炎症性疾病。滑膜细胞增殖引起血管炎形成和纤维化，进而促使了软骨和骨的侵蚀。细胞因子、前列腺素和蛋白水解酶也参与这一过程。同时，对未知抗原的细胞免疫应答在 RA 的发病过程中起着至关重要的作用。而促炎症因子，如白细胞介素-1、肿瘤坏死因子 α 和 T 细胞启动是 RA 疾病进展的核心介质。

痛风性关节炎患者因缺乏一种可以将尿酸分解为可溶性产物的尿酸酶化酶(尿囊素)，导致尿酸以结晶形式沉积于组织。高尿酸血症是痛风的危险因素，但它与痛风的病情进展并无关联，急性痛风性关节炎也可在血清尿酸浓度正常时出现。通过关节镜观察发现，痛风性关节炎患者的尿酸结晶沉积于舟月韧带和月三角韧带[17]。

继发性骨关节炎可能在损伤后出现在韧带的骨骼附着处。关节稳定性丧失将会导致腕关节耦合运动紊乱，手腕力学异常，关节应力及载荷改变，这一系列的过程造成了关节软骨的退化，至于最终是否会导致桡腕关节炎、选择性腕间关节炎、腕掌关节炎，则取决于最初损伤的性质和程度以及随后的愈合情况。

尤其是舟状骨骨折，可以通过 3 种不同机制引起 OA：

(1)骨不连。骨折后骨不连引起骨碎片之间异常移动，导致通过腕部的力量分布改变，如果治疗不合理，最终导致桡舟关节退化。

(2)畸形愈合。骨折畸形愈合可能降低舟骨的高度并且限制舟骨在一个或多个平面内的运动范围。运动范围改变会造成压力增加，久而久之则会导致 OA 发生。

(3)无菌性缺血性坏死。舟骨骨折后，近侧骨折块缺血性坏死，进而导致腕舟关节退化及塌陷，随着病

情发展,月骨甚至整个腕骨都可能受累。

无论关节炎的类型如何,引起症状的主要原因都是其潜在的炎症反应。掌握疾病进展的基本过程,可以对治疗进行针对性的指导,以缓解症状及阻止疾病进展。

患者评估

病史

通过了解患者实际的病史,医生可以提取有助于诊断腕关节炎的信息。除急性损伤外,腕关节炎患者典型的症状随着疾病发展逐渐出现。最常见的主诉是活动时疼痛,运动到极限时加剧,随着活动时间的延长而逐渐加重,休息后缓解。随着病情进展,腕关节的活动范围缩小,甚至在严重情况下,患者可能会完全失去活动能力。

体格检查

肢体畸形是腕关节炎的一个主要特点,尤其是在 RA 中。RA 患者可能出现腕关节和掌指关节增大、桡腕关节和下尺桡关节的半脱位,也可出现近端指骨间关节的增大(Bouchard's nodes)与远端指间关节畸形增大(Heberden's nodes),但这在 OA 患者中更常见。

典型的 RA,腕关节畸形由腕部的桡偏开始和继发的尺骨头凸起,然后进展为腕骨旋后及尺偏和桡腕关节的掌侧半脱位。腕关节的活动范围决定手的功能,其位置也影响着手持重物的力量。滑膜增厚所致腕关节肿胀也是 RA 患者的常见体征。如果不采取治疗,滑膜炎会造成肌腱衰弱断裂、塌陷,进而造成上述特征性畸形。

腕部触诊可发现腕关节炎患者在腕部活动时有骨擦感、包膜水肿而无波动感、局部压痛。由于腕关节在手部发挥坐起稳定作用,腕部疼痛和畸形则会导致手握力减弱。腕部畸形和不稳定减弱了对手部的支撑,从而影响到手的精细活动。关节僵硬致腕关节背伸受限,则会妨碍对肌腱固定术效果的正确评估(被动伸腕的被动屈指,被动屈腕的被动伸指)。

影像诊断

普通 X 线摄影(平片)是显示和诊断关节炎的主要和最精准检查方法,但不能替代医生的临床检查。因为 X 线平片只能显示病变晚期的骨组织的破坏[18],并且即使有异常发现,也不一定会有相应的临床表现[19]。恰当的 X 线检查可以帮助观察腕部疼痛区域内局部的变化。

通过常用的腕关节影像,包括后前位、侧位、斜位、尺偏位、桡偏位和握力位,可以对腕关节进行一系列良好的评估(图 15.1)。关节炎的诊断表现有:关节高度降低、硬化、骨赘形成、骨侵蚀、关节内钙化和关节畸形。

我们认为,结合恰当的临床病史的磁共振成像(MRI),对诊断关节软骨病变有很高的灵敏度和特异度。关节镜检验及临床相关性证实了这一点。然而,有学者否定了 MRI 作为诊断工具的重要性。Haims 和他的同事们得出结论认为,与关节镜检查结果相比较,腕部 MRI(41 例间接的关节造影 MRI 图像和 45 例未增强的非关节造 MRI 图像)对于诊断桡骨远端、舟骨、月骨或三角骨的软骨缺损敏感性或准确性较低[20]。这一观点也得到了 Multimer 等的支持,他们认为 MRI 与关节镜检查结果并不相符,因此关节镜在诊断腕关节炎上仍有作用[21]。对于放射科医生来说,手腕部的 MRI 检查确实少见,但此时,如果拥有一位精通腕部肌肉骨骼成像的专家,则可以通过对腕关节软骨的状态的精确判断,为治疗计划提供巨大的帮助。

在滑膜炎和腕关节尺侧病变的病例中,对于判断需要进行关节镜处理的部位和治疗成功是否来说,MRI 仍是一项有力的指标。滑膜炎的表现、骨侵蚀样改变的加重和骨髓水肿是关节炎疾病发展的标志[22,23]。

除了用于诊断早期缺血性坏死、MRI 也是一种评估术后纤维软骨修复组织形成过程的敏感方法。采用 MRI 评估微骨折或软骨修复手术后的恢复状况,在膝关节手术后已经被常规采用。我们也将同样的方法应用在腕关节疾病中[20,24]。

治疗方案

保守治疗

通常首先采用非手术方法治疗腕关节炎,主要的目的是为了减轻疼痛。在病情加剧期间,可以由专业

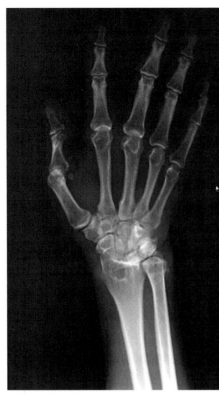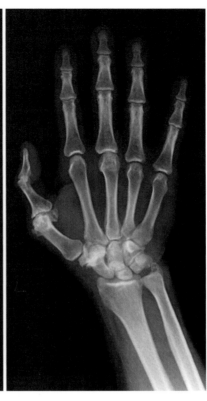

图 15.1 腕关节 X 线片显示腕关节炎。(左)腕关节舟月分离进行性塌陷(SLAC)，Ⅲ、Ⅳ期伴桡骨茎突舟骨关节炎、桡腕关节炎及头月关节间隙狭窄。(右)STT 关节炎伴关节间隙狭窄和硬化改变。

的手部治疗师制作可拆卸的热塑性夹板对腕关节进行固定。一般将腕关节固定在中立位或轻微背伸的腕关节功能位。在缓解疼痛的同时，要避免夹板固定应避免过度使用或长时间固定而造成关节僵硬和无力等后遗症。因此，夹板固定应与其他治疗方法结合使用，如功能锻炼和手部作业治疗。

炎症期也应采用药物来控制疼痛和肿胀。非甾体类抗炎药物(NSAID)被认为有助于缓解炎性关节炎患者的炎症反应和滑膜炎。近年来，局部应用非甾体抗炎药以控制急慢性症状，变得越来越普遍。这个方法消除了长期口服 NSAID 引起的全身并发症。局部制剂中添加肌肉松弛剂、钙通道阻滞剂、麻醉剂和 GABA 受体阻滞剂等，可对症状进行更广泛的治疗。治疗 RA 患者的抗风湿病药物，包括全身性类固醇、氨甲蝶呤和抗肿瘤坏死因子。异嘌呤醇(一种黄嘌呤氧化酶抑制剂)可用于治疗腕部痛风性关节炎。

也可采取在局部麻醉或非麻醉下向关节内注射类固醇的。甲泼尼龙醋酸盐注射入腕部可有效治疗三角纤维软骨退变。在局麻下，用 25 或 27 号针头的针局部注射类固醇，可以同时起到诊断与治疗作用。类固醇注射的效果短暂，可能需要重复注射，但是应该谨慎使用(建议最多注射两次)，否则会有引起已经病变关节的软组织衰弱和软骨厚度减少的副作用。

手术治疗

保守治疗失败时，关节镜下干预手术对一些患者来说，可能是一个合理的选择。是否需要手术取决于腕关节炎的严重程度。结合 MRI 与患者的临床评估来有助于手术方式的选择。相对传统开放性手术，关节镜手术对关节囊与韧带的破坏较少而更有优势。总体来说，目前为止没有关节镜手术引起重大并发症的报道[25-27]。

在病变早期阶段，主要是由腕关节不稳(即关节炎前期)引起时，手术的目的是恢复解剖位置、矫正腕关节不稳进而能防止退变。在病变中期，当患者已经出现关节炎，但腕关节仍有良好的活动范围时，并没有标准的治疗方案。可供的选择都是相对简单的、创伤小的手术，如关节镜下滑膜切除术、软骨成形术、桡骨茎突切除术以及近排腕骨切除术(PRC)。在关节炎晚期，可以考虑施行部分或全部腕骨融合术、PRC 及全腕关节置换术。由于在关节镜入路建立时有损伤肌腱的风险，严重腕背侧腱鞘炎的患者肌腱薄弱，通常不建议行关节镜手术。

　　关节镜下滑膜切除术已有广泛报道。更进一步的关节镜下清创式式，包括桡骨茎突切除和舟骨部分切除术，也已有报道。Kienböck 病的患者也可在关节镜下行月骨摘除。在远尺桡关节（DRUJ）中，关节镜可用于 TFCC 的清创和改良的 Darrach 手术（即尺骨远端切除术）。目前报道的关节镜下重建手术，包括月三角韧带修复、尺腕韧带复合体以及关节囊紧缩缝合术。最近，关节镜下摘除近排腕骨内的单块或多块骨，或进行腕关节部分融合术的应用逐渐增加，而这类手术在过去都是采用传统的开放手术。

关节镜下滑膜切除术

　　保守治疗无效时，关节镜下滑膜切除术是治疗 RA、幼年特发性 RA、系统性红斑狼疮（SLE）和感染性关节炎的有效方法[4-6,27]，也可用于创伤后关节挛缩、全身应用抗生素及冲洗失败的化脓性腕关节炎的治疗。而需要行更广泛、开放的腕关节手术的患者并不适合选择关节镜下滑膜切除术。关节镜手术的目的是切除炎性滑膜，清除除渗出液和炎性基质来减轻疼痛、改善关节功能。

　　Adolfsson 制订了类风湿性关节炎患者关节镜下滑膜切除术方案[4]。适应证包括：经过 6 个月的药物治疗过程后，仍有持续性关节症状，影像学表现为 0 期、Ⅰ 期、Ⅱ 期的改变（Larsen 和同事的分期标准）[28]。滑膜切除术在 RA 发展的早期阶段实施，此时可以更加彻底地切除滑膜，并显示出可延缓甚至阻止病变的发展[6,29]。关节镜下滑膜切除手术能显著改善疼痛、提高关节活动度、改善炎症标志物和提高残疾评分[5]。

　　对非炎性疾病，则采用了最初针对髌骨软化症患者研究的奥特布里奇（Outerbridge）分类系统进行评估（图 15.2）[30]。早期表现为 SLE 或反应性关节炎（细菌性或病毒性）的患者，以及放射学改变轻微但滑膜炎显著的 OA 患者，都适合行滑膜切除。关节内骨折或先前多次行腕部手术治疗的患者，也可以通过松解关节囊粘连、滑膜切除得到改善。

关节镜下软骨磨削成形术

　　软骨缺损是关节隐痛的常见原因。在已被破坏的软骨下骨（Outerbridge Ⅳ 型）部位可形成纤维软骨。利用这一原理，在损伤部位进行打磨和钻孔进行软骨成形，通过纤维软骨填充缺损，以减轻机械性症状，然后

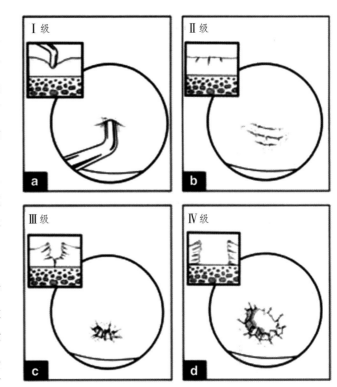

图 15.2　Outerbridge 分类法。0 级：正常软骨。(a) Ⅰ 级 Ⅰ：表面软化；(b) Ⅱ 级：软骨纤维化、(c) Ⅲ 级：软骨面出现裂隙；(d) Ⅳ 级：软骨层全部丧失和软骨下骨暴露。

将关节软骨打磨平滑以减少关节内碎屑[9,24,30]。

　　软骨磨削成形术对原发性钩骨近极关节炎有很好治疗效果，这种关节炎是引起腕关节负重尺偏时尺侧疼痛的原因之一。月骨形态在这种疾病中起关键作用，摘除 Ⅱ 型月骨对其有显著疗效。Ⅱ 型月骨及其内侧面，当接受来自近端钩骨的负荷时，可引起关节炎。据报道，有 44% Ⅱ 型月骨出现该症状，而 Ⅰ 型月骨只有 2%[11,31-37]。处于关节炎晚期及 Outerbridge Ⅳ 型的患者，我们按照姚和其同事的推荐，行近排腕骨切除术[31]。软骨磨削成形术不适用于活动期类风湿、非腕关节的活动性感染的患者。

　　腕关节尺侧疼痛的患者，通常会有伴随损伤（如 TFCC 撕裂、月三角韧带断裂、尺侧撞击和桡侧病变），也需要被治疗。当滑膜炎发生在腕关节尺侧时，在没有任何其他结构问题的情况下，几乎都会出现 TFCC 损伤。

关节镜下桡骨茎突切除术

　　舟月进行性塌陷（SLAC）、舟状骨不愈合进行性塌陷（SNAC）、Kienböck 病或舟骨–大多角骨–小多角骨

融合术(STT)、PRC,以及四角融合术后的撞击所致的桡骨茎突关节炎是桡骨茎突切除术的主要适应证。关节镜下的介治疗在 PRC 或关节融合术尚不适用或患者还未准备好接受更广泛的手术时,是可行并且非常有效的。关节镜下桡骨茎突切除术确保了掌侧的韧带的保留,此韧带具有维持腕关节桡侧稳定的功能,并有助于精确确定茎突切除量[31]。

关节镜下近排腕骨切除术

长久以来,PRC 一直被认为是一种腕关节炎的挽救性手术,常伴有关节活动范围降低、力量下降以及关节炎进展。目前研究表明,它的可靠性与已经被公认的治疗标准-四角融合术的可靠性相当[38]。由于关节镜下 PRC 不需要切开关节囊,不会破坏稳定的韧带,并允许早期活动。因此,它比开放手术更有利[13]。但用 PRC 治疗头状骨或者桡骨月状窝处的关节炎效果并不佳。

腕关节镜的一般技术和装置

在关节炎患者中首选的麻醉方法是全身麻醉或局部麻醉。患者仰卧在手术台上,肩部置于手术台的边缘。在肘上放置一个止血带,调节到 250mmHg。肩关节外展 70°~90°,用固定于牵引臂的指套牵引手指,进而垂直悬吊前臂。一般我们选择牵引中指和示指,但是为了分散牵拉负荷,所有的手指都可能被放入指套内,尤其是对于那些皮肤脆弱的 RA 患者。在手术过程中,施加 4.5~6.75kg 的牵引力,以帮助打开关节和改善手术通道(图 15.3)。另外,一个 3~4.5kg 重量的吊索被放置在止血带上,以提供手腕关节的向下牵引力和牵张力。

患者摆好体位之后,彻底检查腕部,并找到相关解剖标志。关节镜下腕关节入路在表 15-1 中有描述。3-4 入路位于 Lister 结节远端 1cm 处(图 15.4)。为了避免关节软组织的损伤,先用针尖向掌侧倾斜 10°平行于桡腕关节面刺入。然后于腕关节内注入 5~7mL 生理盐水。如果腕关节没有隆起,意味着 TFCC 撕裂。用 15 号刀片垂直切开皮肤,再用钝性套管针进入关节内。为了确保方向,拇指放于 Lister 的结节上,直到关节镜被引入。高于腕关节水平的盐水袋的重力可以满足腕关节镜检查所需压力,因此无须使用压力泵。

随后的入路以从外到内的方法确立。先向关节内刺入一根针头,该针头需要位于 TFCC 远侧、尺侧伸腕肌腱桡侧或伸指总伸肌腱的尺侧。4-5 入路和 6-R 入路都可用于桡腕关节的入路,并且需要在透视下辨认。使用直径为 2.5mm、倾角 30°的关节镜。选择短的关节镜(镜头长为 100mm)可以更好地控制。在必要时,可使用 6-U 入路,但操作时注意避免损伤尺神经背侧感觉支。

关节镜滑膜切除术

关节镜下滑膜切除术,需要通过 3-4、4-5 或 6-R 入路,于桡腕关节内插入直径为 2.5mm、倾斜角 30°的关节镜。6-U 入路常被用于建立出水口,而腕中关节尺侧、桡侧入路用于进入腕中关节。效率和速度对减少手腕肿胀很重要。对于严重的 STT 关节炎,可以建立一个单独的 STT 入路,以提供更好入路的和视角。

使用直径为 3.5mm 的滑膜切除刀片和 3.5mm 软性刨削器来清除炎性组织(图 15.5)。我们常规采用射频加热帮助减少出血,但必须要小心避免接触到关节面,并且,在使用射频器时,需要持续灌洗腕关节防止

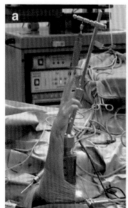
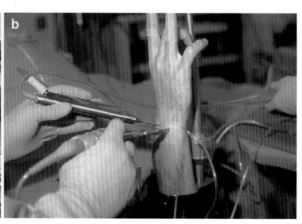

图 15.3 (a)腕关节镜设置。将示指和中指固定于手指套,施加 4.5~6.75kg 的牵引力帮助更好的进入腕关节和在关节内移动;(b)腕关节镜设备与器械。注意关节镜与器械可在入路之间相互交换以取得合适的位置。

表 15.1　关节镜手术的腕关节入路:位置与作用

背侧入路	位置	作用
1-2	在鼻烟窝的背侧,EPL 肌腱的偏桡侧插入,以避免损伤桡动脉	提供桡骨茎突、舟骨、月骨和桡骨远端关节面的通路
3-4	位于第 3 和第 4 伸肌间室之间,Lister 结节远端 1cm 处	主要工作入路,具有广泛的活动范围和视野
4-5	在第 4 伸肌和第 5 伸肌间室之间	替代 6-R 入路
6R	位于尺骨头远端、尺侧腕伸肌腱桡侧。在关节镜直视下,用针头建立。避免对 TFCC 造成损坏	主要工作入路
6U	在可视下建立类似于 6-R 入路。钝性分离通常是为了避免损伤尺神经的背侧支	6-U 和 6-R 入口可将视角折向桡侧,并进入对尺侧结构
MCR	在 3-4 入路的远端 1cm 处	将器械置入腕中关节尺侧
MCU	在 4-5 入路的远端 1cm 处	将器械置入腕中关节桡侧

EPL,拇长伸肌;EDQ,小指固有伸肌;6-R,6-桡侧;ECU,尺侧腕伸肌;TFCC,三角纤维软骨复合体;6-U,6-尺侧;MCR,腕中关节桡侧;MCU,腕中关节尺侧。

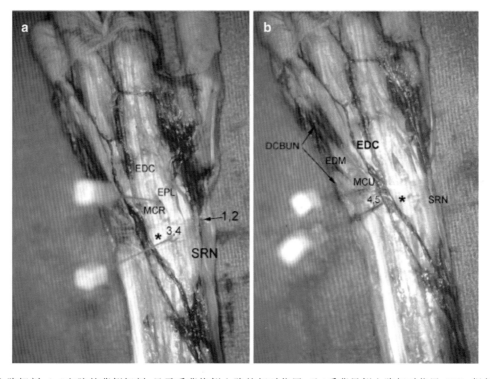

图 15.4　背侧入路解剖。(a)左腕的背侧解剖,显示手背桡侧入路的相对位置;(b)手背尺侧入路相对位置。EPL,拇长伸肌;※,Lister 结节;EDC,指总伸肌;EMD,小指伸肌;DCBUN,尺神经背侧皮支;MCU,腕中关节尺侧入路;SRN,桡神经浅支;MCR,腕中关节桡侧入路。

热量蓄积。

注意检查桡骨茎突、桡舟月韧带及桡舟头韧带、尺骨茎突前隐窝和尺侧腕伸肌鞘下的手背尺侧区域。腕中关节间隙滑膜炎常同时伴有手背尺侧区、头钩关节下和 STT 关节处的滑膜炎。可以通过 TFCC 水平部分的中心缺损来检查 DRUJ,并经 6-R 入路完成滑膜

切除术。在 TFCC 中没有中央穿孔的情况下,可以建立一个单独的临近 TFCC 的 DRUJ 入路放置射频,同时通过桡腕关节观察。

切口用组织胶封闭,并用胶布或皮下缝合加强,然后用轻薄的敷料覆盖,最后用掌侧短臂夹板固定 7~10 天。患者术后 2 周进行伤口检查和拆线,并立刻在

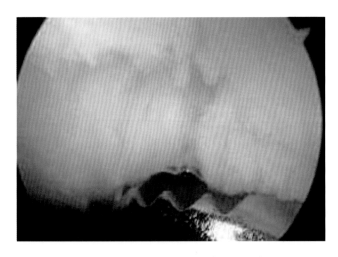

图 15.5　用于切除滑膜和纤维软骨的刨削刀。

专业手部治疗师指导下进行康复锻炼,术后 6 周内避免剧烈活动。

关节镜下滑膜切除术的并发症类似于其他关节镜手术。建立 6-U 入路时,医生必须小心防止损伤尺神经背侧感觉支而形成痛性神经瘤。必须小心避免破坏关节面软骨。术中钝性分离、直观下的观察及检查,都有利于降低肌腱和血管损伤的风险。

关节镜下滑膜切除术治疗腕关节炎效果良好。2012 年,Chung 等对 21 例腕部出现关节炎的 RA 患者的研究中显示,经保守治疗失败后行关节镜下滑膜切除,在平均 30 个月内,患者的疼痛、关节运动得到改善,炎症反应及致残率减少[5]。最近随访发现,没有一位患者需要长期服用止疼药。Adolfsson 和他的同事报道,关节镜下滑膜切除术后 6 个月,有 18 位患者腕部活动范围从 69.5° 提高到 90°,握力提高 87%[25]。同一组的第二项研究报道显示,在平均 3.8 年的时间里,24 位腕关节的腕关节度和疼痛程度也有类似的改善程度[26]。因此,对于患有轻度或中度腕关节炎的患者,为了缓解疼痛和提高功能,可以选择关节镜下行滑膜切除术[39,40]。

关节镜下软骨磨削成形术

软骨磨削成形术治疗的桡腕关节炎的原理,与 Steadman 和同事对膝关节所讲述的相同[12]。手术入路与设备遵从先前提到的滑膜切除术。在行关节镜检查中,可以移除游离体,识别被破坏的软骨。使用特别设计的钻头(2.5mm 和 3.5mm)在软骨下骨板内制造多个孔或裂缝(图 15.6),这些孔彼此之间非常相近(相距

1~2mm)但不会融合(图 15.7),以保持软骨下骨板的完整性。暴露出的骨髓成分(即间质干细胞、促生长因子和其他促愈合蛋白)可为形成新组织提供有利的条件[12]。

术后按照在关节镜下滑膜切除术中所描述的方法,封闭及包扎伤口。并且,推荐使用辅助被动活动的设备来帮助患者术后早期活动,从而避免一系列并发症的出现,如关节僵硬。康复治疗对优化手术效果至关重要。

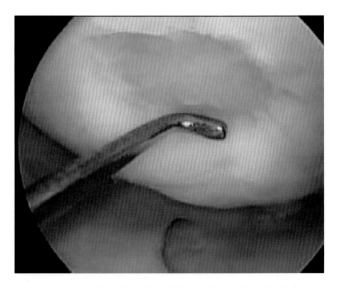

图 15.6　为软骨成形术做准备,移出病变的软骨。

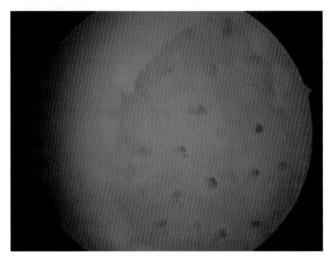

图 15.7　用专门设计的锥在软骨下骨中形成间距为 1~2mm 的微骨折。

关节镜下桡骨茎突切除术

关节镜下桡骨茎突切除术使术者直观的观测到茎突有炎症的骨质,确保其被完整、精确的切除,而不会误伤腕关节周围支持的韧带。尤其对短斜形截骨,效果最佳[31]。

于 1–2 入路放置一个 3.5mm 大小的磨钻,它的直径是衡量摘除茎突长度的良好指标。理想状态下,这个长度应<4mm。使用一根 18 号的针头插入骨质,来标记需切除的茎突的止点,术中应用透视以证实切除范围。茎突切除后,通过刨削器去除腕关节内的碎片和游离体(图 15.8 和图 15.9)。术后伤口包扎方式同前,同时患者需要佩戴短臂夹板,并立即开始适当活动以避免关节僵硬。

桡骨茎突切除术后并发症包括:切除不彻底、过度切除、桡骨支撑作用缺失。其中过度切除会引起桡头韧带和桡月长韧带断裂,随之导致腕关节不稳和最终的尺侧移位。

有报道,3 例因缺血性坏死导致的舟骨骨不连的患者,通过关节镜下切除舟骨近极和桡骨茎突,达到了疼痛完全消失和活动改善的效果[41]。术后患者满意度高,而且发现患者的活动度提高了 28 分(按照改良 Mayo 腕关节评分)。术后 X 线摄像没有显示出腕关节的退化病变,但头月角增加了 10°。该手术是否会造成慢性后遗症,仍有待长期的研究。

关节镜下近排腕骨切除术

行关节镜下近排腕骨切除术时,需于水平位置放置一个透视装置。手术前先进行桡腕与腕中关节的探查诊断。

关节镜下近排腕骨切除术使用腕中关节入路,将一个小的磨钻或者刨削器置于桡侧腕中关节(MCR)入路,同时将镜头放于尺侧腕中关节(MCU)入路。先使用磨钻打磨舟月关节内的舟骨内侧角,使 MCR 入路稍扩大,然后,用一个 4mm 带套管磨钻,由尺侧至桡侧、远端至近端,切除剩下的舟骨。接着交换入路,将磨钻插入 MCU 入路内,按照从桡侧到尺侧、远端至近端的顺序,依次切除月骨和三角骨。为了方便切除,可通过 MCR 入路执行,再通过 STT 入路监测。近排腕骨完全切除后,采用合适的滑膜咬骨钳移出附着于关节囊的残留的骨和软骨。如果考虑大多角骨与桡骨茎突间可能会出现明显撞击,则同时行关节镜下茎突切除

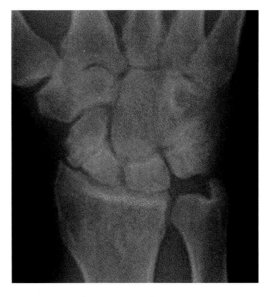

图 15.8　继发于舟骨骨折不愈合的桡腕关节炎(SNAC)。

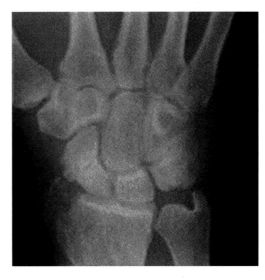

图 15.9　完成桡骨茎突切除术后,约切除 4mm 的桡骨茎突即可减轻舟骨和桡骨的关节面的压力。

术。最后,缝合入路创口。术后开始早期活动[13]。

关节镜下 PRC 的术后并发症包括:使用器械时破坏头状骨或桡骨月状窝的关节面、损伤掌侧手外在韧带及尺背感觉支[38,42]。

Weiss 等对 16 名进行关节镜下 PRC 的患者进行了为期 2 年的随访调查后,报道了的结果良好,即改善了腕关节活动范围及握力。这些患者术后拥有相对于健侧 80% 的握力及活动度,同时,有 81% 患者重回先前的工作岗位。然而,也有一个长达 15 年的术后研究显示,大多数患者对退化性病变的进程及术后持续

性疼痛状态的改善并不满意[43]。高年资外科医生医 Kdp, 20 年里成功地让多位运动员重返高尔夫和网球赛场。我们认为对有高需求的、体力工作者(如消防员)或年龄小于 35 岁的患者,实施这个术式则需要慎重考虑[44]。

要点及注意事项

要点

• 使用牵引装置时,确保至少 6.75kg 的牵引力,以便在受累的关节内观察。

• 清理出桡腕关节及腕中关节内全部的游离体。

• 进行微骨折或软骨成形术时,使用现有的可用的成品和独立的操作通道,以避免缺损。用刮匙去除钙化层。

• 充分利用各种入路以完整地观察腕关节。

注意事项

• 放置关节镜时,套上钝性针管,以防穿透关节软骨。

• 掌握解剖知识,避免损伤韧带。

• 避免桡舟头韧带水平以近的桡骨茎突的切除,否则造成腕关节不稳。

• 施行关节镜下的 PRC 时,要注意避免损伤头状骨头部和桡骨远端月骨窝的软骨面。

(王立 译)

参考文献

1. Ekman EF, Pochling GG. Principles of arthroscopy and wrist arthroscopy equipment. Hand Clin. 1994;10:557–66.
2. Gupta R, Bozentka DJ, Osterman AL. Wrist arthroscopy: principles and clinical applications. J Am Acad Orthop Surg. 2001;9:200–9.
3. Wolf JM, Dukas A, Pensak M. Advances in wrist arthroscopy. J Am Acad Orthop Surg. 2012;20:725–34.
4. Adolfsson L. Arthroscopic synovectomy in wrist arthritis. Hand Clin. 2005;21:527–30.
5. Chung CY, Yen CH, Yip ML, Koo SC, Lao WN. Arthroscopic synovectomy for rheumatoid wrists and elbows. J Orthop Surg (Hong Kong). 2012;20:219–23.
6. Adolfsson L. Arthroscopic synovectomy of the wrist. Hand Clin. 2011;27:395–9.
7. Feldkamp G. Possibilities of wrist arthroscopy. Even for patients with arthritis? Z Rheumatol. 2008;67:478–84.
8. Altman RD, Kates J, Chun LE, et al. Preliminary observations of chondral abrasion in a canine model. Ann Rheum Dis. 1992;51:1056–62.
9. Kuo AC, Rodrigo JJ, Reddi AH, Curtiss S, Grotkopp E, Chiu M. Microfracture and bone morphogenetic protein 7 (BMP-7) synergistically stimulate articular cartilage repair. Osteoarthritis Cartilage. 2006;14:1126–35.
10. Steadman JR, Biggs KK, Rodrigo JJ, et al. Outcomes of microfractures for traumatic chondral defects of the knee: average 11-year follow-up. Arthroscopy. 2003;19:477–84.
11. Harley BJ, Werner FW, Boles SD, Palmer AK. Arthroscopic resection of arthrosis of the proximal hamate: a clinical and biomechanical study. J Hand Surg Am. 2004;29:661–7.
12. Steadman JR, Rodkey WG, Rodrigo JJ. Microfracture: surgical technique and rehabilitation to treat chondral defects. Clin Orthop Relat Res. 2001;391(Suppl):S362–9.
13. Weiss ND, Molina RA, Gwin S. Arthroscopic proximal row carpectomy. J Hand Surg Am. 2011;36:577–82.
14. Seradge H, Owens W, Seradge E. The effect of intercarpal joint motion on wrist motion: are there key joints? An in vitro study. Orthopedics. 1995;18(8):727–32.
15. Kaufmann R, Pfaeffle J, Blankenhorn B, Stabile K, Robertson D, Goitz R. Kinematics of the midcarpal and radiocarpal joints in radioulnar deviation: an in vitro study. J Hand Surg Am. 2005;30(5):937–42.
16. Watson HK, Ballet FL. The SLAC wrist: scapholunate advanced collapse pattern of degenerative arthritis. J Hand Surg Am. 1984;9(3):358–65.
17. Wilczynski MC, Gelberman RH, Adams A, Goldfarb CA. Arthroscopic findings in gout of the wrist. J Hand Surg Am. 2009;34:244–50.
18. Sankowski AJ, Lebkowska UM, Cwikla J, Walecka I, Walecki J. The comparison of efficacy of different imaging techniques (conventional radiology, ultrasonography, magnetic resonance) in assessment of wrist joints and metacarpophalangeal joints in patients with psoriatic arthritis. Pol J Radiol. 2013;78:18–29.
19. Feydy A, Pluot E, Guerini H, Drape JL. Role of imaging in spine, hand, and wrist osteoarthritis. Rheum Dis Clin North Am. 2009;35:605–49.
20. Haims AH, Moore AE, Schweizer ME, et al. MRI in the diagnosis of cartilage injury in the wrist. AJR Am J Roentgenol. 2001;182:1267–70.
21. Mutimer J, Geen J, Field J. Comparison of MRI and wrist arthroscopy for assessment of wrist cartilage. J Hand Surg Eur Vol. 2008;33:380–2.
22. Ejbjerg B, Narvestad E, Rostrup E, Szkudlarek M, Jacobsen S, Thomsen HS, Ostergaard M. Magnetic resonance imaging of wrist and finger joints in healthy subjects occasionally shows changes resembling erosions and synovitis as seen in rheumatoid arthritis. Arthritis Rheum. 2004;50:1097–106.
23. Kosta PE, Voulgari PV, Zikou AK, Drosos AA. Argyropoulou MI. Arthritis Res Ther. 2011;9:R84.
24. Amrami KK, Askan KS, Pagnano MW, Sundaram M. Radiologic case study. Abrasion chondroplasty mimicking avascular necrosis. Orthopedics. 2002;25(1018):1107–8.
25. Adolfsson L, Nylander G. Arthroscopic synovectomy of the rheumatoid wrist. J Hand Surg Br. 1993;18:92–6.
26. Adolfsson L, Frisen M. Arthroscopic synovectomy of the rheumatoid wrist. A 3.8 year follow-up. J Hand Surg Br. 1997;22:711–3.
27. Park MJ, Ahn JH, Kang JS. Arthroscopic synovectomy of the wrist in rheumatoid arthritis. J Bone Joint Surg Br. 2003;85:1011–5.
28. Larsen A, Dale K, Eek M. Radiographic evaluation of rheumatoid arthritis and related conditions by standard reference films. Acta Radiol Diagn (Stockholm). 1977;18:481–91.
29. Carl HD, Swoboda B. Effectiveness of arthroscopic synovectomy in rheumatoid arthritis. Z Rheumatol. 2008;67:485–90.
30. Outerbridge R. The etiology of chondromalacia patellae. J Bone Joint Surg Br. 1961;43:752–7.
31. Yao J, Osterman AL. Arthroscopic techniques for wrist arthritis (radial styloidectomy and proximal pole hamate excisions). Hand Clin. 2005;21:519–26.

32. Nakamura K, Patterson RM, Moritomo H, Viegas SF. Type I versus type II lunates: ligament anatomy and presence of arthrosis. J Hand Surg Am. 2001;26:428–36.

33. Nakamura K, Beppu M, Patterson RM, et al. Motion analysis in two dimensions of radial-ulnar deviation of type I versus type II lunates. J Hand Surg Am. 2000;25:877–88.

34. Malik AM, Schweitzer ME, Culp RW, et al. MR imaging of the type II lunate bone: frequency, extent, and associated findings. AJR Am J Roentgenol. 1999;173:335–8.

35. Dautel G, Merle M. Chondral lesions of the midcarpal joint. Arthroscopy. 1997;13:97–102.

36. Viegas SF, Wagner K, Partterson R, Peterson P. Medial (hamate) facet of the lunate. J Hand Surg Am. 1990;15:564–71.

37. Viegas SF. The lunatohamate articulation of the midcarpal joint. Arthroscopy. 1990;6:5–10.

38. Atik TL, Baratz ME. The role of arthroscopy in wrist arthritis. Hand Clin. 1999;15:489–94.

39. Kim SJ, Jung KA, Kim JM, Kwun JD, Kang HJ. Arthroscopic synovectomy in wrists with advanced rheumatoid arthritis. Clin Orthop Relat Res. 2006;449:262–6.

40. Kim SM, Park MJ, Kang HJ, Choi YL, Lee JJ. The role of arthroscopic synovectomy in patients with undifferentiated chronic monoarthritis of the wrist. J Bone Joint Surg Br. 2012;94(3):353–8.

41. Ruch DS, Chang DS, Poehling GG. The arthroscopic treatment of avascular necrosis of the proximal pole following scaphoid nonunion. Arthroscopy. 1998;14(7):747–52.

42. Wall LB, Stern PJ. Proximal row carpectomy. Hand Clin. 2013;29:69–78.

43. Ali MH, Rizzo M, Shin AY, Moran SL. Long-term outcomes of proximal row carpectomy: a minimum of 15-year follow-up. Hand (N Y). 2012;7(1):72–8.

44. Diao E, Andrews A, Beall M. Proximal row carpectomy. Hand Clin. 2005;21(4):553–9.

第 16 章

关节镜下近排腕骨切除术

Noah D. Weiss, Aaron H. Stern

缩略词

APRC	关节镜下近排腕骨切除术
PRC	近排腕骨切除术
SLAC	舟月进行性塌陷
SNAC	舟骨骨折不愈合进行性塌陷
MCR	腕中桡侧入路
MCU	腕中尺侧入路
STT	舟大小多角骨入路
CRPS	慢性区域疼痛综合征

历史回顾

近排腕骨切除术是治疗腕部退行性和创伤性疾患的一种公认的治疗方法，包括进行性的腕骨塌陷、舟骨骨折不愈合、Kienböck 病，以及创伤后桡舟关节炎[1]。

近排腕骨切除术包括整个近排腕骨（舟骨、月骨和三角骨）的切除，由此大部分桡腕关节运动发生在桡骨远端月骨窝和头状骨之间[2]。近排腕骨切除明显改变了腕关节的正常运动，将桡腕关节简化成一个"屈戌关节"[3,4]。这种腕部运动学的改变必然会导致运动范围减小、腕骨高度降低，以及桡头关节不匹配。由于担心永久性运动丧失、持续握力减弱、可能的退行性关节炎，以及不可靠的预后，所以这一手术，连同四角融合，长期以来被认为是一种"挽救性"手术[5]。

然而，最近的研究结果表明[6-8]，PRC 是一种可靠的手术，患者满意度高，疼痛缓解明显，长期效果好，并发症发生率相对较低。多项研究结果一致表明，握力和活动范围保留约 75%[7,8]。晚期关节炎的发生率似乎很低[8]。近排腕骨切除术后允许一定程度的桡尺偏和尺背侧平移，这可能有助于分散桡头关节的负荷，减少这种新的不匹配关节的预期磨损，并提高此术式的长期有效性。

虽然近排腕骨切除术与四角融合的长期结果非常相似[9]，近排腕骨切除术通常不需要长期的固定，而且并发症比四角融合更少，不需要后续取出内固定，没有骨不愈合的风险。

一直以来，PRC 被描述为通过腕关节背侧切开（和修复）关节囊和韧带而进行的一种开放性手术[10]。患者通常会在术后固定几周，以使软组织愈合。直到最近，报道了一种关节镜下近排腕骨切除术（APRC），具有与切开技术相同甚至更优的结果。APRC 避免了切开关节囊和背侧韧带，潜在增加术后腕关节的稳定性。同时更少的软组织损伤，允许术后早期运动，减少术后疼痛和瘢痕，潜在增加了活动范围。

N.D. Weiss, M.D. (✉) • A.H. Stern, B.A.
Weiss Orthopaedics, 357 Perkins St., Sonoma, CA 95476, USA
e-mail: nweiss@weissortho.com

适应证和禁忌证

APRC 的适应证与开放性手术的适应证相同,包括影响功能的腕关节疼痛,以及经保守治疗无效的患者。常见的疾病包括腕关节不稳定,舟月进行性塌陷(SLAC)、舟骨骨折不愈合进行性塌陷(SNAC),Kienböck 病和桡舟关节炎。头状骨头部和桡骨远端月骨窝处必须有良好的软骨,因为其将形成新的桡腕关节。禁忌证包括头状骨头部或月骨窝关节炎、已有的腕尺侧移位和可疑的类风湿性关节炎[12,13]。我们已经成功地对 Ehlers-Danlos 综合征患者进行了这一手术,运动度过大或韧带松弛似乎并不是禁忌证。

手术技术

患者取仰卧位,患肢固定在标准的腕关节镜牵引塔上,整个手术过程中使用 5kg 的纵向牵引。必须有良好的腕关节背侧入路,并且在患者铺单之前确认水平位置的透视机臂可以获得足够的腕关节透视。术前通常绑缚好止血带,术中是否使用由术者决定。使用标准的小关节镜器械(关节镜、刨刀、探针)。此外,还需准备 4mm 的大关节刨刀和精细的滑囊咬钳。

建立常规的桡腕关节入路(3-4、4-5、6-R 和 6-U)和腕中关节入路(MCR、MCU 和 STT)。进行标准的桡腕关节和腕中关节探查,并根据需要辅助进行清创术、滑膜切除术等操作。必须确保桡骨远端月骨窝和头状

骨头部有足够的关节软骨,因为严重的关节炎改变是 APRC 的禁忌证。

在桡腕关节镜下检查和操作之后,APRC 通过腕中关节入路,包括 STT 入路进行。关节镜放置于腕中尺侧入路(MCU)中,小关节镜的刨刀或磨钻通过腕中桡侧入路(MCR)置入腕中关节。在整个手术过程中,头状骨头部关节面都有损伤的风险,应该注意避免损伤。刨刀或磨钻保护罩应该始终对准头状骨头部,以避免损伤关节软骨。在舟月关节采用小号刨刀或磨钻去除舟骨尺侧远端部分(图 16.1)。一旦去除足够的舟骨尺侧远端部分,MCR 入口就会稍微扩大,再使用 4mm 的磨钻,可以更快地去除骨质。

保持关节镜位于腕中尺侧入路(MCU)中,用磨钻从尺侧向桡侧、从远端向近端切除舟骨。然后,在 STT 入路中,用磨钻去除舟骨远极。在关节镜直视下,用滑膜咬骨钳去除附着于关节囊的骨和软骨小碎块(图 16.2)。术者决定是否完全切除舟骨远极(图 16.3)。舟骨切除后,关节镜放置于 STT 入路,保持关节镜桡侧放置,向尺侧观察,磨钻放置于扩大的 MCR 入路,用磨钻将月骨自桡侧向尺侧、远端向近端切除(图 16.4)。在切除月骨近端关节软骨面时,应该非常小心,但是牵引通常会给桡骨远端创造一个安全的空间。再一次用滑膜咬骨钳去除附着于关节囊的骨和软骨小碎块。在切除月骨后,关节镜移至 MCR 入路,将磨钻放置于 MCU 入路,切除三角骨。透视确认关节镜下近排腕骨切除完整(图 16.5)。

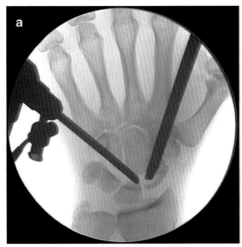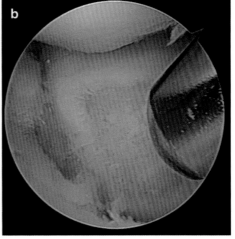

图 16.1 舟骨切除术中腕关节的透视镜(a)和关节镜(b)的成像。

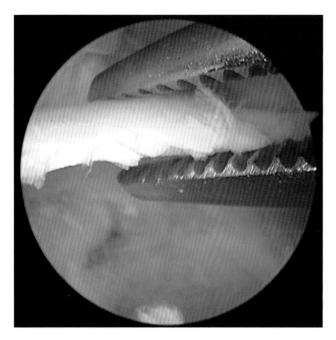

图 16.2　关节镜下滑膜咬骨钳去除碎块的影像学研究。

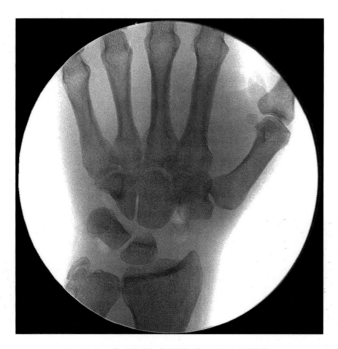

图 16.3　舟骨切除术后腕关节的透视图像。

去除牵引,桡头关节间隙变小。在关节镜和透视下确认头状骨头部坐入桡骨远端月骨窝内(图 16.6)。在透视下确认腕关节运动的稳定性,偶尔也会出现桡骨茎突撞击,可以通过关节镜下桡骨茎突切除来治疗(用磨钻在 1-2 入路操作)。术后,腕关节内注射丁哌卡因,使用厚敷料和掌侧支具,允许手指即刻活动。术后 2 天去除绷带,更换为舒适的可拆除的掌侧支具。鼓励早期腕关节主、被动活动,回归日常活动应在患者舒适的范围内进行。根据需要制订个性化、规范的手部康复计划。

并发症

关节镜下近排腕骨切除术存在一些潜在的并发症。如同任何腕关节镜手术一样,要注意入路周围的感觉神经损伤,小心切开皮肤,钝性分离至关节囊,小心插入钝头套管。在扩大的腕中入路放置大的磨头时,同样需要小心扩大皮肤切口。在 APRC 时,一定避免损伤头状骨头部和桡骨远端月骨窝软骨,同时磨钻的保护罩必须始终朝向这些关节面。在手术结束时,仔细透视评估确认近排腕骨切除完全。而偶然残留的镜下无法看到的、附着于背侧关节囊的舟骨远极小骨块是可以接受的。

结果

回顾我们早期的 35 位患者,平均随访 33 个月(至少 1 年)。没有手术并发症,没有患者需要再次切开手术。尽管术后立即活动,也没有出现桡腕关节半脱位。1 例逐渐进展为桡腕关节炎,1 例发展为 2 型慢性区域疼痛综合征(CRPS)。平均手术时间为 61 分钟。患者平均保留 78% 的腕关节屈伸活动范围,70% 的桡尺偏活动范围。握力平均为对侧的 83%,患者满意度高(94% 满意或非常满意)。

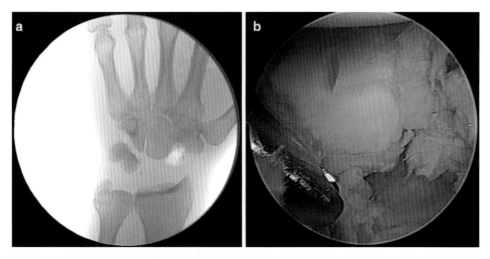

图 16.4　月骨切除术后腕关节的透视(a)和关节镜(b)成像。

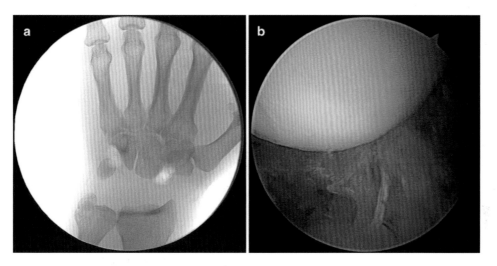

图 16.5　关节镜下近排腕骨切除术后的透视(a)和关节镜(b)成像。

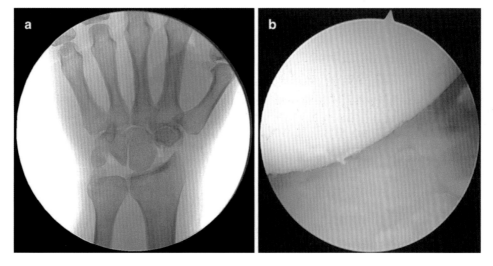

图 16.6　牵引后新形成的腕关节透视(a)和关节镜(b)成像。

优点

与开放性手术相比,APRC 有几个潜在的优点,几乎没有任何不利因素,并且提供了与开放式手术相似的结果,保持了合理的运动范围和力量,患者满意度高。通过保留背侧关节囊韧带,以改善术后运动。与其他关节一样,关节镜手术优于开放性关节切开术的优点,包括术后疼痛小、瘢痕形成减少、软组织损伤小、无难看的疤痕,以及较早的运动范围,从而能够更快地恢复。此外,关节镜手术可以对腕关节进行最佳评估,并可以识别和治疗其他病变。

结论

关节镜下近排腕骨切除术是一种可重复的有效的新关节镜手术,与现有有开放性手术相比,效果更好。APRC 可以在合理的手术时间内完成,采用常规的小关节和大关节镜器械。关节镜下近排行腕骨切除术患者与开放性近排腕骨切除术患者相比,具有相似的长期目标强度和可能改善的运动 范围,以及较高的主观满意度。这是一个过程复杂的手术,但可以相对快速和成功地使用标准的关节镜技术和设备。患者可以立即被动员起来,APRC 提供了许多关节镜手术的好处,如减少疤痕和创伤,并且没有任何明显的缺点。

（赵玲珑　于学军　郑文　刘畅　译）

参考文献

1. Richou J, Chuinard C, Moineau G, Hanouz N, Hu W, Le Nen D. Proximal row carpectomy: long-term results. Chir Main. 2010;29:10–5.
2. Stamm TT. Excision of the proximal row of the carpus. Proc R Soc Med. 1944;38:74–5.
3. Sobczak S, Rotsaert R, Vancabeke M, Jan SV, Salvia P, Feipel V. Effects of proximal row carpectomy on wrist biomechanics: a cadaveric study. Clin Biomech (Bristol, Avon). 2011;26:718–24.
4. Blankenhorn BD, Pfaeffle HJ, Tang P, Robertson D, Imbriglia J, Goitz RJ. Carpal kinematics after proximal row carpectomy. J Hand Surg. 2007;32A:37–46.
5. Neviaser RJ. On resection of the proximal carpal row. Clin Orthop Relat Res. 1986;202:12–5.
6. Vanhove W, De Vil J, Van Seymortier P, Boone B, Verdonk R. Proximal row carpectomy versus four-corner arthrodesis as a treatment for SLAC (scapholunate advanced collapse) wrist. J Hand Surg. 2008;33B:118–25.
7. Croog AS, Stern PJ. Proximal row carpectomy for advanced Kienbock's disease: average 10-year follow-up. J Hand Surg. 2008; 33A:1122–30.
8. DiDonna ML, Kiefhaber TR, Stern PJ. Proximal row carpectomy: study with a minimum of ten years of follow-up. J Bone Joint Surg. 2004;86A:2359–65.
9. Bisneto ENF, Freitas MC, de Paula EJL, Mattar R, Zumiotti AV. Comparison between proximal row carpectomy and four-corner fusion for treating osteoarthrosis following carpal trauma: a prospective randomized study. Clinics. 2011;66:51–5.
10. Wall LB, Stern PJ. Proximal row carpectomy. Hand Clin. 2013; 29:69–78.
11. Weiss ND, Molina RA, Gwin S. Arthroscopic proximal row carpectomy. J Hand Surg. 2011;36A:577–82.
12. Culp RW, McGuigan FX, Turner MA, et al. Proximal row carpectomy: a multicenter study. J Hand Surg. 1993;18A:19–25.
13. Ferlic DC, Clayton ML, Mills MF. Proximal row carpectomy: review of rheumatoid and non-rheumatoid wrists. J Hand Surg Am. 1991;16A:420–4.

第 17 章

腕关节镜辅助下腕关节部分融合术

Pak-cheong Ho

简介

腕关节部分融合术或局限性腕关节融合术是一种治疗多种腕关节疼痛性疾患的保留活动的挽救性手术,特别是对于那些希望保留有活动功能的腕关节而非僵硬的融合的腕关节的患者来说,是一个非常好的选择[1]。腕关节作为连接前臂及手的枢纽,由多个腕骨组成,这个解剖的特性决定可以选择性融合导致疼痛的部分腕骨,而保留未受累腕骨的活动,同时对于韧带失能或舟骨骨折不愈合、月骨缺血坏死等骨质疾患等导致的腕关节不稳定,可以阻止可预期的腕骨系列的塌陷,保持腕高。

针对不同的受累腕骨,有很多不同的腕关节局限融合的术式[2-5]。理论上,所有的腕骨间关节均可以选择性融合,因而,针对不同的融合方式,对关节活动丧失情况及生物力学变化进行了大量的实验室及临床研究[6-11]。腕关节局限性融合包括桡骨与近排腕骨间融合,如桡月融合、桡舟融合;或者近远排腕骨间融合,如舟大小多角骨融合、舟头融合、头月融合、三角钩融合、四角融合;或者近排腕骨间融合,如舟月融合、月三角融合。既往文献报道及临床上常用的腕关节局限性融合多为切开手术,需要广泛切开关节囊及韧带等软组织以暴露腕骨间隙,切开手术有可能会导致除腕骨间融合导致的关节活动范围减小之外的医源性的关节僵硬。手术后可获得的活动范围,理论上可以通过生物力学模型预测,但是患者实际上能够获得的活动范围还与软组织的挛缩程度及相邻骨结构节段的代偿活动能力有关。因此,如何减少对软组织的损伤,最大可能地保留关节活动度,是手术医生及患者共同关心的问题。

腕关节镜辅助下腕关节部分融合术的优势在于可以减少对于腕关节囊及韧带结构的手术创伤。另外,可以在镜下清晰地看到关节内大部分关节面及其他重要的软组织结构,可以准确地评估关节炎分期,有利于临床医生确定最终的融合方案。镜下手术可以最大程度地保留剩余的腕骨间活动,减少术后疼痛,康复更加顺利,手术瘢痕小,更加美观。本章描述了我们在过去15年中,对于这种治疗观念及手术技术方面的领先经验。

适应证和禁忌证

腕关节部分融合适用于仅累及部分腕骨结构的腕关节疼痛性关节疾患,患者希望在控制减轻疼痛的同时,仍能保留部分关节活动。最佳适用于创伤后关节炎及骨性关节炎等,包括舟月分离进行性腕骨塌陷

P.C. Ho, MBBS, FRCS, FHKCOS, FHKAM (ORTHO) (✉)
Department of Orthopaedic & Traumatology, Prince of Wales
Hospital, Chinese University of Hong Kong, 30-32 Ngan Shing
Street, Shatin, New Territories, Hong Kong SAR, China
e-mail: pcho@ort.cuhk.edu.hk

(SLAC)、舟骨骨折不愈合进行性腕骨塌陷(SNAC)、月骨缺血坏死、桡骨远端骨折后桡腕关节退变、舟骨大小多角骨关节炎(STT)。慢性疼痛性腕关节不稳定合并或不合并继发性关节改变也适用于腕关节部分融合,包括慢性月三角不稳定、头月不稳定、腕中关节掌侧不稳定、桡腕关节移位。炎症性关节炎,如类风湿性关节炎、晶体沉积性关节炎等,需要通过药物得到满意的控制,避免出现活跃的增殖期,从而可以避免由于病情进展累及未融合腕骨导致的临床症状的恶化。而对于这些同一肢体多个关节受累的患者来说,更加希望保留部分腕关节活动以代偿其他关节僵硬导致的功能丧失。腕关节镜辅助下腕关节部分融合对于关心在意手术瘢痕美观度的患者来说,也是一种最佳选择。其手术后疼痛较传统切开手术明显减轻,可以较早地进行康复训练。

腕关节部分融合禁忌证包括腕关节活动性感染性疾病、腕关节炎累及几乎全部或大部分腕骨以及快速进展的增生期炎症性腕关节炎,腕关节部分融合也不能够保证完全缓解疼痛。腕关节部分融合能够保留部分有效的关节活动的潜在优势可能会被术后融合部分不愈合的风险或即使成功愈合却遗留持续疼痛等问题所抵消[12],Nagy 及 Büchler 回顾了 15 例桡舟月融合的病例,报道的不愈合率为27%[13],近一半病例出现继发性腕中关节退变性改变,其中 2 例为进展性退变,4 例病例虽然放射学检查显示骨质愈合,但仍有持续性症状,33%的病例重新进行了全腕关节融合。因此,那些更希望疼痛控制上有保证的结果、不想进行多次外科手术并且不担心失去手腕运动的患者可能更适于进行全腕融合。长期吸烟的患者局限腕关节融合后不愈合率较高,常需要更多返修手术以获得骨愈合。疼痛控制治疗的替代方案可考虑腕关节失神经手术。对于年老的对于功能要求较少患者,可以考虑全腕关节置换手术。合并远尺桡关节疾病的患者单独行腕关节局限融合不能完全解决问题,需要其他手术单独或同时处理远尺桡关节问题。腕关节镜辅助腕关节局限融合手术技术要求比较高,腕关节镜经验欠缺的医生应慎重考虑。由于腕关节镜重建手术复杂的步骤,术前合并伸肌腱问题的患者也有较高肌腱方面的并发症。严重的关节粘连、挛缩及长期的腕骨塌陷或腕关节畸形也会在关节镜操作过程中造成额外的困难的风险。

技术

腕关节镜辅助腕关节局限融合的一般原则应包括以下步骤:

1.关节镜安置及器械准备。
2.腕关节镜评估腕关节疾病的分期。
3.去除关节面软骨。
4.矫正腕骨畸形。
5.融合部位暂时固定。
6.适当选择适应证,在融合部位植骨或使用植骨替代物。
7.最终固定。

手术方法

关节镜安置及器械准备

手术通常在全身麻醉下进行,如果必要的话,在取骨时,让患者感到舒适。如果使用植骨替代物,或者当不需要植骨或替代物时,可以在区域麻醉下进行。可注射或小颗粒形式的植骨替代物正是适合于此目的。如果融合部位可使用坚强内固定,如空心加压螺钉,融合部位关节连续,没有空腔时,可以不使用植骨或植骨替代物。术中需要 C 型臂监测,必需的器械包括直径为 2~3.5mm 的动力刨削及磨钻系统,小角度的环形刮匙,2.5mm 的可吸引咬钳,射频热消融系统,克氏针及微型空心钉固定器械。

患者仰卧位,患肢外展置于手术台上,按照患者的要求消毒髂骨供区,一般需要安置气囊止血带,但不是常规都需要充气,止血带过紧,即使不充气,也会引起静脉充血,从而导致术野出血。多数手术步骤都不需要止血带,Piñal 建议使用干性关节镜技术,以避免肿胀及液体外渗,但是整个手术过程中仍强制性使用止血带,以减少手术时间[14]。使用塑料指套及腕关节牵引塔以 4~6kg 的重量牵引中间的 3 个手指。我们一般使用 3L 生理盐水溶液,在高于手术台 1~1.5m 的高度,利用重力灌注进行持续的灌注扩张关节,以获得良好的关节镜视野。灌注泵并不是必需的,而且可能导致大量液体外渗,从而出现并发症。腕关节镜主要是依靠悬吊装置以保持关节间隙,而不是像肩关节镜依靠液体灌注。

关节镜检查

我们一般使用 2.7mm 或 1.9mm 的关节镜镜头,自 3-4 入路常规探查桡腕关节,自 MCR 入路常规探查腕中关节,探查的目的主要是获得疾病的准确关节镜分期。自入路部位皮肤及关节囊注入 1:200 000 的肾上腺素溶液,减少切口部位的出血[15](图 17.1)。关节内也可以注射,可以减少关节镜操作过程中的出血。用 18 号针头自尺侧伸腕肌腱掌侧的 6-U 入路建立出水通路。一般来说,腕关节被悬吊在牵引塔上后,向关节内注入盐水之前,手术医生应该用拇指指尖认真触摸设计并标记入路。

关节镜置入后,应注意观察及评估骨间韧带的情况,滑膜炎症的程度及手术意图融合的关节软骨面及其他关节面软骨的情况,后者是决定融合是否恰当的关键。桡骨茎突背侧缘是早期 SLAC 或 SNAC 关节炎最常最先累及的部位, 所有病例均应该向下旋转 30° 倾斜镜头,以观察到这个部位。一般这个部位局部创伤后滑膜炎可能会掩盖对软骨状况的观察,需要自 4-5 入路置入 2mm 的刨削器或射频消融探头,清除增生的滑膜。有时可能需要更换关节镜和器械的入口,以便获得更好的器械的操作角度,以便进行更有效的滑膜切除术。常规检查尺腕关节,确定 TFCC 的状态,不

累及周围部分的 TFCC 中央型穿孔, 应对不稳定的软骨瓣进行清创,以避免手术后出现新来源的疼痛。

自 MCR 入路进入腕中关节,常规检查 STT 关节、舟头关节、头月关节和三角钩关节的软骨损伤及滑膜炎情况。自 MCU 入路置入 2mm 的探钩检查舟月关节及月三角关节的稳定性,如有不稳定,依据 Geissler 分型标准进行分级。使用刨削器或射频消融探头,清除增生的滑膜,暴露滑膜下软骨,以获得真正的软骨损伤及软骨下骨暴露的情况。创伤后关节炎时,由于关节内粘连及关节周围软组织挛缩,建立腕中关节桡侧入路可能会比较困难,这时可以转向腕中关节尺侧入路,进入关节后,可以在镜下直视状态下,使用 18 号针头穿刺入关节,更加容易建立桡侧入路,这对于困难入路的定位有很大帮助。成功的桡腕关节融合的前提条件是腕中关节及 STT 关节有相对完整的关节面,如果其他关节有明显的关节退变,应考虑放弃计划的手术方案,改为其他补救方案,如全腕关节融合。腕中关节操作时,还可以使用其他两个辅助入路,手指触及尺侧伸腕肌腱,向远端移动至触及钩骨可定位三角钩(TH)入路。此入路即位于尺侧伸腕肌腱与钩骨之间,这个入路可以作为一个出水通道。舟大小多角骨(STT)入路位于 MCR 入路桡侧 1cm,稍偏远端,拇长伸肌腱尺侧。此入路位于舟大小多角骨关节,建立此入路应注意勿伤及拇长伸肌腱桡侧的桡动脉。

去除关节面软骨

接下来是处理需要融合部分的关节软骨,关节软骨去除的范围及深度需要使用 2.9mm 的关节镜磨钻精确控制。在处理同一排腕骨间时,如月三角或头钩关节,需要一个更小的 2mm 的磨钻,以适应狭窄的关节间隙,避免过度移除软骨及软骨下骨。磨钻无论是正转还是反转的速率都应控制在 2000~3000rpm。振荡模式不如单向模式那样有效。操作者应注意使用磨钻碰到特殊的硬化骨表面时的跳跃现象。在高速旋转过程中,磨钻可能被卡在软骨下骨的坚硬区域,由此产生的力会将磨钻弹离骨头,并可能导致周围或相对的腕骨关节表面的意外损伤。要更好地控制器械,建议医生用拇指和示指握住关节镜磨钻的最远端,中指将磨钻牢牢控制在入路附近的皮肤部位(图 17.2),这样可以最大限度保留软骨下骨,维持腕高。当软骨下松

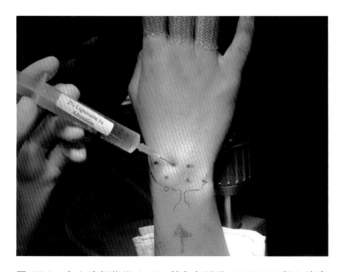

图 17.1　自入路部位注入 2% 利多卡因及 1:200 000 肾上腺素溶液,有止血的作用。

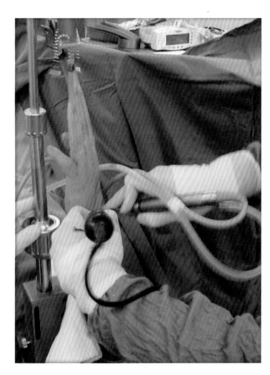

图 17.2　要更好地控制器械,建议医生用拇指和示指握住关节镜磨钻的最远端,中指将磨钻牢牢控制在入路附近的皮肤部位。

质骨达到健康点状出血时,磨除过程完成,如果在这个过程中不使用止血带,这种现象很容易被观察到(图 17.3)。通常出血是非常有限,并且可以通过灌注系统施加的入水压力得到很好的控制,如果大量出

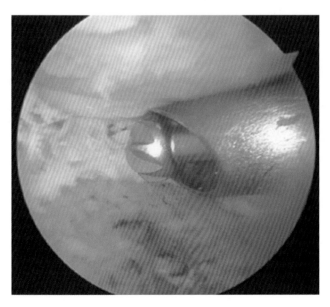

图 17.3　如果在磨除过程中不使用止血带,可以见到软骨下骨点状出血。

血,可以进一步提升悬吊灌注盐水袋以增加入水压力,或者使用射频装置的凝血模式止血。在使用磨钻过程中,要间歇地打开和关闭吸引装置,以防止骨碎片累积,阻挡视野。如果在使用磨钻过程中连续地施加吸引,会导致吸入过多的气泡,严重影响操作部位的可见度。

矫正腕骨畸形

多数创伤后腕关节炎都存在 DISI 畸形,在涉及头月关节的腕关节局限融合的过程中,为了最大限度地保留运动和减少通过月骨窝的异常负荷,尽可能地矫正畸形是非常必要的。将腕关节屈曲并轻度尺偏,闭合复位,矫正桡月角至 0°,使用克氏针固定桡月关节(图 17.4),在 3–4 入路和 4–5 入路之间,在乙状切迹水平稍近端,经皮将 1.1mm 克氏针穿入桡骨远端。穿入克氏针时,使用尖头止血钳或组织剪钝性分离伸肌腱,以避免在克氏针穿透皮肤时的医源性损伤或缠绕伸肌腱。需要使用术中放射线透视机器,应在前后位及侧位透视监测穿入点和穿入角度。克氏针不要穿透月骨远端皮质,以便在头月关节处留出空间。在最终融合之前,根据月骨的正确位置,将其他腕骨重新排列。

融合部位暂时固定

将腕关节从牵引塔上摘下,水平放置在手术台上,进行临时固定。尽可能符合解剖位置,使用动力钻经皮时,用 1mm 或 1.1mm 克氏针临时固定要融合的腕骨间隙,再使用术中放射线透视机器确认对线是否满意。克氏针可以作为最终的固定方式,也可以作为经皮空心钉固定的导针。当融合的腕骨或桡骨远端固定好之后,可以撤出克氏针。克氏针如果保留的话,应该用克氏针帽保护尾端,以避免在剩余操作过程中意外伤害医生的手。最后准备植入自体松质骨或植骨替代物。

适当选择适应证,在融合部位植骨或使用植骨替代物

通常需要自体松质骨移植或骨替代物填补关节表面之间的空隙,以达到融合的目的。由于需要融合的骨的血运循环及质量通常是满意的,因此自髂峰取松质骨用于移植并不是必需的,使用骨替代物的概率逐渐增加,以减少潜在的供区并发症发生率,并获得

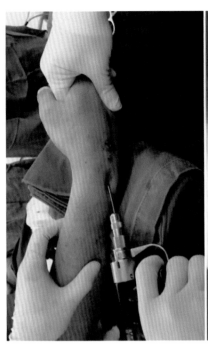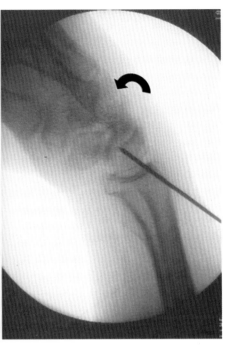

图 17.4　在复位其他腕骨前,应首先矫正月骨的 DISI 畸形,可以通过屈曲腕关节闭合复位。解剖对线满意后,固定桡月关节。

类似的临床结果。注射型和小颗粒型骨替代物都适用于此操作。为了防止移植物在关节内溢出到其他部位,设计了特殊的 Foley 导管球囊阻塞技术(图 17.5)。一个法国的 6 号 Foley 导管与导丝通过关节镜入路引入,导管的顶端通常切短,以便更好地放置气囊。可以通过关节镜另外的入路置入抓持钳,抓取导管的尖端,帮助导管进入关节。一旦在关节镜监测下,导管的球囊部分完全进入关节内,可以向球囊内注入盐水,直到融合间隙之外的关节腔被球囊大部分占据。在关节镜下植骨过程中,球囊保持充盈状态,这样多余的

松质骨或骨替代物就不会落入或卡在未融合的间隙中。减少灌注液流入也是避免移植物溢出的一个有用的窍门。

关节镜套管通过适当入路引入至融合关节间隙内,如果要使用自体松质骨,则使用环钻技术或通过小切口入路从髂嵴获得松质骨,然后用剪刀将松质骨切成小片,放入套管,用一个稍细的末端平的套芯,如骨活检套芯,穿过套管,将松质骨送入关节腔(图 17.6)。圆形末端的套芯不够有效,套芯与套管过于匹

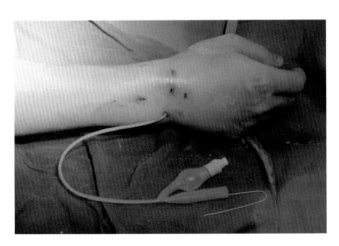

图 17.5　Foley 导管球囊阻塞技术可以防止骨移植物或替代物溢出至其他关节间隙。

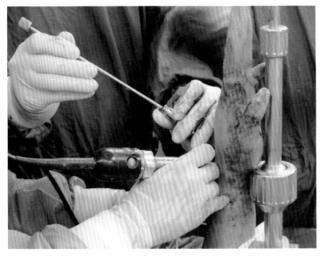

图 17.6　骨移植物通过套管及一个稍细的末端平的套芯,如骨活检套芯,送入关节腔。

配会导致移植骨卡在套芯与套管壁之间,从而导致置入关节腔比较困难,因此,略细于套管的套芯更为理想。用套芯输送挤压骨移植物,直到达到满意的移植物容量(图17.7)。这个过程需要两个助手辅助执行,一个助手保持关节镜的位置,以提供融合部位的最佳视野,手术医生控制关节镜套管和套芯,第二助手负责将松质骨或骨替代物少量多次地置入套管中。手术医生在关节镜直视下将骨移植物或骨替代物送至融合部位(图17.8)。通过使用更宽口径的套管,如4.5mm或5mm,可以容纳更多的移植物,从而提高植骨速度。

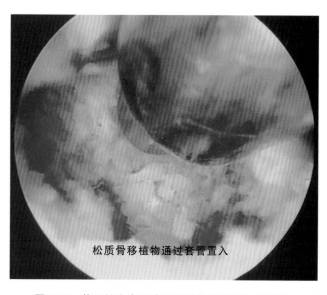

图17.7 使用钝头套芯将骨移植物挤压至融合部位。

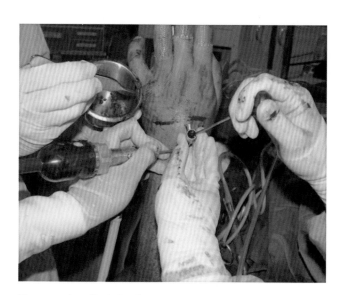

图17.8 在两位助手的帮助下,手术医生控制关节镜套管和套芯,在关节镜直视下将骨移植物或骨替代物送至融合部位。

如果使用可注射型骨替代物,应停止关节灌注,并用吸引器抽吸所有关节液,通过适当的入路置入连接含有骨替代物的注射器的大口径针头,到达融合部位,然后在关节镜直视下注射骨替代物,直至完全填充间隙。如果必要的话,术中透视可以帮助确认填充过程完成。

最终固定

腕关节再次从牵引塔取下,放在手术台上,维持准确的腕骨对线,将克氏针穿过需要融合关节间隙,完成最终固定。如果选择空心螺钉,将克氏针用作导针,测量所需螺钉的长度后,用空心钻头钻孔,然后使用适当的经皮空心螺钉,通过加压螺钉可以实现稳定的内固定,优先推荐无头螺钉系统,以避免钉帽撞击。最终腕骨力线、螺钉位置和长度应该通过术中放射学检查进行评估。在骨质疏松的老年患者中,多根克氏针固定优于螺钉固定,以避免植入物的并发症,如螺钉尖端突出入关节(图17.9)。经皮固定的克氏针应剪短并埋在皮肤下面,当融合部位骨愈合后,局部麻醉下将其取出。这是因为,克氏针暴露在皮肤外,可能会导致针道感染。然后,用石膏固定腕关节。

特殊的融合技术及康复

STT 融合

STT融合通常适用于Ⅰ或Ⅱ期SLAC腕、Kien-bock病3a或3b期和STT关节炎[16-18]。它经常与桡骨茎突切除术一起进行,同样可以在关节镜下完成。关节镜下STT融合的最佳适应证是STT关节炎,合并或不合并SLAC腕。在这种情况下,通常不存在舟骨异常对线,因此没有DISI畸形需要纠正。

桡腕关节镜检查应常规进行,寻找桡舟关节及桡月关节的退变改变,如果桡舟关节存在关节炎改变,则需要同时进行桡骨茎突切除术。如果桡月关节存在关节炎改变,则不适合进行STT融合。

关节镜下STT融合在腕中关节进行,通常需要建立STT入路,可以直接进入STT关节。关节镜由MCR入路置入,攀爬舟骨的倾斜关节面,越过与头状骨相对的腰部,直到达到舟骨–小多角骨–头状骨交界处,后者呈现一个倒Y型关节间隙,称为"梅赛德斯–

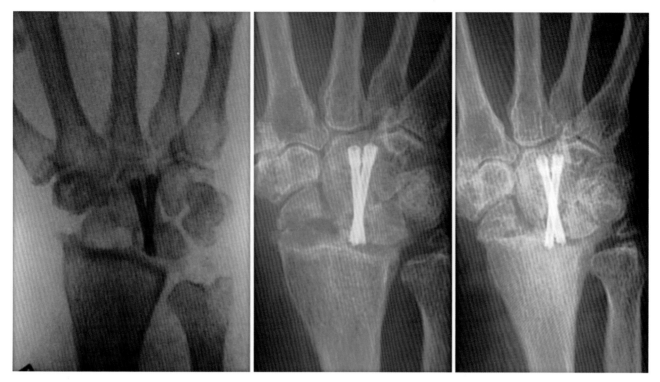

图 17.9　骨质疏松的老年患者,在融合关节愈合过程中,螺钉尖端可能会渐渐突出入关节。

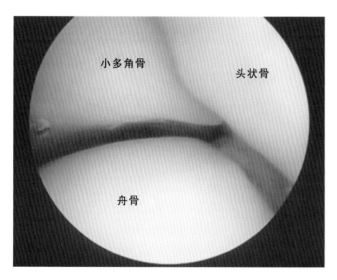

图 17.10　舟骨、小多角骨及头状骨之间的"梅赛德斯–奔驰"标志。

奔驰"标志(图 17.10)。在 STT 关节炎的情况下,关节经常被过度生长的滑膜和关节碎片占据(图 17.11),需要使用刨削器械和(或)射频探头进行清创,以观察关节软骨的状况。关节间隙也可能由于关节周围软组织纤维化出现挛缩,使用较小的关节镜,如 1.9mm,可以方便进入关节。有时,整个腕中关节桡侧部分很难进

入,手术医生应该毫不犹豫地转向较少累及的腕中关节尺侧入路探查关节。一般情况下,经关节清创手术操作后,关节间隙会变大,可以容许使用较大的器械进行后续移植手术。清创有关节炎的关节软骨,清除剩余的关节软骨,可直到暴露软骨下骨。最初,大多角骨由于其位置深在,可能很难触及,只要用关节镜磨钻去除舟骨远端和小多角骨的软骨面,逐渐会有足够的空间到达大多角骨表面。由于关节间隙相对狭窄,骨端出血可能使术野变得模糊,可暂时需要止血带控制关节出血。使用关节镜磨钻清除大小多角骨之间的关节面的近侧部分,然而,因为 TT 关节通常是非常紧密和稳定的,因此并不需要完全去除关节面。

一旦需要融合的关节面准备好,即可以进行 STT 关节的经皮固定。固定可以使用克氏针贯穿舟大多角骨关节、舟小多角骨关节及大小多角骨关节,作者建议使用空心加压螺钉,经皮固定舟大多角骨,不需要固定舟小多角骨关节及大小多角骨关节。将手水平放置在手术台上,在术中放射学机器引导下,瞄准舟骨近端,通过第一掌骨基底和大多角骨交界处置入导针(图 17.12)。通过至少前后位、侧位、半旋后前后位和半旋前前后位 4 个影像学透视来证实对线,如果舟骨由于舟

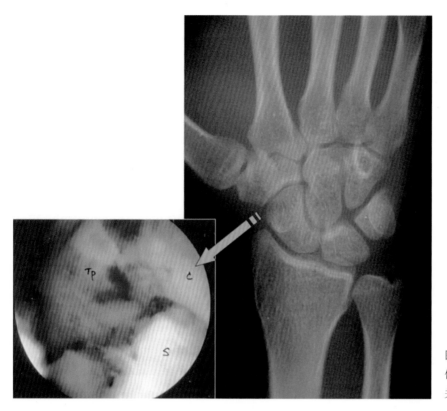

图 17.11　影像学和关节镜显示典型的创伤后 STT 关节炎伴关节滑膜过度生长和关节面磨损硬化。

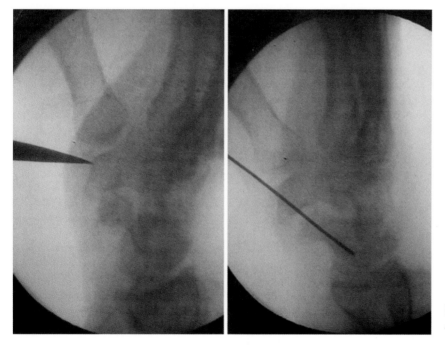

图 17.12　术中 X 线片显示导针由大多角骨远端结节处置入,通过舟大多角骨关节。

月不稳定而出现屈曲和旋前,可以经皮置入 1.6mm 克氏针作为操纵杆来校正舟骨力线。关节镜由 MCR 入路进入,还可以通过 STT 入路置入一个探钩,通过钩住舟骨的远端部分以背伸及旋后舟骨,以辅助舟骨复位,改善力线,然后克氏针由大多角骨置入,直至到达

舟骨近端。

　　然后自 MCR 入路再次将关节镜置入关节,以验证克氏针的位置(图 17.13)。如果 STT 关节处的关节间隙太紧,以至于不能通过关节镜套管进行骨移植,可以将克氏针从舟骨中退出,但仍然保留在大多角骨

内。自体骨移植物或骨替代物可以通过以上描述的套管填入空隙(图 17.14),然后将克氏针重新穿入舟骨,到达舟骨近端的软骨下。测量克氏针置入部分的长度,螺钉长度应小于测量长度 2mm,以减少穿出舟骨近端关节面的可能性。然后将克氏针进一步穿透舟状骨的近极,并在桡腕关节的 3-4 入路附近穿出皮肤,用止血钳抓住克氏针尖端,这个技巧有助于防止在空心钻头后续钻进过程中克氏针的意外脱落。然后用空心钻头扩孔,最后用适当的空心螺钉将舟大多角关节加压固定,以增加稳定性(图 17.15)。取出克氏针,使用术中放射学机器确认螺钉的位置。然后关节镜检查腕中关节是否有移植物溢出,如有溢出,应该用蚊氏钳取出或用盐水冲洗出关节。伤口用拉皮贴封闭,舒适的敷料包扎,短臂石膏固定。术后一周,将石膏更换为可拆卸的舟骨夹板,在康复师的监督下,摘掉夹板,开始腕关节的主动活动。当 X 线和临床确认融合处愈合,一般术后 10~12 周,可以开始腕关节被动活动及

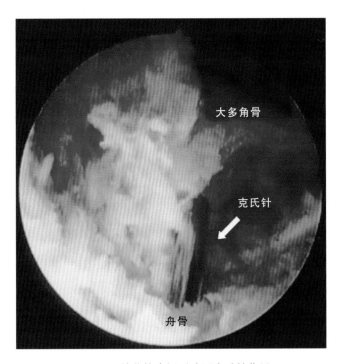

图 17.13 关节镜直视下验证克氏针位置。

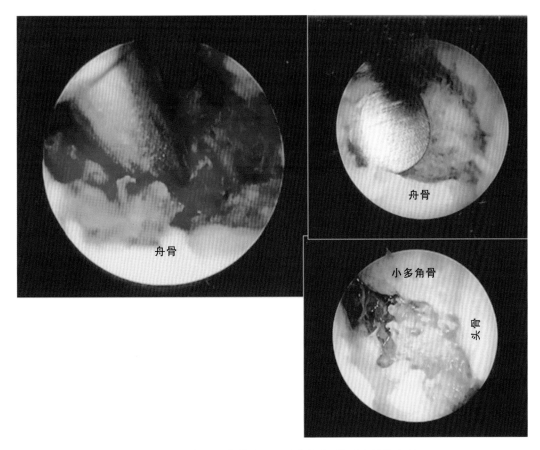

图 17.14 自体骨经套管植入至融合部位,挤压及最终表现。

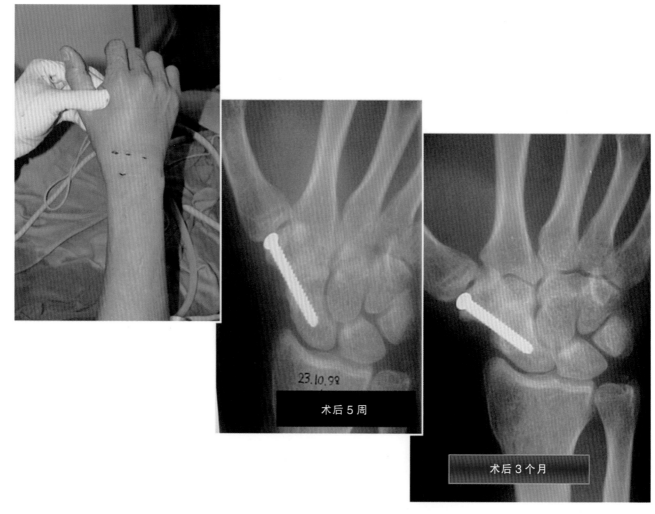

图 17.15　术后伤口外观,放射学检查显示术后 5 周融合处早期愈合,术后 3 个月牢固愈合。

力量练习(图 17.16)。

四角融合

　　四角融合适用于存在明显的舟骨周围关节炎,而桡月关节相对完整的病例(图 17.17),在这类情况下,手术切除舟骨,并同时进行四角融合。如果腕中关节出现严重的关节炎改变,近排腕骨切除术不适于作为手术备选方案,并使四角融合成为治疗的选择[19,20]。对于不涉及桡舟关节炎的病例,四角融合还适用于腕中关节不稳定、单纯腕中关节炎或合并月骨固定 VISI 畸形的月三角分离。在没有桡舟关节炎的病例中进行四角融合时,Taleisnik 建议切除舟骨[21],而 Weiss 等建议保留舟骨滞留[22]。在 Kobza 等进行的尸体研究中,单纯的四角融合并保留舟骨,会导致关节背伸、桡偏及尺偏活动范围显著减少[10]。四角融合并切除舟骨,桡偏范

围明显增加,但是也导致桡月接触面积和平均接触压力的显著增加,然而,临床上的影响尚不清楚。

　　我们在 2008 年报道了 4 例关节镜下四角融合并舟骨切除病例[23],手术应首先检查桡腕关节,以确认桡月关节完好和三角骨近端关节面完好,然后自腕中关节镜下进行切除舟骨。使用含肾上腺素的利多卡因溶液浸润入路处皮肤及关节,手术可以在没有止血带的情况下进行。关节镜自 MCU 入路置入,自 MCR 入路置入 2.9mm 的关节镜磨钻,到达舟骨近端及腰部,高速磨钻自关节面至舟骨中心松质骨以磨除舟骨,磨除的骨碎片要间歇的以吸引方式吸出。为了避免相邻关节面的意外损伤,可以保持完整的软骨外壳,直到大部分松质骨被移除。这个保留的软骨壳可以帮助在磨除过程中隔开磨钻及相邻的腕骨(图 17.18)。在舟骨切除手术结束时,可以使用小的垂体咬骨钳或关节镜

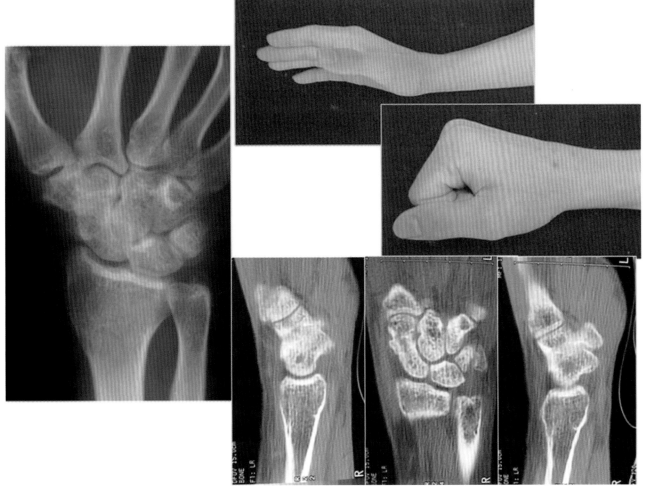

图 17.16　X 线、CT 及临床表现均证实 STT 关节融合牢固愈合。

抓持钳逐片切除保留的软骨壳(图 17.19)。当取出较大的碎片时,最好不要使用过度的暴力,以避免损伤附着韧带和软组织结构,手术技巧就是用双手握住小咬骨钳,紧紧地抓住碎片,同时绕着自己的轴转动,并保持柔和的牵拉,这样碎片就会逐渐失去与周围软组织的连接,被顺利地从关节中取出。在取出过程中,医生必须持续牢固的抓握住碎片,否则它可能会残留在关节或皮下组织内,为此医生可能被迫需要扩大手术伤口,以便去除残留的碎片(图 17.20)。为了加速这个过程,当部分舟骨切除后,关节内有更多的空间,可以使用逐渐增大的关节镜磨钻,如 3.5mm 甚至 4.5mm (图 17.21),进行后续操作,舟骨切除的速度通常可以增加一倍甚至三倍。另外,也可以使用小骨凿将骨折断成碎片,以便于取出。在插入较粗的磨钻或骨凿时必须非常小心,以避免医源性伸肌腱和皮神经损伤。

舟骨远端几毫米可以保留在原位,以保持舟大多角骨韧带完整。舟骨结节一般不与桡骨茎突形成关节,因此保留舟骨远端不会引起术后的撞击疼痛。

一旦舟骨切除结束,可以在四角区域中进行腕中关节融合。自 MCR 入路置入关节镜,而 MCU 入路作为操作入路,使用 2.9mm 磨钻磨除头骨、月骨、三角骨和钩骨之间的关节软骨,同时磨除月三角之间的软骨。由于头钩关节非常坚固,所以作者一般不需要常规磨除头钩关节之间软骨。

当去除适当范围的软骨后,在放射学监测下进行临时固定。如果存在明显的尺侧移位、月骨 DISI 畸形,或头骨的桡侧半脱位,可以通过轻微屈曲腕关节和桡侧平移来复位月骨,从而恢复正常的桡月关系,其目的是至少有一半的月骨与桡骨远端形成关节,然后使用 1.1mm 或 1.6mm 的克氏针从桡骨远端经皮固定桡月。

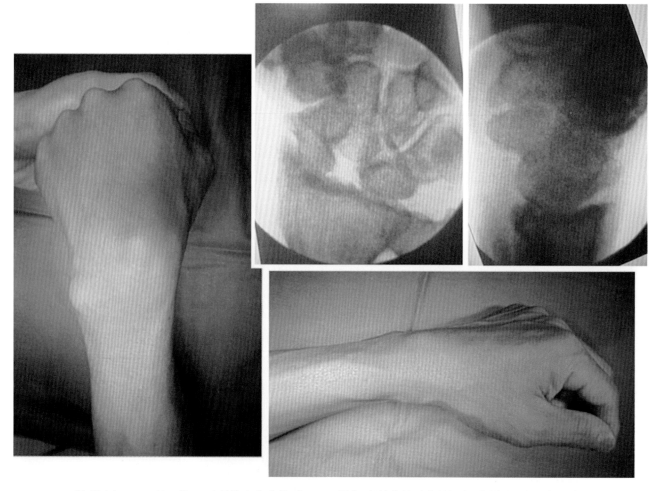

图 17.17　2000 年 9 月,47 岁的体力劳动者,为 SLAC Ⅲ 期,行关节镜下舟骨切除,并同时进行四角融合。

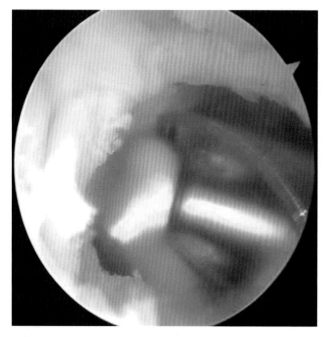

图 17.18　磨除舟骨时,保持软骨壳完整,以保护其他未累及的关节面。

然后尺侧平移腕关节复位头骨,使它尽可能地坐在月骨远端关节面上(图 17.22)。在放射学监测下,自头骨与第三掌骨基底部位,从头骨的背侧经皮穿入克氏针(图 17.23)。穿刺部位钝性剥离,以避免伸肌腱的医源性损伤。借助于放射学侧位监测,克氏针穿过头月关节,固定至月骨。穿入角度必须足够锐利,以便固定于月骨中心,可以更好地抓持月骨。手术的关键是获得良好的头月关节接触,从而获得头月关节的牢固融合,避免腕中关节晚期塌陷,从而失去腕的高度。

如果对线满意,将克氏针自月骨撤出,仍保留在头骨内,然后,如前一部分描述,植骨于腕中关节。关节镜自 MCR 入路置入,套管自 MCU 入路置入,将骨移植物或替代物送入关节。如果舟骨已经切除,可以自 3-4 入路置入 6 号 Foley 导管,充填舟骨切除后留下的空腔。将球囊充气,骨移植物或替代物送至尺侧腕中关节间隙(图 17.24)。植骨结束后,移除导管或者作

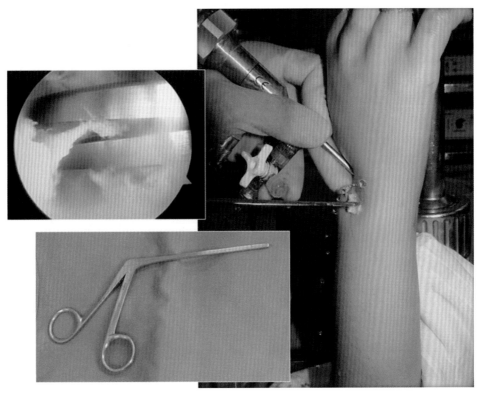

图 17.19　自入路置入小的垂体咬骨钳将软骨壳取出。

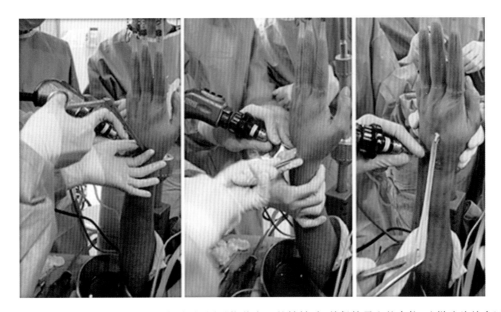

图 17.20　医生用双手握住小咬骨钳，紧紧地抓住碎片，同时绕着自己的轴转动，并保持柔和的牵拉，这样碎片就会逐渐失去与周围软组织的连接，被顺利地从关节中取出。

为手术引流在关节内保留 1~2 天。

植骨完成后，头骨内的克氏针在复位的位置重新穿入固定月骨。依据测量克氏针的长度，然后用空心钻扩孔，置入无头自攻空心螺钉以固定头月关节。螺钉尖端距月骨近端表面不超过 2mm，以避免螺钉尖端突出，以及医源性损伤桡月关节面。为了避免在钻孔过程中复位丢失，可以置入一根克氏针临时固定头月关节。必须确保螺钉完全埋在头骨内，避免对伸肌腱

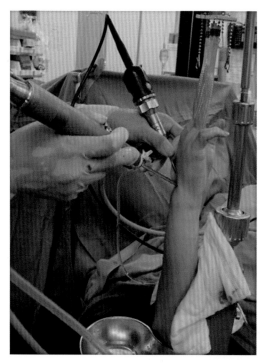

图 17.21　使用 4.5mm 的关节镜磨钻可以加快磨除过程。

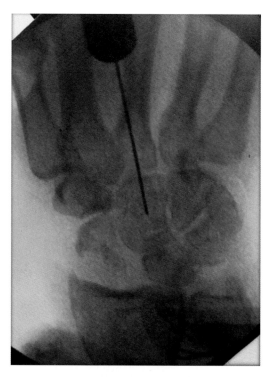

图 17.23　自头状骨远端穿入导针,固定头月关节。

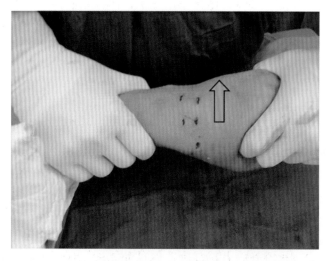

图 17.22　通过尺侧平移复位头状骨,使之尽可能地位于月骨远端关节面上。

造成磨损。侧位和斜位的 X 线确认螺钉不会突出到月骨近端关节表面,以免损伤桡骨远端关节面,也可以通过轻微活动腕关节确定,或者更确切地说,可以通过桡腕关节镜确认。然后经皮克氏针固定月三角及头钩关节(图 17.25)。如果克氏针位置满意,由手尺侧置入无头螺钉固定(图 17.26)。螺钉固定过程中,应注意保护尺神经背支、小指固有伸肌腱和尺侧伸腕肌腱。

在克氏针置入前,应钝性分离,以避免这些重要结构被医源性损伤。为了避免撞击固定头月关节的螺钉,头钩融合的克氏针应瞄准头骨的掌侧部分,而月三角融合的克氏针应瞄准月骨的背侧部分。

四角融合固定后,固定桡月关节的克氏针可留置 2 周。针尾剪短后弯曲,留在皮肤外面。伤口用拉皮贴封闭,舒适的敷料包扎,短臂石膏固定(图 17.27)。术后一周,将石膏更换为可拆卸的夹板,取出固定桡月关节的克氏针后,在康复师的监督下,开始摘掉夹板开始腕关节的主动活动。当放射线和临床确认融合处愈合,一般术后 10~12 周,可以开始腕关节被动活动及力量练习(图 17.28 至图 17.30)。

头月融合

头月(CL)融合和舟骨切除术是目前治疗 II 期或在 III 期 SLAC 或 SNAC 腕首选的方案,除非在尺侧腕中关节有关节炎改变。其手术时间较短,而且可以保留相对正常的腕中关节尺侧成分的活动,同时可以防止舟骨切除术后腕关节塌陷。CL 融合过去由于其融合面过小,不愈合发生率高而名声不佳,尽管如此,Slade 报道了在关节镜辅助下的 CL 融合较高的愈合率和满意率,这要归功于微创方法和经皮坚强固定[24]。而有限

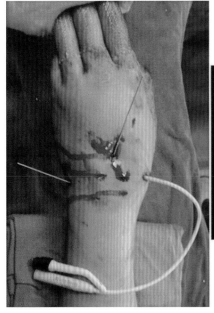
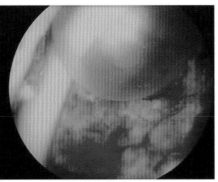

图 17.24　自 3-4 入路置入 6 号 Foley 导管，充填舟骨切除后留下的空腔。

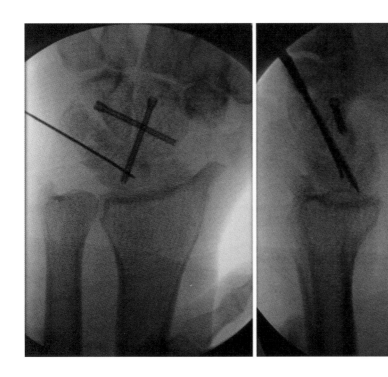

图 17.25　经皮克氏针固定月三角及头钩关节。

的骨切除也消除了潜在的三角钩关节撞击的缺点。

　　手术前，首先检查桡腕关节，以确认桡月关节完整。如前所述，可以自腕中关节行舟骨切除，一旦舟骨切除结束，可以进行 CL 关节融合。自 MCR 入路置入关节镜，而 MCU 入路作为操作入路，使用 2.9mm 磨钻磨除头状骨和月骨的关节软骨，而仔细地保护和保留三角骨和钩骨的关节面。对于 I 型月骨，整个月骨远

端关节面应进行清创；对于 II 型月骨，由于典型的尺侧小关节面不参与融合过程，不需要清创。如果尺侧小关节面有相当大的尺寸和比例，在融合之前，可以考虑移除两个关节面之间的中间嵴，使关节面更加平整。但是如果三角钩撞击的机会较大，可以考虑改为四角融合。

　　如果有明显的月骨尺侧移位和 DISI 畸形，以及头

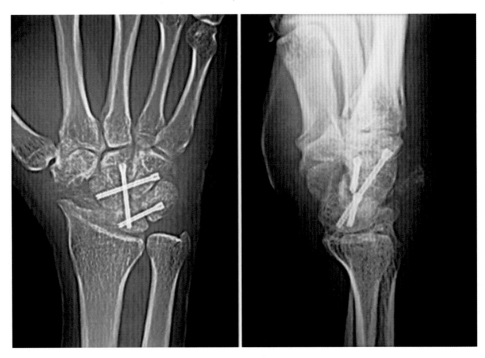

图 17.26 经皮无头螺钉固定四角融合。

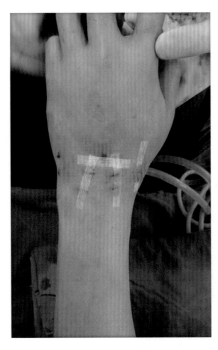

图 17.27 关节镜入路由拉皮贴封闭,不需要缝合。

状骨桡侧半脱位,如前所述,需要复位月骨,暂时固定在桡骨上。

将腕关节从牵引塔上摘下,自第三掌骨基底桡侧部位,从头状骨远端的背侧切开皮肤,钝性分离至骨皮质,以避免医源性损伤伸肌腱,借助于放射学前后

位及侧位监测,穿入空心螺钉的导针平行于头状骨的桡侧缘,穿入头状骨。在穿入导针前,可以使用小的金属锥帮助确定头状骨的入口(图 17.31)。穿入角度必须足够锐利,以便固定于月骨中心,可以更好地抓持月骨。在第一根导针穿过 CL 关节后,第二根导针自第三腕掌关节尺侧置入,自第三掌骨基底尺侧部位,从头状骨远端的背侧切开皮肤,置入导针穿过头骨,固定CL 关节月骨的背侧三分之一。两个导针不同的穿入角度可以避免最终固定时的螺钉碰撞。

头状骨的两个导针置入后,尺侧平移腕关节将头状骨复位,使它尽可能地坐在月骨远端关节面上(图17.32),继续穿入导针至月骨软骨下(图 17.33)。手术的关键是获得良好的头月关节接触,从而获得 CL 关节的牢固融合,避免腕中关节晚期塌陷,从而失去腕的高度。

CL 融合时,头状骨和月骨之间的关节匹配度通常比较好,一般不需要植骨或骨替代物。如上描述,使用空心螺钉固定(图 17.34)。侧位和斜位的 X 线确认螺钉不会突出到月骨近端关节外(图 17.35)。在术中透视下检查腕关节的稳定性和活动范围,被动活动手指,以确认没有螺钉撞击。

伤口用拉皮贴封闭,舒适的敷料包扎,短臂石膏固定。术后一周,将石膏更换为可拆卸的夹板,在康复师的

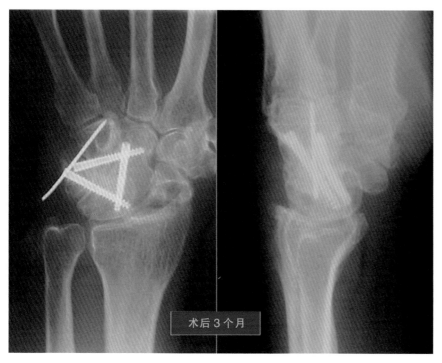

图 17.28 如图 17.17 所示，47 岁的体力劳动者，为 SLAC Ⅲ 期，行关节镜下舟骨切除，并同时进行四角融合。其术后 3 个月，融合关节牢固愈合。

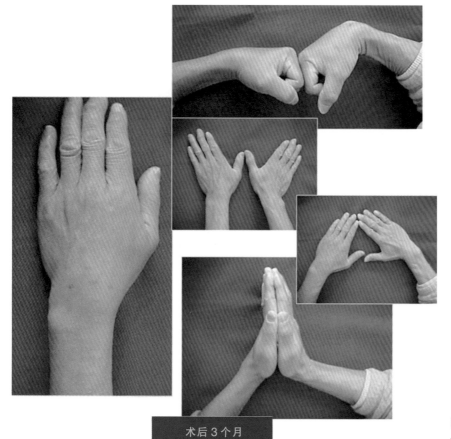

图 17.29 术后 3 个月，皮肤瘢痕及腕关节活动范围。

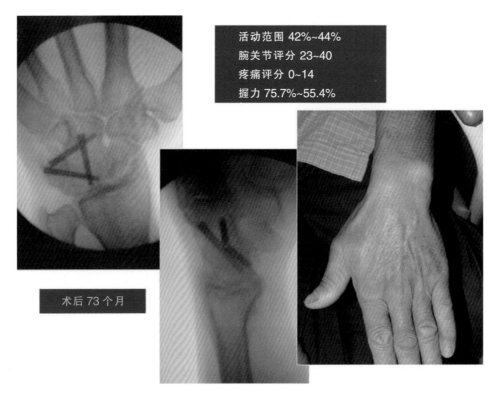

活动范围 42%~44%
腕关节评分 23~40
疼痛评分 0~14
握力 75.7%~55.4%

术后 73 个月

图 17.30   术后 73 个月最终随访:腕关节活动范围与术前类似(对侧腕关节的 42%~44%),腕关节功能评分满分,没有疼痛,握力增加(对侧腕关节的 55.4%增加至 75.7%),瘢痕几乎看不到。

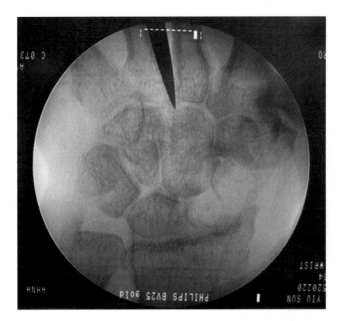

图 17.31   小的金属锥插入第三掌骨基底尺侧部位及头状骨远端的背侧的切口,确定导针的入口。

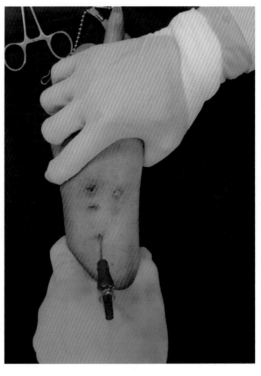

图 17.32   尺侧平移腕关节将头状骨复位,使它尽可能地位于月骨远端关节面上。

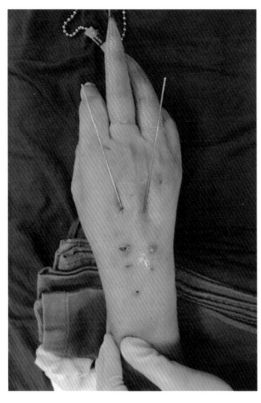

图 17.33 在放射学监测下,经皮置入两根导针固定头月关节。

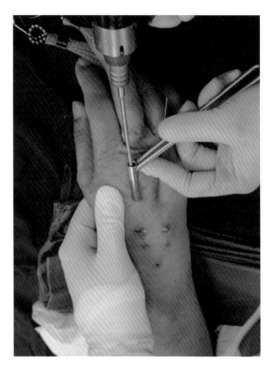

图 17.34 沿经皮导针置入空心钻,准备空心螺钉的孔道。

监督下,摘掉夹板,开始腕关节的主动活动,当放射线和临床确认融合处愈合,一般为术后 8~10 周,可以开始腕关节被动活动及力量练习(图 17.36 和图 17.37)。

桡舟月融合

桡舟月融合术适用于累及整个桡腕关节,而腕中关节相对完好的严重疼痛的创伤后关节炎[25](图 17.38),

对于炎症性关节炎,发病高峰期最好使用药物控制[26]。临床结果表明,同时行舟骨远极切除术有助于改善腕中关节运动,尤其是尺桡偏[27],这也可以通过关节镜来完成。

首先检查腕中关节以确认其相对完整性,这是桡舟月融合成功的前提。关节镜下也可同时进行舟骨远极切除术。自 MCU 入路置入关节镜,自 MCR 入路置入 2.9mm 磨钻至舟骨远端与小多角骨关节处,自尺背侧向桡掌侧方向磨除舟骨远极,注意保护周围组织,

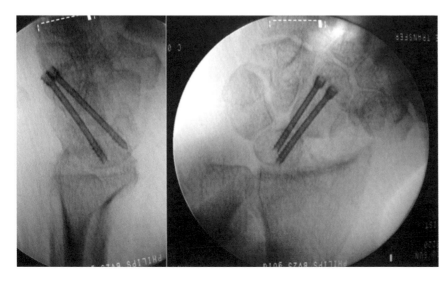

图 17.35 术中放射学检查两个无头空心螺钉的位置,以确保没有干扰桡月关节面。

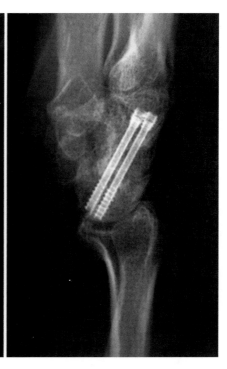

图 17.36　患者,55 岁,为 SLAC Ⅲ 期,行关节镜下舟骨切除,并同时进行头月融合。术后 12 个月,X 线片显示愈合牢固,腕骨力线满意。

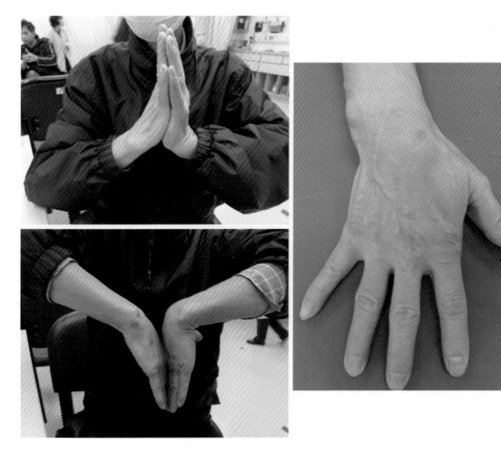

图 17.37　患者腕关节背伸 35°,屈曲 40°,瘢痕几乎看不到。

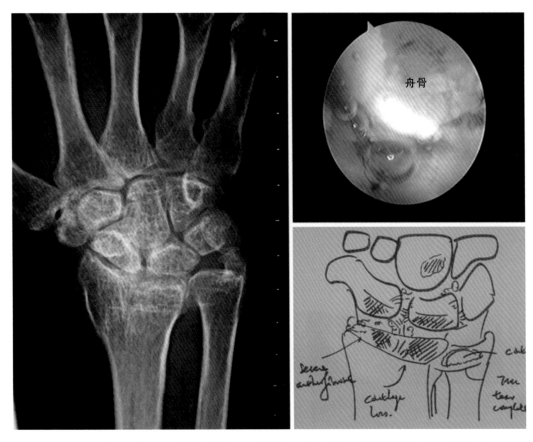

图 17.38　桡骨远端骨折后桡腕关节炎,经关节镜证实为舟骨及月骨窝硬化,腕中关节完好。

以免造成大多角骨、小多角骨和头状骨关节软骨的医源性损伤。头状骨、舟骨和小多角骨交界处为切除范围的标志。可以保持软骨壳完整,直到大部分舟骨远端的松质骨被磨除。保留的软骨壳可以帮助在磨除过程中隔开磨钻与周围的腕骨,在舟骨远极切除手术结束时,可以使用小的垂体咬骨钳或关节镜抓持钳逐片切除保留的软骨壳。STT 入路也可用于舟骨远极的磨除。手术结束时,大小多角骨近端形成一个空腔,而舟骨腰部与头状骨形成关节的部位保留。术中透视检查舟骨远极切除的范围(图 17.39)。

　　舟骨远极切除术完成后,关节镜转向桡腕关节,磨除桡腕关节剩余的关节软骨。关节镜自 3-4 入路置入,自 4-5 入路置入 2.9mm 的关节镜磨钻,清除月骨窝和月骨近端表面的关节软骨。应控制去除软骨的过程,避免软骨下松质骨被过度去除。当软骨下骨出现健康的点状出血时,磨除过程即可完成,如果在手术过程中不使用止血带,很容易观察到这种现象,通常出血是非常有限,并且可以通过灌注系统施加的入水压力得到很好的控制。如果大量出血,可以使用射频

装置的凝血模式止血。在使用磨钻过程中,要间歇地打开和关闭吸引装置,以防止骨碎片累积,阻挡视野。如果在使用磨钻过程中连续地施加吸引,会导致吸入过多的气泡,严重影响操作部位的可见度。随后更换入路,自 3-4 入路置入关节镜磨钻,进一步清除舟骨近端、桡骨远端舟骨窝及桡骨茎突部位的关节软骨。

　　磨除过程结束后,将腕关节从牵引塔上摘下,水平放置在手术台上。在放射学监测下,自桡骨远端经皮穿入克氏针,固定桡月关节及桡舟关节(图 17.40)。在 3-4 入路和 4-5 入路之间中点近端约 2cm 处桡骨远端做一个小的纵向切口,将其直接对应桡月关节,然后使用尖头剪刀钝性分离切口处的伸肌腱,腕关节中立位,最后利用保护鞘穿入 2 根 1.1mm 克氏针固定桡骨与月骨。如果使用空心螺钉,则用相同的方式穿入导针,根据腕骨的大小决定使用一根或两根导针,两根导针应分别固定月骨的桡侧和尺侧边界,以便更好地抓持月骨。放射学前后位及侧位透视,确定桡月角为零度,侧位透视导针应定位于月骨的前角。为了最好地抓持月骨,导针置入角度应相当锐利,一般为

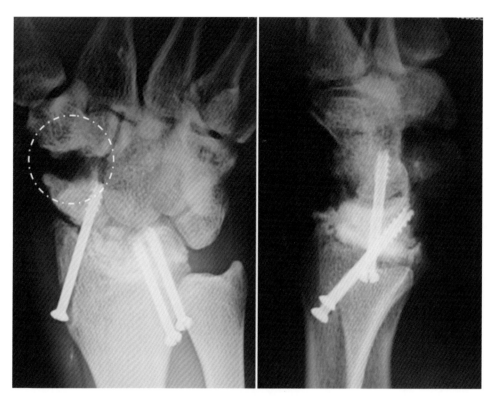

图 17.39　X 线片显示关节镜下桡舟月融合术的舟骨远极切除范围(虚线圆圈所示)。

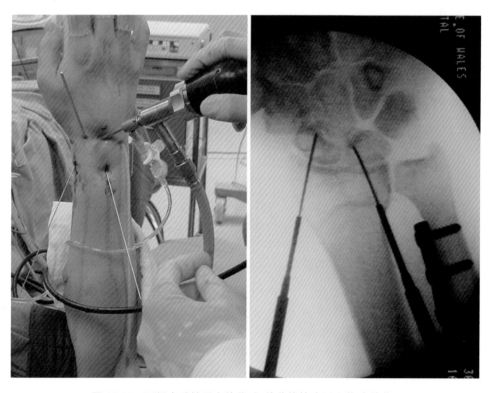

图 17.40　两根克氏针退出关节后,关节镜镜头置入桡腕关节。

前臂长轴 20°~30°。在桡骨茎突第一和第二伸肌间隔之间另做一切口,在仔细对桡神经浅支钝性分离后,将两根克氏针依次穿入,固定桡骨远端及舟骨,在确认克氏针位置后,可以从腕骨中退出,仍保留其在桡骨远端。注意克氏针外露端,避免被其伤及。然后将腕关节重新悬吊在牵引塔上,进行关节镜下的骨移植手术。

关节镜自 4-5 入路置入,自 3-4 入路置入关节镜套管至舟骨窝桡侧,可以使用自体骨移植或骨替代物来填充桡舟关节桡侧部分。由于融合部位血液循环良好,作者更倾向于使用骨替代物,以降低患者供区并发症发生率(图 17.41)。为了获得更好的术野,可以使用止血带,减少关节内出血(图 17.42)。当桡舟关节的一半填充了骨替代物后,关节镜切换到 3-4 入路,套管切换到 4-5 入路,进行桡月关节植骨。为了防止移植物溢出至尺腕关节,可以通过 6R 入路置入一个 6 号 Foley 导管,用盐水填充,阻挡尺侧关节。

植骨过程完成后,将腕关节再次从牵引塔上摘下,松开止血带。在放射学监测下,克氏针重新穿入腕骨,但要注意不要固定腕中关节。对于年轻的创伤性关节炎患者,作者更倾向于使用经皮加压螺钉来提高融合率。测量克氏针骨内部分的长度,用空心钻头扩孔,使用 3mm 空心螺钉进行最终固定,螺钉头部牢固地固定于桡骨远端背侧皮质。也可以使用无头空心螺钉系统(图 17.43 和图 17.44)。X 线检查确认螺钉的螺纹未穿透腕中关节表面,撞击远排腕骨,也可以通过关节镜证实。骨质疏松的患者使用螺钉

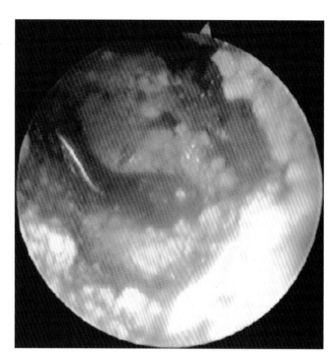

图 17.42　关节镜直视监测下,使用小挤压器械压实骨替代物颗粒。

并不乐观,可以使用 4 根克氏针作为最终固定方式(图 17.45 至图 17.47),剪短克氏针并埋于皮下。轻微活动腕关节以确认在腕中关节光滑,桡腕关节固定稳定。伤口用拉皮贴封闭或缝合,舒适的敷料包扎,短臂石膏固定。术后 1~2 周,将石膏更换为可拆卸的夹板。对于克氏针固定的病例,当放射线和临床确认融合处愈合后开始主动活动腕关节,可在局部麻醉下通过原始皮肤切口取出克氏针。加压螺钉固定的病例,在康复师的监督下,术后 2 周开始腕关节轻柔的主动活动。当放射线和临床确认融合处愈合后,可以进行力量练习。

桡月融合

桡月融合最常用于类风湿性关节炎,桡腕关节疼痛性尺侧移位。对于创伤后病例,它适用于关节软骨破坏仅局限于桡月关节,如桡骨远端 diepunch 骨折后(图 17.48)。

手术操作基本上类似于桡舟月关节融合,除了保留桡舟关节,另外,舟骨远极切除也不是必需的。因此,在磨除过程中,应注意保护舟骨近端和桡骨远端舟骨窝的关节面。在植骨过程中,可以自 1-2 入路处插入另一根 Foley 导管,以占据桡舟关节的空间,与桡

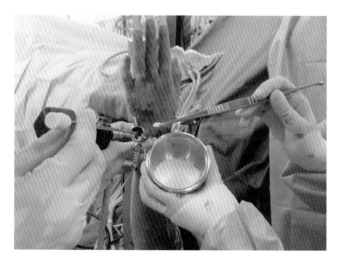

图 17.41　最终固定之前,人工骨替代物细小颗粒通过套管植入桡腕关节间隙。

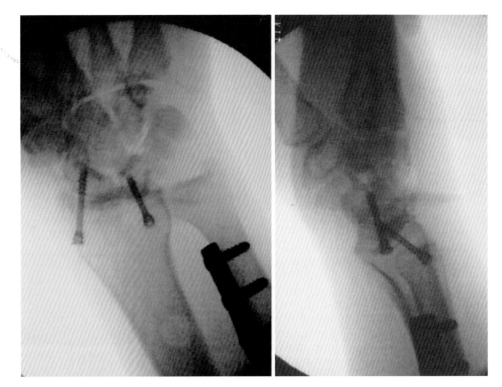

图 17.43　术中 X 线片显示两个经皮 AO 螺钉固定桡舟月关节,注意尺骨缩短是在融合手术之前进行的。

术后 92 个月

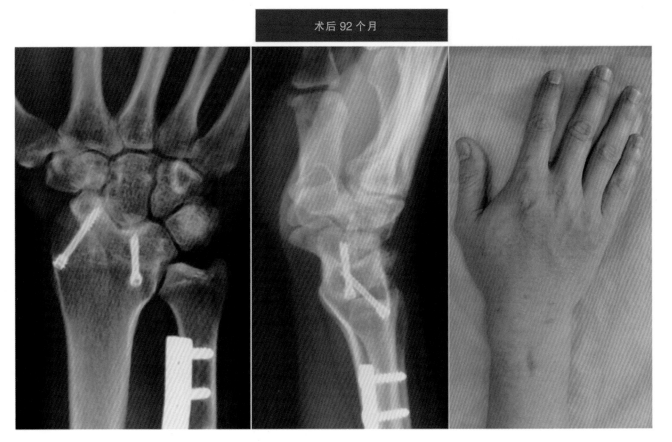

图 17.44　术后 92 个月,桡舟月关节牢固愈合,瘢痕几乎看不到。

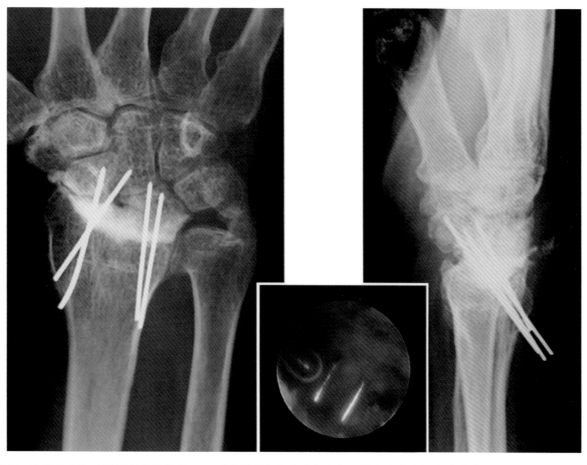

图 17.45　51 岁的女性,创伤后桡腕关节炎 4 年,关节镜下桡舟月关节融合,4 根克氏针固定,骨替代物移植,经桡腕关节镜证实克氏针的位置。

月关节隔开(图 17.49)。关节镜自 3-4 入路置入,骨替代物通过 4-5 入路置入的关节镜套管植入关节(图 17.50)。如上文所述,可以通过两根克氏针或两个加压空心螺钉经皮自桡骨远端穿入进行固定(图 17.51 和图 17.52)。如果患者有显著的尺骨正向变异,可以同时进行尺骨短缩,减小尺腕关节应力,并避免在桡月融合后,近排腕骨缩短出现的尺腕撞击。术后的护理和康复与上述的桡舟月融合相同。然而,由于月骨窝和月骨近端之间的接触面积有限,可能需要延长固定时间。术后严密的放射学监测是决定康复过程的必要条件(图 17.53 至图 17.60)。虽然注射型骨替代物非常方便通过关节镜套管植入,但作者仍倾向于颗粒状的骨替代物。

月三角融合

月三角(LT)融合术适用于有症状的慢性月三角不稳定性,伴或不伴尺腕撞击综合征[28,29],如果同时存在尺腕撞击综合征,一般同时行尺骨短缩,以减少尺腕关节应力。根据文献,LT 关节融合的不愈合比较常见,因此如果没有继发性软骨损伤,可以考虑月三角韧带重建的治疗方案。根据 Siegel 等对腕骨间融合结果的多元分析,在 7 个临床研究报告中揭示,在总共 143 例病例中,81 例开放 LT 融合术不愈合率为 26%[6],46% 的患者术后有持续的症状。Sennwald 等报道了 LT 融合的 23 例患者中,不愈合率为 57%,结果令人失望[30]。切开手术一般采取尺背侧入路,建议常规使用皮松质骨移植来促进骨愈合,并且最好有 6 个月脱离工作,进行长期康复,而且术后握力明显减小,尤其是男性患者,有可能迫使他们改变工作性质。

关节镜下月三角关节融合术一般由腕中关节进行(图 17.61),常规检查桡腕关节,以评估 TFCC 的状态、相关的尺骨头软骨病变、月骨及三角骨近端以及月三角韧带。如果腕骨表面存在明显的软骨损伤,应同时行尺骨短缩或关节镜下 Wafer 手术。

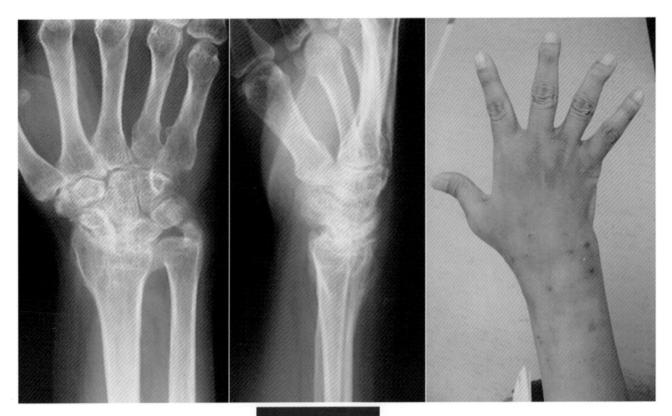

术后 7 个月

图 17.46　术后 7 个月,融合关节牢固愈合,瘢痕几乎看不到。

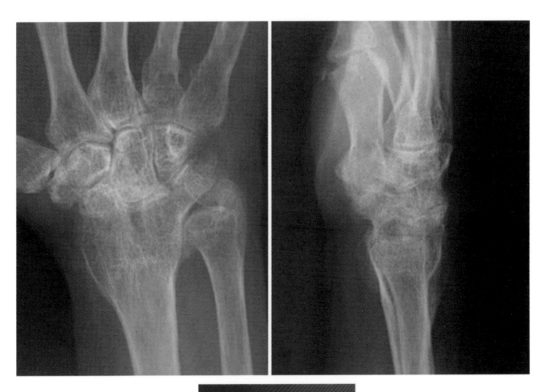

术后 88 个月

图 17.47　术后 88 个月,桡舟月关节融合牢固愈合,同时进行月三角融合,保留腕中关节,患者无疼痛。

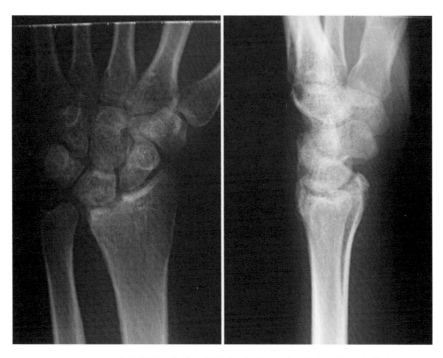

图 17.48　34 岁的男性,桡骨远端骨折后,出现严重疼痛性桡月关节炎。

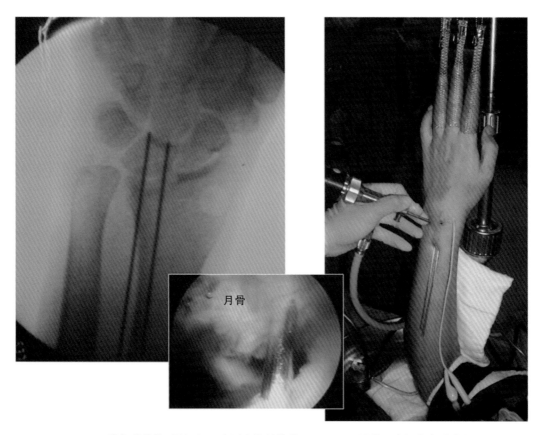

月骨

图 17.49　X 线与关节镜引导下,经皮固定桡月关节,置入 Foley 导管以占据桡舟关节的空间。

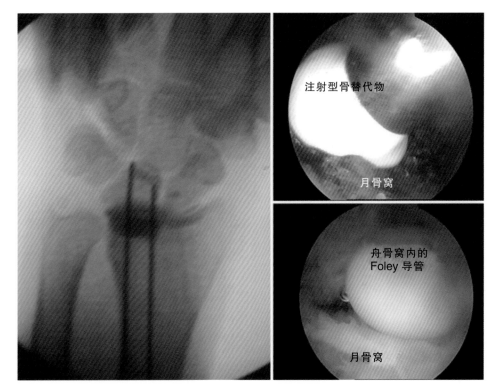

图 17.50　注射型骨替代物填充桡月关节，充气的 Foley 导管阻止骨替代物向邻近空间溢出。

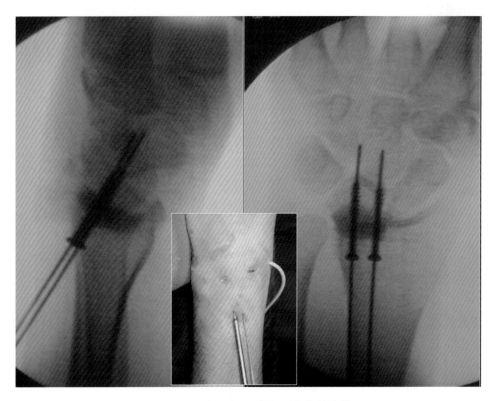

图 17.51　两个经皮 AO 螺钉固定桡月关节。

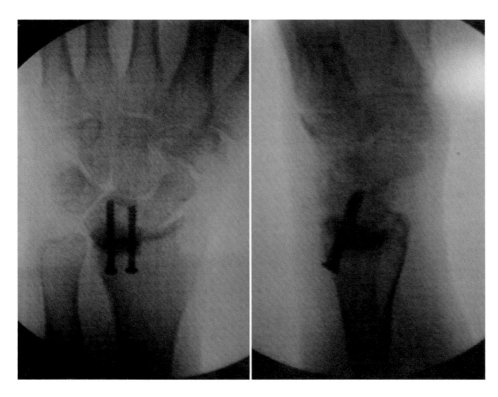

图 17.52 术后 X 线片显示桡月融合,头状骨月骨对线满意,注意骨替代物很好地停留在桡月关节部位。

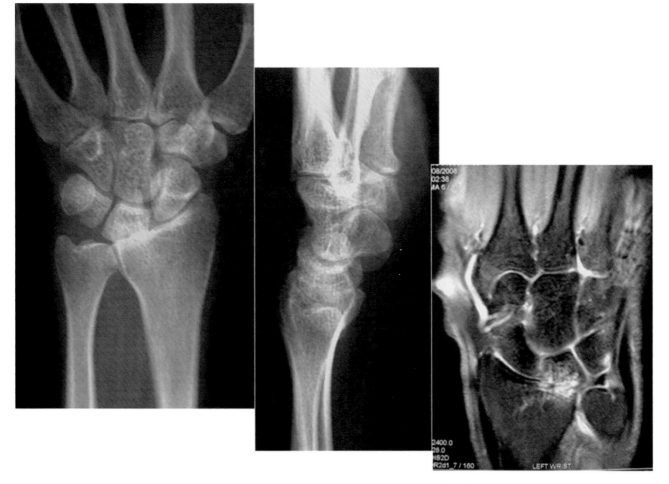

图 17.53 53 岁的女性,无明显外伤史,严重的进展性桡月关节炎。

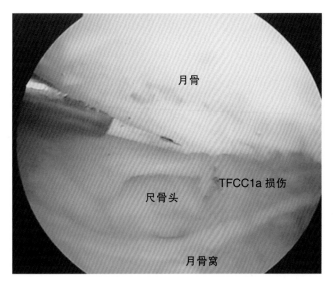

图 17.54   腕关节镜显示，月骨窝及月骨近端关节面硬化磨损，TFCC 陈旧性 1a 损伤，尺骨头软骨完好。

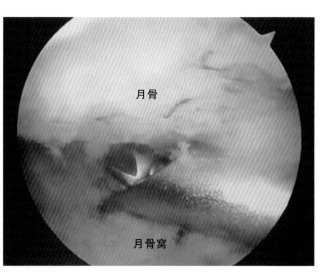

图 17.56   未上止血带，磨除月骨近端软骨面，显示良好的软骨下点状出血。

关节镜转向腕中关节，自 MCR 入路置入关节镜，MCU 入路置入探钩至月三角关节，检查关节的稳定性，然后换为 2mm 或 2.9mm 的关节镜磨钻，自远端向近端清除关节软骨(图 17.62)。向下旋转 30°倾斜镜头，检查工具背侧部分，由于磨钻进入的角度受到腕背侧软组织的限制，磨除这部分软骨比较困难，小角度刮匙或环形刮匙可能有助于去除关节背侧的软骨。

当磨除过程完成后，临时固定月三角间隙，在三角骨尺侧做小切口，钝性分离，游离并保护尺神经背侧感觉支的终末支。在放射学监测下，自三角骨穿入

导针至月骨，固定月三角关节，测量导针的长度。如果可能的话，可以穿入两根平行导针，以两个空心螺钉固定。如果对线满意，将导针自月骨中退出，不固定关节，骨移植物或替代物通过 MCU 入路的关节镜套管植入充填关节间隙。由于融合关节不愈合率高，建议使用松质骨移植。然后自手尺侧经皮置入加压空心螺钉进行固定。用空心钻头扩孔，使用无头自攻加压空心螺钉固定融合关节(图 17.63)。最好使用两个螺钉固定，以获得融合关节的最大稳定性(图 17.64)。如果骨太小不能容纳两个螺钉，也可以使用一根克氏针来

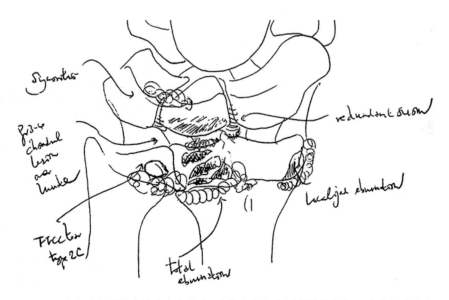

图 17.55   手术示意图描述关节病变程度，舟骨窝有小范围骨软骨损伤。腕中关节完好。

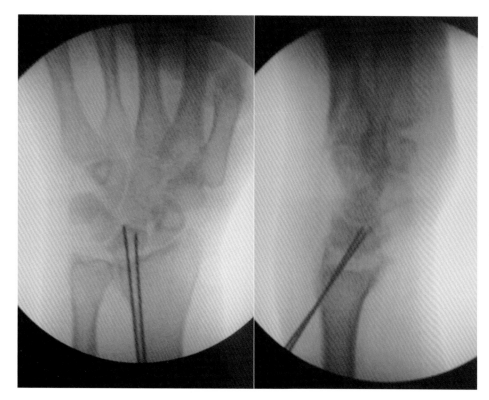

图 17.57　术中透视显示固定桡月关节的导针位置满意。

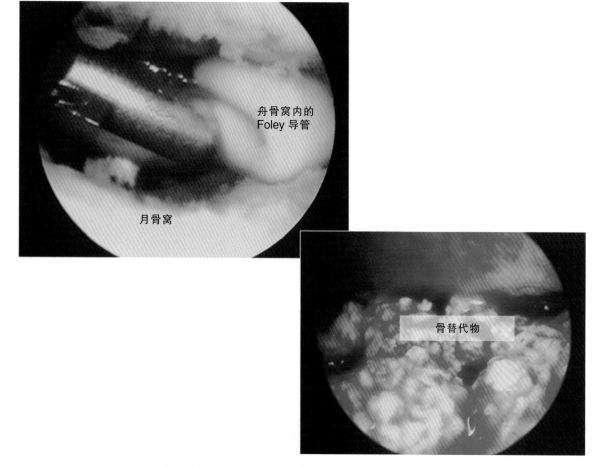

图 17.58　关节镜显示舟骨窝 Foley 导管的位置和桡月关节的颗粒性骨替代物。

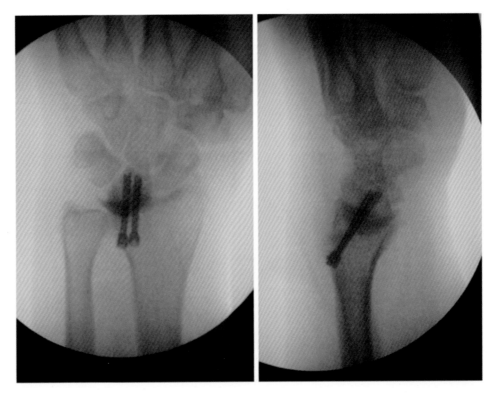

图 17.59　最终固定桡月关节的两个经皮螺钉,注意由于 Foley 导管阻挡,桡舟关节及尺腕关节均没有骨替代物。

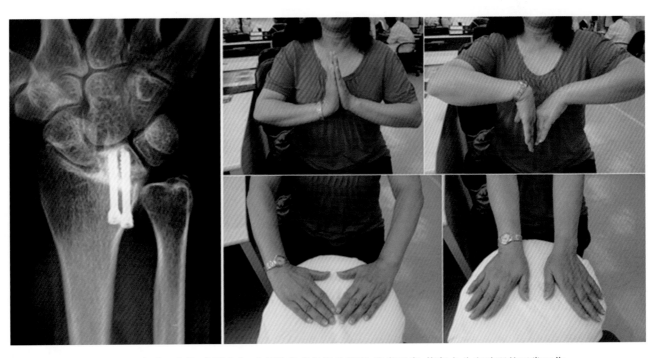

图 17.60　术后 6 个月,牢固愈合,左侧腕关节的活动范围,患者无痛,恢复办公室助理的正常工作。

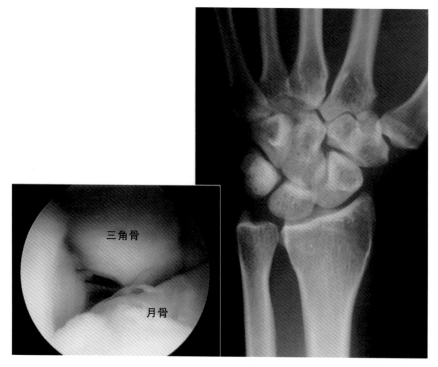

图 17.61　慢性腕关节尺侧疼痛 2 年, X 线片显示月三角间隙增宽, 关节镜检查证实月三角关节为 Geissler 3 级不稳定。

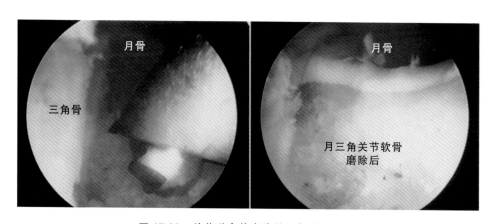

图 17.62　关节融合前磨除月三角关节软骨。

增强单个螺钉的固定强度。伤口用拉皮贴封闭, 短臂石膏固定, 直到放射线和临床确认融合处愈合(图 17.65)。

舟头融合

舟头(SC)融合作为补救手术方案适用于进展期 Kienböck 病的治疗[31], 尤其适用于月骨塌陷和关节面碎裂的病例, 如Ⅲ b 期(图 17.66 和图 17.67)和缺血性坏死。如果月骨缺血是患者疼痛的根源, 作者建议常规摘除月骨。

常规检查桡腕关节, 以确认桡舟关节完好, 月骨

关节软骨损伤是。如果存在固定的 DISI 畸形, 可使用刨削或射频装置松解桡掌侧韧带和关节囊, 以改善舟骨背伸。然后从腕中关节行关节镜下月骨切除术, 自 MCR 入路置入关节镜, 自 MCU 入路置入 2.9mm 磨钻至月骨远端关节面, 高速磨钻自关节面至月骨中心松质骨磨除月骨, 磨除的骨碎片被间歇的吸引吸出。为了避免相邻关节面的意外损伤, 可以保持完整的软骨外壳, 直到大部分松质骨被移除, 这个保留的软骨壳可以帮助在磨除过程中隔开磨钻及相邻的腕骨, 软骨壳可以使用小的垂体咬骨钳或关节镜抓持钳逐片切

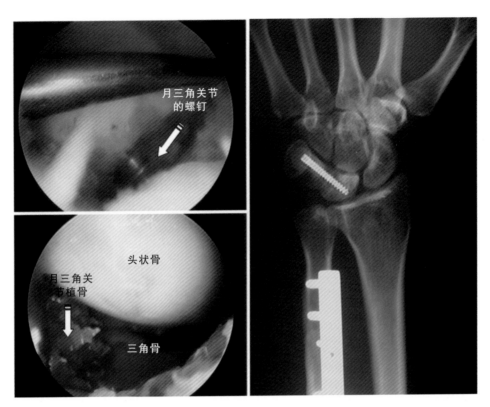

图 17.63　关节镜下可见固定月三角关节的螺钉,关节镜下植骨填充覆盖,X 线片显示融合位置良好。

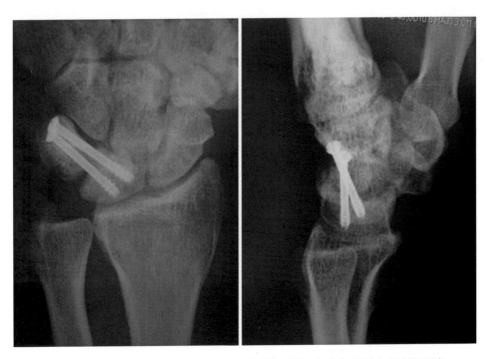

图 17.64　另一完全性月三角分离病例,行关节镜下月三角融合,两个加压螺钉固定。

除,为了加速这个过程,当部分月骨切除后,关节内有更多的空间,可以使用逐渐增大的关节镜磨钻,如3.5mm甚至4.5mm,进行后续操作。

一旦月骨切除结束,即开始进行舟头关节融合。自MCU入路置入关节镜,而MCR入路作为操作入路,如前所述,使用2.9mm磨钻磨除舟骨与头骨之间的关节软骨,应注意保留STT关节软骨。

将腕关节从牵引塔上摘下,鼻烟窝处做小切口,钝性分离至舟骨皮质,注意游离并保护桡动脉及桡神经终末支。在术中放射学检查前后位及侧位引导下,置入两根空心螺钉的导针固定舟骨及头骨,导针之间保留一定空隙。为了避免伤及血管,置入导针时,应使用保护鞘,如14号穿刺套管针的金属鞘,予以保护。

舟头融合时,舟骨和头骨之间的关节匹配度通常比较好,是否使用骨移植或替代物由术者决定。如上描述,用空心螺钉更换克氏针(图17.68)。在透视监测下检查腕关节的稳定性和活动范围。

伤口用拉皮贴封闭,舒适的敷料包扎,短臂石膏固定。术后一周,将石膏更换为可拆卸的夹板,在康复

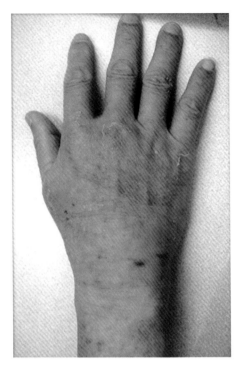

图 17.65 切口处瘢痕几乎看不到。

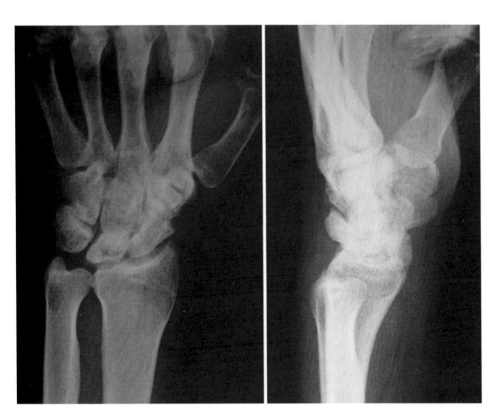

图 17.66 22 岁的男性,半职业网球运动员,右侧优势腕关节 Kienböck 病Ⅲb 期 5 年。

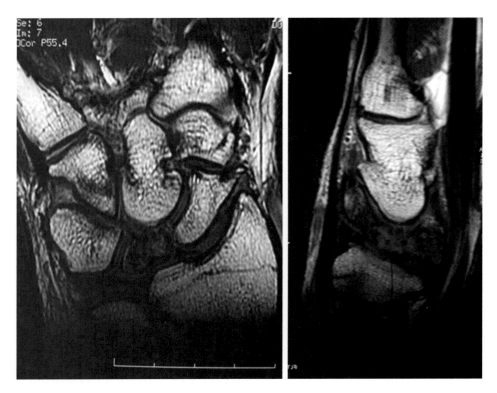

图 17.67　右腕关节 MRI 表现为严重的缺血性坏死和月骨完全破碎,塌陷。

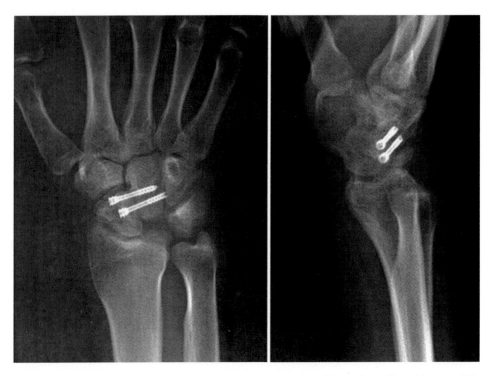

图 17.68　患者接受关节镜下月骨切除和舟头融合,两个无头空心螺钉固定,注射型脱钙骨基质植入。

师的监督下,摘掉夹板,开始腕关节的主动活动(图17.69)。当放射线和临床确认融合处愈合,一般术后 8~10 周,可以开始腕关节被动活动及力量练习(图17.70 和图17.71)。

结果及并发症

1997 年 11 月至 2011 年 10 月,我们对 23 例患者进行了腕关节镜辅助下腕关节部分融合术,其中男性

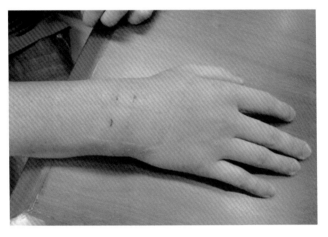

图 17.69　术后 2 周,右腕关节轻度肿胀及术后瘢痕。

19 例、女性 4 例。手术适应证包括 SLAC 腕 6 例,SNAC 腕 5 例,慢性月三角不稳定 2 例,Kienbock 病 3 例,创伤后关节炎 5 例,炎症性关节炎 2 例。症状持续时间平均为 34.2 个月(9~82 个月)。其中,STT 融合术 3 例,舟骨切除加四角融合术 5 例,舟骨切除加头月融合术 4 例,月骨切除加舟头融合术 3 例,桡舟月融合术 4 例,桡月融合术 2 例,月三角融合术 2 例。手术时平均年龄为 42 岁(18~68 岁)。其中 4 例患者进行了其他关节镜手术,包括桡骨茎突切除术、掌长肌腱移植重建 TFCC、Wafer 手术和内镜下腕管松解术。9 例患者采用自体松质骨移植, 另外 9 例使用骨替代材料。19 例患者融合部位放射学检查显示愈合,3 例表现为稳定的无症状纤维愈合,1 例出现明确不愈合,需要返修手术。根据手术方式统计愈合率见表 17.1 所示。

愈合病例放射学愈合时间平均为 10 周 (5~50 周),平均随访时间为 59.9 个月(11~112 个月),3 例纤维愈合病例无临床症状,无须进一步手术或治疗。值得注意的是,2 例月三角融合病例均以纤维结合告终。在骨愈合病例中,3 例患者表现有持续疼痛,需要进一步治疗, 包括 2 例进行腕关节融合,1 例进行 Amandy 人工关节置换。2 例患者进行骨间前及骨间后神经切除术来完全缓解疼痛。在最终随访中,除 1 名患者外,

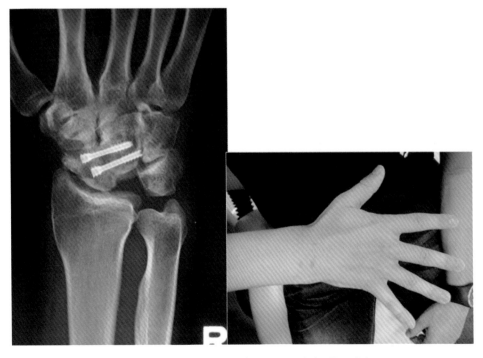

图 17.70　术后 11 个月,融合关节牢固愈合,外观满意。

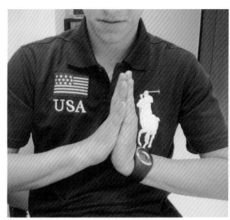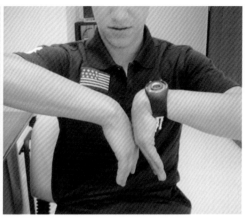

图 17.71　患者腕关节保持 45°背伸和 55°屈曲,6 个月后恢复了竞技网球运动。

表 17.1　按照手术方式统计愈合率

	骨愈合	纤维愈合	不愈合
STT 融合	2	1	
月三角融合		2	
舟骨切除+四角融合	5		
舟骨切除+头月融合	4		
月骨切除+舟头融合	3		
桡舟月融合	4		
桡月融合	1		1
共计	19	3	1

所有患者都没有疼痛或残余轻微的疼痛(图 17.72 和图 17.73)。1 例桡月融合的病例采用经皮螺钉内固定和注射型骨替代物植入,尽管内固定牢靠,但术后 9 个月仍未能愈合,改行切开桡月融合手术,髂骨取骨块植骨,钢板内固定,融合部位愈合。术中发现,虽然没有感染的证据,但是融合部位有明显的骨溶解,最终结果非常满意(图 17.74 至图 17.78)。所有关节镜手术瘢痕在最后的随访中几乎看不到,所有患者对临床结果满意。

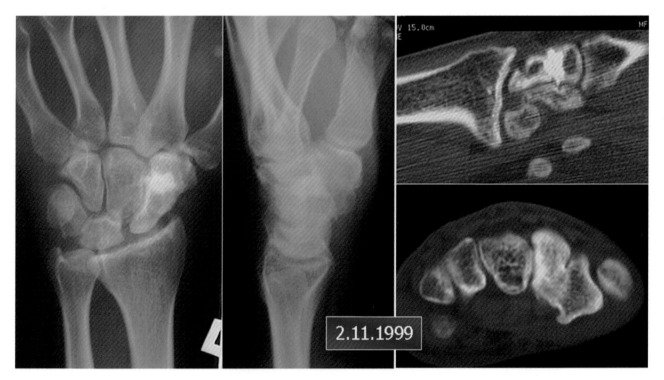

图 17.72　22 岁的男性,34 个月的慢性舟月分离病史,于 1997 年 11 月 24 日行关节镜下 STT 融合术,术后 24 个月 X 线和 CT 平扫显示融合部位牢固愈合。

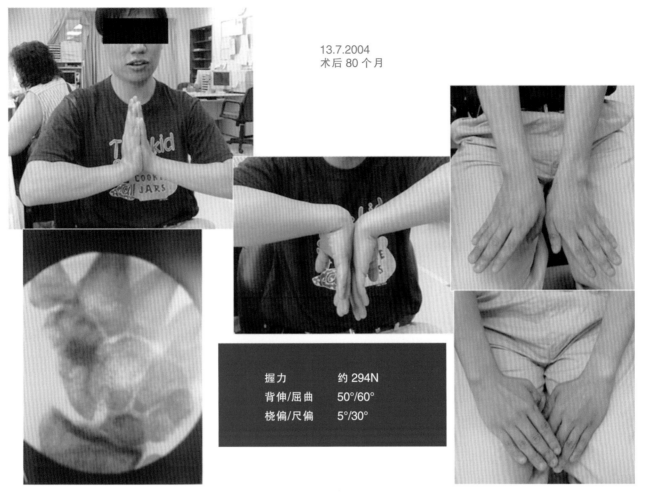

13.7.2004
术后 80 个月

握力	约 294N
背伸/屈曲	50°/60°
桡偏/尺偏	5°/30°

图 17.73　术后 80 个月的临床和放射学结果满意。

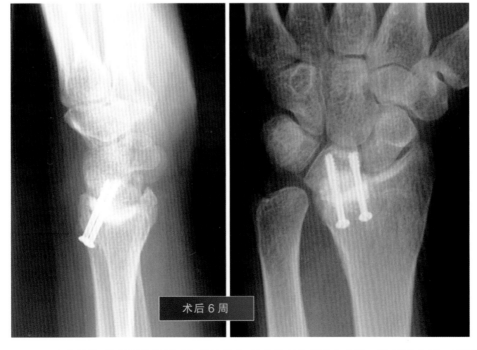

术后 6 周

图 17.74　31 岁的男性,桡骨远端骨折后桡月关节炎,关节镜下桡月融合术后 6 周,固定良好,对线满意。

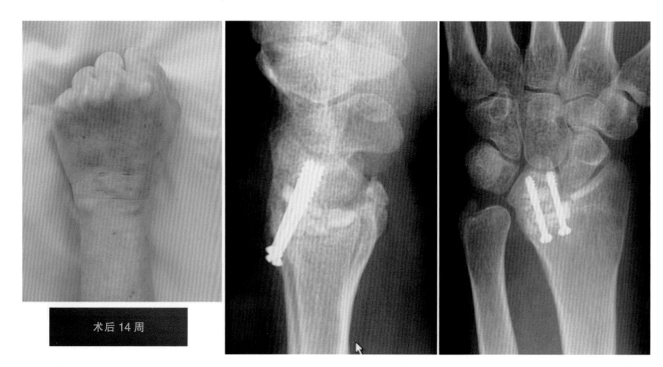

图 17.75　术后 14 周,融合部位出现早期骨溶解。

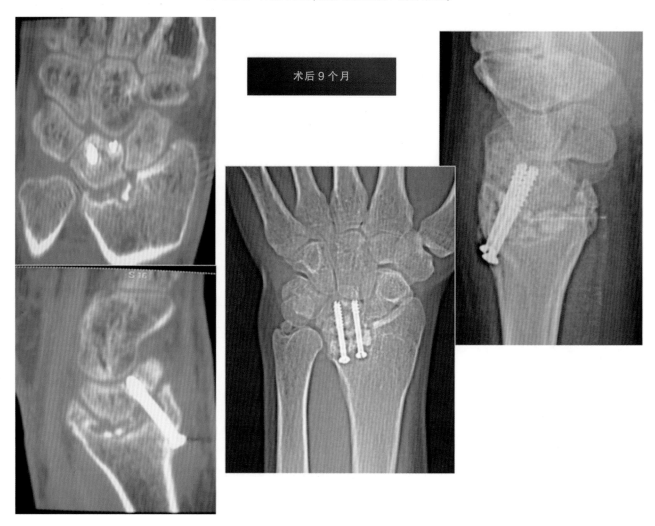

图 17.76　术后 9 个月,X 线和 CT 扫描显示明确的骨不愈合。

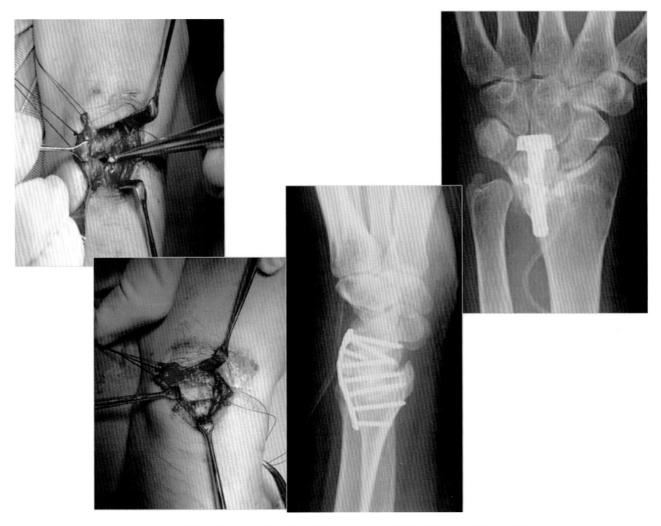

图 17.77　返修手术中证实为无菌性骨不愈合,改为髂骨取骨块植骨,钢板内固定。

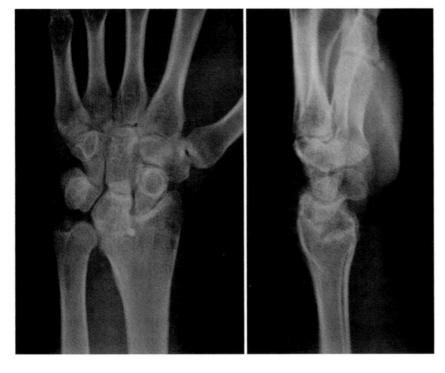

图 17.78　术后 8.5 年,最终 X 线片显示腕关节无进展性关节炎。

我们的 23 例手术患者并发症较少，早期并发症包括针道感染 2 例，进行换药、抗生素和克氏针早期取出，治疗有效。有 1 例因使用高速磨钻时，保护不力造成浅Ⅱ度皮肤烧伤；1 例桡舟月融合发生延迟愈合，术后 50 周达到放射学愈合；1 例老年骨质疏松症患者，在术后 8 个月时，由于螺钉突出月骨近端关节面，需要手术取出螺钉。

从技术上讲，关节镜手术与传统的切开手术相比仍存在潜在的缺陷。在某些情况下，如舟骨切除术，由于不能利用切除的腕骨作为骨移植物，因此必须使用额外的骨移植物或骨替代物来促进融合。微小的手术入路也限制了植入物固定选择，克氏针或空心螺钉成为常用的选择。对于小关节关节镜的使用经验较少，而且技术要求高，因此，一般手术耗时，我们手术平均时间为 185 分钟。目前可用的器械的效率也是限制提高操作速度的因素之一。

总之，腕关节镜辅助下腕关节部分融合术对于那些希望保留部分腕关节活动，并期盼良好的美观效果的创伤后或非进行性腕关节炎患者，是可行的治疗方案。手术愈合率高，并发症少见，但是，关节镜手术技术要求高，学习曲线长，加强对小关节镜的训练，改善小关节镜器械设计，提高效率，将有助于小关节镜技术的推广。

（朱瑾　刘波　陈山林　译）

参考文献

1. Krimmer H, Wiemer P, Kalb K. Comparative outcome assessment of the wrist joint-mediocarpal partial arthrodesis and total arthrodesis. Handchir Mikrochir Plast Chir. 2000;32:369–74.
2. Peterson HA, Lipscomb PR. Intercarpal arthrodesis. Arch Surg. 1967;95:127–34.
3. Hasting DE, Silver RL. Intercarpal arthrodesis in the management of chronic carpal instability after trauma. J Hand Surg Am. 1984; 9:834–40.
4. Minami A, Kato H, Iwasaki N. Limited wrist fusions: comparison of results 22 and 89 months after surgery. J Hand Surg Am. 1999;24:133–7.
5. Tomaino M. Intercarpal fusion for the treatment of scaphoid nonunion. Hand Clin. 2001;17(4):671–86.
6. Siegel LM, Ruby LK. A critical look at intercarpal arthrodesis: review of literature. J Hand Surg Am. 1996;21:717–23.
7. Douglas DP, Peimer CA, Koniuch MP. Motion of the wrist after simulated limited intercarpal arthrodesis: an experimental study. J Bone Joint Surg Am. 1987;69:1413–8.
8. Garcia-Elias M, Cooney WP, An KN. Wrist kinematics after limited intercarpal arthrodesis. J Hand Surg Am. 1989;14A:791–9.
9. Iwasaki N, Genda E, Barrance PJ, et al. Biomechanical analysis of limited intercarpal fusion for the treatment of Kienbock's disease: a three-dimensional theoretical study. J Orthop Res. 1998;16(2):256–63.
10. Kobza PE, Budoff JE, Yeh ML. Management of the scaphoid during four-corner fusion—a cadaveric study. J Hand Surg Am. 2003; 28(6):904–9.
11. Middleton A, MacGregor D, Compson JP. An anatomical database of carpal bone measurements for intercarpal arthrodesis. J Hand Surg Br. 2003;28(4):315–8.
12. Hastings H. Arthrodesis (partial and complete). In: Pederson WC, Wolfe SW, editors. Green's operative hand surgery, vol. 1. 5th ed. Philadelphia: Elsevier; 2005.
13. Nagy L, Büchler U. Long-term results of radioscapholunate fusion following fracture of the distal radius. J Hand Surg Am. 1997; 22B:705–10.
14. del Piñal F. Dry arthroscopy and its applications. Hand Clin. 2011;27:335–45.
15. Ho PC, Lo WN. Arthroscopic resection of volar ganglion of the wrist: a new technique. Arthroscopy. 2003;19(2):218–21.
16. Sauerbier M, Trankle M, Erdmann D. Functional outcome with scaphotrapeziotrapezoid arthrodesis in the treatment of Kienbock's disease stage III. Ann Plast Surg. 2000;44(6): 618–25.
17. Minami A, Kato H, Suenaga N. Scaphotrapeziotrapezoid fusion: long-term follow-up study. J Orthop Sci. 2003;8(3):319–22.
18. Wollstein R, Watson HK. Scaphotrapeziotrapezoid arthrodesis for arthritis. Hand Clin. 2005;21(4):539–43.
19. Sauerbier M, Trankle M. Midcarpal arthrodesis with complete scaphoid excision and interposition bone graft in the treatment of advanced carpal collapse (SNAC/SLAC wrist): operative technique and outcome assessment. J Hand Surg Br. 2000;25(4):341–5.
20. Enna M, Hoepfner P, Weiss AP. Scaphoid excision with four-corner fusion. Hand Clin. 2005;21(4):531–8.
21. Taleisnik J. Subtotal arthrodesis of the wrist joint. Clin Orthop. 1984;187:81–8.
22. Weiss LE, Taras JS, Sweet S, Osterman AL. Lunotriquetral injuries in athletes. Hand Clin. 2000;16:433–8.
23. Ho PC. Arthroscopic partial wrist fusion. Tech Hand Up Extrem Surg. 2008;12:242–65.
24. Slade III JF, Bomback DA. Percutaneous capitolunate arthrodesis using arthroscopic or limited approach. In: Osterman A, Slade III JF, editors. Atlas of the hand clinics: scaphoid injuries, Scaphoid injuries, vol. 8:1. 2003. p. 149–62.
25. Yajima H, Kobata Y, Shigematsu K. Radiocarpal arthrodesis for osteoarthritis following fractures of the distal radius. Hand Surg. 2004;9(2):203–9.
26. Ishikawa H, Murasawa A, Nakazono K. Long-term follow-up study of radiocarpal arthrodesis for the rheumatoid wrist. J Hand Surg Am. 2005;30(4):658–66.
27. Garcia-Elias M, Lluch AL. Resection of the distal scaphoid for scaphotrapeziotrapezoid arthritis. J Hand Surg Br. 1999;24(4): 448–52.
28. Guidera PM, Watson HK, Dwyer TA. Lunotriquetral arthrodesis using cancellous bone graft. J Hand Surg Am. 2001;26(3):422–7.
29. Vandesande W, De Smet L, Van Ransbeeck H. Lunotriquetral arthrodesis, a procedure with a high failure rate. Acta Orthop Belg. 2001;67(4):361–7.
30. Sennwald GR, Fischer M, Mondi P. Lunotriquetral arthrodesis: a controversial procedure. J Hand Surg Br. 1995;20(6):755–60.
31. Pisano SM, Peimer CA, Wheeler DR. Scaphocapitate intercarpal arthrodesis. J Hand Surg Am. 1991;9:501–4.

第 18 章

桡骨远端骨折的治疗

Tommy Lindau，Kerstin Oestreich

缩写列表

AP	前后	ECU	尺侧腕伸肌
PA	后前	SC	舟头关节
A&E	急性和紧急	RSC	桡舟头韧带
OR	手术室	LRL	长桡月韧带
FCR	桡侧腕屈肌	PDS	聚对二氧环己酮(缝合线)
TFCC	三角纤维软骨复合体	DRCL	桡腕背侧韧带
SL	舟月关节	DICL	腕骨间背侧韧带
LT	月三角关节	OA	骨关节炎
DRUJ	桡尺远侧关节	SLAC	舟月骨进行性塌陷

简介

桡骨远端骨折仍然是 21 世纪最常见的骨折之一。但是，我们仍然不能完全预测骨折治疗的结果。事实上，对于桡骨远端骨折的治疗，我们没有任何科学

T. Lindau, M.D., Ph.D. (✉)
The Pulvertaft Hand Centre, Royal Derby Hospital,
Uttoxeter Road, Derby DE22 3NE, UK
e-mail: tommylindau@hotmail.com

K. Oestreich, M.D., M.Sc.
Department of Plastic Surgery, Birmingham Childrens Hospital,
Steelhouse Ln, Birmingham B4 6NH, UK

依据[1]。然而，某些事情是由经验和病例所支持的，如关节一致性的恢复对长期结果至关重要，并且关节移位超过 1mm 是疼痛[2]和晚期骨关节炎(OA)[3]的重要预测因素。这一结果进一步说明了关节内不一致和桡骨短缩后遗症与不良预后密切相关[4]。

虽然掌侧锁定钢板改善了关节外固定的准确性，但关节内复位的准确性仍然是一个挑战。事实上，关节镜在评估关节塌陷以及骨折块移位方面优于单纯的透视[5]。此外，关节镜辅助固定的功能和放射学结果明显优于单独的透视[6,7]。由于关节镜能够解决关节不一致的问题以及识别软骨和韧带损伤，如果直接的和放大的视野范围可以修复关节表面，且软组织剥离造成的附加发病率最低。因此，关节镜在关节内桡骨远端骨折治疗中的作用越来越受到重视[8-12]。

骨折的认识和研究

标准的 AP(前后位)、PA(后前位)和侧位 X 线平片通常为你提供所有必要的信息，以便充分了解骨折情况，从而制订治疗计划。

在实际手术之前，急性和紧急(A&E)情况下或手术室中使用中国指套，牵引通常能够更好地理解骨折类型。

侧位 X 线平片应评估桡腕关节是否对合。穿过桡骨和头状骨的长轴线应在腕骨内交叉；否则表明腕骨不稳定[13]。

在掌侧钢板固定之后，特殊的关节平片可以观察桡侧和背侧倾斜视角，以排除关节中的螺钉。桡腕关

节不稳定可能是由于桡骨背侧的月骨平面或桡骨掌侧的月骨平面部分关节内部折块引起的。这方面一个非常重要的标志就是在月骨掌侧面的"泪滴"折块,这是短桡月(SRL)韧带的止点[14]。不识别和放任这一重要的折块将会导致桡腕关节脱位。

通过 CT 扫描可以更好地了解骨折的分布情况,重要的折块如泪滴,包括固定的折块、矢状分裂的折块以及乙状切迹的不一致[14]。然而,骨折的程度在正常的 X 线平片下看起来相对较好,而 CT 扫描呈现的复杂结果可能会惊吓到经验较少的外科医生。更重要的是,在 CT 扫描后,可以更准确地计划。

适应证与经验

• 在桡骨远端骨折的治疗中,闭合复位后关节内超过 1mm 的骨折可考虑进行关节镜手术。

• 其次,影像学特征提示相关的软组织损伤,可能会扩大腕间关节间隙。在这方面,所谓 Gilula 线的腕弓骨折[15];也就是沿着腕骨近排和远排可以绘制 3 个一致的凹形拱,提示腕间韧带损伤。

• 第三,桡尺远侧关节(DRUJ)的扩大可能是三角纤维软骨复合体(TFCC)继发韧带损伤的另一个征兆,这需要在骨折的治疗过程中进行关节镜评估[15-17]。

关节镜手术的适应证应与外科医生的经验相平衡。有一些相对简单的骨折,如桡骨茎突骨折,即使对于缺乏经验的外科医生来说,也是非常简单的。首先,它通常是两部位骨折,其次,根据 Mayfield 机制,它可能是大弧区损伤的一部分,但是月骨没有移位[18]。

对于更有经验的外科医生来说,受影响的骨折,如"冲模"骨折,需要关节镜评估、复位和固定。

对于专家中心有经验的外科医生来说,3 个或 4 个折块的骨折将是下一个挑战。严重关节内粉碎引起的更复杂损伤,即所谓的"爆裂骨折"或伴有舟骨骨折和(或)明显的韧带损伤将受益于直接的可视化和关节镜治疗。

禁忌证

最明显的禁忌证是开放性骨折,其次是伴有其他软组织受累的骨折,如大的关节囊撕裂、神经血管损伤、初期腕管综合征或间隙综合征。

关节镜手术:一般原则

该手术包括对骨折及其相关损伤的彻底治疗。它通常以神经阻滞麻醉方式完成,即腋区或超声引导的锁骨上区域作为麻醉的选择。

一个 2.7mm 30°角的关节镜提供了足够的视野以及腕关节内的可操作性。关节镜移动式推车(带有监视器、摄像机、录像机和光源)位于床的底部。透视装置或 C 型臂放在手术桌附近。

关节镜手术:牵引

手术牵引系统应在开放性手术和关节镜手术之间轻松过渡。牵引系统可以是在水平位上完成治疗[19]或是指定的骨折牵引系统(如 Geissler)。或者,牵引系统也可以设置为一个架空牵引吊杆,吊杆保持平稳,但需保持连接杆无菌。以这种方式,完成从水平位置到垂直位置的转换,这在开放性手术和需要透视的关节镜手术以及需要特殊仪器的手术之间损害是最小的。一些牵引塔有时会因为牵引装置的金属块而阻碍射线的评估。

关节镜手术:关节镜设置

在上肢驱血后,指套放置在食指和中指上。最常用的关节镜系统使肩部保持 60°~90°的外展,肘关节屈曲 90°。对上臂实施 4~5kg 的牵引力。牵引后,部分关节外骨折常可"自行"复位。

伤后组织肿胀常使正常的标志变形或者移位。这种情况下,可沿中指桡侧缘画一纵行直线,然后结合一些骨性标志,确定 3-4 入路所在。然后在 3-4 入路插入注射器针头抽吸关节积血以确定关节内的位置。在用生理盐水扩张关节后,插入戳卡,连接 2.7mm 关节镜。借助桡骨至尺侧腕伸肌(ECU)腱的经皮穿刺针,从尺侧建立 4-5 入路和 6-R 入路。应注意远离 TFCC。6-U 流出入路可以帮助冲洗关节。如果发现较大的凝血块或碎屑,可以通过 4-5 入路或 6-R 入路放入一个 2.9mm 的剥离器以清理关节,直至可以清楚地看到关节表面。

关节镜手术："干"或"湿"？

如果连续使用盐水冲洗，则存在软组织进一步肿胀的风险。如果是这样，将弹性敷料缠绕在前臂以最小化外渗的风险。使用"干"关节镜技术可以将这些问题的风险降至最低，但可能会使手术稍微麻烦一些[20,21]。由于关节内积血，使用"干"关节镜技术可能难以获得良好的关节内视野[22,23]。如果发现任何折块或血块，在继续使用"干"关节镜技术之前，需要对关节进行冲洗[21]。主要的医疗好处是尽量减少继发性间隙综合征的风险。如果要考虑"干"关节镜技术，建议保持空气阀打开，以允许空气通过关节自由流通。除非需要，最好关闭吸力。

关节镜手术：关节镜评估

一旦确立了清晰的观点，检查就从评估桡腕关节关节内的一致性开始，并且可能需要对临时复位进行微调。通过 4-5 入路或 6-R 入路插入 2mm 探针可以帮助准确评估折块的间隙、分离和脱离。

一旦完成关节复位，任何相关的韧带或软骨损伤都会被评估。将舟月 (SL) 韧带、月三角 (LT) 韧带和 TFCC 或任何其他关节内病理的完整性可视化以规划手术顺序。

关节镜手术：循序渐进的手术计划

手术必须根据骨折的类型、切开复位和内固定 (ORIF) 以及关节镜的评估和治疗进行 (图 18.1)。随后，桡骨茎突骨折不需要掌侧锁定钢板。这些骨折将从关节镜手术开始，而不是所有其他的骨折，其中手术开始时，采用开放式掌侧入路，并临时固定骨折关节外部分，然后进行关节镜治疗 (图 18.1)。

关节镜手术：桡骨茎突骨折 (Chauffeur 骨折)、两折块骨折

关节镜下辅助治疗桡骨茎突骨折是第一个也是最重要的关节内骨折。它通常是两部位骨折，因此它不需要掌侧锁定板，通常可以轻松地复位和固定。茎突部分通常在与桡骨有关的旋前时旋转。

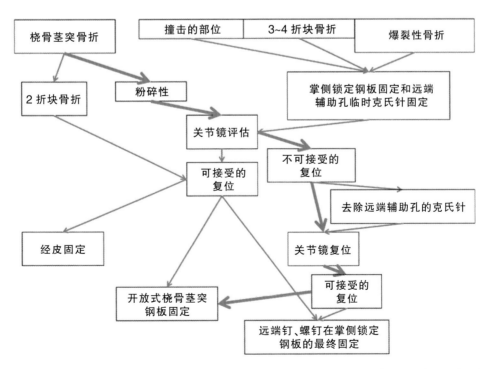

图 18.1 关节镜辅助下桡骨远端骨折治疗的一般原则。由相对缺乏经验的外科医生治疗更容易的两折块骨折，由经验丰富的外科医生治疗三、四折块骨折。多骨折块或所谓的爆裂性骨折需专家进行治疗。粗箭头显示了粉碎性的桡骨茎突骨折如何通过流程图进入最终折块的桡骨茎突固定。

最重要的是,它也可能是 Mayfield 所描述的经桡骨茎突月骨周围大弧区损伤的一部分,但是不存在月骨脱位[18]。因此,它可能与小弧区或大弧区损伤有关,可以通过关节镜检查或排除。

一旦评估完成,关节内的折块必须被移动和复位,观察入路就必须转换为 4-5 入路或 6R 入路,否则将会阻碍骨折块的自由移动。

通过关节内的探针撬起骨折上方的单独皮肤切口完成复位。移位折块常有旋转畸形,但又常常被术者忽视。折块旋转的镜下表现是:桡骨远端关节面掌侧缘和背侧缘各不相同,但形式互反。当前臂处于中立旋转或旋后时,并且肘部屈曲以中和插入该折块的肱桡肌的力量,它将减缓折块的复位。在透视的指导下,将一根克氏针从掌侧穿入第一伸肌间室抵在桡骨茎突尖,待折块复位后,再穿入桡骨。为控制旋转移位,需再穿入一根克氏针,或拧入一个空心钉。

关节镜手术:桡骨茎突骨折;两折块粉碎性骨折

如以上所述,可复位粉碎性桡骨茎突骨折,但单个螺钉不能保持稳定。更常见的是,用一个特定的桡骨茎突钢板固定来维持骨折复位。

关节镜手术:嵌入性、3-4 折块和爆裂性骨折

这些骨折需要更有经验的关节镜医师。关节镜手术采用掌侧锁定钢板固定治疗关节外骨折。

关节镜手术：掌侧锁定钢板的一般手术技术

大多数外科医生的一般方法是在进行关节镜评估之前复位,并临时固定关节外骨折。桡骨远端骨折通过桡侧腕屈肌(FCR)固定掌侧锁定钢板,以及钢板上的椭圆孔内插入螺钉使其稳定,以便稍后进行调整。该钢板应该放置在允许螺钉的远排固定在桡骨远端软骨下的骨骼上。在直接可视化和透视的指导下,可在腕关节屈曲时进行干骺端骨折块牵引、压缩和手动复位的操作。克氏针通过辅助孔将关节骨折块固定

到钢板上。一旦临时稳定足够了,将另一个皮质螺钉插入钢板以确保其位置,以避免任何二次移位。

特别强调的是中间柱,也被称为支撑月骨窝的关键。

一旦关节外骨折被临时固定,包括在远端辅助孔内用克氏针临时固定关节内骨折,则在关节镜手术中用牵引固定或微调复位。

关节镜手术：术后评估以及嵌入性骨折和其他骨折块复位

在采用开放式方法临时复位关节内骨折后,关节镜下可以准确评估关节内骨折。

有时,在简单的情况下复位是可以接受的,接下来依次用空心钉、螺钉将骨折固定到远端钢板,最终用关节镜和透视确定骨折的复位。

作为关节镜下复位的一般原则,在每个骨折块中放置一根克氏针。在此之后,通过使用克氏针的操纵杆与探针和(或)撬拨的组合操作,将塌陷的折块移动,并将其撬起。因此,关节镜下骨折部位会依次复位。

1. 复位的第一步是桡骨尺侧缘的重新排列,因为它代表了在 DRU 关节的乙状切迹和桡腕关节的月骨窝中的"双关节不一致"[24]。此外,它还确保了中间柱的关键角。

2. 关节镜必须从 3-4 入路移动到 6-R 入路,以允许自由探查月骨窝。用探针撬起塌陷的月骨窝处骨折块,进一步可以用经皮克氏针支撑近端。如果桡骨月骨窝处被分为掌侧折块和背侧折块,那么,在骨折块中使用克氏针作为操纵杆来调整相关的骨折块。随着手术医生的拇指按压,骨折块更接近钢板,并用克氏针临时稳定。

3. 通过克氏针将骨折块从大到小依次定位,进一步将折块固定到"尺骨平面"。

4. 在关节镜和透视下将所有骨折块临时复位并用克氏针固定后,将重新排列关节面。一旦关节面一致,在两个横向软骨下克氏针可以进一步确保复位位置。

5. 一旦建立,掌侧钢板用远端螺钉固定。

6. 此后,关节镜和透视检查再次确定固定是坚固

的,移除所有克氏针,或者在需要的病例中转换成微型螺钉固定。

7. 最后,在必要时评估并治疗包括韧带和软骨在内的相关损伤。

关节镜手术:"爆裂型"骨折

多部位骨折的极端形式被描述为"爆裂型"骨折[20]。对于关节镜下辅助固定治疗,即使对专家来说也是一个特别的挑战。爆裂型骨折被定义为具有 4 个以上的关节内骨折块和单个游离的中央骨软骨折块[20]。由于缺乏附着物,骨软骨碎片具有进入干骺端间隙的高风险。这可以首先通过插入螺钉的远排来解决,使游离的骨软骨折块停留在支撑钉上,然后用起子固定[20]。这些复杂的骨折得益于直接的可视化和精确的复位,但是外科医生至少有一个助手,最好是有关节镜下辅助手术的经验。手术应遵循前面给出的建议。应该指出的是,即使对于经验丰富的外科医生,他们也是非常苛刻的,对于外在或内在桥接固定是一种非常合理的治疗选择。

干骺端空隙

多部位骨折几乎总是与桡骨缩短和(或)塌陷的关节折块复位后留下的空隙有关。因此,重要的是,在手术结束时,采用骨移植或骨替代的方式来考虑对其进行另外的治疗。

关节镜手术:特殊的骨折类型

掌侧脱位

部分掌侧骨折可能是复杂损伤的一部分,涉及桡腕韧带的稳定或韧带撕脱骨折。它们很容易被忽视和误解。CT 对于计划手术是非常有用的。关节镜检查可以很容易地检测到它们,不仅可以精确地复位和固定,还可以诊断和治疗相关的损伤。

所谓的"泪滴"是月骨窝掌侧缘的 U 形轮廓,是短桡月(SRL)韧带的止点[14]。移位的"泪滴"骨折块会导致桡腕关节不稳定,可以通过异常的"泪滴"角(75°)来识别。掌侧"泪滴"骨折块倾向于随着牵引背侧旋转,

由于强韧的桡腕韧带的撕裂。因此,需要切开复位和固定并且用克氏针固定 3 周。由于解剖结构的特异性,通过有限的掌侧入路而不是经皮固定,可以使用一个骨折块专用小钢板、一个骨折块专用螺钉或空心螺钉固定[25,26]。或者,通过减少牵引力并同时向掌侧弯曲关节,骨折块可能会复位,并且通过有限的掌侧入路从桡骨远端的背侧面或掌侧面固定[2,27,28]。

背侧脱位

部分背侧关节骨折最常累及月骨。但是很难从背侧入路观察,除非从建立的桡侧 1-2 入路或尺侧 6-R 入路。掌侧入路是一个非常令人关注的选择,只要外科医生对这入路有经验。在 FCR 肌腱和桡动脉之间做一个小切口,用钝器技术刺穿关节囊然后,引入关节镜[29,30]。

一种选择是从背侧使用 Wissinger 杆技术,将杆引导至桡舟头韧带(RSC)和长桡月韧带(LRL)之间,并轻轻将其推向掌侧皮肤。在杆的上方做一个小切口,钝性解剖进一步固定入路,直到在杆上安装了套管,并进入关节。

在透视控制下将单根克氏针插入背侧折块,并且腕关节向掌侧屈曲。一旦在关节镜引导下进行手术复位的效果令人满意,将克氏针进一步推进,然后用空心螺钉固定折块。如果骨折块是更复杂的冲击性"冲模"损伤,那么受撞击的骨折块可考虑用或不用尺侧骨折块专用钢板进行固定。

尺骨茎突骨折的重要性

尺骨茎突骨折的重要性取决于其与 TFCC 的关系,要么是 DRU 关节不稳定损伤的一部分,要么不是。因此,没有研究显示修复尺骨茎突骨折的任何益处,这并不奇怪[40]。事实上,尺骨尺骨茎突骨折并不总是与 TFCC 撕裂[8-10]或晚期 DRU 关节不稳定相关[31-33]。此外,尺骨茎突骨折或骨折不愈合与功能结果之间没有关系[31-33],在钢板固定的病例中也有进一步表明[34-39]。

临床经验表明,尺骨茎突骨折块是稳定的,而尺骨茎突骨折却在基底部增加了不稳定风险[39],特别是如果骨折移位超过 2mm 或向桡侧方向移位[40]。这些病例中的骨折可以用任何方法固定,或者如果将粉碎性

骨块切除,并将 TFCC 重新连接到尺骨头的凹处。

切口闭合和后期护理

在皮肤闭合前,修复旋前方肌以覆盖掌侧锁定钢板,并且应用保护性石膏板。在康复小组的帮助下,开始活动之前的 48~72 小时内将其改变为拆卸式夹板。在缺乏物理治疗的科学证据的情况下,经验表明,物理治疗在 6 周后,开始已恢复运动和渐进性腕关节和手部强化练习。

在背侧骨折固定的情况下,可能需要 3 周的伸展阻挡夹板。当 DRU 关节区域需要在 TFCC 修复中被保护时,使用糖钳夹板以防止前臂旋转。如果发现腕间韧带不需进一步治疗,可以考虑扩大固定范围。

术后 3 个月,禁止剧烈运动。

与桡骨远端骨折相关的软组织损伤

关节镜检查在强调与桡骨远端骨折相关软组织损伤的高发病率方面起着关键的作用。当常规治疗方法治疗骨折时,这种损伤常常被忽略(表 18.1)[8-10,41]。这并不奇怪,因为在月骨周围脱位中桡骨可能与 May-field 描述的大弧区机制有关[18]。这在非骨质疏松症患者中得到了进一步的证明,因为他们更常出现由严重的高能量创伤引起的关节内骨折[42,43]。相反,骨质疏松患者中大多数是关节外骨折,并由低能量维持[44]。

关节镜除了作为治疗桡骨远端骨折的辅助手段之外,已成为检测这些损伤的金标准。

- TFCC 损伤似乎是最常见的,约在 3/4 的骨折中可见(图 18.1)[8-10,45]。
- 在 1/3 至 1/2 的案例中,第二种最常见的韧带损伤发生在 SL 韧带(图 18.1)[8-10]。

- 月三角韧带(LT)撕裂不太常见,大约在 1/6 的骨折中可见[2,8-10,45]。
- 另外,还可能发生长期继发性骨关节炎的软骨病变[46]。

三角纤维软骨复合体损伤

TFCC 损伤是非骨质疏松患者桡骨远端骨折中最常见的关节内损伤(表 18.1)[8-10]。尸体标本的研究表明,桡骨远端移位必须大于桡侧缩短的 4mm,桡侧倾斜降至 0° 和背侧倾斜最少 10°,才能造成 TFCC 的尺侧附着损伤[47]。

在过去的 10~15 年中,人们普遍认为,TFCC 外周撕裂会导致不稳定[31-33],随之而来的是更糟糕的结果[31-33]。然而,这一结果最近被否定了,因为只有一个患者在治疗 TFCC 撕裂的 15 年前瞻性纵向结果研究中是由于疼痛的不稳定而进行了稳定手术[48]。

然而,在缺乏科学证据的情况下,临床经验支持以下关于与桡骨远端骨折相关的 TFCC 治疗的建议:

- 中央穿孔撕裂(掌侧 1A[49])是稳定的,可以用咬钳、电动刀具或射频探头清创以留下光滑的边缘。应注意避免危及掌侧和背侧骨韧带所提供的稳定性。这种治疗不会改变整体的康复计划。

- TFCC 的外周撕裂(掌侧 1B[49])与 DRU 关节不稳定有关或无关。远端撕裂可能被剥离,并且可能缝合回关节囊和 ECU 鞘上[50]。在桡腕关节镜下不能看到近端撕裂,但需要重新附着于尺骨小凹[50]。在远端部分发现修复后的撕裂,也应该被重新修复[50]。

- 可以通过关节镜辅助或采用开放性技术进行复位,疗效相似[51]。关节镜辅助复位是通过两个或 3 个 2-0 可吸收(PDS)缝线穿过 TFCC 的边缘,并固定到尺骨远端,通过钻孔或使用在书籍中介绍的多种 TFCC 技术的任何一种。在术后,4 周内防止旋前和旋后,并

表 18.1　桡骨远端骨折的损伤

研究	数量与类型	TFCC 损伤(%)	SL 损伤(%)	LT 损伤(%)
Gessier(1996)	60(关节内)	49	32	15
Lindau(1997)	50(关节内和关节外)	78	78	16
Richards(1997)	118(关节内和关节外)	35(内)、53(外)	21(内)、7(外)	7(内)、13(外)
Mehta(2000)	31(关节内)	58	85	61
Hanker(2001)	173(关节内)	61	8	12

在短臂内进行 2~4 周。

• 尺腕韧带撕裂(掌侧 1C[49])是非常罕见的[8]。根据中间柱临界角的暴露程度,直接通过掌侧入路进行修复是最简单的选择。这种修复应在骨折复位后的 4 周内进行保护。

• 桡侧撕脱撕裂(掌侧 1D[49])并不常见,但可能常与背侧骨折碎片有关。如果在孤立的情况下发现,即桡尺韧带的桡侧止点的撕裂,它们可能被重新附着[52]。由于对桡骨远端骨折内固定的需要,以钻洞为基础的钻孔技术不适合,而是采用微型开放式的缝合锚钉[53,54]。

腕骨间韧带损伤

舟月(SL)韧带和月三角(LT)韧带与腕骨间韧带损伤的潜在关联应该被看作 Mayfield 所描述的不完整性大弧区损伤的一部分[18],但最终没有月骨脱位。对这种机制的认识使得评估这些潜在的相关损伤变得非常重要,而关节镜评估显然是检查和治疗它们的最佳方法。

韧带损伤分为不完全性或完全性(表 18.2)。韧带在其背侧部、膜部和掌侧部以及腕中关节进行检查,通过使用已知尺寸的探针(如厚 1mm,尖端长 2mm)作为测量模板来评估关节间隙的加宽和台阶(表 18.2)。加宽和台阶反映了受影响的腕骨间关节的活动性,其不一定是病理性松弛。如果牵引被释放,则被评估的关节可以在腕中关节通过关节镜检查病理性过度活动迹象来测试。因此,腕骨间韧带损伤可以完全分类和分级(表 18.2 和表 18.3)。

舟月韧带损伤

在桡骨远端骨折时,SL 韧带损伤不仅是常见的(50%)[8],而且如果未及时治疗,严重的撕裂可能会发展成 SL 分离[55]和症状性腕关节不稳定[55,56]。从长远来看,这将导致创伤后舟月骨进行性塌陷(SLAC)OA。

因此,重要的是不仅要检测 SL 撕裂,还要考虑治疗。如果早期发现并治疗[6,57],关节镜下复位和经皮固定是最简单的选择,其中 85% 的患者结果良好。应该注意的是,对于这些损伤的治疗并没有强有力的证据(1 级或 2 级),且发表的建议大多基于经验[58]。

1~2 级 SL 损伤

由于大多数患者在一年内无症状,可以用固定来进行治疗[55]。这意味着在掌侧锁定钢板固定后,骨折治疗方案可能需要改变[58]。

3 级和 4 级 SL 损伤

如果不及时治疗,早期治疗是很重要的,这些损伤更有可能导致分离和长期的 SLAC[55,59]。

3 级可以通过关节镜复位和克氏针固定进行治疗。在保护桡神经感觉分支的同时,在鼻烟窝上做一个掌侧切口。首先将克氏针插入舟骨并用操纵杆实现关节镜下复位,这是由腕中关节评估的。一旦实现复位,克氏针被推进到月骨。在舟头(SC)关节插入另一

表 18.3　骨间 SL 和 LT 骨间韧带损伤以及关节活动性的分级

分级	桡腕关节镜下韧带外观	腕中关节分离(mm)	镜关节台阶(mm)
1	血肿	0	0
2	血肿和(或)不全性撕裂	0~1	<2
3	不全性或完全性撕裂	1~2	<2
4	完全性撕裂	>2	>2

改编自 Lindau T, Arner M, Hagberg L. Intraarticular lesions in distal fractures of the radius in young adults. A descriptive arthroscopic study in 50 patients. J Hand Surg [Br]1997;22:638–43. With permission from Sage Publications.

表 18.2　Geissler 根据关节镜下舟月韧带损伤分级[9]

等级	桡腕关节	腕中不稳定性	台阶	治疗
1	IOL 出血,韧带无改变	无	无	固定
2	不完全性或完全性撕裂,韧带无改变	微小间隙(<3mm)	仅腕中关节	关节镜下复位和固定
3	不完全性或完全性撕裂,韧带变薄	探针可以在腕骨之间通过	腕中关节和桡腕关节	关节镜下开放性复位和固定
4	完全性撕裂	总体不稳定,间隙>2.7mm	腕中关节和桡腕关节	开放性复位和修复

基于参考数据[9]。

根克氏针[57,58]。

在某些情况下,4级可能难以在关节镜下复位,需要进行开放性修复,然后如上所述的进行克氏针固定。在闭合过程中,背侧关节囊固定术有助于加强修复,这可能导致长期弱化手掌屈曲。似乎有理由认为4级损伤,特别是那些已经在创伤分离的损伤,应该通过开放性修复来治疗[58,61]。

月三角韧带损伤

LT韧带损伤的发生率较低,约为1/6(表18.1)。没有证据表明,当与桡骨远端骨折有关时,撕裂会导致长期的问题[55]。

稳定的损伤(1~3级)可能需要固定,而骨折运用的原理必须重新考虑。4级损伤需要进行关节镜下撕裂的清创术,然后固定关节。克氏针从尺背侧入路引入,并在LT分离复位后用操纵杆操纵克氏针前进并穿过关节。用2~3根克氏针固定6周。

相关的舟骨骨折

如果舟骨骨折与桡骨远端骨折相关,手术前的计划对于正确的手术入路是重要的[62]。

如果舟骨骨折没有移位,则首先经皮固定以避免继发性移位。

在舟骨骨折移位的情况下,通常首先稳定桡骨。移位的舟骨固定术是通过对掌侧钢板的掌侧入路的延伸来完成的。近端骨折采用背侧入路,对于桡骨远端骨折也常采用背侧入路。

关节镜下舟骨骨折主要使用桡腕中入路观察以获得更好的复位解剖指导。通过STT腕中入路引入探针,在克氏针进入前通过透视确认位置,以帮助骨折复位。在钻孔和穿刺后,通过3-4入路将螺钉适当的向前推进,然后检查螺钉是否突出。

软骨损伤

急性软骨损伤包括软骨下血肿、软骨内有无裂痕、撕脱软骨片和完全性软骨撕脱[8]。有证据表明,软骨下血肿可导致轻度OA早发[46]。

目前除了这些损伤的清创术之外,没有其他的治疗方法。一个诱人的但未经证实的选择是类似于在膝关节上应用的微骨折治疗。然而,如果发现软骨损伤,就会导致治疗的改变,因为粉碎性关节内骨折主要采用局部腕关节融合术来治疗,而不是长时间尝试减少多碎片关节面的软骨损失。这也会让外科医生意识到预期的不良结果。最重要的是,它们与相关的韧带损伤一起反映了桡骨远端骨折的复杂性,特别是在非骨质疏松的人群中[42]。

结果

没有科学证据表明关节镜在桡骨远端骨折治疗中是必要的,但是关节镜在桡骨远端骨折治疗中的益处似乎有越来越多的支持[48,63-67]。似乎重要的是考虑关节镜作为影像学的替代,但是可能被低估[68]。这一点很重要,因为关节镜下关节内复位台阶至1mm以下将降低继发性OA的风险[69]。

只有一项随机研究显示,与ORIF相比,关节镜治疗组的总体结果更好,与开放治疗相比,具有更好的复位、握力和运动范围[27]。他们的研究结果证实了其他人的发现,其中关节镜下辅助复位可以改善关节一致性,并在约90%的患者中获得了良好的结果[5,6,70,71]。此外,与透视辅助治疗相比,关节镜辅助治疗可以改善患者的移动性[72]。

关节镜辅助治疗相关损伤的经验有限,但TFCC修复与桡骨远端固定相结合可使患者高度满意,并且临床结果良好[73]。

结论

桡骨远端骨折损伤模式的范围很广,介于扭伤、桡骨茎突骨折或桡骨骨折之间,作为大弓损伤的一部分,是完全性或不完全性月骨周围脱位机制的一部分[18]。现在,有强有力的证据表明,非骨质疏松患者的移位骨折的相关软组织损伤的高发生率,这会影响长期结果,关节镜可以建立正确的诊断,并促进早期治疗以优化这些复杂损伤的整体结果。

未被发现的相关损伤仅可能在关节镜与掌侧锁定钢板固定相结合的情况下,与外固定[74-76]相比,掌侧锁定钢板固定术的早期术后活动效果不佳。

在桡骨远端骨折的治疗中,小关节的关节镜手术已经有 20 多年的历史了，但仍然需要专家中心的检验和管理。通过对解剖学的深入了解，了解个体碎片的相关性,以及相关的骨骼和软组织损伤,外科医生将会成功地处理这一相对简单而又复杂的骨折。

关节镜辅助治疗桡骨远端骨折的优势在于将关节内骨折复位准确性降到<1mm 的误差，并将其与相关韧带、TFCC 和软骨损伤的完整评估、管理和治疗结合起来。在手术结束后,对关节内复位进行评估时,掌侧锁定钢板可以稳定关节内螺钉。实质上,外科医生完全控制了桡骨远端骨折的所有骨折和治疗相关因素。作者坚信,这将在未来得到发展,以造福于迄今为止还不完善的骨折管理规范,并造福于我们的患者!

(李惠　盛伟　译)

参考文献

1. Cochrane library; Handoll H, Elstub L, Elliott J, Gillespie LD, Gillespie WJ, Madhok R. Cochrane Bone, Joint and Muscle Trauma Group. About The Cochrane Collaboration (Cochrane Review Groups (CRGs)); 2008, Issue 4.
2. Mehta JA, Bain GI, Heptinstall RJ. Anatomical reduction of intra-articular fractures of the distal radius. An arthroscopically assisted approach. J Bone Joint Surg Br. 2000;82-B:79–86.
3. Knirk JL, Jupiter JB. Intra-articular fractures of the distal end of the radius in young adults. J Bone Joint Surg Am. 1986;68A:647–59.
4. Trumble TE, Schmitt SR, Vedder NB. Factors affecting functional outcome of displaced intra-articular distal radius fractures. J Hand Surg Am. 1994;19:325–40.
5. Edwards II CC, Haraszti CJ, McGillivary GR. Intra-articular distal radius fractures: arthroscopic assessment of radiographically assisted reduction. J Hand Surg Am. 2001;26:A1036–41.
6. Varitimidis SE, Basdekis GK, Dailiana ZH, Hantes ME, Bargiotas K, Malizos K. Treatment of intra-articular fractures of the distal radius: fluoroscopic or arthroscopic reduction? J Bone Joint Surg Br. 2008;90(6):778–85.
7. Lutsky K, Boyer MI, Steffen JA, Goldfarb CA. Arthroscopic assessment of intra-articular distal radius fractures after open reduction and internal fixation from a volar approach. J Hand Surg Am. 2008;33(4):476–84.
8. Lindau T, Arner M, Hagberg L. Intraarticular lesions in distal fractures of the radius in young adults. A descriptive arthroscopic study in 50 patients. J Hand Surg Br. 1997;22:638–43.
9. Geissler WB, Freeland AE, Savoie FH, et al. Intracarpal soft-tissue lesions associated with an intra-articular fracture of the distal end of the radius. J Bone Joint Surg Am. 1996;78:357–65.
10. Richards RS, Bennett JD, Roth JH, et al. Arthroscopic diagnosis of intra-articular soft tissue injuries associated with distal radial fractures. J Hand Surg Am. 1997;22:772–6.
11. Cognet JM, Martinache X, Mathoulin C. Arthroscopic management of intra-articular fractures of the distal radius. Chir Main. 2008;27(4):171–9.
12. Guofen C, Doi K, Hattori Y, Kitajima I. Arthroscopically assisted reduction and immobilization of intraarticular fracture of the distal end of the radius: several options of reduction and immobilization.

13. Lafontaine M, Hardy D, Delince P. Stability assessment of distal radius fractures. Injury. 1989;20:208–10.
14. Medoff R. Essential radiographic evaluation for distal radius fractures. Hand Clin. 2005;21(3):279–88.
15. Gilula LA. Carpal injuries: analytic approach and case exercises. Am J Roentgenol. 1979;133(3):503–17.
16. Bellinghausen HW, Gilula LA, Young LV, et al. Post-traumatic palmar carpal subluxation: report of two cases. J Bone Joint Surg Am. 1983;65:998–1006.
17. Biyani A, Sharma JC. An unusual pattern of radiocarpal injury: brief report. J Bone Joint Surg Br. 1989;71:139.
18. Mayfield JK, Johnson RP, Kilcoyne RF. The ligaments of the human wrist and their functional significance. Anat Rec. 1976;86(3):417–28.
19. Lindau T. Wrist arthroscopy in distal radial fractures using a modified horizontal technique. Arthroscopy. 2001;17(1):1–6.
20. del Piñal F. Treatment of explosion-type distal radius fractures. In: Piñal F, Mathoulin C, Luchetti R, editors. Arthroscopic management of distal radius fractures. New York, NY: Springer; 2010. p. 41–65.
21. del Piñal F. Technical tips for (dry) arthroscopic reduction and internal fixation of distal radius fractures. J Hand Surg Am. 2011;36(10):1694–705.
22. del Piñal F, Garcia-Bernal FJ, Pisani D, Regalado J, Ayala H, Studer A. Dry arthroscopy of the wrist: surgical technique. J Hand Surg Am. 2007;32(1):119–23.
23. Atzei A, Luchetti R, Sgarbossa A, et al. Set up, portals and normal exploration in wrist arthroscopy. [Article in French]. Chir Main. 2006;25(1):S131–44.
24. Lindau T. The role of wrist arthroscopy in distal radial fractures. In: Geissler W, editor. Atlas of the hand clinics, vol. 6, No 2. Amsterdam: Elsevier; 2001. p. 285–306.
25. Fernandez DL, Geissler WB. Treatment of displaced articular fractures of the radius. J Hand Surg Am. 1991;16A:375–84.
26. Fernandez DL, Jupiter JB. Surgical techniques. In: Fractures of the distal radius. A practical approach to management. 2nd ed. New York, NY: Springer; 2002. p. 71–121.
27. Doi K, Hattori Y, Otsuka K, et al. Intra-articular fractures of the distal aspect of the radius: arthroscopically assisted reduction compared with open reduction and internal fixation. J Bone Joint Surg Am. 1999;81:1093–110.
28. Wiesler ER, Chloros GD, Lucas RM, Kuzma GR. Arthroscopic management of volar lunate facet fractures of the distal radius. Tech Hand Up Extrem Surg. 2006;10(3):139–44.
29. Battistella F. Management of simple articular fractures. In: del Piñal F et al., editors. Arthroscopic management of distal radius fractures. Heidelberg: Springer; 2010. p. 27–39.
30. Slutsky DJ. Clinical applications of volar portals in wrist arthroscopy. Tech Hand Up Extrem Surg. 2004;8(4):229–38.
31. Lindau T, Adlercreutz C, Aspenberg P. Peripheral tears of the triangular fibrocartilage complex cause distal radioulnar joint instability after distal radial fractures. J Hand Surg Am. 2000;25:464–8.
32. Lindau T, Hagberg L, Adlercreutz C, et al. Distal radioulnar instability is an independent worsening factor in distal radial fractures. Clin Orthop Relat Res. 2000;376:229–35.
33. Lindau T. Treatment of injuries to the ulnar side of the wrist occurring with distal radius fractures. Hand Clin. 2005;21:417–25.
34. Buijze GA, Ring D. Clinical impact of United versus nonunited fractures of the proximal half of the ulnar styloid following volar plate fixation of the distal radius. J Hand Surg Am. 2010;35(2):223–7.
35. Kim JK, Cho SW. The effects of a displaced dorsal rim fracture on outcomes after volar plate fixation of a distal radius fracture. Injury. 2012;43(2):143–6A.
36. Zenke Y, Sakai A, Oshige T, Moritani S, Nakamura T. The effect of an associated ulnar styloid fracture on the outcome after fixation of a fracture of the distal radius. J Bone Joint Surg Br. 2009;91(1):102–7.

Tech Hand Up Extrem Surg. 2005;9(2):84–90.

37. Sammer DM, Shah HM, Shauver MJ, Chung KC. The effect of ulnar styloid fractures on patient-rated outcomes after volar locking plating of distal radius fractures. J Hand Surg Am. 2009;34(9):1595–602.

38. Kim JK, Yun YH, Kim DJ, Yun GU. Comparison of united and nonunited fractures of the ulnar styloid following volar-plate fixation of distal radius fractures. Injury. 2011;42(4):371–5.

39. Geissler WB, Fernandez DL, Lamey DM. Distal radioulnar joint injuries associated with fractures of the distal radius. Clin Orthop Relat Res. 1996;327:135–46.

40. Logan A, Lindau T. The management of distal ulnar fractures in adults: a review of the literature and recommendations for treatment. Strategies Trauma Limb Reconstr. 2008;3(2):49–56.

41. Hohendorff B, Eck M, Mühldorfer M, Fodor S, Schmitt R, Prommersberger KJ. Palmar wrist arthroscopy for evaluation of concomitant carpal lesions in operative treatment of distal intraarticular radius fractures. Handchir Mikrochir Plast Chir. 2009;41(5):295–9.

42. Lindau T. Distal radial fractures and effects of associated ligament injuries. Dept of Orthopedics. Lund: University of Lund; 2000. p. 76.

43. Lindau T, Aspenberg P, Arner M, et al. Fractures of the distal forearm in young adults. An epidemiologic description of 341 patients. Acta Orthop Scand. 1999;70:124–28.

44. Schmalholz A. Epidemiology of distal radius fracture in Stockholm 1981–1982. Acta Orthop Scand. 1988;59:701–3.

45. Hanker GJ. Radius fractures in the athlete. Clin Sports Med. 2001;20:189–201.

46. Lindau T, Adlercreutz C, Aspenberg P. Cartilage injuries in distal radial fractures. Acta Orthop Scand. 2003;74(3):327–31.

47. Viegas SF, Pogue DJ, Patterson RM, et al. Effects of radio-ulnar instability on the radio-carpal joint: a biomechanical study. J Hand Surg Am. 1990;15:728–32.

48. Mrkonjic A, Geijer M, Lindau T, Tägil M. The natural course of traumatic triangular fibrocartilage complex tears in distal radial fractures: a 13-15 year follow-up of arthroscopically diagnosed but untreated injuries. J Hand Surg Am. 2012;37(8):1555–60.

49. Palmer AK. Triangular fibrocartilage complex lesions: a classification. J Hand Surg Am. 1989;14A:594–606.

50. Atzei A. New trends in arthroscopic management of type 1-B TFCC injuries with DRUJ instability. J Hand Surg Eur Vol. 2009;34(5):582–91.

51. Anderson ML, Larson AN, Moran SL, Cooney WP, Amrami KK, Berger RA. Clinical comparison of arthroscopic versus open repair of triangular fibrocartilage complex tears. J Hand Surg Am. 2008;33(5):675–82.

52. Morisawa Y, Nakamura T, Tazaki K. Dorsoradial avulsion of the triangular fibrocartilage complex with an avulsion fracture of the sigmoid notch of the radius. J Hand Surg Eur Vol. 2007;32(6):705–8.

53. Fellinger M, Peicha G, Seibert FJ, et al. Radial avulsion of the triangular fibrocartilage complex in acute wrist trauma: a new technique for arthroscopic repair. Arthroscopy. 1997;13:370–4.

54. Sagerman SD, Short W. Arthroscopic repair of radial-sided triangular fibrocartilage complex tears. Arthroscopy. 1996;12(3):339–42.

55. Forward D, Lindau T, Melsom D. Intercarpal ligament injuries associated with fractures of the distal radius. Arthroscopic assessment and 12 month follow-up. J Bone Joint Surg Am. 2007;89(11):2334–40.

56. Tang JB, Shi D, Gu YQ, et al. Can cast immobilization successfully treat scapholunate dissociation associated with distal radius fractures? J Hand Surg Am. 1996;21A:583–90.

57. Whipple TL. The role of arthroscopy in the treatment of scapholunate instability. Hand Clin. 1995;11:37–40.

58. Chennagiri RJR, Lindau T. Assessment of scapholunate instability and review of evidence for management in the absence of arthritis. J Hand Surg Eur Vol. 2013;38(7):727–38.

59. Peicha G, Seibert F, Fellinger M, et al. Midterm results of arthroscopic treatment of scapholunate ligament lesions associated with intra-articular distal radius fractures. Knee Surg Sports Traumatol Arthrosc. 1999;7:327–33.

60. Kuo CE, Wolfe SW. Scapholunate instability: current concepts in diagnosis and management. J Hand Surg Am. 2008;33A:998–1013.

61. Walsh JJ, Berger RA, Cooney WP. Current status of scapholunate interosseous ligament injuries. J Am Acad Orthop Surg. 2002;10(1):32–42.

62. Slade 3rd JF, Taksali S, Safanda J. Combined fractures of the scaphoid and distal radius: a revised treatment rationale using percutaneous and arthroscopic techniques. Hand Clin. 2005;21(3):427–41.

63. Slutsky DJ. Current innovations in wrist arthroscopy. J Hand Surg Am. 2012;37(9):1932–41.

64. Ono H, Katayama T, Furuta K, Suzuki D, Fujitani R, Akahane M. Distal radial fracture arthroscopic intraarticular gap and step-off measurement after open reduction and internal fixation with a volar locked plate. J Orthop Sci. 2012;17(4):443–9.

65. Scheer JH, Adolfsson LE. Patterns of triangular fibrocartilage complex (TFCC) injury associated with severely dorsally displaced extra-articular distal radius fractures. Injury. 2012;43(6):926–32.

66. Levy S, Saddiki R, Normand J, Dehoux E, Harisboure A. Arthroscopic assessment of articular fractures of distal radius osteosyntheses by percutaneous pins. Chir Main. 2011;30(3):218–23.

67. Kamano M, Koshimune M, Kazuki K, Honda Y. Palmar plating for AO/ASIF C3.2 fractures of the distal radius with arthroscopically assisted reduction. Hand Surg. 2005;10(1):71–6.

68. Kordasiewicz B, Podgórski A, Klich M, Michalik D, Chaberek S, Pomianowski S. Arthroscopic assessment of intraarticular distal radius fractures-results of minimally invasive fixation. Ortop Traumatol Rehabil. 2011;13(4):369–86.

69. Cognet JM, Bonnomet F, Ehlinger M, Dujardin C, Kempf JF, Simon P. Arthroscopy-guided treatment of fractures of the distal radius: 16 wrists. Rev Chir Orthop Reparatrice Appar Mot. 2003;89(6):515–23.

70. Herzberg G. Intra-articular fracture of the distal radius: arthroscopic assisted reduction. J Hand Surg. 2010;35A:1517–19.

71. Geissler WB. The role of wrist arthroscopy in intra-articular distal radius fracture management. In: Slutsky DJ, Nagle DJ, editors. Techniques in wrist and hand arthroscopy. Philadelphia: Churchill Livingstone; 2007. p. 151–70.

72. Ruch DS, Vallee J, Poehling GG, Smith BP, Kuzma GR. Arthroscopic reduction versus fluoroscopic reduction in the management of intra-articular distal radius fractures. Arthroscopy. 2004;20(3):225–30.

73. Ruch DS, Yang CC, Smith BP. Results of acute arthroscopically repaired triangular fibrocartilage complex injuries associated with intra-articular distal radius fractures. Arthroscopy. 2003;19(5):511–6.

74. Kapoor H, Agarwal A, Dhaon BK. Displaced intra-articular fractures of distal radius: a comparative evaluation of results following closed reduction, external fixation and open reduction with internal fixation. Injury. 2000;31(2):75–9.

75. Kreder HJ, Hanel DP, Agel J, et al. Indirect reduction and percutaneous fixation versus open reduction and internal fixation for displaced intra-articular fractures of the distal radius: a randomised, controlled trial. J Bone Joint Surg Br. 2005;87(6):829–36.

76. Wright TW, Horodyski M, Smith DW. Functional outcome of unstable distal radius fractures: ORIF with a volar fixed-angle tine plate versus external fixation. J Hand Surg Am. 2005;30(2):289–99.

关节镜治疗舟骨骨折及骨不连

William B. Geissler

简介

舟骨是最常发生骨折的腕骨,舟骨骨折占所有腕骨骨折的近 70%[1],主要发生于 15~30 岁的青年男性,也是一种常见的运动损伤,常发生在有身体接触的体育运动中[2]。据估计,每一百名大学橄榄球运动员中就有一名在其运动生涯中经历过舟骨骨折[3]。通常情况下,一名竞技运动员并不报告其最初的损伤而继续完成比赛,直至赛季结束才去就医,最终变成了舟骨骨不连。

急性非移位的舟骨骨折可采用传统的管型石膏固定,非移位的舟骨骨折采取短臂或长臂石膏管型固定后 8~12 周可愈合[4,5]。虽然石膏管型固定的成功率为 85%~90%,但长时间固定会增加患者的花费[4-6]。长时间固定会导致肌肉萎缩、关节挛缩、失用性骨质疏松以及经济上的困境。一名运动员不能忍受长期的固定以及失去奖学金的风险,工人也可因此而失去工作。

事实证明,石膏管型固定的时间与骨折的位置有

Electronic supplementary material: Supplementary material is available in the online version of this chapter at 10.1007/978-1-4614-1596-1_19. Videos can also be accessed at http://www.springerimages.com/videos/978-1-4614-1595-4.

W.B. Geissler, M.D. (✉)
Department of Orthopaedic Surgery and Rehabilitation,
University of Mississippi Medical Center,
2500 North State Street, Jackson, MS 39216, USA
e-mail: 3doghill@msn.com

关。舟骨结节部位的骨折 6 周内可愈合,而舟骨腰部骨折则需要 3 个月以上,舟骨近极骨折采用管型石膏固定需要 6 个月,甚至更长时间才能愈合,主要的原因是舟骨的血运[7]。单纯采用 X 线平片来真正的确定经非手术治疗的舟骨骨折是否愈合是很困难的,经常会需要 CT 扫描来完整评价经非手术治疗的舟骨骨折愈合是否。

有报道,移位的舟骨骨折骨不连的发生率高达 50%,降低骨折愈合进程的因素,包括移位的程度、相关的腕关节不稳定以及延迟就诊(晚于 4~6 周)[1]。传统上来讲,急性移位的舟骨骨折、近极骨折以及舟骨不连需要切开复位内固定进行治疗[1,2,8-16]。与切开复位内固定相关的并发症,包括缺血性坏死、腕关节不稳、供区疼痛、螺钉穿出、感染以及复杂性区域疼痛综合征[4,17]。在一个系列研究中显示,最大的并发症为瘢痕增生。为了有助于切开复位而设计了多种模具,然而这些模具很难应用,并且需要进一步手术分离[18]。

腕关节镜给骨科医生的实践带来了一场革命,允许外科医生在放大且明亮的情况下检查关节内的异常[19]。Whipple 是第一个尝试使用关节镜治疗舟骨骨折的医生。他的开创性工作为今后多数的关节镜医生应用关节镜治疗这种常见的腕骨骨折奠定了基础。

关节镜下的固定提供了直视下骨折复位,特别是针对旋转的复位。在有限的外科分离的情况下,可精确定位螺钉植入的位置,这可以允许最大范围的活动并早期返回到竞技赛场或重返工作岗位。关节镜下舟

骨骨折最佳视野是在腕中关节间隙,舟骨近极骨折可通过腕中关节尺侧入路获得最佳视野,而舟骨腰部骨折则通过腕中关节桡侧入路得到最佳视野。舟骨骨折伴发的软组织损伤,也能通过腕关节镜发现并同时予以处理。

应用腕关节镜治疗急性舟骨骨折和选定的舟骨骨不连的适应证及手术技巧将在本章介绍。

影像诊断

后前位和侧位片是评价舟骨骨折的移位、成角和线性排列程度所必需的。半旋后位和半旋前位能提供额外的信息,特别是对发生在舟骨近极和远极的骨折。腕关节尺偏时,舟骨伸展,因此,在腕关节尺偏时的后前位片可以判断舟骨的移位程度。无移位的舟骨骨折在伤后几个星期内在放射线平片上可以不明显,如果患者表现为鼻烟窝处压痛,给予制动是非常重要的,其可以缓解疼痛,直至用 X 线可以明确诊断为止。

平行于舟骨长轴的 CT 有助于评价成角、移位以及愈合情况。在行此项检查时,患者俯卧位,上肢伸展过头,腕关节桡偏,这样可以获得舟骨长轴的影像。冠状位 CT 可将前臂置于中立旋后位来获得。CT 评价对非手术治疗的舟骨骨折的愈合情况的判定非常有帮助。尤其是当患者要返回接触性运动赛场时,就显得更为重要。手术治疗内固定其中的一个优点就是螺钉可作为内固定夹板来稳定骨折,对返回到比赛中的确切时间并不是太苛求,这与非手术治疗相比是其优点。

治疗

适应证

急性非移位的舟骨骨折和移位但可复位的舟骨骨折可采用关节镜下固定治疗。对于急性非移位的舟骨骨折的患者,告知患者及家属关节镜下内固定与石膏管型固定相比的利弊,探讨决定治疗方式是非常重要的。对于急性可复位的舟骨骨折,有多种复位技术可用来复位,包括在牵引塔牵引下手法复位或者在舟骨远近端各植入一个操作杆来复位,关节镜下通过腕中关节可获得最佳视野。

此外,一部分选定的舟骨骨不连可通过关节镜下观察。Slade 和 Geissler 对舟骨骨不连进行了影像学分类(表 19.1)[20]。

Ⅰ型骨折是损伤后延迟就诊(4~12 星期),延迟就诊骨不连的发生率很高。在 Ⅱ 型损伤中,有纤维连接存在,可在 X 线平片上看到小的骨折线。非常重要的是,要注意月骨没有旋转,也没有驼背畸形。在 Ⅲ 型损伤中,在骨折端可见小的硬化,硬化宽度<1mm,月骨没有旋转,无驼背畸形。在 Ⅳ 型损伤中,在骨不连处可见囊性变形成, 囊性变区域的宽度为 1~5mm,X 线平片上无驼背畸形或者月骨旋转表现。在 Ⅴ 型损伤中,囊性变宽度>5mm,由于月骨的旋转导致了驼背畸形。月骨旋转至背侧嵌入型不稳(DISI)的位置。在 Ⅵ 型损伤中,桡骨茎突尖部出现了继发的退行性改变,沿舟骨桡侧缘有骨赘形成。

对 Ⅰ~Ⅳ 型舟骨骨不连可采用关节镜下固定。一旦有驼背畸形出现, 则不建议采用关节镜下固定,需要切开复位内固定,以纠正驼背畸形和月骨旋转的背侧嵌入型不稳(DISI)。

关节镜技术

文献中报道了多种关于舟骨骨折的关节镜辅助和经皮固定技术[21-32]。Haddad 和 Goddard 普及了掌侧入路,Slade 及其同事普及了背侧入路。Geissler 描述了他的关节镜技术,镜下直视准确放置导针,最后螺钉固定。

掌侧经皮入路

Haddad 和 Goddard 普及了掌侧经皮技术[24]。他们建议患者仰卧位,拇指用中国指套悬吊,悬吊拇指允许腕关节尺偏,有利于接触到舟骨远极,透视引导下

表 19.1　Slade-Geissler 舟骨骨不连分类

类型	描述
Ⅰ	4~12 周延迟就诊
Ⅱ	纤维连接,小的骨折线
Ⅲ	小的硬化<1mm
Ⅳ	形成囊性变,1~5mm
Ⅴ	驼背畸形和>5mm 的囊性变
Ⅵ	腕关节病

在舟骨最远极桡侧做纵行 0.5cm 手术切口，钝性分离显露舟骨远极,在钝性分离过程中注意保护皮神经。

经皮导针置入舟骨大多角骨关节,向近侧及背侧进针通过骨折线,导针可以通过刺穿舟骨远极的针头插入。使用针头有助于控制导针的角度。此外,针头的斜角可以进一步帮助定位导针的方向。拇指悬吊技术的优点在于允许 360°观察导针在舟骨内的位置。舟骨内导针的长度可以通过紧邻第一根导针放置第二根导针来确定，两根导针的长度差即为舟骨内导针长度。当使用无头空心螺钉时,选取比通过掌侧入路测量所得长度短 2~4mm 的螺钉这一点非常重要。钻头通过软组织保护套置入并钻孔,通过导针植入无头空心螺钉。偶尔在植入螺钉时,也会使用第二根导针防止骨折块旋转。

Haddad 和 Goddard 报道了 15 例急性舟骨骨折患者的初步研究结果,所有骨折都获得了愈合,平均愈合时间为 57 天(38~71 天)。他们发现采用他们的经皮技术,3 个月时患侧的活动度与健侧相同,握力为健侧的 90%。患者能在 4 天后回到静态作业岗位,5 周可进行体力工作。

他们的技术优点在于相对简单、易懂,对特殊设备要求少。掌侧入路的缺点在于对舟骨腰部中间位置的骨折,螺钉稍微倾斜,舟骨的形状类似于锥形,远端最宽,近端最窄,因而要想从宽的远端向窄的近端将空心螺钉准确置入舟骨中心很难。

背侧经皮入路

Joseph Slade 是治疗舟骨骨折的先驱,他和他的同事普及了背侧经皮入路[26,27]。此项技术非常流行,因为其仅需要有限的外科分离,同时允许在关节镜下评估和复位舟骨骨折。在这项技术中,患者仰卧位,上肢伸展于手术桌上,肘下放置几条毛巾,前臂与地面平行,腕关节屈曲、旋前,在透视下舟骨近极和远极排列成圆柱形。当屈曲腕关节来获得舟骨近极和远极排列真正的圆形的过程中,建议行连续透视。

在透视下,14 号针头经皮置于圆形的中心，与 X 线的方向平行,通过针头置入导针,由背侧向掌侧旋入通过舟骨轴心直至导针到达舟骨远侧皮质,通过透视在保持腕关节屈曲的状态下,从侧位、后前位以及斜位评价导针的位置。注意不要伸直腕关节,避免折

弯导针。平行置入第二根导针直达舟骨近极来决定螺钉的长度,测量两根导针长度差。当采用 Slade 背侧技术时,螺钉长度至少比所测量的长度短 4mm 这一点至关重要。

一旦确定了螺钉的长度,第一根导针继续旋入经过一部分大多角骨穿出掌侧皮肤,继续向掌侧旋入导针直到导针尾部没入舟骨近极背侧。此时,可以伸直腕关节。

腕关节悬吊于牵引塔上,腕关节镜下检查桡腕关节和腕中关节。通过桡腕关节间隙评价任何相关的软组织损伤，通过腕中关节评价舟骨骨折的复位情况。如果复位不满意,继续旋入导针至掌侧,但保留在远极内。在近极和远极置入操作杆以利于复位,通过腕中关节来观察复位,一旦获得解剖复位,导针向近端旋入进入舟骨近极。

一旦舟骨骨折获得了解剖复位,在腕关节屈曲位将导针穿出背侧，在导针背侧周围进行钝性分离,减少导针向背侧穿出时刺穿伸肌腱等软组织损伤的风险,仍保留一部分导针位于掌侧,这样如果导针折断容易取出。通过软组织保护套沿导针钻孔,置入无头空心螺钉。

背侧入路有几个优点，当螺钉沿舟骨轴线置入时，可以使其尽量垂直于骨折线，允许通过骨折线直接加压。相比之下,掌侧入路置入螺钉时比较倾斜,不利于骨折端加压。采用背侧经皮入路时,令人担忧的一点是,当过度屈曲腕关节以获得圆形征时,可能使舟骨骨折移位形成不稳定的驼背畸形。当应用此技术时,舟骨的复位应通过腕中关节在镜下进行评估。通常应用 Slade 技术时，需要一名术者及一名非常有能力的助手。

Geissler 技术

Geissler 技术一个众所周知的优点就是可以在关节镜直视下准确的确定导针的进针点,没有猜测进针点和螺钉位置的顾虑[33]。作者的观点认为,此技术比背侧经皮入路所要求的环形征更为简单,腕关节不用过度屈曲,而过度屈曲会导致舟骨骨折的分离,并可能引起驼背畸形。

腕关节悬吊于腕关节牵引塔上(OR)(图 19.1),屈曲为 20°~30°。关节镜开始置于 3-4 入路来评价任何

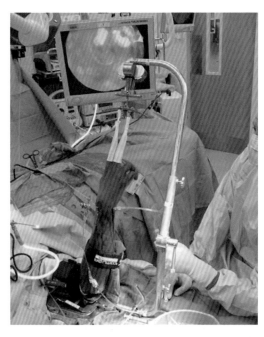

图 19.1 腕关节以 45kg 的拉力悬吊于牵引塔上，吊臂位于侧方，有利于进行关节镜及透视下复位骨折。

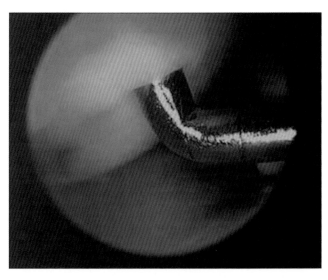

图 19.2 通过 6-R 入路关节镜下的视野，通过 3-4 入路置入的探针，探触舟月骨间韧带与舟骨近极的连接部。

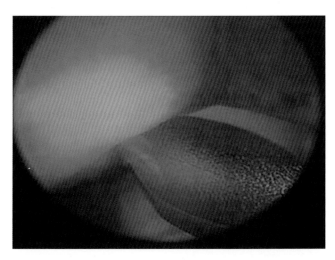

图 19.3 通过 6-R 入路关节镜下的视野，通过 3-4 入路插入 14 号针头，用针头触及舟月骨间韧带与舟骨近极的结合部，刺穿进入舟骨。

相关的软组织损伤情况，建立 6R 入路。最初建立的 3-4 入路至关重要，不允许其中有一个错误，如轻度尺偏或者偏向近端。如果 3-4 入路建立的太偏向桡侧或偏向远端，置入导针就会相当困难。从 3-4 入路置入一个 14 号针头，通过 6-R 入路在关节镜直视下用针头探触舟月骨间韧带舟骨侧的止点(图 19.2)。偶尔需要清理关节囊背侧的滑膜炎症，以利于观察舟月骨间韧带。当针头通过 3-4 入路置入时，如果没有刺穿伸肌腱而进入关节时比较容易，这一点非常重要。一旦针头位于舟月骨间韧带的舟骨侧时，用针头刺入舟骨近极(图 19.3)。

然后弯曲腕关节牵引塔，透视下确定针头的起始点(图 19.4)，该技术要求针头的起始点位于舟骨最近极，然后在透视下将针头对准拇指，通过针头在舟骨中轴置入导针直达舟骨远极(图 19.5)。导针的位置很容易在透视下通过后前位、斜位和侧位像确认，不同的透视位置可以在牵引塔下通过旋转前臂来获得。将牵引塔的支撑梁置于透视视野以外，这样透视就不会受其影响。进入第二根导针抵住舟骨近极，两根导针长度差决定螺钉长度，与 Slade 技术相同，螺钉长度至少要比所测定长度 4mm。

舟骨的复位可以在关节镜下通过腕中关节评估。

如果关节镜下确定解剖复位，继续进入导针使其从掌侧穿出，用空心钻头钻孔，置入螺钉(图 19.6 和图 19.7)。应用牵引塔固定腕关节，透视下通过后前位、斜位和侧位像检查螺钉位置(图 19.8)。

置入螺钉后，通过桡腕关节及腕中关节评价腕关节这一点非常重要(图 19.9)。

更为重要的是，在螺钉置入后，要通过桡腕关节进行评价，因为可能在透视下螺钉置入良好，但如果向近端轻度突出，这样会有潜在的损伤桡骨远端舟骨窝关节软骨的风险(图 19.10)。

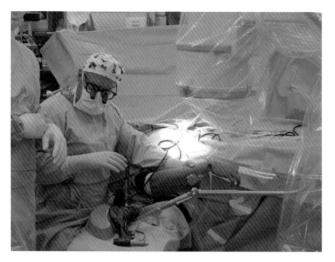

图 19.4 弯曲牵引塔以确认舟骨近极的起始部位。

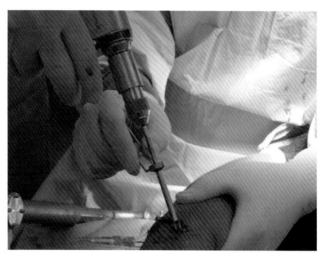

图 19.6 舟骨钻孔,通过软组织保护套保护伸肌腱。

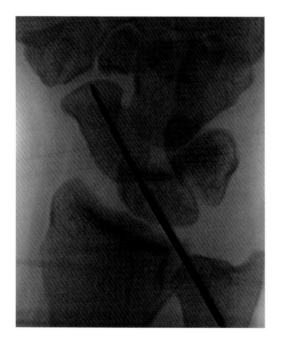

图 19.5 透视确认进针点的理想位置,导针通过舟骨骨折的中轴。

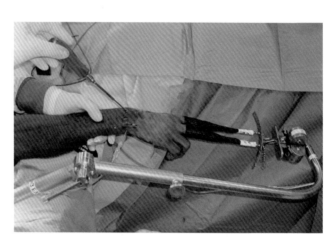

图 19.7 通过导针置入无头空心螺钉稳定舟骨骨折。

舟骨骨不连

Geissler 和 Slade 描述了他们使用 Slade 背侧经皮技术治疗 15 例稳定性舟骨纤维不连接的患者,其中 12 例水平的斜行骨折,2 例近极骨折和 1 例横行骨折。平均就诊时间为 8 个月,所有患者进行了无头空心螺钉经皮背侧固定,均未植骨。8 例患者术后进行了 CT 评估以评价愈合情况。在不植骨的情况下,所有患

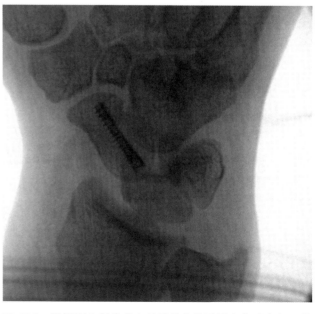

图 19.8 透视下在斜位像上显示关节镜下置入的无头空心螺钉的位置良好。

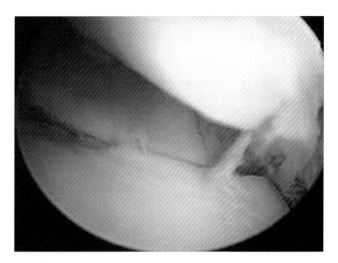

图 19.9　关节镜下通过腕中关节桡侧入路证实舟骨骨折解剖复位。

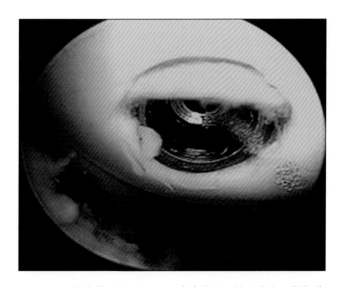

图 19.10　关节镜下通过 3–4 入路确认置入的无头空心螺钉位于舟骨内,不会损伤桡骨远端关节软骨。

者均获得了骨折愈合,平均时间为 3 个月。在最后随访中,患者腕关节活动度为优,这是因为进行了最小的手术分离。应用改良 Mayo 评分,15 例患者中的 12 例结果为优。对舟骨没有驼背畸形、月骨没有旋转至背侧嵌入型不稳的稳定的纤维性舟骨骨不连,建议行背侧经皮固定且无须植骨。此项研究所评价的患者是根据 Slade 和 Geissler 分类为 Ⅰ ~ Ⅲ 型舟骨骨不连,结果显示骨不连为 100% 愈合。

在患有舟骨骨不连伴有囊性变但无驼背畸形或月骨旋转的患者中,可以使用经皮松质骨植入或脱钙骨基质(DBM)注射。在 Geissler 技术中,导针置入的方式如前所述,通过软组织保护套钻孔,将骨活检针填满脱钙骨基质泥,从背侧向近端通过导针在骨孔内直达骨不连部位,然后向远端将导针从舟骨近极旋出,但使其保留在舟骨远极内,脱钙骨基质通过骨活检针直接注入舟骨中央的骨孔内至感觉到有阻力为止(图 19.11)。注入脱钙骨基质后,重新由掌侧向背侧沿骨活检针置入导针。在这个操作中,导针沿舟骨近极原骨孔穿出至背侧,移除骨活检针,通过导针置入无头空心螺钉。

Geissler 报道了应用 1mL 脱钙骨基质泥治疗囊性变的舟骨骨不连的结果,15 例患者按照 Slade 和 Geissler 分型为 Ⅳ 型,14 例患者骨折愈合,关节镜下在桡腕关节及腕中关节未见脱钙骨基质溢出进入关节。

讨论

虽然石膏管型制动是治疗急性无移位的舟骨骨折的一种有效的方法,但其存在一些缺点,这包括肌肉萎缩、关节挛缩和僵硬。舟骨骨折是常见的运动损伤,特别是在年轻人中[34,35]。据报道,大部分非移位的急性舟骨骨折不愈合的发生率为 10%~15%,然而,文献中一致报道,急性舟骨骨折采取经皮关节镜辅助下内固定治疗愈合率可达 100%[19,22]。

关节镜辅助内固定治疗舟骨骨折有几个优点,可以允许患者尽早回到工作岗位或参加竞技性运动,可以通过有限的外科分离进行牢固的固定,这能增加活

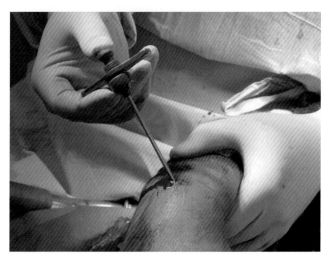

图 19.11　通过空心导针用推杆向舟骨骨不连处植入脱钙骨基质泥(DBM)。

动范围[36]。近来，作者进行了全关节镜下经舟骨月骨周围脱位的固定治疗，不使用克氏针并进行早期活动（图 19.12 至图 19.16）。早期的结果非常令人振奋。此外，关节镜下固定允许同时处理与舟骨骨折同时发生的相关的软组织损伤（图 19.17 至图 19.19）。

关节镜下内固定也被证实在治疗根据 Slade 和 Geissler 分型的 I~IV 型舟骨骨不连上具有一定优势。在稳定的纤维骨不连患者中，单纯应用螺钉固定是有效的，在有囊性变的骨不连患者中，关节镜下固定结合经皮注射脱钙骨基质或经皮松质骨移植是有效的治疗方式。

与前文所述的经皮透视技术相比，关节镜下固定减少了对导针进针点和空心螺钉位置进行猜测的困惑，理想的进针点是在舟骨的最近极舟月骨间韧带的结合部，具有可重复性，在透视下易于确定，无须过度屈曲腕关节，以免引起舟骨驼背畸形。背侧置入螺钉时，能以舟骨轴线为中心置入螺钉，与之相比，掌侧入

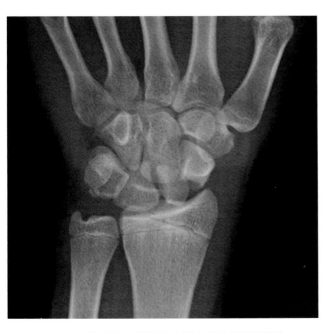

图 19.12　前后位 X 线片证实经舟骨月骨周围脱位。

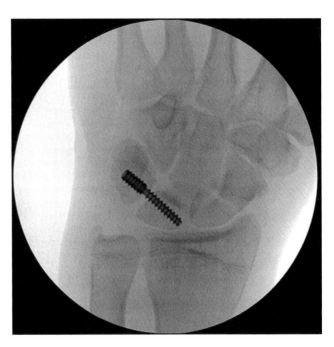

图 19.14　透视确认 SLIC 间螺钉位于理想的位置，穿过损伤的月三角间隙，之后关节镜下固定舟骨骨折。

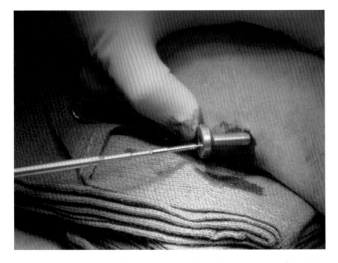

图 19.13　植入 SLIC 螺钉，植入的螺钉通过月三角间隙用以治疗月三角骨间韧带完全性撕裂。

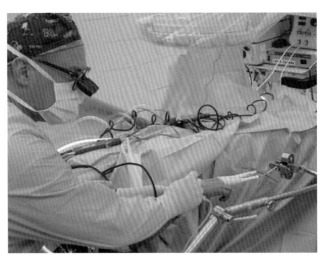

图 19.15　月三角间隙固定后，弯曲牵引塔以确认舟骨骨折导针的进针点。

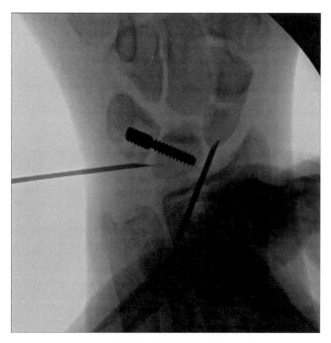

图 19.16 透视确认用以植入螺钉的导针的理想进针点。

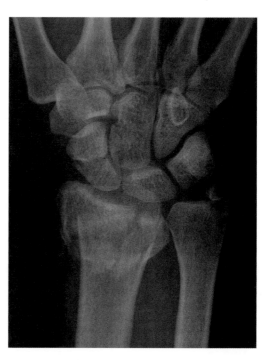

图 19.18 X 线片显示腕关节大弧损伤，累及到桡骨远端、舟骨、头状骨及月三角间隙。

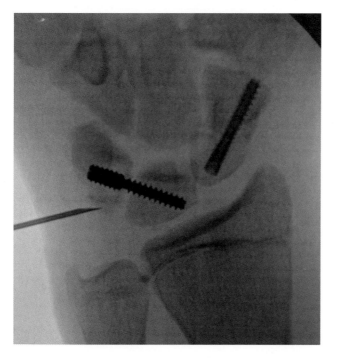

图 19.17 透视显示同时稳定了月三角间隙、舟骨骨折及月骨周围脱位，由于没有使用克氏针，这个患者术后即可开始活动，克氏针的使用会阻碍康复。

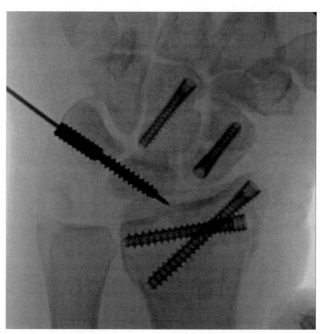

图 19.19 透视显示关节镜下复位桡骨远端和舟骨骨折后，植入舟月腕骨间螺钉，头状骨骨折用经皮螺钉固定。

路的螺钉则是斜行置入的。

一定要记住这两项技术不适用于舟骨有严重驼背畸形的患者，因为畸形无法得到纠正，也不适用于

有进行性桡腕关节炎(SNAC)的患者[37]。

（孙鸿斌 译）

第 19 章 关节镜治疗舟骨骨折及骨不连 241

参考文献

1. Gelberman RH, Wolock BS, Siegel DB. Current concepts review: fractures and nonunions of the carpal scaphoid. J Bone Joint Surg. 1989;71A:1560–5.
2. Cooney WP, Dobyns JH, Linscheid RL. Fractures of the scaphoid: a rational approach to management. Clin Orthop. 1980;149:90–7.
3. Rettig AC, Ryan RO, Stone JA. Epidemiology of hand injuries in sports. In: Strickland JW, Rettig AC, editors. Hand injuries in athletes. Philadelphia, PA: WB Saunders; 1992. p. 37–48.
4. Gellman H, Caputo RJ, Carter V, et al. Comparison of short and long thumb spica casts for non-displaced fractures of the carpal scaphoid. J Bone Joint Surg. 1989;71A:354–7.
5. Kaneshiro SA, Failla JM, Tashman S. Scaphoid fracture displacement with forearm rotation in a short arm thumb spica cast. J Hand Surg. 1989;71:354–7.
6. Skirven T, Trope J. Complications of immobilization. Hand Clin. 1994;10:53–61.
7. Gelberman RH, Menon J. The vascularity of the scaphoid bone. J Hand Surg. 1980;5:508–13.
8. Rettig AC, Weidenbener EJ, Gloyeske R. Alternative management of mid-third scaphoid fractures in the athlete. Am J Sports Med. 1994;22:711–4.
9. DeMaagd RL, Engber WD. Retrograde Herbert screw fixation for treatment of proximal pole scaphoid nonunions. J Hand Surg. 1989;14:996–1003.
10. Filan SL, Herbert TJ. Herbert screw fixation of scaphoid fractures. J Bone Joint Surg. 1996;78:519–29.
11. Herbert TJ, Fisher WE. Management of the fractured scaphoid using a new bone screw. J Bone Joint Surg. 1984;66:114–23.
12. O'Brien L, Herbert TJ. Internal fixation of acute scaphoid fractures: a new approach to treatment. Aust NZ J Surg. 1985;55:387–9.
13. Rettig ME, Raskin KB. Retrograde compression screw fixation of acute proximal pole scaphoid fractures. J Hand Surg. 1999;24:1206–10.
14. Russe O. Fracture of the carpal navicular: diagnosis, nonoperative treatment and operative treatment. J Bone Joint Surg. 1960;42A:759.
15. Toby EB, Butler TE, McCormack TJ, et al. A comparison of fixation screws for the scaphoid during application of cyclic bending loads. J Bone Joint Surg. 1997;79:1190–7.
16. Trumble TE, Clarke T, Kreder HJ. Nonunion of the scaphoid: treatment with cannulated screws compared with treatment with Herbert screws. J Bone Joint Surg. 1996;78:1829–37.
17. Garcia-Elias M, Vall A, Salo JM, et al. Carpal alignment after different surgical approaches to the scaphoid: a comparative study.

J Hand Surg. 1988;13:604–12.
18. Adams BD, Blair WF, Regan DS, et al. Technical factors related to Herbert screw fixation. J Bone Joint Surg. 1988;13:893–9.
19. Whipple TL. The role of arthroscopy in the treatment of intraarticular wrist fractures. Hand Clin. 1995;11:13–8.
20. Geissler WB. Arthroscopic assisted fixation of fractures of the scaphoid. Atlas Hand Clin. 2003;8:37–56.
21. Geissler WB, Hammit MD. Arthroscopic aided fixation of scaphoid fractures. Hand Clin. 2001;17:575–88.
22. Slade JF, Merrell GA, Geissler WB. Fixation of acute and selected nonunion scaphoid fractures. In: Geissler WB, editor. Wrist arthroscopy. New York, NY: Springer; 2005. p. 112–24.
23. Cosio MQ, Camp RA. Percutaneous pinning of symptomatic scaphoid nonunions. J Hand Surg. 1986;11:350–5.
24. Haddad FS, Goddard NJ. Acute percutaneous scaphoid fixation: a pilot study. J Bone Joint Surg. 1998;80:95–9.
25. Shin A, Bond A, McBride M, et al. Acute screw fixation versus cast immobilization for stable scaphoid fractures: a prospective randomized study. Presented at American Society Surgery for the Hand, Seattle, October 5–7, 2000.
26. Slade III JF, Grauer JN, Mahoney JD. Arthroscopic reduction and percutaneous fixation of scaphoid fractures with a novel dorsal technique. Orthop Clin North Am. 2000;30:247–61.
27. Slade III JF, Jaskwhich J. Percutaneous fixation of scaphoid fractures. Hand Clin. 2001;17:553–74.
28. Taras JS, Sweet S, Shum W, et al. Percutaneous and arthroscopic screw fixation of scaphoid fractures in the athlete. Hand Clin. 1999;15:467–73.
29. Slade III JF, Grauer JN. Dorsal percutaneous repair of scaphoid fractures with arthroscopic guidance. Atlas Hand Clin. 2001;6:307–23.
30. Wozasek GE, Moser KD. Percutaneous screw fixation of fractures of the scaphoid. J Bone Joint Surg. 1991;73:138–42.
31. Kamineni S, Lavy CBD. Percutaneous fixation of scaphoid fractures: an anatomic study. J Hand Surg. 1999;24:85–8.
32. Geissler WB, Slade JF. Arthroscopic fixation of scaphoid nonunions without bone grafting. Presented American Society Surgery of the Hand, Phoenix, AZ, September 2002.
33. Geissler WB. Arthroscopic fixation of cystic scaphoid nonunions with DBM. Presented American Association Hand Surgery, Tucson, AZ, January 2006.
34. Geissler WB. Carpal fractures in athletes. Clin Sports Med. 2001; 20:167–88.
35. Rettig AC, Kollias SC. Internal fixation of acute stable scaphoid fractures in the athlete. Am J Sports Med. 1996;24:182–6.
36. Geissler WB. Wrist arthroscopy. New York, NY: Springer; 2005.
37. Fernandez DL. Anterior bone grafting and conventional lag screw fixation to treat scaphoid nonunions. J Hand Surg. 1990;15A:140–7.

第 20 章

关节镜评估及治疗月骨无菌性坏死

Duncan Thomas McGuire，Gregory Ian Bain

简介

月骨无菌性坏死是一种由于缺血导致月骨进行性坏死的疾病。100 多年前,由 Robert Kienböck 首次提出,并认为反复创伤是其主要病因[1]。至今,月骨的血运受阻理论被广泛接受,但其确切的病因仍不清楚。虽然血运受阻的一些相关因素已经被确认,但究竟是什么病因导致血运障碍的谜底还未揭晓。

随着对尸体标本的研究,人们开始关注月骨的血供变异[2]。月骨是由背侧及掌侧长久的血管供血。一定程度上来说,月骨的滋养血管数量较少,这成为月骨缺血性坏死发生的潜在原因。还有学者提出假说,认为静脉压力增加和静脉回流受阻可能是病因之一[3]。然而目前并不清楚的是,究竟是静脉压力增加导致了月骨坏死,还是月骨坏死后激发导致了静脉压增高。

该病好发于 20~40 岁男性的优势手,并且与尺骨负变异相关。临床表现为腕部疼痛、肿胀、活动范围受限和日常活动困难。对于保守治疗无效的患者,通常采用外科治疗。

虽然其可靠性不足,但 Lichtman 等的月骨无菌性

坏死放射学分期[4]此前一直被临床所采用(表 20.1)。Goldfarb 对其进行了改进,将 3B 期定义为桡舟角>60°[5]。然而,这一基于放射学评价分期系统的缺陷是未考虑关节软骨面的状况。

腕关节镜检查可直接观察关节软骨,还可评估桡腕关节和腕中关节。Ribak 报道,X 线和关节镜评估有很大区别,两者关联度较差[6]。Bain 和 Begg 也支持这一观点,并报道了 X 线评估与关节镜下检查对比,结果显示前者会低估关节面受累的严重性[7]。

腕关节镜的作用

1999 年,Menth-Chiari 等应用腕关节镜对 Lichtman 分级 ⅢA 或 ⅢB 的月骨无菌性坏死患者进行了治疗[8]。他们用关节镜检查关节面,去除坏死的月骨,并进行有限的滑膜切除术。术后,所有患者的疼痛都得到缓解。

腕关节镜已成为诊断和治疗月骨无菌性坏死的

D.T. McGuire, M.B.C.H.B., F.C.S.
G.I. Bain, M.B.B.S., F.R.A.C.S. (✉)
Department of Orthopaedic surgery, Royal Adelaide Hospital,
196 Melbourne Street, North Adelaide, Adelaide, SA 5006,
Australia
e-mail: greg@gregbain.com.au

表 20.1 Kienböck 病的 Lichtman 分型

1 型	X 线影像正常,MRI 信号强度改变
2 型	X 线见月骨硬化;可见骨折线,但无塌陷
3 型	月骨关节面塌陷
3A 型	腕部排列和高度都正常
3B 型	腕关节排列异常,舟骨旋转,头骨近端迁移,腕骨高度丢失
4 型	月骨塌陷伴桡腕或腕中关节炎

主要方法。作者应用关节镜先进行清创和判断无功能的关节面，然后根据解剖发现来重新调整手术方法。该技术对月骨关节面进行直观评定,利用探针对关节表面软化程度进行评估。关节镜检查与传统评估方法结合有助于精准治疗月骨无菌性坏死,这一方法的优势在于根据关节面功能情况确定治疗方案。

关节镜技术

采用标准的腕关节镜操作技术。患者仰卧位,手臂放在平板上,并使用止血带。安装吊塔并利用牵引指套对手臂进行牵引,牵引力约为4kg,上臂固定以对抗牵引。使用标准的 3-4 入路,6-R 入路和腕中关节入路。

分别在桡腕和腕中关节对月骨关节面进行检查。利用探针检查关节表面。如果发生软骨下骨折,该处软骨就会变软,表明关节面软骨处于"漂浮"状态。同时,对桡骨远端的月骨窝和头状骨关节面也要进行观察和探针评估。术中辨别月骨骨折、滑膜炎,并去除任何发现的游离体。如果不需要做进一步的手术,对关节进行清创即可。

Kienböck 病的病理分期

月骨的缺血性坏死由 3 个病理阶段组成:血管改变(早期)、骨改变(中期)和软骨改变(晚期)[9](图 20.1)。

早期血管改变

月骨的改变开始为缺血,随后发生坏死和最后再血管化。MRI 和骨扫描对血管改变有一定诊断价值

中期骨改变

36 年来,Lichtman 对该期的界定非常成功。CT 可很好地显示骨改变的细节[10]。最初的影像学改变是骨硬化,其次是软骨下陷。骨小梁水平发生许多问题及骨板形成,当该病理改变的速度超越自身修复的速度,血液供应可能会中断,导致骨坏死[11]。现已证明,月骨无菌性坏死的骨小梁结构不同于正常月骨,异常骨小梁的密度和厚度变大,而其表面积和体积变小[12](图 20.2a)。

作者认为,软骨下骨板可能是缺血性坏死过程中

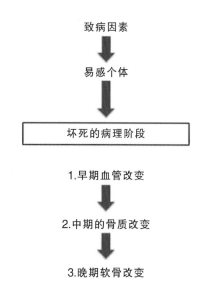

图 20.1　月骨无菌性坏死的病理分期显示了血管期、骨期和软骨期之间的联系。

的关键结构,它的存活是关节软骨、月骨和腕关节预后的关键。正常的月骨有纵向骨小梁,在发育过程中提供轴向支撑和预防骨的塌陷。由于骨板缺血性坏死,引起骨小梁塌陷,导致月骨高度下降和腕骨缩短。月骨坏死除了纵向塌陷外,在正常生理负荷下,也可能发生剪切性骨折,并发生更严重的近端软骨下骨板进行性病理性骨折(图 20.2b-d)。

晚期软骨变化

关节软骨通常软化且不平整,给人的印象是关节面下没有很好的支撑。下面将详细介绍软骨的变化。

关节镜下分期

Bain 和 Begg 在 2006 年首次提出了腕关节镜下的月骨无菌性坏死分期。分期的标志基于关节镜下非功能关节的数量。作者指出,一个正常的关节面在关节镜下带有正常的光泽或仅有轻微的纤维化,探针可触及正常硬度的软骨下骨。出现任何一种下列情况可以视为非功能性关节面:严重纤维化、开裂、局部或广泛的关节面缺失、关节面"漂浮"或骨折。非功能性关节面的数值决定了疾病的分期。

基于 MRI、平片和关节镜,作者观察到了缺血月骨发生的连续性变化。这些变化总是先发生于月骨近端关节面。之后,进一步发展为软骨下骨折,进而导致

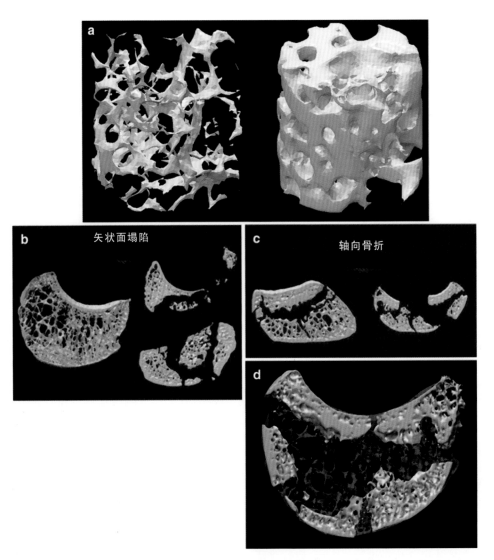

图 20.2   (a)显微 CT 扫描正常月骨(左侧)和 Kienböck 病的月骨(右侧)。注意缺血、坏死月骨的骨小梁更大、更厚也更致密;(b)矢状位显微 CT 图像显示左侧为正常月骨,右侧为坏死、塌陷,有多发骨折的月骨;(c)矢状面显微 CT 扫描显示伴多发骨折的缺血月骨,左侧的月骨在轴向切面存在剪切骨折,骨折线发生在软骨下骨板硬骨与中间弱化松质骨的交界处;(d)显微 CT 扫描碎裂缺血的月骨与正常月骨图像叠加,显示质硬的软骨下骨板仍然存在,但纵向的骨小梁丢失,这导致了塌陷和腕骨缩短。(Courtesy of Dr. Gregory Ian Bain)

桡骨月骨窝软骨继发性改变。月骨远端关节面受累很少见,除非冠状面骨折延伸至远端关节面,或晚期病例。基于这些观察将其分为 4 期(图 20.3)。

0 期

所有关节表面都是功能性的。

1 期

一个无功能的关节面——通常是月骨的近端关节面。

2 期

2 个没有功能的关节面,分为 A 型和 B 型:
2A 期,累及月面近端和桡骨月骨窝。
2B 级,累及月骨近端和远端关节面。

3 期

3 个无功能的关节面:累及桡骨月骨窝、月骨近、远端关节面,头骨关节面尚完好。

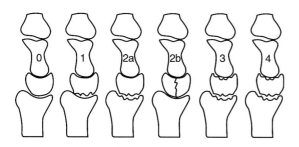

图 20.3　Bain 和 Begg 关节镜下 Kienböck 病分期。无功能关节面的数量决定了疾病分期。根据病理解剖学发现,该分期系统可以辅助外科医生确定最佳手术方案。虽然该分期是根据关节镜下的发现来建立的,但也可以根据影像学方式来确定。(Reprinted from Bain GI,Durrant A. An articular–based approach to Kienböck avascular necrosis of the lunate. Tech Hand Up Extrem Surg. 2011;15 (1):41–7. With permission Wolters Kluwer Health)

表 20.2　Tatebe 等的患者列表[13]

Bain 和 Begg 分期	
等级	病例数量
0 期	2
1 期	14
2 期	22
2A 期	9
2B 期	13
3 期	18
4 期	1

Adapted from Tatebe M, Hirata H, Shinohara T, Yamamoto M, Okui N, Kurimoto S, Imaeda T. Arthroscopic fi ndings of Kienböck's disease. J Orthop Sci. 2011;16(6):745–8. With permission from Springer Verlag.

4 期

　　所有 4 个关节面都是非功能性的。

　　作者记录到以下现象:

　　• 滑膜炎程度与关节损伤程度相关联。

　　• 关节变化的程度总是比 X 线平片的评估要更严重。

　　• 关节镜下的发现总是导致更改初始预定的治疗方案。

　　• 某些病例中关节软骨仍完整,同时软骨下骨板却是塌陷的。这可能是月骨已经重新再血管化的一个重要亚群。在这些患者中,尤其是年轻人,可以考虑保守治疗,其仍有骨折连接和稳定的可能性。

　　Tatebe 等对 57 例关节镜治疗的 Kienböck 患者进行了回顾性研究[13]。所有病例均以 Bain 和 Begg 分期法进行分期(表 20.2)。他们发现无功能关节面的数量与 Lichtman 分期或起病到手术的时间均无关联。他们发现无功能关节面的数量与患者年龄之间存在相关性。他们得出结论,月骨近端关节面常常受累,同时老年患者常会有较多无功能关节面。

　　除关节镜以外,影像学方式也可以应用于关节软骨的评估。随着 MRI 的分辨率不断提高,这将成为重建手术前关节面评估的一项常规。CT 扫描也许会显示关节面处是"骨贴骨"的影像,这也提示着软骨丢失而存在非功能的关节面。

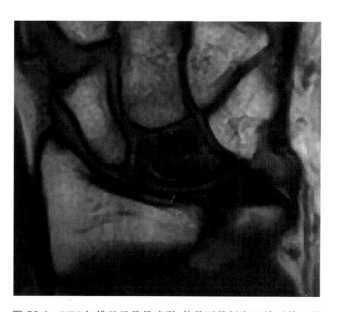

图 20.4　MRI 扫描显示月骨碎裂,软骨下骨折向远端延伸。关节软骨不平整。此时,关节软骨的分辨率并不足以明确治疗方案,因此,关节镜检查对于确定关节面的完整性是必不可少的。(Reprinted from Bain GI,Durrant A. An articular–based approach to Kienböck avascular necrosis of the lunate. Tech Hand Up Extrem Surg. 2011;15(1):41–7. With permission Wolters Kluwer Health)

基于关节面情况的治疗方案

　　传统上,月骨无菌性坏死是根据 Lichtman 分期来进行治疗的。然而,关节镜检查后可能会更好地理解这种疾病。因此作者采用了基于关节情况的治疗方案

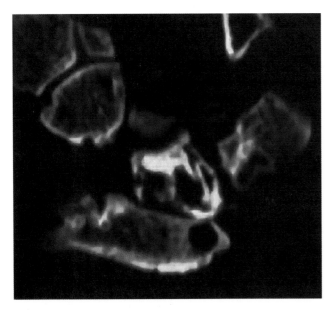

图 20.5　CT 扫描显示月骨硬化和碎裂。"骨贴骨"的表现意味着关节间隙完全丢失,这说明月骨和桡骨月骨窝相对处的关节软骨全层丢失。关节镜对评估腕中关节情况,从而确定最佳重建方案具有重要意义。(Reprinted from Bain GI, Durrant A. An articular-based approach to Kienböck avascular necrosis of the lunate. Tech Hand Up Extrem Surg. 2011;15(1):41–7. With permission Wolters Kluwer Health)

来确定手术方式。通过关节镜,来识别功能和非功能性关节面,并以 Bain 和 Begg 法进行分期。手术治疗的原则是去除非功能性的关节面,同时保留腕骨的功能关节面,并维持腕关节的功能性活动度。

在与患者讨论治疗方案时,通常应提供手术和非手术治疗方案供其选择。通常的保守治疗是用腕部支具固定和调整日常的活动方式。如果患者选择手术治疗,作者会提供关节镜技术及腕部重建的相关信息。

作者同意患者选择关节镜和腕部重建方案后,也会与患者讨论仅仅进行关节镜检查而不同时重建的手术方案。单纯关节镜检查和清创的方案通常用于 0 期患者,或晚期疾病患者并不希望全腕关节融合时(4 期)。

0 期

所有关节表面都是功能性的,治疗方式选择关节镜下清创和滑膜切除术。进一步的治疗可以是减少负荷,再血管化,核心减压,或植骨术。

减少负荷的手术是在关节外施行的。对于尺骨负变异的患者,施行桡骨短缩术。对于中性或尺骨正变异的患者,可进行头状骨短缩术。

再血管化或关节镜下月骨减压也是可行的手术方法。对 0 期的月骨行关节镜下减压术已被报道[14]。建议对尺骨无变异或尺骨正变异的 0 期 Kienböck 病患者采用该方法(图 20.6)。

可以对坏死的月骨进行植骨术,该手术可以在关节镜下完成。根据 Pegoli 等描述的方法,当证实关节面均完好后,在月骨背侧的月三角韧带附着部钻孔。用电动刨刀清理坏死的月骨[15]。然后,在月骨的开孔中置入关节镜,以确认清创彻底。从桡骨远端的掌侧取松质骨后,通过关节镜套管将植骨送入月骨开孔处。

1 期

这些患者月骨近端为非功能性关节面。治疗可采用近排腕骨切除术(PRC)或桡舟月(RSL)融合。

2A 期

月骨近端和桡骨月骨窝均为无功能关节面。采用桡舟月 RSL 融合使腕关节通过正常的腕中关节进行活动。此期,头状和月骨远端关节面的均未受累。

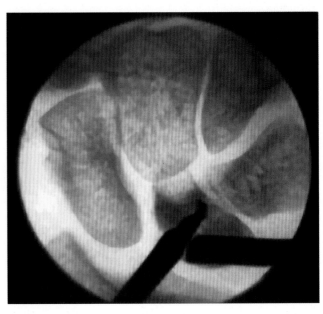

图 20.6　对关节镜下 0 期的 Kienböck 病患者采用镜下月骨核心减压术。

2B 期

月骨近端和远端均为无功能的关节面。这种情况通常发生在月骨的冠状或矢状面骨折线穿过桡腕和腕中关节之间时。如果桡骨月骨窝和头骨的关节面是正常的，可以采用近排腕骨切除 PRC 的方法。更复杂的内固定或带血管植骨术在此期往往疗效不佳[17,16]。

3 期

3 个关节面是无功能的。此期往往头骨关节面仍然是功能性的，通常需要进行挽救性的手术，如全腕关节融合或人工关节置换术。另一种选择是对桡骨远端进行半关节置换术，切除近排腕骨后头骨与其相关节，然而，这一手术的远期疗效尚不清楚（图 20.7）。

4 期

所有 4 个关节面都是无功能的。采用全腕关节融合或人工关节置换术。

近排腕骨切除 PRC 和桡舟月 RSL 融合是比较推荐的重建方法，因为这两种方法均在保持腕关节稳定的同时，仍能保留一定的腕关节功能活动度[17]。如果头状骨关节面受累，PRC 就不是一个好的选择。这是因为头骨的关节面与桡骨月骨窝关节面形态不匹配，导致应力集中于较小的区域。这种情况可能发生在 2 型月骨的患者，其月骨有两个远端关节面，一个与头骨相关节，另一个与钩骨相关节[18]。这种情况下，选择 RSL 融合可能更为推荐。

RSL 融合提供了对合较好的关节接触。但其困难之处在于桡骨远端关节面与坏死的月骨近端关节面融合，发生不愈合的概率较大。基于这一原因，作者的方法是切除月骨近侧半，使桡骨与月骨远侧半融合。这比传统的 RSL 融合术更具挑战性。手术中采用两根 1.1mm 克氏针固定舟月骨，然后用克氏针、小的骨片钉或骑缝钉将舟月骨固定到桡骨上。尸体解剖的研究显示，术中切除三角骨与舟骨的远侧半，可以增加腕关节的活动度[19]。

舟大小关节 STT 融合和舟头融合术未被推荐。因为这两个融合术会改变术后桡舟关节的负荷与生物力学，术后并发症发生率高[20]。

本章介绍的月骨无菌性坏死的治疗方法均高度重视关节软骨。把关节软骨的病理解剖评估作为确定

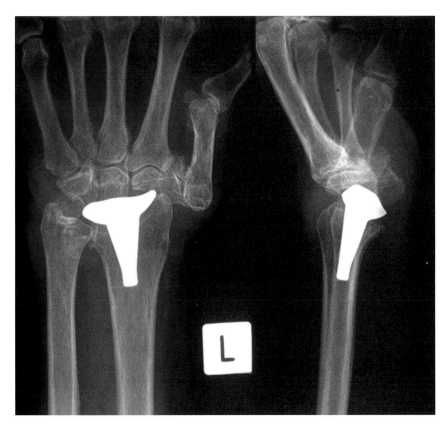

图 20.7　前后位和侧位 X 线片显示，对 3 期 Kienböck 病施行桡骨远端版关节置换术。

治疗方法的先决条件。考虑到每个人的病理解剖情况都不一样,不管采用何种方式评估关节软骨,重要的是评估受累的非功能关节面,并选择最合适的手术方法。

虽然这一治疗策略是针对月骨缺血坏死的,但是其原则同样适用于其他关节部位发生的骨缺血坏死。

（糜菁熠 译）

参考文献

1. Irisarri C. Aetiology of Kienböck's disease. J Hand Surg Br. 2004;29(3):281–7.
2. Lutsky K, Beredjiklian PK. Kienböck disease. J Hand Surg Am. 2012;37(9):1942–52.
3. Beredjiklian PK. Kienbock's disease. J Hand Surg Am. 2009;34(1):167–75.
4. Lichtman DM, Mack GR, MacDonald RI, Gunther SF, Wilson JN. Kienbock's disease: the role of silicone replacement arthroplasty. J Bone Joint Surg Am. 1977;59(7):899–908.
5. Goldfarb CA, Hsu J, Gelberman RH, Boyer MI. The Lichtman classification for Kienbock's disease: an assessment of reliability. J Hand Surg Am. 2003;28(1):74–80.
6. Ribak S. The importance of wrist arthroscopy for staging and treatment of Kienbock's disease. Presented at the 10th Triennial Congress of the International Federation of Societies for Surgery of the Hand, Sydney, March 2007.
7. Bain GI, Begg M. Arthroscopic assessment and classification of Kienbock's disease. Tech Hand Up Extrem Surg. 2006;10:8–13.
8. Menth-Chiari WA, Poehling GG, Wiesler ER, Ruch DS. Arthroscopic debridement for the treatment of Kienbock's disease. Arthroscopy. 1999;15:12–9.
9. Bain GI, Durrant A. An articular-based approach to Kienböck avascular necrosis of the lunate. Tech Hand Up Extrem Surg. 2011;15(1):41–7.
10. Quenzer DE, Linscheid RL, Vidal MA, Dobyns JH, Beckenbaugh RD, Cooney WP. Trispiral tomographic staging of Kienbock's disease. J Hand Surg Am. 1997;22(3):396–403.
11. Watson HK, Guidera PM. Aetiology of Kienbock's disease. J Hand Surg Br. 1997;22:5–7.
12. Han KJ, Kim YJ, Chung NS, Lee HR, Lee YS. Trabecular microstructure of the human lunate in Kienböck's disease. J Hand Surg Eur. 2012;37:336–41.
13. Tatebe M, Hirata H, Shinohara T, Yamamoto M, Okui N, Kurimoto S, Imaeda T. Arthroscopic findings of Kienböck's disease. J Orthop Sci. 2011;16(6):745–8.
14. Bain GI, Smith ML, Watts AC. Arthroscopic core decompression of the lunate in early stage Kienböck disease of the lunate. Tech Hand Up Extrem Surg. 2011;15:66–9.
15. Pegoli L, Ghezzi A, Cavalli E, Luchetti R, Pajardi G. Arthroscopic assisted bone grafting for early stages of Kienböck's disease. Hand Surg. 2011;16(2):127–31.
16. Lichtman DM. A classification-based treatment algorithm for Kienböck's disease - current and future considerations. Tech Hand Up Extrem Surg. 2011;15:41–7.
17. Palmer AK, Werner FW, Murphy D, Glisson R. Functional wrist motion: a biomechanical study. J Hand Surg Am. 1985;10(1):39–46.
18. Viegas SF. The lunatohamate articulation of the midcarpal joint. Arthroscopy. 1990;6(1):5–10.
19. Bain GI, Ondimu P, Hallam P, Ashwood N. Radioscapholunate arthrodesis – a prospective study. Hand Surg. 2009;14:73–82.
20. McAuliffe JA, Dell PC, Jaffe R. Complications of intercarpal arthrodesis. J Hand Surg Am. 1993;18(6):1121–8.

第21章

关节镜下切除腕背腱鞘囊肿

Meredith N. Osterman，Joshua M. Abzug，A. Lee Osterman

腕背腱鞘囊肿对手外科医生而言是非常常见的疾病，并且女性发病率更高[1]。针对这些肿物的治疗方法，包括保守治疗、抽吸法和外科切除。从治疗历史来看，开放性切除一直是该疾病治疗的金标准。1995 年，Osterman 和 Raphael[2]第一次提出关节镜下切除囊肿的方法，由于该方法可以将侵入性降到最小，使得医生们对这种治疗方法产生了极大的兴趣。然而，对于选择开放手术还是关节镜手术，并没有明确的适应证的区分。应用关节镜切除囊肿的好处包括让患者早期恢复工作，有更好的手术视野来观察关节，诊断和治疗其他的关节内疾病，以及令人满意的美容效果[2-6]。但是，关于视野受限，特别是囊肿蒂部视野问题受到了医生们普遍关注。其他还包括对关节镜下切除的可操作性及掌侧囊肿、复发囊肿切除可操作性的担忧。

Electronic supplementary material: Supplementary material is available in the online version of this chapter at 10.1007/978-1-4614-1596-1_21. Videos can also be accessed at http://www.springerimages.com/videos/978-1-4614-1595-4.

M.N. Osterman, M.D.
Department of Orthopedic Surgery, Thomas Jefferson University Hospital, Philadelphia, PA, USA

J.M. Abzug, M.D.
Department of Orthopaedics, University of Maryland School of Medicine, Timonium, MD, USA

A.L. Osterman, M.D. (✉)
The Philadelphia Hand Center, P.C., The Merion Building, Suite 200, 700S. Henderson Road, King of Prussia, PA 19406, USA
e-mail: loster51@verizon.net

解剖

绝大多数腕部的腱鞘囊肿，60%~70%发生于腕背[7]。通常这些囊肿和腕关节通过蒂部与腕关节相连，大多数起源于舟月韧带的膜部[7]。切除蒂部的重要性在文献中有较大争议。Angelides 认为，术后仅仅 1%复发率是由于切除了囊肿的蒂部[8]。切除蒂部时，在放大镜下观察到在舟月关节和囊肿之间有一个类似瓣膜系统的物质[8]。这就说明，如果切除囊肿时，不切除蒂部，囊肿将复发。其他术中没有完全看到囊肿，但是明确的切除了蒂部的手术也表现出相似的复发率。Osterman 报道，关节镜切除囊肿后无复发，但是他仅从 61%病例看到，并切除囊肿蒂部[2]。Luchetti 报道，34 例关节镜下囊肿切除术后仅 2 例复发，有 27 例看到并切除蒂部[3]。如果不能清楚地看到蒂部，在囊肿切除过程中，根据经验切除舟月韧带囊肿附着区域，认为等同于切除囊肿蒂部。

掌侧囊肿占腕关节囊肿的 20%，较多出现于桡侧屈腕肌腱和桡动脉之间[9]。肿物固定、疼痛和腕关节活动有直接相关[10]。通常解剖起源于桡舟关节或舟-大多角骨关节[10]。隐匿的腱鞘囊肿，不论掌侧还是背侧，无法被看到或者触及，但是可导致腕关节疼痛（图 21.1 和图 21.2）。

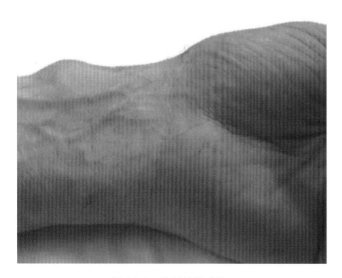

图 21.1　掌侧腱鞘囊肿。

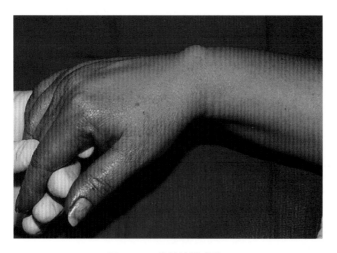

图 21.2　背侧腱鞘囊肿。

患者评估

病史和体格检查

大多数的患者都是因为腕背侧腱鞘囊肿的外观原因来就诊的。腱鞘囊肿也与疼痛有关,尤其是在腕部的背伸和用力握拳时。掌侧腱鞘囊肿可能会刺激桡动脉和正中神经以及它的手掌皮分支。隐匿型腱鞘囊肿是指那些没有明显的包块,但是伴随腕关节疼痛症状的患者。这些患者表现为非创伤性、非系统性的炎性腕痛。因为临床和放射科诊断没有病理改变的表现,通常这些患者在一段时间内没有被确诊。超声或

磁共振成像可以帮助明确诊断。一项对慢性腕关节痛患者(至少 3 个月)进行超声检查的研究发现,58% 的患者是隐匿型腱鞘囊肿引起的疼痛[11]。Westbrook 研究了患者因为腕背侧腱鞘囊肿就诊的原因,发现 38% 的人关心的是外观,28% 的人担心囊肿是恶性的,26% 的人是因为疼痛[12]。对患者的病因、自然病程和良性肿物本质的病情分析常常足以缓解患者的恐惧和对外科治疗的愿望。

在诊断腕背侧腱鞘囊肿时,必须确保肿块是真正的腱鞘囊肿。病史和体格检查等许多因素都不是决定性的。发生、进展、大小、形状、质地、有无疼痛,以及与创伤或重复性活动的联系,几乎都不能提供真正诊断的信息。然而,病史的一个信息在决定病变是否囊性方面是很有帮助的。当腱鞘囊肿和其他肿瘤变大时,只有腱鞘囊肿也会变小。不同于腱鞘囊肿,包括血管瘤,也是一段时间内逐渐长大的。但是,只有腱鞘囊肿可以在一夜之间迅速减小。在物理检查中,透照法可以鉴别诊断腱鞘囊肿和其他肿瘤。这是通过将一个小手电筒照射在病变区域上,观察光线通过它的液体传播,而实性肿瘤则阻止光的传播。

偶尔,腱鞘囊肿可能预示着潜在的病理改变,如舟月韧带损伤。病史和体格检查应该集中在最近或远期的外伤史上。通常情况下,患者的舟月韧带损伤在临床表现不明显,直到出现相关的背侧腱鞘囊肿。一项研究报道提示,19 例腕部有疼痛的腱鞘囊肿,Watson 试验阳性,但 X 线结果阴性,接受囊肿切除手术后,所有的患者都减轻了疼痛,并且有 17 例腕关节手术后的 Watson 试验转为阴性[13]。在舟月韧带背侧部分的触痛,舟骨桡偏试验阳性,或者伸指对抗试验阳性,可能提示舟月韧带的病变。此外,腱鞘囊肿可能和其他的病变有类似之处,如痛风、腱膜炎或风湿性关节炎。因此,详细地询问病史和体格检查,就可以鉴别这些诊断。

影像诊断

磁共振成像(MRI)和超声显像是最常用的成像方式,用来区分充满液体的囊肿和实质性肿物。一项用超声与磁共振成像检查隐匿型腱鞘囊肿的诊断的阳性率的对比研究发现,它们同样有效[14]。尽管如此,由于超声的实用性、快速和较低的成本,现在更倾向于

超声波技术检查。非常小的腱鞘囊肿，被称为隐匿性腱鞘囊肿，虽然具有临床意义，但很容易地被上述两种辅助检查漏诊。即使是在放射科医生的检查报告中为阴性等情况下，外科医生仍应该高度重视是否有隐匿型腱鞘囊肿。以关节镜检查作为隐匿型腱鞘囊肿的诊断标准，MRI 扫描的灵敏度仅为 83%，特异性仅为 50%[15]。

治疗

保守治疗

相对于有创操作，优先考虑无创的保守治疗，包括舒适的夹板。然而，保守治疗的结果是不可预测的，成功率从 30%~85% 不等 [7]。在腕背侧的抽吸是安全的，但是尝试吸出掌侧的腱鞘囊肿可能会对神经血管结构造成损伤，如桡动脉和掌皮神经。类固醇注射、硬化注射、多囊性穿刺等辅助措施，往往结果并没达到预期疗效，而且还有 5% 的并发症发生率[7]。

手术治疗

相对于保守治疗，手术切除仍是治疗腕中部腱鞘囊肿的传统方法。在确定囊肿蒂的位置之前，复发率与预期的比例是一样的，但现在据报道低至 1%[8]。然而，手术治疗也并非没有风险和并发症发生，包括复发、感染、神经瘤、瘢痕瘤、疤痕超敏感、术后僵硬、握力减弱和舟骨不稳定。

手术治疗的适应证包括：腕关节活动疼痛、力量减弱或活动范围受限的症状的腱鞘囊肿。接受不了外观的美容要求也是一种手术指证。但通常来说，典型的临床症状对于我们建议进行手术治疗是必要的条件。

许多患者出于美观的原因或担心包块是恶性的，要求切除囊肿。虽然在外科医生看来的手腕背侧的切口可能看起来没什么影响，但是患者的观点可能会完全不同。一项研究报道指出，在关节镜切除手术后，术后的满意率很高，尽管有 17% 的患者术前无症状，只因美观而选择了手术[6]。这说明，为那些由于手部外观而要求手术的患者提供关节镜切除囊肿是合理的。然而，手术切除包块，疤痕会取代包块。关节镜切除囊肿可以移除包块，并留下最小的疤痕。

关节镜技术

患者在手术台上取仰卧位，有菌充气止血带上臂止血（图 21.3）。上肢的止血带以远常规消毒、铺无菌巾，并将患者患肢放置于标准的腕关节牵引塔上。在牵引塔悬吊之前，在麻醉下进行腕部检查是很必要的。当患者的手臂被挂在牵引台上时，6-R 入路被作为关节镜入路通道，首先放置一个 18 号的针头，以确保入路正确。一旦针头确认位置后，切开皮肤，止血钳钝性分离，并钝性套管针进入关节囊。植入关节镜并直接在舟月韧带的纤维和膜部分的接合处找到囊肿的蒂部。经典的传统探查通道是 3-4 入路，但为防止囊肿被意外的受压或刺破，目前其不被采用。

与此相反，在掌侧腱鞘囊肿的关节镜切除术中，首选 3-4 入路，因为这可以很好地观察到桡腕韧带，通常这是掌侧囊肿的起源点。然后，应用 4-5 入路或 1-2 入路直视，通过 3-4 入路切除囊肿。当使用 1-2 入路时，应保护桡神经感觉分支及桡动脉[16]。

将 2.7mm 的关节镜插入腕背侧可以直接看到舟月韧带附近的关节囊。有时，在关节囊和舟月韧带背

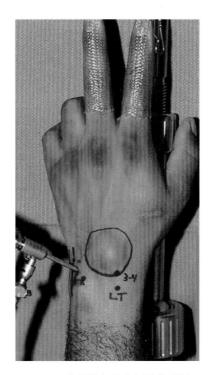

图 21.3　关节镜切除背侧腱鞘囊肿。

侧远端部分的交界附近,镜下可以看到有蒂或者无蒂的突起物进入关节腔。这种关节囊反折可以作为分隔桡腕关节和腕中关节之间屏障的一部分,而突起物则被称为囊肿蒂。更多情况下,外科医生在这个位置可能更关注于滑膜量和多余的关节囊,而并未真正注意到蒂部。

一旦观察到囊肿及蒂部,通过桡侧的 3-4 入路置入刨削器进入囊肿囊壁。这个动作按压囊肿,可能掩盖关节内囊肿蒂的存在。如果 3-4 入路很难看到,我们建议找到李斯特结节,并向远端移动大约 1cm 找到桡腕关节。上述技术可以确保找到精准的位置,使用 18 号针头刺入,止血钳钝性分离组织,然后插入套管进入关节囊。通过这个入路插入直径为 2.9 mm 的刨削器,所做的每一步努力都是为了避免刨削器进入后压迫囊肿。

尽管这个过程意味着囊肿在关节镜下被切除,但是真实情况往往不是这样。关节镜手术通过切除囊肿蒂部破坏了囊肿和腕关节之间的联系,留下了被泄气的囊肿并且不能再次膨胀起来。最终空空的囊壁将被吸收。只有当另一个囊肿产生后,才会复发(图 21.4)。

如果确定的话,切除的重点从囊肿蒂部或者多余的关节囊部位开始。这种翻滚的、多余的物质与典型的反应性滑膜增生不同。虽然它的确切意义还不清楚,但它似乎与囊肿附近的关节囊相连接。有了这个标志,外科医生可以非常自信地开始切除关节囊。如果两种结构都没有被识别,那么就从舟月韧带背侧附

近和远端关节囊反折处开始进行清创。通常情况下,囊肿在关节囊反折中走行,并与舟月韧带相通。任何时候都应该小心保持刨削器的刀锋远离舟月韧带。在最初对关节囊反折处清创时,有时可以看到黏性液体进入关节腔。继续进行清创,直至移除 1~1.5cm 的关节囊。

一个常见的错误是关节囊切除面积太小。在测量关节囊切除尺寸的时候,2.9mm 的刨削器是很有帮助的。另一个常见的错误是关节囊切除不够充分,使得与关节外空间无法连通。我们曾经建议要直接看到伸肌肌腱来验证是否完整切除关节囊,但现在认为,这并非必要,因为只要囊肿蒂部和(或)多余关节囊被切除即可。切除囊肿的囊壁是不必要的,因为当它脱离与关节腔的联系后过一段时间就会被吸收。如果囊肿特别大,需要较长吸收时间,患者可能会抱怨腕背侧的残留的突起。用止血钳通过 3-4 入路中拉出已切去顶端的囊肿壁。一些腕背侧囊肿可能有双蒂部来源,可以来自桡腕关节和腕中关节(图 21.5)。一项研究显示,74%的囊肿与腕中关节相连,因此我们总是建议通过标准的入路进行腕中关节镜检查[6]。

一些外科医生用不可吸收缝线缝合所有关节镜通道创口,但也有一些医生保持创口开放或者用免缝胶带,这样不会带来任何美容损害。开放的关节镜创口和其他关节镜一样有极少数患者形成窦道。因此,我们更愿意用一针来闭合伤口。所有患者均用一种无菌腕部辅料覆盖创口,掌侧石膏固定 1 周。然后更换氯丁橡胶或软支撑来提醒患者不要用力抓握和伸腕,

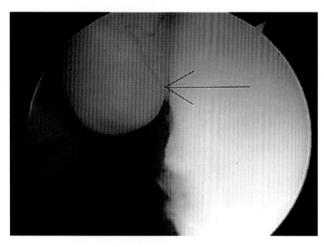

图 21.4　术中关节镜下观察囊肿蒂部(箭头)。注:舟月韧带位于照片右侧。

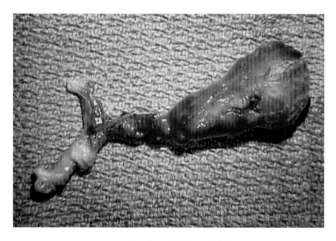

图 21.5　切除的带蒂的腱鞘囊肿。

如俯卧撑,要求患者持续佩戴 6 个星期。

关节镜技术辅助方法

关节镜下切除囊肿的一个缺点就是不能完全看见肿物,并因此不能完全切除蒂部。近期报道提供了可能帮助看到蒂部的方法。

一项在关节镜切除囊肿之前注射亚甲蓝进入腱鞘囊肿的技术被报道,目的是看到囊肿的蒂部[17]。染色剂被注入囊肿内,这样外科医生可以追溯亚甲蓝至蒂部,不论蒂部位于桡腕关节还是腕中关节。其目的是清创过程中只清除病变组织而避免不必要的组织被移除。随着医生可以更好地看到蒂部,较少的关节囊被磨除,理论上医源性的舟月不稳的发生率也降低了。该技术在患者有亚甲蓝过敏或者 G6PD 缺乏时被禁用。这些病例可以更换造影剂,如可以用蓝胭脂红替代。Yao 和 Trindade 报道,使用蓝胭脂红注射入囊肿后,关节镜下囊肿切除无复发。他们将成功归于蒂部视野的改善和蒂部被彻底切除[18]。

超声波引导下关节镜囊肿切除也有报道。Ya-mamoto 等报道了应用超声波评估囊肿大小、与周围相邻结构的关系和关节镜下切除[19]。22 例有症状的腕背侧腱鞘囊肿患者在彩超引导下进行了关节镜切除囊肿,只有 4 例在单独使用关节镜时看到了囊肿蒂部。所有 22 例囊肿蒂部均在超声下看到[19]。

结果/复发率

腱鞘囊肿复发率是评价外科切除手术是否成功的最终考核结果。实际任何报道中均认为关节镜下切除囊肿的复发率相对较低(0%~10%),明显低于开放手术切除[1,5,20,21]。开放手术复发率报道中高达 8%~40%[4,22,23]。然而,前瞻性系列对比关节镜和开放切除复发率无统计学差异(10.7%:8.7%)[4]。掌侧腱鞘囊肿开放切除也有相似复发率为 28%,并有掌侧皮神经损伤和其他不令人满意的瘢痕形成[24]。相比之下,报道中关节镜下切除复发率为 0%[17]。

并发症

尽管关节镜是入侵性最小的手术方式,它仍然会给患者带来风险。潜在的并发症和外科手术一样,包括感染,关节软骨损伤或神经血管损伤,瘢痕形成以及术后关节僵硬或慢性局部疼痛综合征。建立合适的入路并对解剖完全透彻的理解可以帮助降低这些风险,特别是当切除复发腱鞘囊肿时,瘢痕可能已经导致伸肌腱移位。2012 年,对文献中腕关节镜并发症发生率进行了系统的评估,发现有巨大差异,有 1%~20%波动[25]。大部分并发症是由于骨折同时使用了克氏针固定骨折,少数几例是与关节镜检查或囊肿切除相关。汇总所有研究结果得出并发症发生率为4.8%[25]。

结论

关节镜切除背侧、掌侧或隐匿性腱鞘囊肿是一种安全有效的手术,可替代开放性切除术。研究表明,复发率明显降低,且不会增加手术并发症的风险。在关节镜切除手术中,新技术解决了囊肿和(或)蒂部的术中视野问题。另外,关节镜切除手术也可以让外科医生检查和(或)治疗共存的关节内病变,如舟月损伤或TFCC 撕裂。

(许蕙 王彦生 译)

参考文献

1. Janzon L, Niechajev IA. Wrist ganglia. Incidence and recurrence rate after operation. Scand J Plast Reconstr Surg. 1981;15:53–6.
2. Osterman AL, Raphael J. Arthroscopic resection of dorsal ganglion of the wrist. Hand Clin. 1995;11:7–12.
3. Luchetti R, Badia A, Alfarano M, Orbay J, Indriago I, Mustapha B. Arthroscopic resection of dorsal wrist ganglia and treatment of recurrences. J Hand Surg Br. 2000;25:38–40.
4. Kang L, Akelman E, Weiss A. Arthroscopic versus open dorsal ganglion excision: a prospective, randomized comparison of rates of recurrence and of residual pain. J Hand Surg Am. 2008;33(4):471–5.
5. Rizzo M, Berger R, Steinmann S, Bishop A. Arthroscopic resection in the management of dorsal wrist ganlgions: results with a minimum 2-year follow-up period. J Hand Surg Am. 2004; 29:59–62.
6. Edwards SG, Johansen JA. Prospective outcomes and associations of wrist ganglion cysts resected arthroscopically. J Hand Surg Am. 2009;34:395–400.
7. Gude W, Morelli V. Ganglion cysts of the wrist: pathophysiology, clinical picture, and management. Curr Rev Musculoskelet Med. 2008;1:205–11.
8. Angelides AC, Wallace PF. The dorsal ganglion of the wrist: its pathogenesis, gross and microscopic anatomy, and surgical treatment. J Hand Surg Am. 1976;1:228–35.
9. Greenberg JA. Arthroscopic treatment of volar carpal ganglion cysts. In: Slutsky DJ, Nagle DJ, editors. Techniques in wrist and hand arthroscopy. Philadelphia, PA: Churchill Livingstone, Inc. (Elsevier); 2007. p. 188–90.
10. Greendyke SD, Wilson M, Shepler TR. Anterior wrist ganglia from

the scaphotrapezial joint. J Hand Surg Am. 1992;17:487–90.

11. Chen HS, Chen MY, Lee CY, et al. Ultrasonographic examination on patients with chronic wrist pain: a retrospective study. Am J Phys Med Rehabil. 2007;89(11):907–11.

12. Westbrook A, Stephen A, Oni J, Davis T. Ganglia: the patient's perception. J Hand Surg Br. 2000;25(6):566–7.

13. Hwangg JJ, Goldfarb CA, Gelberman RH, Boyer MI. The effect of dorsal carpal ganglion excision on the scaphoid shift test. J Hand Surg Br. 1999;24(1):106–8.

14. Cardinal E, Buckwalter KA, Braunstein EM, et al. Occult dorsal carpal ganglion: comparison of US and MR imaging. Radiology. 1994;193(1):259–62.

15. Goldsmith S, Yang SS. Magnetic resonance imaging in the diagnosis of occult dorsal wrist ganglions. J Hand Surg Eur. 2008; 33(5):595–9.

16. Ho PC, Lo WN, Hung LK. Resection of volar ganglion of the wrist: a new technique. J Arthroscop Relat Surg. 2003; 19(2):218–21.

17. Lee B, Sawyer G, DaSilva M. Methylene blue-enhanced arthroscopic resection of dorsal wrist ganglions. Tech Hand Up Extrem Surg. 2011;15(4):243–6.

18. Yao J, Trindade M. Color-aided visualization of dorsal wrist ganglion stalks aids in complete arthroscopic excision. Arthroscopy. 2011;27(3):425–9.

19. Yamamoto M, Kurimoto S, Okui N, et al. Sonography-guided arthroscopy for wrist ganglion. J Hand Surg Am. 2012; 37:1411–5.

20. Ho PC, Griffiths J, Lo WN, Yen CH, Hung LK. Current treatment of ganglion at the wrist. Hand Surg. 2001;6:49–58.

21. Mathoulin C, Hoyos A, Pelaez J. Arthroscopic resection of wrist ganglia. Hand Surg. 2004;9:159–64.

22. Thronburg LE. Ganglions of the hand and wrist. J Am Acad Orthop Surg. 1999;7:231–8.

23. Clay NR, Clement DA. The treatment of dorsal wrist ganglia by radical excision. J Hand Surg Br. 1998;13:187–91.

24. Jacobs LG, Govaers KJ. The volar wrist ganglion: just a simple cyst? J Hand Surg Br. 1990;15:342–6.

25. Ahsan ZS, Yao J. Complications of wrist arthroscopy. Arthroscopy. 2012;28(6):855–9.

第22章

腕关节镜治疗腕关节掌侧腱鞘囊肿

Nicole Badur，Riccardo Luchetti，Andrea Atzei

简介

腱鞘囊肿是手部最常见的软组织肿瘤[1]，呈单房或者多房，与腕关节或者腱鞘密切联系。目前，普遍认为，掌侧和背侧腱鞘囊肿具有相似的旁路机制，均源自腕关节周围关节囊和肌腱韧带结构的黏液样退变[2,3]。掌侧腱鞘囊肿是腕部第二大最常见肿块，通常按照囊肿蒂部所处部位的频率高低依次为桡舟、舟/月间隙、舟骨与大多角骨之间关节间隙、掌骨与大多角骨之间关节间隙[4]。囊肿通常出现在桡侧腕屈肌腱和拇长屈肌腱之间。微观角度来说，囊肿通过弯曲的腔与真正的关节处蒂部相连接[5]。传统开放手术过程当中和关节镜手术发现85%的掌侧腱鞘囊肿通向桡舟关节。相对而言，还有部分没通向桡舟关节，被假设为单向阀门机制所导致[6]。

通常来说，腱鞘囊肿是良性的，具有比较容易被

Electronic supplementary material: Supplementary material is available in the online version of this chapter at 10.1007/978-1-4614-1596-1_22. Videos can also be accessed at http://www.springerimages.com/videos/978-1-4614-1595-4.

C.H. Fernandes, M.D.
Department of Orthopedic Surgery, Universidade Federal de São Paulo, São Paulo, São Paulo, Brazil

C.D.O. Miranda, M.D. (✉)
Department of Hand Surgery, Hand Surgery Institute Salvador, Av Juracy Magalhaes Jr 2096, Centro Medico Alianca Sala 402, Salvador, Bahia 41940060, Brazil
e-mail: cesarortopedia@gmail.com

辨认的特征，也容易被诊断。

在过去的20年，由于腕关节镜在腕关节疾病治疗过程中发挥了重要的诊断作用，腕关节镜取得了很大的进步。关节镜能够发现和评估开放手术不能观察到的关节内结构及病损。关节镜具有更小创伤和更低的并发症，电视直接监控手术开始成了关节内疾病诊断和治疗的金标准。

约20年前，Osterman和Raphael[7]两位作者描述了背侧腱鞘囊肿的腕关节镜治疗技术。在最开始，大家对于这种治疗方法持有怀疑态度。如今，腕关节镜技术治疗背侧腱鞘囊肿成了常规手术。最近数年，腕关节镜治疗掌侧腱鞘囊肿越来越被人所接受。

临床表现

最常见来就诊的原因是大拇指下方腕关节皮纹处的肿块。部分患者关注潜在的恶变可能性。通常临床症状包括腕关节疼痛、活动变差或者触及肿块，活动范围下降，握力下降。

有时候肿块大小会随着时间而有变化，通常来说是1~2cm。囊肿表面的皮肤不会出现红肿或者红斑（图22.1）。有时候囊肿压迫尺神经或者正中神经以及它们的分支会出现麻木感[8]。肿块本身是可压缩的。肿块呈"橡皮样"，可轻度移动。通常肿块所在部位的透光性会进一步证实囊肿内充满液体。

常规腕关节X线检查有助于排除事先存在的骨

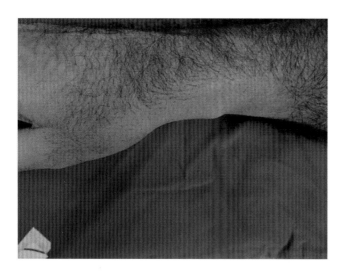

图 22.1　掌侧囊肿皮肤外观。

组织病损。B 超检查有助于确定诊断及囊肿定位(图 22.2)。

　　磁共振检查有助于腕关节软组织肿块的辨别。尺侧腱鞘囊肿与三角纤维韧带复合体撕裂有关联。磁共振在某种程度上有助于定位囊肿蒂部,辨别其他损伤,以及诊断其他不容易被发现的囊肿。

文献回顾

　　目前真正的高质量腕关节镜研究匮乏,亟待更多的能够更好预测临床结果的腕关节镜研究[9]。

　　我们回顾了 2001-2012 年公开发表的腕关节掌侧囊肿的关节镜治疗文献(表 22.1)。除了一个对比开放性手术与关节镜的前瞻性随机研究外,其他都是证据为等级四级的研究[10-17]。

　　总共 232 个腕关节进行了腕关节镜的手术治疗。

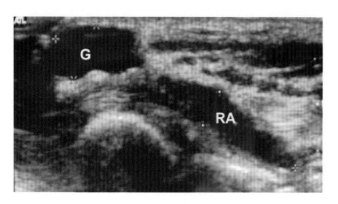

图 22.2　掌侧囊肿的超声表现。

　　所有的作者均运用 Ho 等报道的手术方法[18,19]。其中有一位作者应用了经囊肿腔病损部位入路[13]。

　　据 8 篇文献统计患者平均发病年龄是 40~45 岁。以女性好发,男:女比例为 1:3。9 篇文献中随访时间从 12~56 个月,平均随访时间为 23.82 个月。

　　总共 14 例复发,复发率为 0%~20%,平均复发率为 6.03%。

　　总共 16 个并发症(6.89%)。其中 6 个腕关节与囊肿无关的并发症[18,19],3 例掌侧血肿[20-21]。2 篇文章报道部分正中神经损伤[11,21],2 例桡动脉分支损伤[10,11]和桡神经浅支皮神经损伤[10,13,19]。Osterman(65 届美国手外科年会)和 Langner[14]报道,没有任何并发症,也没有任何腕关节活动度丢失。

　　Rocchi[10]在 5 例腕中关节囊肿患者的研究中发现,腕中关节囊肿复发率比桡腕关节囊肿更高一点。

　　近来,Langner 报道,腕关节掌侧囊肿疼痛和尺腕应力试验阳性均与 TFCC 异常密切相关[14]。

治疗

适应证和禁忌证

　　尽管掌侧腕关节腱鞘是关节退变的自然产物,一段时间后,外科手术切除也是需要的。外科手术和非外科手术治疗均是可行的。最近,3 个独立研究应用囊肿抽吸加强法治疗囊肿较以往提升了治疗成功率,然而,可预见的复发率超过 40%。最可靠的治疗方法还是外科手术切除[22]。

　　文献报道证明了开放手术具有较低复发率的观念正在受到挑战。原则上,完全切除囊肿基底部可以解除复发的问题。那些复发的病例归因于囊肿蒂部的切除不完全,对于掌侧囊肿,由于解剖的复杂性,复发率会更大一些。并发症风险也很常见,有些报道中达 20%以上[16,17]。原因包括靠近桡动脉掌侧分支浅支、桡神经浅支终未支、正中神经掌侧皮神经分支[10,11]。关节镜手术治疗腕关节掌侧囊肿的禁忌证包括如下:腕关节创伤畸形、关节僵硬、特殊部位的囊肿,如舟骨-大多角骨-小多角骨关节、桡侧腕屈肌腱、腕关节严重不稳定退变性疾病。

表 22.1 腕关节镜切除掌侧囊肿的复发率和相关并发症

	作者	题目	年代（年）	研究类型	证据（个）	手术腕关节量（个）	平均年龄（年）	性别	随访时间（月）	复发率（%）	并发症
1	Ho 等	腕关节囊肿当代治疗	2001	病例报道	4	6	38		16.4	0	1例
2	Mathoulin	腕关节囊肿镜下切除	2004	病例报道	4	32	46	27女，5男	26	0	1例
3	Rocchi	腕掌侧囊肿切除评估	2005	病例报道	4	7	–	–	18	0	1例
4	Ho 等	腕掌侧关节镜切除	2006	病例报道	4	21	48.5	11女，10男	56	2	5例
5	Mathoulin	腕关节镜治疗经验	2006	病例报道	4	66	42	53女，13男	32	0	2例
6	Rocchi	腕关节囊肿镜下治疗	2006	病例报道	4	17	–	–	15	1	1例
7	Rocchi	腕关节囊肿前瞻治疗	2008	随机前瞻	1	25	37	18女，7男	24	3	1例
8	Rhyou	镜下切除腕掌侧囊肿	2010	病例报道	4	9	43	7女，2男	15	0	1例
9	chen 等	经腕囊肿镜下治疗	2010	病例报道	4	3	30	3女	–	–	1例
10	Ostermann	腕掌侧囊肿镜下治疗	2010	病例报道	4	26	37	–	–	4	0
11	Langner	腕囊肿与tfcc损伤的关系	2012	病例报道	4	20	40	–	12	4	0

关节镜技巧

由于桡骨远端掌侧倾斜,桡腕关节掌侧关节囊和韧带相对背侧来说更加有利关节镜器械进入。关节镜下囊肿切除手术具有如下优势:避免广泛切除、伤疤、潜在的结构损伤。与传统开放手术还有其他优势,手术后疼痛时间的缩短、恢复到正常功能的时间缩短[11]。

腕关节镜手术治疗掌侧囊肿在 2001 年[23]被 Ho 等作者所介绍[9]。直到 2003 年 Ho 才详细描述了相关技术细节[18]。

有些外科医师使用局部阻滞麻醉,但是一般来说,我们使用入路和关节内局部麻醉加上镇静药物,仰卧位手术。

止血带应用于上臂,橡皮驱血带驱血后充气止血。

上臂固定在上臂专用桌上,肘关节弯曲 90°应用一次性双层指套牵引第 2 指和第 4 指或第 2 指和第 3 指垂直牵引腕关节。

入路通过触摸和标志来确认。桡腕关节常规入路为 3-4 入路、4-5 入路,关节镜置于 1-2 入路(图 22.3)。

应用 25mm×7mm 注射器针头,通过 3-4 入路注入 5mL 生理盐水来充盈扩张桡腕关节。然后,所有的手术操作过程中我们均应用 40mm×8mm 注射器针头在 6-U 入路作为出水口。

在入路皮肤处做一短的切口,应用组织钳钝性分离刺破关节囊。这种操作符合关节外部的局部麻醉特征。这种操作在 1-2 入路建立的时候也能避免桡动脉和桡神经的损伤(图 22.4)。

我们使用 2.4mm 30°镜头,生理盐水持续性泵入扩张关节。

3-4 入路可以给予较好的视野。通过 3-4 入路,可以很好地观察到桡腕关节掌侧韧带解剖结构,这些韧带结构通常是囊肿的根部所在部。通常,异常的滑膜和关节囊分布在这些韧带之间的空隙,如桡舟头韧带(RSC)和长桡月韧带(LRL)之间或者长桡月韧带和短桡月韧带(SRL)之间[24](图 22.5)。

尽管 1-2 入路有损伤桡动脉和桡神经感觉支的较高风险,但是也是最好的关节镜器械入路[12,21]。

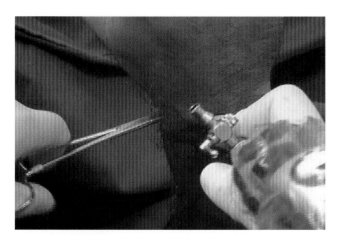

图 22.4　2.7mm 关节镜置于 3-4 入路,血管钳通过 1-2 入路钝性分离到关节腔。

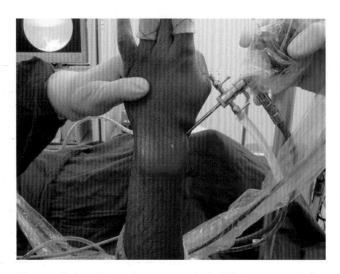

图 22.3　关节镜常规入路为 3-4、4-5 入路,关节镜置于 1-2 入路。

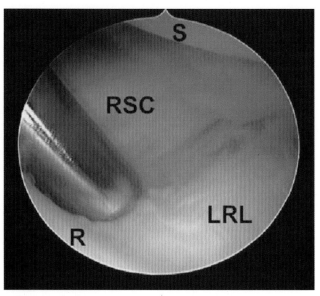

图 22.5　镜下腕关节内部韧带解剖,桡舟头韧带(RSC)与长桡月韧带(LRL)之间切除囊肿。

2~2.9mm 关节镜刨削器通过 1-2 入路刨削上述这些区域滑膜,然而,囊肿本身或者囊肿根部在大多数情况下是不能被发现的。当在这种情况下,用手指在外面轻柔地触压囊肿(图 22.6),这样可以看到囊肿表面关节内滑膜和关节囊在关节内突出部分。刨削器刨削囊肿突出关节内时,韧带之间的空隙区域有约 1cm 滑膜或者关节囊即可。不需要应用太大吸引可以避免因为水泡形成而不能看到黏液样液体进入桡腕关节(图 22.7)。必须小心的是,刨削器不要伸入到腕关节前方,这样才能避免损伤前方的重要解剖结构。我们不会要求把囊肿壁打干净或者刨削超过能够足够引流囊肿黏液样液体的豁口。手术后,在桡舟头韧带和长桡月韧带之间或者长桡月韧带和短桡月韧带之间会有一块小的关节囊缺损,确保拇长屈肌腱能够看到,应用刨削器的时候确保拇长屈肌腱不会损伤(图 22.8)。

有时候我们可以发现黏液样液体会通过入路渗透出来到皮肤(图 22.9)。

刨削刀也用来修整关节囊损伤、舟月韧带部分损伤、月三角韧带、掌侧桡舟头韧带和三角纤维韧带复合体(TFCC)。

源自腕关节远端关节囊折痕的囊肿很有可能来自舟骨–大多角–小多角骨之间(STT)或者腕中关节其他解剖结构(图 22.10)。在这些情况下,应用于大拇指套的额外牵引。两个额外的入路需要应用。中桡侧入路(RMC),在 3–4 入路远端 1cm,与第三掌骨边缘在一条直线上。第二个入路为 STT 入路,位于拇长伸肌

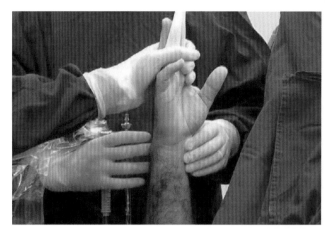

图 22.6 手术过程中触摸囊肿有助定位和确定刨削刀清理区域。

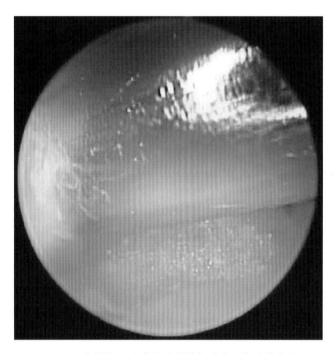

图 22.7 关节镜显示囊肿黏液样物质进入桡腕关节腔。

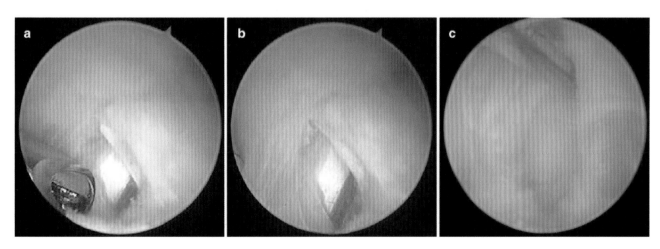

图 22.8 清理韧带间隙后拇长屈肌腱不同角度视野。图 a、b、c 拇长屈肌完好无损。

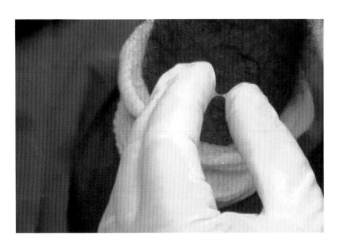

图22.9　黏液样物质通过手术入路渗透出来。

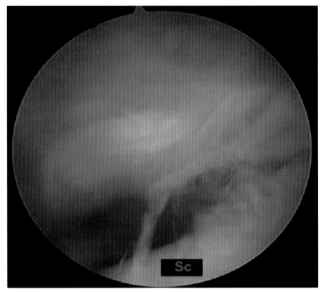

图22.11　镜下显露舟骨-大多角-小多角骨(STT)间隙。

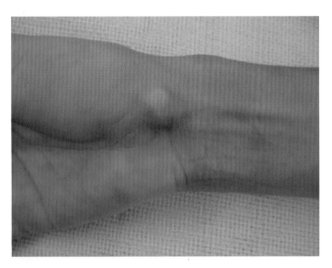

图22.10　掌侧皮肤皱褶处囊肿可能来自舟骨-大多角-小多角骨(STT)或者腕中关节其他解剖结构。

腱尺侧、远侧舟骨关节面空隙处(图22.11)。囊肿切除由于空间狭小很难完成。大部分作者认为,STT关节处的囊肿不能经受关节镜的挤压[10,21]。

2012年,Yamamoto报道了超声辅助关节镜。应用这种技术,他们能够确认囊肿、血管、神经和肌腱,刨削刀能够确定引导损伤处进行处理。这种技术的优点是可以避免血管、神经、肌腱损伤。不幸的是,他们没有报道他们的具体病例数量和是否会导致更加少的并发症[25]。

Chen等[13]作者报道了一种经囊肿入路的掌侧囊肿切除术。在3-4入路利用关节镜光源的引导在囊肿的正上方做一个额外的经囊肿穿刺入路,利用这个经囊肿入路送入滑膜刨削刀。尽量利用刨削刀清除残留

的囊肿组织及与囊肿相连的蒂部。我们的观点认为,因为靠近正中神经和桡动脉,这是非常危险的操作。

在结束所有操作之前,止血带必须放气以检查可能的潜在血管损伤。

在手术操作过程中,如果镜下发现有三角纤维韧带复合体(TFCC)损伤,应当根据palm分型方法分型[26],同时根据分型进行相关的处理,具体处理方法请参考本书中专门讨论TFCC的章节。

手术操作完成后,入路缝合一针即可,腕关节绷带包扎保护。患者在疼痛允许的范围内活动腕关节,一周内拆线。体育和重体力活动在3个月内不允许。

我们的经验

在2007—2012年期间,我们进行了31次关节镜下腕掌侧腱鞘囊肿切除术。女性23例,男性8例,平均年龄为38岁。其中两名患者患有掌侧月骨骨内腱鞘囊肿。在这些情况下,我们还使用了桡掌侧桡腕关节入路。

如并发症,我们观察到1例患者桡神经浅支暂时性感觉异常,并伴有自发性消退,2例掌侧血肿,1例复发。术后采用Allen试验,未观察到手部血液循环障碍。

1名患者通过超声检查证实为掌侧桡腕腱鞘囊肿中,但由于肿块是脂肪瘤,手术改为开放性手术。

由于靠近桡动脉,我们从来不应用经囊肿进入关节腔内来确认韧带之间的空隙。

我们通过3-4入路插入镜头来检查囊肿蒂部。然而,在利用刨削刀清理桡舟头韧带(RSC)与长桡月韧带(LRL)之间的滑膜时,我们需要将镜头通过4-5入路进入,3-4入路用来送入滑膜切除器操作器械。当我们利用3-4入路和4-5入路不能去除囊肿的时候,才建立1-2入路。

由于1-2入路靠近3-4入路,在这两个入路进行镜头和刨削刀的三角操作存在实际困难。

有时候我们从3-4入路导入弯血管钳掌侧关节囊缺损处,血管钳撑开就可以看到黏液样液体进入桡腕关节内。

在所有操作完成时,滑膜碎块被搜集起来送组织学检测证实囊肿的切除。

手术后康复

手术完毕后,入路伤口只需缝合一针,绷带包扎用来保护腕关节。

患者在疼痛允许的情况下,建议合理活动腕关节。1~2周内拆除缝合线。如果出现肿胀和僵硬,应进行康复训练。2个月避免重体力活动。

并发症

腕关节镜是一种有较低并发症的安全操作。主要并发症是复发。根据文献报道[27],其他并发症,包括关节僵硬、软骨损伤、热烧伤、反射性交感神经营养不良、感染、肌腱、神经和血管损伤。

(魏利成　译)

参考文献

1. Nelson CL, Sawmiller S, Phalen GS. Ganglions of the wrist and hand. J Bone Joint Surg. 1972;54(7):1459–64.
2. Angelides AC. Ganglions of the hand and wrist. In: Green DP, Hotchkiss RN, Pederson WC, editors. Green's operative hand surgery. 4th ed. New York: Churchill Livingstone; 1999. p. 2171–83.
3. Watson HK, Rogers WD, Ashmead IV D. Reevaluation of the cause of the wrist ganglion. J Hand Surg Am. 1989;14:812–7.
4. Greendyke SD, Wilson M, Shepler TR. Anterior wrist ganglia from the scaphotrapezial joint. J Hand Surg Am. 1992;17(3):487–90.
5. Tophoj K, Henriques U. Ganglion of the wrist—a structure developed from the joint. Acta Orthop Scand. 1971;42(3):244–50.
6. Andren L, Eiken O. Arthrographic studies of wrist ganglions. J Bone Joint Surg Am. 1971;53(2):299–302.
7. Osterman AL, Raphael J. Arthroscopic resection of dorsal ganglion of the wrist. Hand Clin. 1995;11:7–12.
8. Thornburg LE. Ganglions of the hand and wrist. J Am Acad Orthop Surg. 1999;7(4):231–8.
9. Fernandes CH, Meirelles LM, Raduan Neto J, Santos JBG, Faloppa F, Albertoni WM. Characteristics of global publications about wrist arthroscopy: a bibliometric analysis. Hand Surg. 2012;17(3):311–5.
10. Rocchi L, Canal R, Pelaez J, et al. Results and complications in dorsal and volar wrist ganglia arthroscopic resection. Hand Surg. 2006;11:21–61.
11. Rocchi L, Canal A, Fanfani F, Catalano F. Articular ganglia of the volar aspect of the wrist: arthroscopic resection compared with open excision. A prospective randomised study. Scand J Plast Reconstr Surg Hand Surg. 2008;42:253–9.
12. Rhyou I, Kim HJ, Suh BG, Chung C, Kim KC. Arthroscopic resection of volar ganglion of the wrist joint. J Korean Soc Surg Hand. 2010;15(3):136–42.
13. Chen ACY, Lee WC, Hsu KY, Chan YS, Yuan LJ, Chang CH. Arthroscopic ganglionectomy through an intrafocal cystic portal for wrist ganglia. Arthroscopy. 2010;26(5):617–22.
14. Langner I, Krueger PC, Merk HR, Ekkernkamp A, Zach A. Ganglions of the wrist and associated triangular fibrocartilage lesions: a prospective study in arthroscopically-treated patients. J Hand Surg Am. 2012;37:1561–7.
15. Rosson JW, Walker G. The natural history of ganglia in children. J Bone Joint Surg. 1989;71(4):707–8.
16. Jacobs LGH, Govaers KHM. The volar wrist ganglion: just a simple cyst? J Hand Surg Br. 1990;15(3):342–6.
17. Dias J, Buch K. Palmar wrist ganglion: does intervention improve outcome? A prospective study of natural history and patient reported treatment outcomes. J Hand Surg Br. 2003;28:172–6.
18. Ho PC, Lo WN, Hung LK. Arthroscopic resection of volar ganglion of the wrist: a new technique. Arthroscopy. 2003;19(2):218–22.
19. Ho PC, Law BKY, Hung LK. Arthroscopic volar wrist ganglionectomy. Chir Main. 2006;25:221–30.
20. Mathoulin C, Hoyos A, Pelaez J. Arthroscopic resection of wrist ganglia. Hand Surg. 2004;9(2):159–64.
21. Mathoulin C, Massarella M. Therapeutic interest of wrist arthroscopy about 1000 cases. Chir Main. 2006;25:145–60.
22. Chung KC, Peter M. Murray. Hand surgery update V. American Society for Surgery of the Hand; 2011. p. 791.
23. Ho PC, Griffiths J, Lo WN, Yen CH, Hung LK. Current treatment of ganglion of the wrist. Hand Surg. 2001;6(1):49–58.
24. Mathoulin C. Resection of volar ganglia. In: Geissler WB, editor. Wrist arthroscopy. New York: Springer. 2005;215:182–84.
25. Yamamoto M, Kurimoto S, Okui N, Tatebe M, Shinohara T, Hirata H. Sonography-assisted arthroscopic resection of volar wrist ganglia: a new technique. Arthrosc Tech. 2012;1(1):31–5.
26. Palmer AK. Triangular fibrocartilage complex lesions: a classification. J Hand Surg Am. 1989;14:594–606.
27. Scott W. Wolfe, William C. Pederson, Robert N. Hotchkiss, Scott H. Kozin. Wrist arthroscopy. Green's operative hand surgery. Churchill Livingstone; 6th edn. (October 11, 2010) p. 738–39.

第23章

干关节镜及其应用

Francisco del Piñal

简介

传统的腕关节镜都需要使用关节内灌注液扩大关节间隙来创造一个操作空间（"湿"关节镜）。然而，这种方法也有其不足。灌洗液可浸润入组织，从管道中流出，甚至可导致骨筋膜室综合征等严重并发症。术中灌洗液可使解剖层面难以分辨，而这大大阻碍了关节镜探查术后其他手术操作的展开。最后，由于大量的渗液会持续影响术野，使用灌洗液使得关节镜手术难以与其他半切开手术[如关节内截骨术、三角纤维软骨（TFC）止点修复等]共同进行。

反观人体其他部位的"内镜"，如腹腔镜及胸腔镜并不使用水来维持术野，我们意识到通过牵引手指即可使关节间隙充分扩大，所以并不是必须使用水来维持术野。实际上，如果关节内没有水（"干"关节镜），上述被提及的问题都可得到解决，而且不需改善视野质量[1]。使用"干"关节镜可使用较大的内镜/小切口作为大的器械进入或大骨片取出的通道，而无须担心灌洗液流出。因此，可以轻松开展开放或半开放关节镜辅助操作。最后，关节镜探查术后各个组织形态位置没有改变，因此，可以在关节镜术后立刻进行传统切开手术，并且没有关节囊内灌注液外溢（图23.1）。

此外，不使用灌注液，可导致由于关节内组织碎屑、血液、组织溅射至镜头上所致的视野变差，从而可继发产生一系列新的问题。这可导致初学者在遇到这些问题时选择放弃，但与学习曲线上出现的这些问题相比，使用干关节镜的优点十分值得这些付出。接下来我们将对顺利完成干关节镜手术的技术要点进行细致讲解。

手术技术

除了不使用水来创造及维持术野外，"干"关节镜技术与标准的关节镜技术（"湿"关节镜）类似。正如之前所说，该技术的主要不足在于，如果术者无法在探查过程中清除黏附在镜头上的血和碎屑，手术将极难进行，甚至放弃干关节镜技术。

从直觉上讲，我们认为可以用取下镜头，湿海绵擦拭镜片来获得清晰的视野。尽管这个方法很有效，但在本章节所描述的骨折或其他复杂手术中，由于血和碎屑很多，擦拭工作会重复特别多次，因而该方法显得颇为耗时。基于我们1000多例的干关节镜手术经验，以及更重要的观察实验室以及手术中遇到相同问题的医生如何努力尝试解决这一问题，作者推荐以下手术技巧，这些技巧对于手术的顺利进行十分重要，并且其中一部分内容在我们先前出版的文献中已有所描述，这里给出的是改进后的版本[1,2]：

• 关节镜鞘阀门应时刻保持开放，从而使关节内气体能顺利进行循环。否则，要么刨削器的吸引装置无法顺利工作，要么关节囊由于吸引器负压而向内塌陷，影响术野。这一点十分重要，一定要做好最充分的

F. del Piñal, M.D. (✉)
Unit of Hand-Wrist and Plastic Surgery, Private Practice and Hospital Mutua Montañesa, Paseo de Pereda 20-1, 39004 Santander, Spain
e-mail: drpinal@drpinal.com; pacopinal@gmail.com

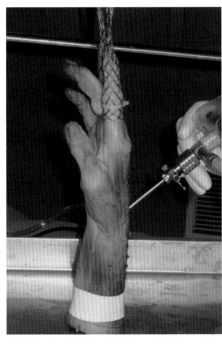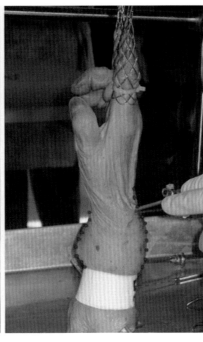

图 23.1 右图为湿关节镜进行灌注 1 小时后导致的腕部畸形,左图为干关节镜下进行同样时间手术后腕关节情况(照片摄于 Strasbourg 尸体教学课程中,两侧照片为不同操作班学员同时使用不同技术进行操作)。(Copyright Dr. Francisco del Piñal,2010)

准备(图 23.2)。

• 吸引器的使用对于清理术野十分重要,但矛盾的是,吸引有时也可使关节内容物(碎屑、血液,或残存的生理盐水)搅在一起并黏附在镜头上,从而影响术野。这一点十分重要,因此,只有需要进行吸引时才可打开刨削器或磨钻的吸引装置。在不使用的情况下,应关闭吸引器电源。总的来说,应保持关节镜鞘阀门持续开放,而吸引器电源应只在需要时才打开。

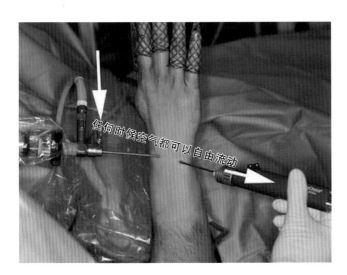

图 23.2 镜头的阀门应保持持续开放,保证内外空气循环通畅。(Reprinted from del Piñal F. Dry arthros-copy of the wrist: its role in the management of articular distal radius fractures. Scand J Surg 2008;97:298－304. With permission from Sage Publications)

• 当使用磨钻或骨刀时,应避免距离镜头太近,以防飞溅的碎屑影响术野。可以用旁边的组织(如关节囊、脂肪等)轻柔地擦拭镜头以去除沾染的小碎屑。

• 如果需要建立清晰的术野来观察间隙或者台阶,我们过去推荐使用神经外科的小垫片来蘸干关节[1]。然而,我们现在很少使用这一方法,而是更常使用 5~10mL 注射器装满盐水连接至镜头的阀门处,然后使用刨削器吸水,使血及碎屑随水流出。因为刨削器的负压能将盐水吸入关节腔内,从而防止盐水从入口溢出,所以注射器无需加压注射(图 23.3)。一旦冲洗液被吸干,移除注射器,刨削器的负压足够将关节腔内液体吸干,使外科医生能继续进行手术。因为这一操作比在积血的关节内努力寻找及使用小垫片蘸干关节腔要快得多,所以如有必要,整个手术过程中均应重复此操作。

• 如果刨削器、磨钻或其他器械的负压吸引机器被吸出的碎屑堵塞,则需要卸除负压吸引器并冲洗滑膜清扫器来去除碎屑,这就会浪费大量的时间。所以应该定期由器械护士从另外一个盆里抽取盐水,或者由外科医生通过关节灌洗来清洗管道,从而尽全力避免上述情况发生。某些术式,如腕中关节融合术、关节镜下近排腕骨切除术等,术中使用刨削器或磨钻时间过长可使器械本身过热,继发产生局部烧伤,在这些术式中,也应常规进行定期关节灌洗。

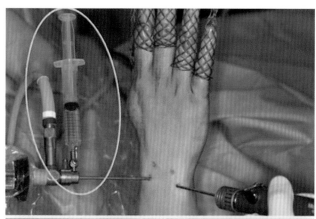

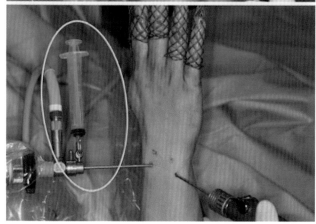

图 23.3　用于清洗关节腔及血液的方法。应当注意的是刨削器本身产生的负压足以将盐水吸出而无外渗。(Reprinted from del Piñal F. Dry arthroscopy of the wrist;its role in the management of articular distal radius fractures. Scand J Surg 2008;97:298–304. With permission from Sage Publications)

• 最后，必须意识到大多数时间内，术野永远不可能完全清晰，但这种术野已经足够让我们安全地完成操作。在不需要情况下，还保持术野完全干燥是毫无必要的，也会浪费大量宝贵时间，而我们主要是依靠上述的灌洗–吸引方法来清理术野。手术技术可以总结为以下三大要点：

- 镜头的阀门应始终开放。
- 吸引器应仅在必要时打开。
- 如有需要，灌洗关节腔来去除碎屑及血液。

禁忌证

如果使用射频、激光等，由于在干燥情况下其热量无法分散，使软骨大面积损伤的可能性提高。因此禁止使用干关节镜技术。而想同时使用两种技术的解决办法十分简单，只需要在使用上述器械的时候转为"湿"关节镜即可。"射频步骤"结束后，停止输入盐水，让空气进入关节腔。腔内剩余的液体由刨削器吸干，之后手术继续在"干"的状态下进行。在一些特殊情况下，如感染性关节炎，需要持续水流冲洗，此时干关节镜与常规关节镜技术相比无明显优势，因此不推荐使用。

对于那些有发生骨筋膜室综合征的风险的患者，特别是发生严重骨折的患者，曾禁忌使用关节镜，但是此类患者可以安全地进行干关节镜手术操作。此外，只要能进行镜下清创并在手术最后对关节腔充分清洗，开放伤口也不是干关节镜的禁忌证。

许多外科医生关注的一点是，镜头在关节腔内造成烧伤的危险。由于镜头从未热到足以烧伤的程度，到目前为止，我们的手术过程中从未发生这一情况。然而，需要注意的是，我们手术中发生过背侧皮肤及通道内由刨削器及磨钻造成的小的接触性烧伤。这些器械自身的旋转结构决定了长时间使用后会因为自身的摩擦产生热量。但这一点也可以通过使用盐水冲洗关节腔冷却刨削器来轻松解决，同时这一操作还能改善术野。

临床应用

因为作者并不认为一定要使用射频，所以在他们所有的关节镜探查术中都是用干关节镜技术。桡骨远端骨折、桡骨远端畸形愈合、月骨周围骨折及月骨周围脱位这四种常见疾病，是否使用干关节镜效果差别很大。

桡骨远端骨折

尽管有很多设计良好的 1 级研究支持对累及关节的桡骨远端骨折使用关节镜治疗，但目前在手外科界仍有阻力承认这一点。其原因之一归因于(极小的)发生骨筋膜室综合征的危险，而更多则是由于使用湿关节镜后造成的软组织肿胀，导致切开手术部分难以处理。尽管第二个原因的确存在，其阻碍关节镜技术使用的真正原因则是本身使用关节镜技术的难度较高。并且越是严重的粉碎性骨折越是如此，而严重的粉碎性骨折反而是关节镜辅助复位手术的良好指证

[6]。在腕关节镜手术领域没有其他任何一个疾病能像腕部关节内骨折一样，是否使用干关节镜对于手术过程能造成如此大的不同。干关节镜技术能够将关节镜及切开手术顺利地结合起来，同时还能观察软骨复位情况以及评估韧带及 TFC 损伤情况。

除了某些特殊的骨折（如桡骨茎突骨折，一般选择茎突处横行切口置入空心钉进行固定），目前我们基本上采用的是关节镜与掌侧锁定接骨板结合的技术。对于典型的三部分或四部分骨折，选择从桡侧屈腕肌腱（FCR）及桡动脉之间作为入路。在使用传统方法进行初步复位后，在掌侧仅用一枚螺钉通过接骨板上椭圆形孔固定骨折近侧的桡骨干。以解剖型接骨板为模板，将关节骨块复位到理想位置，一旦透视确定碎骨块复位至"最好"的位置，即用克氏针通过接骨板横行部分的附属针孔对骨块进行固定。应明确一点，此时暂不进行最终固定（使用螺钉或螺栓），因为最终固定后无法再进行改动。

使用能在无菌条件下使用并在透视时可简单拆卸的悬吊系统将患手悬吊，手指向天花板[10]。使用 7~10kg 的牵引力。在 Lister 结节远端做一小的横行切口。用小蚊式钳扩大入路，然后将镜头（2.7mm，30°）向尺侧方向进入入路。如果关节肿胀，则很难建立 6-R 入路，其很大一部分原因是 TFC 可能从尺侧自尺骨头凹部位撕脱，像盖子一样挡住桡腕关节间隙使镜头无法进入。这种情况下，作者使用止血钳紧贴 ECU 桡侧及三角骨近端，向桡侧盲插入关节建立入路，而非直视下建立入路。

使用刨削器通过 6-R 入路将血液及碎屑吸出。不断冲洗清创直至关节完全清洁。一旦确认需要进行操作的结构，镜头即换至 6-R 入路直至完成全部固定。在这一入路中，镜头可稳定地放在尺骨头上，并且不会影响固定操作及已经复位好的骨块（图 23.4）。

比较简单的情形是只有一块骨块未复位，此时可以撤出临时固定住该骨块的克氏针，使骨块游离，然后使用肩、膝关节镜的探钩经 3-4 入路将塌陷的骨块翘起复位（图 23.5）。

位于关节边缘的骨块骨块容易受到牵引的作用，因此通常都高于正常关节面。复位这些骨块时，术者使用探钩或另一个 Freer 小骨膜起子压住骨块，同时让助手减轻牵引，即可很容易地使这些骨块复位。一旦骨块复位，使用尖头骨钳临时维持复位，并通过接骨板上的克氏针稳定相对应的骨块。游离的骨软骨碎块极不稳定，复位时很容易塌陷至干骺端缺损处。为避免这一情况发生，我们设计了一种可以支撑这些骨块的方法。将接骨板最远排的螺钉孔内置入无螺纹的螺栓托住游离骨块，保持该游离骨块稍稍过度复位。然后，用 Freer 小骨膜起子将其压平，或松开牵引，通过远侧的腕骨将其压平。抓钳能很好地抓持复位有扭转或严重移位的骨块[7]。

在关节镜的监视下，另一手术医生在掌侧从某几个关键孔位置入螺栓，稳定关节面骨块，用探钩在镜下检查稳定性。由于屈肌腱处于张力状态下会阻挡接骨板的视野，此步骤可能会比较困难。减少牵引力量放松肌腱，用 Farabeuf 拉钩向尺侧牵开肌腱，可有助

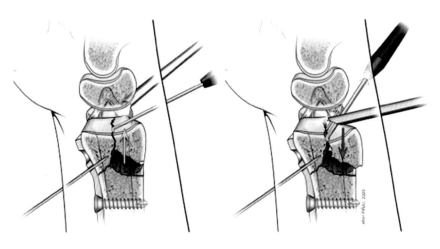

6-R 入路　　　　　3-4 入路

图 23.4　左图为由 6-R 入路进入镜头，可将其放置在尺骨头上，这样可保持镜头稳定，并避免干扰复位。右图为 3-4 入路放入镜头，可见这样会无法避免镜头不稳定及影响复位操作空间的情况出现（黄色及红色箭头）。(Copyright Dr. Piñal, 2009)

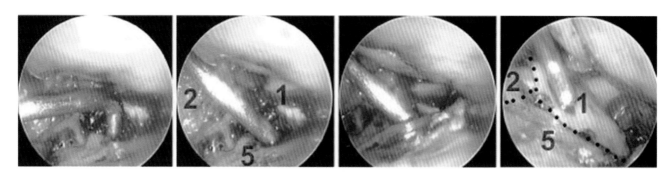

图 23.5　在舟骨陷窝内复位塌陷骨块。从左至右：肩关节探钩测量台阶(3mm)，勾住塌陷骨块，撬起并将其与其余关节平面对齐。镜头在 6-R 入路位置，在右腕中可向桡侧观察。1，舟骨陷窝的掌侧缘；2，背侧缘；5，舟骨陷窝。(Copyright Dr. Piñal, 2009)

于手术的进行。一旦镜下检查确定主要的关节骨块稳定，将患手平放于手术台上，这个姿势可以更快更好地拧牢螺钉(图 23.6)。

只有在粉碎最严重的情况下，会出现术中透视后发现仍有几个骨块未能完全复位的情况。此时，如果撤出所有的克氏针，还试图保持所有骨块处于复位状态，是十分困难的。我们建议一步一步完成所有步骤，可以首先从桡骨尺侧开始，逐渐向桡侧方向撤出克氏针。这个过程与处理单一骨块骨折的机理类似：撤出相对应的克氏针，骨折块复位，再推进克氏针固定，一步一步将其余的关节面骨折块在此基础上复位。

一旦桡骨复位固定完毕，再次将手悬吊起来，检查下尺桡关节及腕中关节稳定性和评估韧带损伤

情况。

关节镜下截骨术治疗桡骨远端畸形愈合

关节镜对于以下方面具有重要作用：确定关节面台阶的位置，检视畸形愈合骨块的特点，准确的在软骨骨折部位进行截骨，以及评估复位的质量(图 23.7)。由于即使在急性骨折情况下，透视也无法达到这种效果[11,12]，而且非关节面直视下截骨可能导致截骨效果不满意[13]，因此关节镜的使用具有极大的优势。

截骨术的技术方法[10,13]及术后早期结果[14]已有报道。简而言之，手术首先将手平放于手术台上确定接骨板固定位点。为了使之后进行关节内截骨时骨折块更容易分离，在关节外可使用咬骨钳咬除外骨痂，用

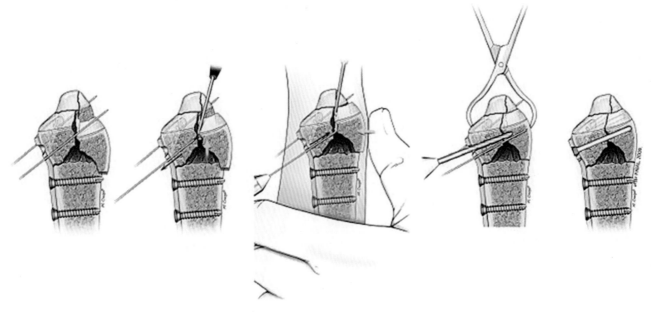

图 23.6　对作者复位并稳定后侧塌陷骨块常见情况的总结。应当注意的是，克氏针应退出足够长度，使得既能让术者撬拨错位骨块使其复位，又能保持其他部位在整个操作过程中不受影响。(Copyright Dr. Piñal, 2009)

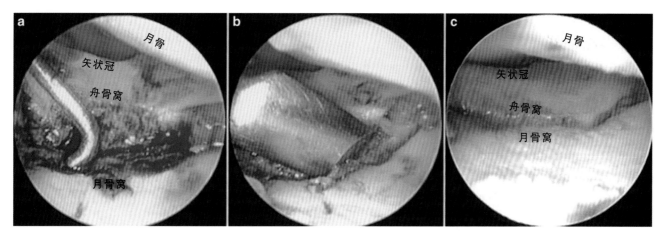

图 23.7　(a)整复月骨窝处 4mm 的台阶(右侧关节镜 6R 入路);(b)(从背侧入路进入关节腔的)骨刀分离畸形愈合的骨块;(c)复位后图像。(Copyright Dr. Piñal,2010)

骨刀将外层骨痂凿松。不要将骨刀完全深入到关节内,或直接用骨刀在关节外折弯或撬开骨块,因为这样可能使软骨在不恰当的部位折断。如果需要接骨板固定,可在此步骤将接骨板放在预期所需位置,并与治疗急性骨折同样的方法用单枚螺钉固定接骨板与桡骨干。之后,将患手悬吊牵引。由于通常关节内都存在瘢痕增生粘连,所以第一步先要进行关节镜下的关节松解,以形成可操作的空间。我们使用肩关节骨膜起子(15°或 30°)(Arthrex® AR-1342-30°和 AR-1342-15°,Arthrex,Naples,FL,USA)、直或弯的骨刀(Arthrex® AR-1770 和 AR-1771)完成关节内截骨。为了避免损伤软骨,需要不同角度的器械配合使用,同时应使用恰当的方法避免伸肌腱断裂[13]。为适应不同骨折的外形,骨刀需通过不同入路进行操作(图 23.8)。如果有多块骨块需要固定,采用掌侧锁定板进行固定,如果只有一块骨块需要固定,采用螺钉或支撑接骨板固定。

关节镜下关节融合术

Ho 在他的一篇原创文章中最早提出了关节镜下进行腕骨间或桡腕关节融合术的可行性和操作方法[15]。虽然可能有人认为,这只是很多华而不实的关节镜相关的文章之一,但作者认为这一方法是合理的,不仅仅是因为微创手术切口的美观性,最重要的是该方法能将对韧带造成的损伤降至最小。保留韧带能减少对骨血供的破坏,并且减少关节囊的瘢痕。因此能促进骨的愈合并能明显减少术后僵硬。更进一步来说,理论上腕部的本体感觉不会受到影响,从而能帮助保护

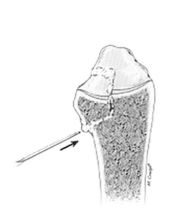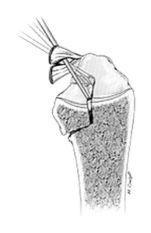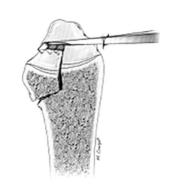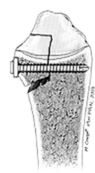

图 23.8　多数畸形愈合的纠正需要多种骨刀及入路配合完成。可以看到若从桡背侧入路进入时,骨刀可通过桡舟头及长桡月韧带间的间隙进入关节腔。(Copyright Dr. Piñal,2009)

关节。

尽管减少对腕关节手术创伤的观点十分诱人,Ho 也向我们展示了手术操作技术上的困难——手术时间超过 3 小时——这使得完成手术本身极具挑战。术中需要盐水灌洗是造成手术难以操作的原因之一。事实上,Ho 所描述的大多数湿关节镜下四角融合术中出现的困难[15]都可通过施行干关节镜来规避。尤其是可以精确地放置移植骨,并且肿胀并不会遮盖骨性标志。此外,我们更多地使用咬骨钳,而不是磨钻来移除腕骨,从而显著加快手术进程。

干关节镜下四角融合术[16]能在不到 2 小时的时间内完成(如不到一个止血带的使用时间)。总结起来可有如下几个关键步骤:

1.建立较大的舟月入路(SL 入路)。手术首先应建立入路,尺侧桡腕关节入路(6-R)及尺侧腕中关节入路(UMC)容易建立,而在晚期舟月分离进展性腕关节塌陷(SLAC)或舟骨骨折不愈合腕关节进展性塌陷(SNAC)病例中,由于腕骨排列结构异常,或很多患者往往做过手术产生了瘢痕,术中很难建立桡侧入路。作者倾向于建立一个大的(1.5mm)横行的"舟月入路"(在 3-4 入路及桡侧腕中关节入路之间),对应内侧的舟月间隙或舟骨不愈合(图 23.9)。通过此入路,术者可进行桡腕、腕中两个方向的手术操作。

2.使用咬骨钳咬除舟骨。既往文献描述的湿关节镜下四角融合术及干关节镜下四角融合术[15,17]使用磨钻磨除腕骨,但正如所说的那样,使用磨钻十分耗时,并且舟骨无法作为移植骨回收利用。相反,使用垂体咬骨钳可迅速地切除舟骨,并且松质骨可稍后用于骨移植(图 23.10)。

3.腕中关节的准备。使用磨钻去除四角融合手术需要融合部位的软骨及软骨下骨。推荐使用 3.0mm 的菠萝钻头,因为钻的时候不容易卡住,而且能钻出更加平整的骨面,而不是圆头钻所钻出的坑洞。在削磨的全过程中,吸引装置保持关闭,否则吸引器会将磨屑洒到镜头,影响视野。间断用注射器将 5~10mL 盐水从镜头侧方阀门注入关节腔,以冲洗掉关节内磨屑并保证磨钻不被磨屑堵塞。在这段时间吸引器保持开启,一旦磨屑清除干净,即关闭吸引器。

4.月骨复位。在将关节表面准备妥当后,将手从悬吊装置上取下,以复位月骨。最大屈曲并向桡侧推挤腕

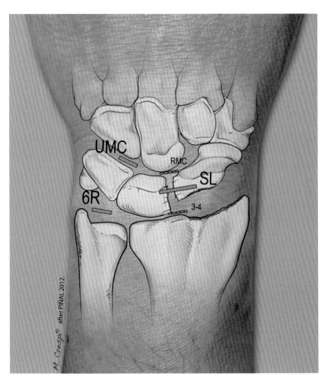

图 23.9 SL 入路位于 3-4 入路及腕中入路之间(SL:舟月入路;RMC:桡侧腕中关节入路;UMC:尺侧腕中关节入路)。(Reprinted from del Piñal F,Klausmeyer M,Thams C,Moraleda E,Galindo C. Early experience with (dry)arthroscopic 4-corner arthrodesis:from a 4-hour operation to a tourniquet time. J Hand Surg Am. 2012;37:2389-2399. With permission from Elsevier)

关节,以复位背伸桡侧移位的月骨。月骨复位后,从 4-5 入路近端 2cm 位置稍向桡侧钻入克氏针(1.23mm)来维持月骨复位位置。

5.骨移植。月骨复位后,将手重新悬吊牵引,为能在关节镜下进行骨移植留出空间。牵引时,关节内空间很大,但是我们主要只填充月头、三角钩关节前侧以及月三角关节的最远端。由于一旦关节复位,松质骨即和松质骨相接触,所以其他固定面不需骨移植填充。在尝试不同技术方法后,我们现在使用 3.5mm(甚至 4.5mm)钻头套筒将移植骨植入关节腔。在体外将松质骨放入套筒,然后将套筒经由 SL 入路置入关节腔。使用肩关节探钩将移植骨捅进关节,然后使用小的骨膜起子或直接使用探钩将移植骨放至所需的位置(图 23.11)。

6.腕中复位固定。移植骨放置妥当后,解除手的牵引,复位腕中关节(头状骨向尺侧推移),置入空心钉导针。这一步十分关键,也是手术难点之一,在这一环

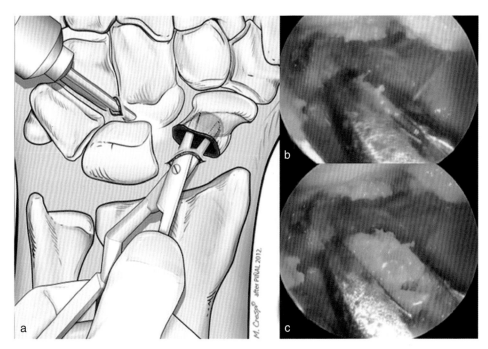

图 23.10 使用咬骨钳进行舟骨切除的过程。(a)关节镜从尺侧腕中关节入路(UMC)观察,用咬骨钳将舟骨的中三分之一咬除;(b 和 c)相应的关节镜下表现。(Reprinted from del Piñal F,Klausmeyer M,Thams C,Moraleda E,Galindo C. Early experience with(dry)arthroscopic 4-corner arthrodesis:from a 4-hour operation to a tourniquet time. J Hand Surg Am. 2012;37:2389–2399. With permission from Elsevier)

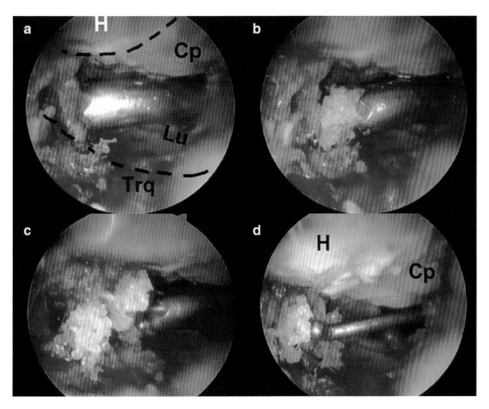

图 23.11 将移植骨置入腕中间隙的过程。(a)通过 3.5mm 钻头套筒,将移植的松质骨自 SL 入路放置于月骨及三角骨掌侧(Lu,月骨;Trq,三角骨);(b)用肩关节探钩将移植骨推入关节间隙;(c)所有移植骨都已进入关节腔;(d)用肩关节探钩或小 Freer 小骨膜起子在掌侧韧带处将移植骨压实(H,钩骨;Cp,头状骨)。(Reprinted from del Piñal F,Klausmeyer M,Thams C,Moraleda E,Galindo C. Early experience with(dry)arthroscopic 4-corner arthrodesis:from a 4-hour operation to a tourniquet time. J Hand Surg Am. 2012;37:2389–2399. With permission from Elsevier)

节,使用干关节镜能发挥极大的优势。由于避免了传统湿关节镜导致的组织肿胀,术者能轻易地触到骨性标志(图 23.12)。

导引针放置的位置应能提供最大程度的支持且应避免螺钉塌陷:头月螺钉方向为自头状骨背侧远端向月骨掌侧近端;三角月螺钉方向为自三角骨掌侧至月骨背侧;三角头螺钉方向为三角骨背侧远端至头状骨掌侧远端。以上放置位置可以避免放置螺钉时螺钉之间的相互妨碍(图 23.13)。

在中指腕掌关节基底处做一小的横行切口,将空心钉导针钻至头状骨。小切口显露利于保护中指伸肌腱。在钻入钢针时,术者的手应调整至与患者腕关节

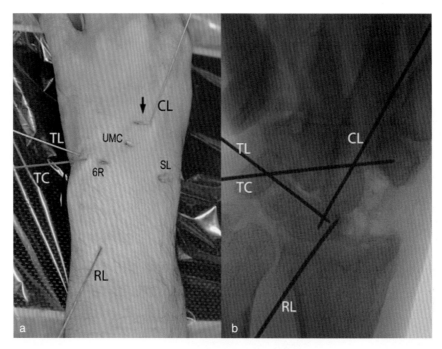

图 23.12　插入导引针后手的外观:(a)相应的透视下表现;(b)可看到即使在手术的最后阶段手也没有出现肿胀(TC,三角-头入路;TL,三角-月入路;RL,桡-月入路;CL,头-月入路;SL,舟-月入路;UMC,尺侧腕中关节入路。箭头处为头-月螺钉钻入所需的切口)。(Reprinted from del Piñal F,Klausmeyer M,Thams C,Moraleda E,Galindo C. Early experience with(dry)arthroscopic 4-corner arthrodesis:from a 4-hour operation to a tourniquet time J Hand Surg Am. 2012;37:2389-2399. With permission from Elsevier)

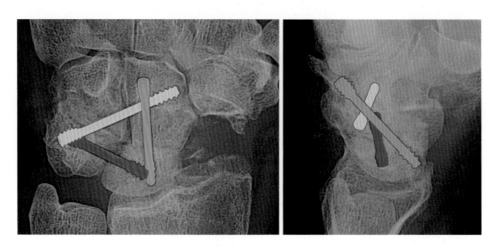

图 23.13　理想的螺钉位置应如文中所述,既能避免塌陷又能提供最大程度的支持。(Reprinted from del Piñal F,Klausmeyer M,Thams C,Moraleda E,Galindo C. Early experience with(dry)arthroscopic 4-corner arthrodesis:from a 4-hour operation to a tourniquet time. J Hand Surg Am. 2012;37:2389-2399. With permission from Elsevier)

接近平行的位置,否则无法固定至月骨。如果按照作者之前习惯并推荐的那种经皮方法植入螺钉[16],作者担心会存在损伤尺神经背侧支、尺侧伸腕肌腱(ECU)、小指固有伸肌腱(EDM)的风险。因此,目前倾向于在三角骨外侧做另一小的横行切口置入尺侧螺钉。

通过透视确认导针位置良好。置入合适长度及大小的螺钉[目前作者使用 3mm 钛制 AutoFIX™ 螺钉(Small Bone Innovations 公司,New York,NY)]。置入螺钉时,仅在入口处进行扩髓。去除桡月克氏针,并最终透视确认位置。尽管将头状骨重新复位至月骨远侧,

可恢复腕高,但桡骨茎突仍可能与腕骨撞击。如果存在这一情况,应切除桡骨茎突。实际上,用咬骨钳去除桡骨茎突并不会花费太多时间。手术时,应当注意保留起于桡骨的桡舟头(RSC)韧带。最后,用皮内缝线缝合 SL 入路切口,其他入路切口使用油纱覆盖。建议,对关节进行 2~3 周的活动保护。

目前为止(2013 年 2 月),作者已经完成 9 例干关节镜下四角融合术(A-4CA),所有病例的关节融合良好且未见并发症(图 23.14)。作者在干关节镜下尝试过数种关节融合术,其中包括最常用的桡-舟-月融合

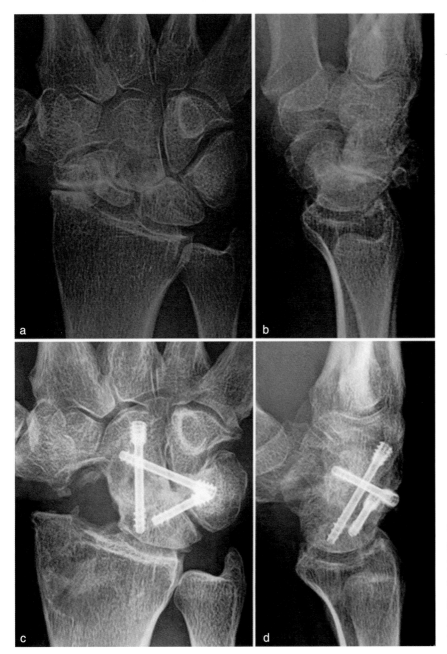

图 23.14 SNAC Ⅲ。(a,b)术前 X 线片;(c,d) 术后 15 个月时的 X 线片。(Reprinted from del Piñal F,Klausmeyer M,Thams C,Moraleda E,Galindo C. Early experience with (dry)arthroscopic 4-corner arthrodesis:from a 4-hour operation to a tourniquet time. J Hand Surg Am. 2012;37:2389-2399. With permission from Elsevier)

（图23.15）。虽然目前认为，关节镜手术比切开手术要更好还为时尚早，但是，这一技术显示了通过微创手术进行复杂固定操作的可能性，也代表着腕关节外科学的未来及我们应当发展前进的方向。

月骨周围骨折及月骨周围脱位

尽管在治疗主要腕部损伤时不增加多余的损伤这一点的优点不言自明，却很少有外科医生能完美完成这一目标[18-20]。多数手术难点究其原因皆为需要盐水灌注关节腔，同时使得关节囊大且灌注液立即从腔内流出。除了理论上存在骨筋膜室综合征的风险外，由于组织肿胀无法触及骨性标志，使得克氏针及导引针插入固定腕骨变得十分困难。而在干关节镜下进行操作，可减少这些困难。

我们的经验是应当及早进行手术治疗。一般情况下，牵引可将月骨自动复位，而如果没有复位，则需要在建立桡侧腕中关节入路（RMC）及尺侧腕中关节入路（UMC）后，使用肩关节探钩撬拨复位，该操作一般不难。在评估损伤组织结构情况后，去除对手的牵引并将其平放至手术台上。先提前在透视下向舟骨内置入2根克氏针，三角骨内置入1或2根克氏针。由于月骨位置容易受到外力影响，要再向月骨内置入1根1.5mm克氏针作为操纵杆。在穿入这些克氏针时，组织无水肿这一点具有无可估量的优势（图23.16）。

再次将手进行牵引，并在关节镜下复位并稳定近排腕骨。这一操作十分复杂，如果术者能够"感受"到骨性结构，则对这一环节大有帮助。术者需要一边用1根肩关节探钩（或者Freer小骨膜起子）将舟骨近极推下来，一边（使用1.5mm克氏针）维持月骨与舟骨的相对位置。同时，挤压手舟骨及三角骨来关闭舟月间隙（图23.17）。将克氏针钻入月骨。可选择加用1根克氏针穿过舟骨远端及头状骨远端来锁定腕中关节。

若存在舟骨骨折，需将方案进行微调。在预先将腕关节复位后，透视下使用2根克氏针（1mm，用作导针）钻入舟骨远极，另取1根克氏针钻入三角骨（直至月骨）。之后，关节镜下进行舟骨复位，然后，将所有克氏针皆钻入手舟骨近极。一般使用2根克氏针中位置较好的1根作为导针，从远至近置入螺钉。如果骨折位于舟骨近极，应使腕关节轻度屈曲，使用Slade介绍的方法从近至远置入螺钉。

术后护理与切开手术类似（制动6~8周或直至舟骨愈合）。

Kim等[19]目前已出版的最大宗病例的文献结果提示，该方法与切开手术相比，具有稍好一些的手术效果，能在无韧带缝合的情况下保持腕部角度。最重要的是，随访中期未见关节退变病例，可以认为是关节镜手术能完成更好的复位效果，并且对腕骨血供干扰更小。作者只有7例手术病例，但结果与Park的结果

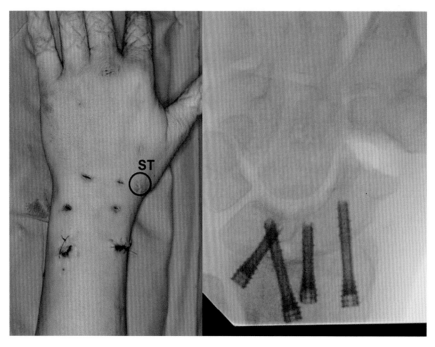

图23.15　（a）可以看到，在1例R–S–L关节融合术（同时经ST入路完成舟骨远极切除）的最后阶段，腕部仅有轻微的肿胀。箭头处为置入空心钉的近侧切口。（b）影像学愈合。（Copyright Dr. Piñal, 2013）

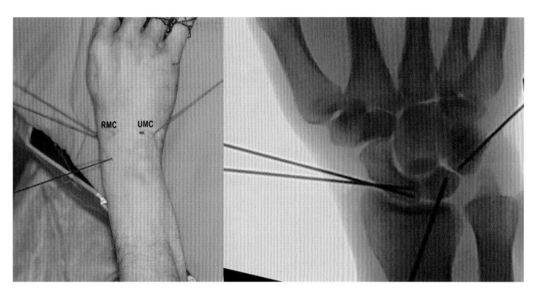

图 23.16 将手放在手术台上，透视引导下预先插入克氏针。可以看到，即使已经完成清除碎屑及关节镜下月骨复位操作，腕关节仍不肿胀。右图为相应的透视下表现。(Copyright Dr. Piñal, 2013)

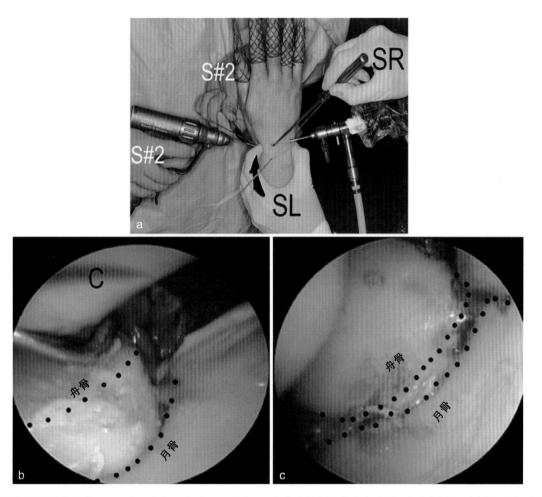

图 23.17 月骨周围脱位复位。(a)手术基本由术者一人完成，术者右手使用探钩复位舟骨，左手挤压按压腕骨，并如箭头处所示，用示指背侧将月骨克氏针拨向掌侧。随后助手钻入克氏针。(b)为图(a)所对应的关节镜下表现。(c)为克氏针钻入已复位的舟月间隙的关节镜下表现。(Copyright Dr. Piñal, 2013)

相同[18,19]。

结论

由于腕关节镜的牵引装置足以产生足够的手术操作空间，所以不需要通过持续关节内灌洗来维持操作空间。由于软组织没有被灌洗液浸润，所以在关节镜探查后，仍能满足切开手术需求。干关节镜技术无须手术区域密封性这一特点，使得关节镜结合中等大小的切口进行切开手术变得可能。

尽管人们倾向于对于自己熟悉的现有技术的任何改良都持保留态度，但干关节镜技术的优势确实令人值得去尝试。事实上，尽管在简单的关节镜手术操作中，干、湿关节镜可能差别不大，但在复杂的手术操作中，使用干关节镜可使复杂问题简单化。迟早有一天，即使是最顽固的湿关节镜技术采用者也不得不使用干关节镜技术，以最大程度地发挥关节镜技术的作用。从另一方面来说，任何熟练的关节镜术者应该能轻松地从湿关节镜转换至干关节镜，反之亦然。

作者在此再强调一下，本章所描述的操作，即使对于一个熟练的关节镜术者来说都需要一个艰难的学习过程。并且在放置导针及骨刀时，要求术者能有精准的空间定位能力。

（栗鹏程 译）

参考文献

1. del Piñal F, García-Bernal FJ, Pisani D, Regalado J, Ayala H, Studer A. Dry arthroscopy of the wrist: surgical technique. J Hand Surg Am. 2007;32:119–23.
2. Piñal D. Dry arthroscopy and its applications. Hand Clin. 2011;27:335–45.
3. Doi K, Hattori Y, Otsuka K, Abe Y, Yamamoto H. Intra-articular fractures of the distal aspect of the radius: arthroscopically assisted reduction compared with open reduction and internal fixation. J Bone Joint Surg. 1999;81:1093–110.
4. Ruch DS, Vallee J, Poehling GG, Smith BP, Kuzma GR. Arthroscopic reduction versus fluoroscopic reduction in the management of intra-articular distal radius fractures. Arthroscopy. 2004;20:225–30.
5. Varitimidis SE, Basdekis GK, Dailiana ZH, Hantes ME, Bargiotas K, Malizos K. Treatment of intra-articular fractures of the distal radius: fluoroscopic or arthroscopic reduction? J Bone Joint Surg Br. 2008;90:778–85.
6. del Pinal F, Garcia-Bernal FG, Studer A, et al. Explosion type articular distal radius fractures: technique and results of volar locking plate under dry arthroscopy guidance. Presented at the FESSH Meeting in Poznan (Poland) 2009. Book of Abstracts A0180.
7. del Piñal F. Dry arthroscopy of the wrist: its role in the management of articular distal radius fractures. Scand J Surg. 2008;97:298–304.
8. del Piñal F. Treatment of explosion-type distal radius fractures. In: del Piñal F, Mathoulin C, Luchetti C, editors. Arthroscopic management of distal radius fractures. Berlin: Springer Verlag; 2010. p. 41–65.
9. del Piñal F. Technical tips for (dry) arthroscopic reduction and internal fixation of distal radius fractures. J Hand Surg Am. 2011;36:1694–705.
10. del Piñal F, García-Bernal FJ, Delgado J, Sanmartín M, Regalado J, Cerezal L. Correction of malunited intra-articular distal radius fractures with an inside-out osteotomy technique. J Hand Surg Am. 2006;31:1029–34.
11. Edwards III CC, Harasztic J, McGillivary GR, Gutow AP. Intra-articular distal radius fractures: arthroscopic assessment of radiographically assisted reduction. J Hand Surg Am. 2001;26:1036–41.
12. Lutsky K, Boyer MI, Steffen JA, Goldfarb CA. Arthroscopic assessment of intra-articular distal radius fractures after open reduction and internal fixation from a volar approach. J Hand Surg Am. 2008;33:476–84.
13. del Piñal F. Arthroscopic-assisted osteotomy for intraarticular malunion of the distal radius. In: del Piñal F, Mathoulin C, Luchetti C, editors. Arthroscopic management of distal radius fractures. Berlin: Springer Verlag; 2010. p. 191–209.
14. del Piñal F, Cagigal L, García-Bernal FJ, Studer A, Regalado J, Thams C. Arthroscopically guided osteotomy for management of intra-articular distal radius malunions. J Hand Surg Am. 2010;35:392–7.
15. Ho PC. Arthroscopic partial wrist fusion. Tech Hand Up Extrem Surg. 2008;12:242–65.
16. del Piñal F, Klausmeyer M, Thams C, Moraleda E, Galindo C. Early experience with (dry) arthroscopic 4-corner arthrodesis: from a 4-hour operation to a tourniquet time. J Hand Surg Am. 2012;37:2389–99.
17. Weiss ND, Molina RA, Gwin S. Arthroscopic proximal row carpectomy. J Hand Surg Am. 2011;36:577–82.
18. Park MJ, Ahn JH. Arthroscopically assisted reduction and percutaneous fixation of dorsal perilunate dislocations and fracture-dislocations. Arthroscopy. 2005;21:1153e1–8.
19. Kim JP, Lee JS, Park MJ. Arthroscopic reduction and percutaneous fixation of perilunate dislocations and fracture-dislocations. Arthroscopy. 2012;28:196–203.
20. Weil WM, Slade 3rd JF, Trumble TE. Open and arthroscopic treatment of perilunate injuries. Clin Orthop Relat Res. 2006;445:120–32.

第24章

拇指腕掌关节镜下电热稳定术（不含大多角骨切除）

John M. Stephenson，Randall W. Culp

简介

　　拇指腕掌关节退变的影响因素是手外科的研究焦点之一。研究表明，拇指腕掌关节韧带和关节囊的松弛与关节面的退变有非常密切的关系[1]。大量的临床研究的注意力都集中在如何挽救已经退变的关节，而很少关注如何早期介入，避免或延缓实施挽救性手术。历史上，治疗没有退变的拇指腕掌关节松弛需要广泛切开关节，这样有可能进一步增加了关节的不稳定，很少有医生做这种手术。随着关节镜技术的发展，特别是拇指腕掌关节镜下评估和介入技术的开发，现在可以在不进一步损害关节稳定性的情况下进行微创手术，来稳定拇指腕掌关节[2]。

　　在其他部位的手和腕关节镜治疗中，关节囊和韧带的热稳定技术获得了成功。我们主要是从膝、肩等大关节镜的研究中获得了这项技术的知识[3-6]。手术中

J.M. Stephenson, M.D.
Department of Orthopaedic Surgery, University of Arkansas for Medical Sciences, Little Rock, AR, USA

R.W. Culp, M.D., F.A.C.S. (✉)
Department of Orthopaedics, Thomas Jefferson University Hospital, The Philadelphia Hand Center, 700 S. Henderson Road, Suite 200, King of Prussia, PA 19406, USA
e-mail: rwculp@handcenters.com

关节囊组织发生皱缩，效果可以持续到术后数月，同时组织发生增厚。皱缩组织的组织学和超微结构会发生改变。有假说认为，热稳定手术后，关节囊中的传入神经会遭到阻断，因此可以缓解疼痛。

　　多数情况下，手术通过不同厂家的射频探针来完成。这项技术利用电磁能使组织内的带电粒子发生快速运动，从而产生热。射频探针有单极和双极两种。单极射频探针从尖端产生能量，传入四周的组织中。单极射频探针的热穿透深度受到质疑，在神经血管附近组织要慎用。双极射频探针的能量会通过冲洗液，经阻力最小的方式传导。可以更好地控制局部组织的热穿透深度，但也应该关注冲洗液的加热程度。

　　热稳定技术利用的是对热不稳定的分子间键，这种键存在于Ⅰ型胶原的三螺旋结构中。对热稳定的分子间键不受影响。据研究，理想的热稳定温度60°~67°。更高的温度可能会造成组织热损伤和坏死。热皱缩发生到一定程度就会达到一个平台，不会再继续皱缩。当组织冷却下来时，一些键复性后，可能会丢失10%的初始皱缩程度。一周后，开始出现成纤维细胞迁入进行修复，持续3周。

临床表现

　　拇指腕掌关节松弛的患者最初因为疼痛就诊，特

别是捏物或抓持物体的动作时。有可能伴有外伤史，引起患者对疼痛的关注。腕掌关节周围压痛，特别是关节掌侧。与对侧相比，关节周围可能出现肿胀。所谓的腕掌关节研磨试验可以是阳性，即在掌骨和大多角骨之间施加纵向和剪切应力，出现疼痛和捻发感。关节可能出现半脱位，动态的透视可以协助诊断。鉴别诊断包括桡骨茎突腱鞘炎、桡神经浅支卡压、隐性舟骨骨折、单独的 STT 或桡腕关节炎。患者经常在侧捏时出现疼痛和力量下降。应该拍片除外其他问题导致的关节退变和邻近骨质的问题。

应力位是很有价值的，将双侧拇指平行于靶板，末节的桡侧缘相互挤压，拍摄后前位平片。这个体位可以使掌骨基底有向外位移的趋势，如果腕掌关节韧带撕裂或松弛，就会出现掌骨相对于大多角骨向桡侧移位。

非手术治疗

如果患者出现拇指腕掌关节的疼痛，保守治疗的指征很有限。改变手的使用习惯，避免抓握和捏持，可以暂时缓解症状。如果疼痛急性发作，可以尝试拇人字支具制动，有可能缓解疼痛。根据患者的偏好，硬支具或软支具均可。关节内注射类固醇也是一种选择，可以协助诊断和治疗。可以同时口服 NSAID 药物和涂抹抗炎软膏。

手术治疗

如果临床查体或影像学检查不能确诊，或者保守治疗无效的情况下，可以进行诊断性的关节镜手术。在镜下可以将腕掌关节的松弛程度和关节面退变程度量化并记录。镜下可以发现滑膜炎、游离体、软骨剥脱等病理改变，即使术前影像学检查结果正常。禁忌证包括全身的结缔组织疾病，严重的拇指掌指关节过伸畸形。当拇指腕掌关节出现 I 期或 II 期关节炎，伴有疼痛性半脱位时，也可以进行关节镜下清理。

术前准备

可以采用全麻或者区域阻滞麻醉。仰卧位，上肢外展放置在手术桌上。可以使用上臂止血带。上肢应该置于桌子的中部，以利于放置牵引装置。上肢消毒铺单后，组装牵引塔。消毒的牵引指套放置在拇指上，超过指间关节。常在拇指 MP 关节缠一圈胶带，以利于固定拇指的指套（图 24.1 和图 24.2）。肘关节屈曲 90°，尺骨平行于牵引塔长轴。在肘关节下方，尺骨和牵引塔之间衬垫一些手术单。腕关节轻度尺偏。然后用绷带将手指并拢，连同腕关节和前臂缠绕在牵引塔上。这样有助于将前臂置于最有利的位置，方便进行拇指 CMC 关节镜操作，防止手术中出现不利的活动。当位置摆放满意，并检查稳固后，在拇指施加 22.5~45kg 的牵引力。如果使用止血带，充气到 200~250mmHg。

手术中经常会使用小型 C 臂透视。C 臂应该套消毒罩，水平摆放，从腕关节背侧投照到掌侧。

体表标志和入路

拇指腕掌关节常规的 1-R 和 1-U 入路已经被大家熟识，但也应该熟悉周围解剖。触摸第一掌骨，在体表标志出掌骨和关节平面。同样标志出拇长展肌、拇短伸肌和拇长伸肌。尸体研究发现，桡动脉位于拇短伸肌尺侧平均 11mm（4~17mm）。但 70% 以上的标志桡

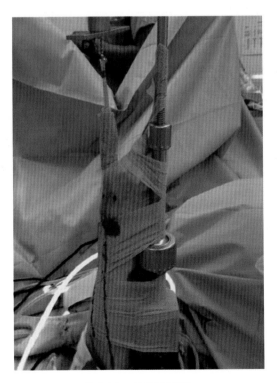

图 24.1　组装牵引塔。

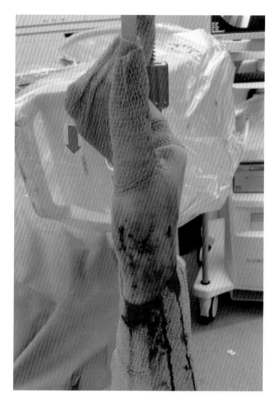

图 24.2　组装牵引塔。

动脉距离拇长伸肌不足 1mm[8]。

1-R 入路位于关节平面拇长展肌桡侧(掌侧),1-U 入路位于拇短伸肌尺侧(背侧)。两个入路之间间隔大约为 1cm。

先用 18 号注射器针头确认进入关节的角度和位置。针头位置应该略偏向入路的近端。在关节内注射 1~2mL 生理盐水,可以看到关节囊肿胀起来。用 11 号刀片切皮。用蚊式钳钝性分离软组织,抵达关节囊。需要十分关注桡神经浅支的分支,钝性分离可以避免损伤神经。在一个 11 例标本的尸体研究中发现,桡神经浅支至少一个分支位于 7 个标本的拇短伸肌腱表面,6 个标本的拇长展肌腱表面,所有 11 个标本的拇长伸肌腱表面。

仔细分离软组织后,用带套管的钝性 trocar 进入关节。向远侧有 10°~20°的成角。首先做 1-U 入路,位于第一腕掌关节桡背侧韧带(DRL)和后斜韧带(POL)的区域。扫动钝性 trocar,找到两个韧带之间的自然间隙进入关节,这样相对损伤较小,可以保留韧带的完整性。可以在透视下确认钝性 trocar 的位置是否正确,其容易犯的错误是误入了 STT 关节。1-R 入路附近的关节囊位于拇长展肌深层,没有韧带加强,可以直视

下进入,常作为主要的操作入路。通常需要两个入路切换操作,才能完整的观察到整个关节。

诊断性关节镜技术

进入关节经常首先看到的是增生的滑膜,影响视线。需要镜下用磨削器或者等离子烧灼器切除滑膜。如果用磨削器的话,经常需要手术中多次清理滑膜。采用持续关节内冲洗,这样可以尽量冲掉清理出的碎屑,有助于看清楚周围的韧带结构。冲洗也可有助于消散热烧灼产生的热量。

需要系统性的观察关节的结构,寻找骨赘、游离体和关节面破坏部位。在 1-U 入路放置镜头,可以看到前斜韧带的浅头和深头 (图 24.3)。向背侧移动镜头,可以看到尺侧副韧带(图 24.4)。

然后,将镜头从 1-R 入路插入。可以看到尺侧副韧带,向背侧扫查可以看到后斜韧带。先仔细辨认和检查这些韧带,然后再进行镜下干预。

关节囊热皱缩技术

将镜头放置于 1-U 入路,热探针从 1-R 入路插入。在进行热皱缩时,热探针要系统性的在关节囊和韧带中烫过。探针烫过速度过快的话,热皱缩效果会不好。

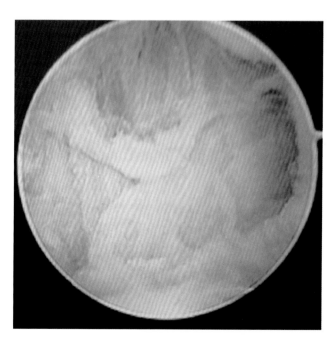

图 24.3　前斜韧带。

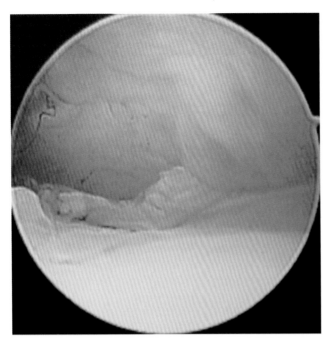

图 24.4　尺侧副韧带。

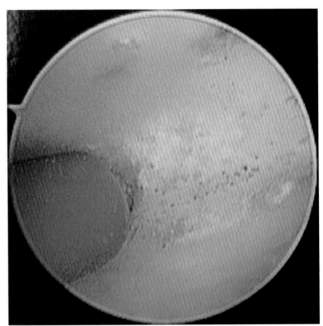

图 24.5　热皱缩之后的后斜韧带。

相反,如果烫过的速度太慢,有可能引起广泛的热损伤。建议从前斜韧带开始,依次烫向尺侧副韧带。然后切换入路。再皱缩剩余的尺侧副韧带、后斜韧带和桡背侧韧带(图 24.5)。组织受热之后会发生颜色变化,出现"焦化",同时发生皱缩。如果需要进一步皱缩组织,应该在热皱缩的组织中间条带样的留出一部分正常组织不做处理,以备修复手术使用,而不要热皱缩整个关节囊韧带(图 24.6)。一般情况下,术中皱缩效果的 10%会在冷却后损失掉。

如果需要,可以克氏针固定关节。C 臂透视下复位关节,从桡侧入针,掌骨向大多角骨方向打入 1 根克氏针。也可以采用新近发明的"捆绳"技术稳定关节,即在拇指和示指的掌骨基底之间穿过的一种缝合纽扣(图 24.7 至图 24.9)。

术后处理

关闭切口,佩戴衬垫良好的拇人字支具。鼓励抬高患肢,早期主动活动其余手指,有利于消肿。术后 7~10 天拆线,可以继续用拇人字支具或更换可拆卸的个性化支具。支具应该持续佩戴。如果采用了克氏针固

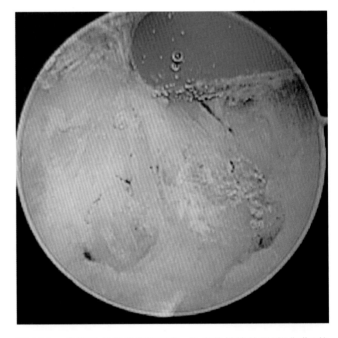

图 24.6　条带技术处理前斜韧带。注意热皱缩处理后"焦化"的组织条带与相邻的未皱缩组织条带。

定,需要在术后 3~4 周拔除,然后开始活动。术后 6 周后,开始力量训练。支具一般佩戴 10 周,术后 3 个月时,可以略有限制的重返以前的活动。

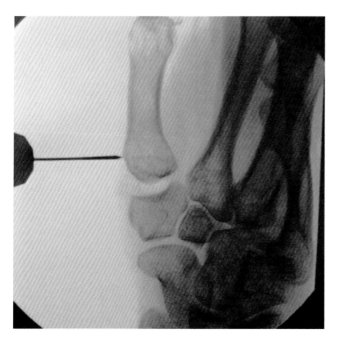

图 24.7　捆绳植入点。

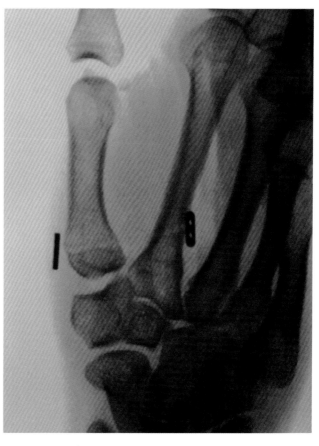

图 24.9　捆绳最终植入后稳定第一腕掌关节。

（栗鹏程　译）

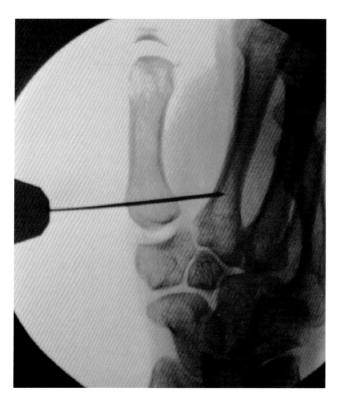

图 24.8　捆绳植入轨迹。

参考文献

1. Eaton RG, Lane LB, Littler JW, et al. Ligament reconstruction for the painful thumb carpometacarpal joint: a long-term assessment. J Hand Surg Am. 1984;9:692–9.
2. Berger RA. A technique for arthroscopic evaluation of the first carpometacarpal joint. J Hand Surg Am. 1997;22:1077–80.
3. Arnoczky SP, Aksan A. Thermal modification of connective tissues: basic science consideration and clinical implications. J Am Acad Orthop Surg. 2000;8:305–13.
4. Hayashi K, Markel M. Thermal modification of joint capsule and ligamentous tissues. Tech Sports Med. 1998;6:120–5.
5. Hayashi K, Peters D, Thabit G, et al. The mechanism of joint capsule thermal modification in an invitro sheep model. Clin Orthop Relat Res. 2000;370:236–49.
6. Osmond C, Hecht P, Hayashi K, et al. Comparative effects of laser and radiofrequency on joint capsule. Clin Ortho Relat Res. 2000;375:286–94.
7. Culp RW, Rekant MS. The role of arthroscopy in evaluating and treating trapeziometacarpal disease. Hand Clin. 2001;17(2):315–9.
8. Gonzalez MH, Kemmler J, Weinzweig N, et al. Portals for arthroscopy of the trapeziometacarpal joint. J Hand Surg Br. 1997;22(5):574–5.

第25章

大多角骨部分切除合并软组织填充术

Tyson K. Cobb

简介

第一腕掌关节镜技术的出现已经有了近 20 年的历史,设备和手术技术[1-3]的进步已经使所有的第一腕掌关节(CMC)退行性疾病都可以在镜下进行治疗。在治疗策略[4,5]方面改变最大的是大多角骨周围关节病[6],由于镜下微创技术可以进行大多角骨部分切除并且取得了良好的效果,目前已基本不再采用切开方法治疗舟骨–大小多角骨(STT)退行性关节炎。

手术指征

面对 CMC 区域疼痛或功能受限的患者,需要考虑到如下可能的鉴别诊断:第一伸肌间室腱鞘炎(de Quervain's disease)、舟骨骨折不愈合进行性塌陷(SNAC)、舟月分离进行性塌陷(SLAC)、单纯 STT 关节炎、腱鞘囊肿以及其他痛性肿物和神经源性疼痛。在明确了基底关节病的诊断后,应首先给予保守治疗,包括非甾体抗炎药、支具固定、透明质酸钠或皮质醇注射等。作者在临床中较少应用皮质醇注射,主要因为其可能导致的副作用,如增加软骨缺损、关节囊退变以及注射频率上升等。近年来,频繁注射皮质醇的

T.K. Cobb, M.D. (✉)
Orthopaedic Specialists, 4096 Treeline Drive, Bettendorf, IA 52722, USA
e-mail: tysoncobbmd@gmail.com

做法已经大幅减少,但对于 CMC/STT 关节病而言,单次注射皮质醇仍被广泛应用。

若保守治疗无效,且患者的情况无论是主观感受还是客观评估都在进一步恶化,则应进行手术治疗。术前应向患者详细解释镜下微创手术及切开手术各自的利弊,且仍需提及镜下手术有可能出现松解不彻底的情况,而需后期再次接受切开手术。

手术决策由患者特定的情况所影响。患者特定的影响因素很多,对于基底关节病的手术治疗而言,有 4 个关键因素直接决定了手术成功与否以及患者的满意程度(图 25.1):①CMC 的软骨情况;②CMC 的稳定性;③STT 的软骨情况;④掌指关节(MP)的情况。

CMC 软骨情况的评估

若患者的平片未见明显异常,且保守治疗后症状仍十分严重,则应进行关节镜下探查[7]。软骨损伤的程度往往比平片所提示的更为严重[4,5]。若软骨完整,行滑膜切除同时关节囊皱缩往往可以获得满意的效果。若为局限性软骨缺损,则可以选择滑膜切除术合并第一掌骨截骨[8,9]。以作者的经验来看,接受手术治疗的 1 期或 2 期病例并不常见,因为这些患者往往在转诊到专科医生之前已接受了保守治疗。若这些早期患者考虑接受微创手术,则需告知其术后病情仍有可能进展,未来或许会需要关节成形术。若患者希望避免早期手术带来的风险,则可给予规范的保守治疗,直至病情进展至不得不接受关节成形术。尽管目前文献中仍缺乏

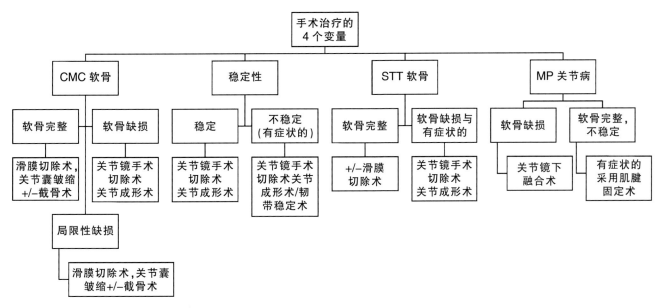

图 25.1　拇指基底关节炎的手术治疗策略。

有力的证据,但从经验来看,早期通过微创手术进行干预有可能会带来更好的预后。许多 Badia 2 期[10]患者在关节镜检查时会发现软骨缺损(Badia Stage 3)。Badia 3 期病例采用关节镜下关节成形术治疗,如一所述。

腕掌关节稳定性

患者存在症状性 CMC 不稳定是进行切开或镜下手术的指征。许多患者,尤其是老年患者,往往更关注疼痛的缓解,而非关节稳定性,且文献中并未报道过关节稳定术的具体益处。若患者希望 CMC 关节的不稳定得到改善,则可以在镜下切除成形术的同时,给予镜下韧带稳定术,具体方法见下文"CMC 稳定术的手术技巧"一节。

STT 软骨评估

和CMC 关节一样,镜下所显示的 STT 软骨缺损往往比平片所提示的更为严重。平片显示为 Badia 3 期的患者在镜下往往已经达到了 4 期(Badia 分期并不存在 4 期,但实际上 4 期是对其比较合理的补充)。有时,评估 STT 关节病的严重程度并不容易,可以通过诊断性药物注射来判断疼痛到底是来自 CMC 还是 STT。具体操作方法为首先在透视下于 CMC 关节注射 1ML1% 的利多卡因,然后评估疼痛缓解以及捏力的改善程度。10~15 分钟后,再于 STT 关节进行注射,随后重新评估疼痛及捏力的改善情况。若患者的症状在两次注射后均得到很大改善,则需接受环大多角骨关节镜检查及关节成形术。

掌指关节病

在 CMC 关节手术之前,必须明确是否存在掌指关节(MP)过伸及其他关节病。有症状、不稳定的 MP 关节可通过掌指关节肌腱固定术进行治疗。若 MP 关节存在关节炎相关症状,还可以考虑关节融合。本章作者近年来曾为很多 MP 关节过伸(>30°)的患者做过肌腱固定术,长期随访发现部分病例的关节过伸情况逐渐得到了改善。即使关节过伸在术后复发,多数患者也因疼痛得到了缓解而感到满意。很重要的一点是,需要与患者对 MP 关节病的治疗方案进行讨论。如果 MP 关节仅表现为不稳定,但没有疼痛等症状,则需告知患者未来可能要再次进行手术治疗(即进行 CMC 或 STT 关节手术时,MP 关节病变并不明确)。若准备同时行肌腱固定术,则需向患者阐明该手术带来的风险,如关节矫正效果随着时间推移而逐渐丧失、术后康复时间延长,甚至是虽不稳定但没有症状的 MP 关节,在术后出现疼痛等症状。

手术技术:CMC 和 STT 关节的镜下切除矫形手术

全麻或局部麻醉下进行手术,可以使用止血带。

如果不用止血带的话,则需在术前注射含有肾上腺素的局麻药以使血管收缩[11,12]。患者平卧,肩外展外旋,上臂固定于肢体手术台上,然后通过指套以 2.25~4.5kg 的力将拇指悬吊。首先利用 1.9mm、2.3mm 或 2.7mm 直径的关节镜进行常规探查,通常较小镜头应用于较小的关节以及准备保留的关节,如只进行滑膜清扫或掌骨截骨。拟行切除成形术的关节往往需要视野更好的 2.7mm 镜头(图 25.2)。

用 15 号刀片切皮,随后以止血钳轻柔的顿性分开软组织及关节囊。要注意保护桡动脉、桡神经浅支和伸肌腱等结构。这是因为即便操作规范,这些结构仍有损伤风险,这一点要在术前告知患者。

CMC 的关节镜入路为 1-R(掌侧)和 1-U(背侧),分别处于背侧第一伸肌间室的两侧。这两个入路的近端约 1cm 处即为 STT 的关节镜入路。这些入路需要透视下通过皮下注射器针头来进行定位。在进入关节后,要在透视下确保 2 个针头处在平行位置(图 25.3)。有时根据情况需要打开第二个背侧入路,可通过 inside-out 方法,从 1-R 入路置入顿性探针,穿过 CMC 或 STT 关节后从背侧穿出(图 25.4),随后沿着探针逆行置入套管。

运用全半径机械刨削(通常为 3.5mm)合并吸引系统进行滑膜切除及碎片清扫以获得良好视野。随后通过射频消融(Serfas 3.5mm,Stryker,Santa Clara,CA)进行关节囊热皱缩及关节内去神经化,采用高输出模式以避免过热。以 3mm 或 4mm 桶状磨头打磨大多角骨远端即第一掌骨近端,通常需要各去除 2~3mm 骨质

(图 25.5)。类似的,在 STT 关节则需打磨 2~3mm 的舟骨远端、大小多角骨近端骨质。若关节间隙允许,则更推荐应用 4mm 桶状磨头(Stryker,Santa Clara,CA)。

如果进行填充物填塞,作者更推荐 Graftjacket (Wright Medical Technology,Inc.,Arlington,TN)。这种

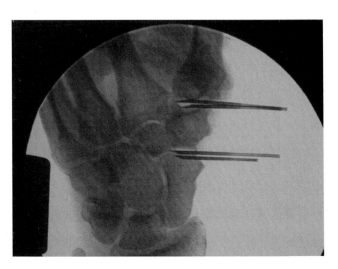

图 25.3 透视下的入路设置。注意针头要平行于 CMC 和 STT 关节。(Reprinted with permission from Cobb,T,Sterbank,P,Lemke,J. Arthroscopic resection arthro-plasty for treatment of combined carpometacarpal and scaphotrapezio-trapezoid(pantrapezial)arthritis. J Hand Surg Am 2011;36:413-414.)

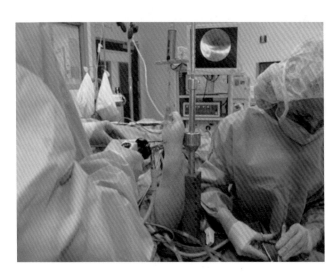

图 25.2 手术室准备。

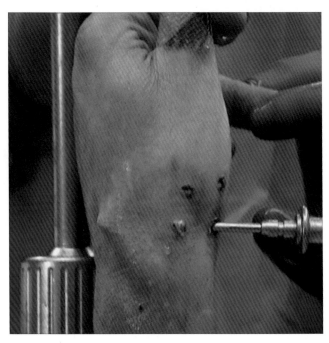

图 25.4 设置 CMC 和 STT 关节尺背侧入路的 Inside-out 方法。

填充物可以和关节更有效的粘连,而且产生的炎性反应似乎较其他产品更小。在作者的早期病例中,并没有对填充物进行固定,但部分病例出现了填充物从关节突出的情况,且需要手术取出。因此,作者设计了两种固定方法。最常用的方法是利用缝线将置于关节掌背侧皮肤表面的纽扣扎紧以固定填充物。首先,将可吸收线穿入 Keith 针,从掌侧入路进入关节后从背侧穿出,利用缝线将填充物拉到打磨后的关节内(图 25.6 和图 25.7)。在填充物的另一侧置入另一根缝线,随后拉紧使填充物处在关节中心,并通过关节镜进行确认(图 25.8)。最后将两股缝线在衬垫和纽扣上扎紧。将掌侧缝线的穿出点置于掌侧入路旁的皮肤,以免影响掌侧入路的愈合。这一方法即可用于 CMC,也可用于 STT 关节。另一种方法,即通过传统的镜下关节内打结法(图 25.9)将填充物固定于附近的任何牢靠结构,如关节囊、韧带等。

在打磨后的关节内注入 30mL 0.25% 的 Marcaine 和肾上腺素混合液以减少出血和疼痛。若术前也注

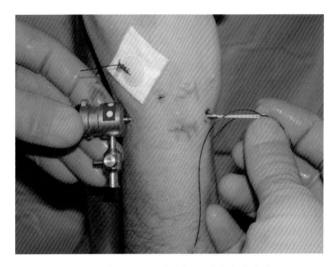

图 25.6　示意 Keith 针从掌侧入路的套管内穿入。

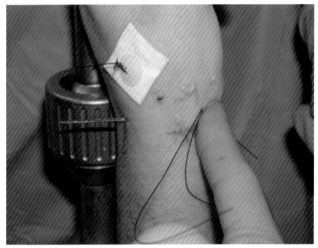

图 25.7　示意 Keith 针从手背侧穿出。

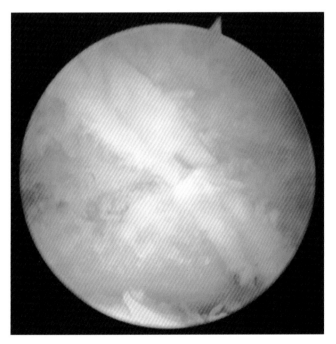

图 25.5　STT 关节打磨后的镜下影像,可见大多角骨和小多角骨的近极表面已被切除。大多角骨(左)和小多角骨(右)之间可见软骨将两者分隔。(Reprinted with permission from Cobb,T,Sterbank,P,Lemke,J. Arthroscopic resection arthro-plasty for treatment of combined carpometacarpal and scaphotrapezio-trapezoid(pantra-pezial)arthritis. J Hand Surg Am 2011;36:413-414.)

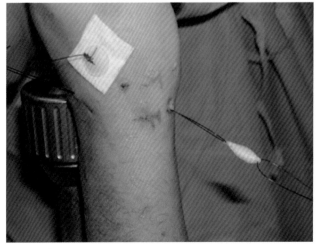

图 25.8　填充材料被事先通过 Keith 针穿入的缝线牵引至关节内。

射,则止血效果会更好。要点是除了关节内,更多的要将药物浸润在关节囊外的掌侧、背侧和内侧。术后注射时,助手用手指堵住各个入路,以防止药物流出。药物剂量需根据患者体重进行计算,同时听取麻醉师的意见。作者曾有几例患者在注射了足量混合液后,仍需额外的肾上腺素以达到止血目的,此时只需将肾上腺素和生理盐水混合注入即可。

术后护理

用无菌黏合带关闭入路切口,并以人字形支具固定拇指。嘱患者抬高患肢,冰敷并早期活动手指。若术后疼痛明显,可让患者于术后第二天来门诊进行局部封闭以缓解疼痛,尽管这种情况并不常见。术后5~7天,嘱患者前往手外科专科医生处就诊,并佩戴手部的矫形支具,同时指导患者在家中进行轻柔的CMC各平面活动的功能锻炼。这使术者能够在去除伤口辅料后,更好地观察患者功能锻炼的情况。若通过衬垫和纽扣对填充物进行了固定,则需在术后2周时拔出缝线(图25.10)。以作者的经验来看,早期功能锻炼可以获得更好的预后。对于早期锻炼有困难的患者,术后封闭及门诊指导可有助于早期恢复关节的活动。

CMC关节稳定术的手术技巧

镜下关节稳定术可以应用现有的商业产品(Mini TightRope™,Arthrex or CMC CableFix™,Instratek),或

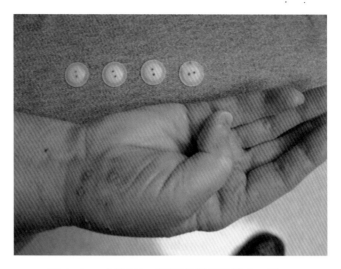

图25.10　去除纽扣时即开始拇指的活动(2周)。

者在第1、2掌骨上使用肌腱和肌腱固定螺钉。首先进行镜下的CMC关节内打磨成形,通过CMC关节打磨后的间隙,向第二掌骨基底置入导针,随即用4mm空心钻钻出通道。通常取掌长肌腱作为移植物,利用肌腱固定螺钉将移植肌腱固定于第二掌骨基底(Arthrex,Naples,FL)。导针置入第一掌骨的桡背侧,距掌骨基底约1cm,针道斜行进入CMC打磨后的关节腔(图25.11)。同样用4mm空心钻钻出通道,将移植肌腱尾端穿好牵引线,再利用牵引线将肌腱从第一掌骨通道拉出(图25.12)。第一掌骨复位后,将肌腱拉紧,然后用肌腱固定螺钉进行固定。需要注意的是,肌腱张力不能太大,否则容易导致第1、2掌骨的痛性撞击(图25.13和图25.14)。最后用克氏针固定第1、2掌骨4~6周。

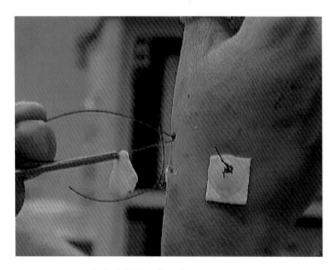

图25.9　CMC关节内的填充物已被固定于纽扣上。STT关节内的填充物正被PDS线牵引至打磨后的关节内。

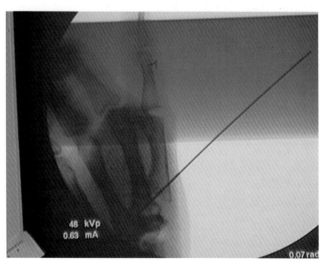

图25.11　透视下,在第一掌骨基底置入导针。

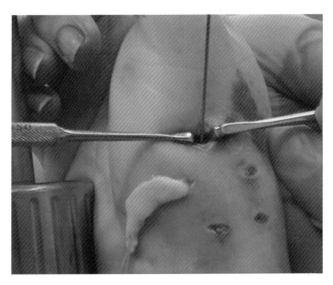

图 25.12　在第二掌骨基底的移植肌腱已被螺钉固定，并通过关节镜进行了确认。肌腱另一端从 CMC 关节掌侧入路穿出，第一掌骨基底的导针已经置入。随后将移植肌腱从打磨后的 CMC 关节腔和第一掌骨基底的骨隧道内穿出。

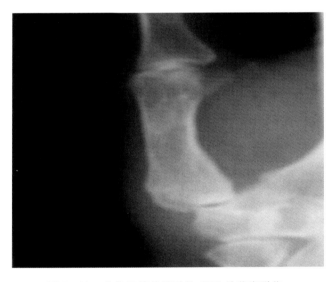

图 25.13　术前 X 线片显示的 CMC 关节半脱位。

环大多角骨关节炎镜下切除成形术的效果

我们对近年来 34 例患者的 CMC 或 STT 关节镜下切除成形术的效果进行了总结，这 34 例患者均诊断为环大多角骨关节炎，随访时间至少 1 年[6]。在术后 1 年随访时，平均疼痛评分从术前的 7 分提高到了 1 分（$P<0.001$）（图 25.15）。DASH 评分从术前的 46 分提

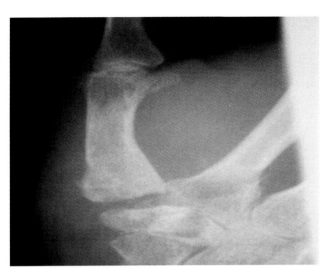

图 25.14　镜下韧带固定术后可见关节已经复位。

高到了 19 分（$P<0.001$）（图 25.16）。握力平均提高 4.3 kg（$P=0.02$）（图 25.17），捏力平均提高 1.3 kg（$P<0.001$）（图 25.18）。除 1 例外，其他患者在术后 1 年均可用拇指触及同侧小指的近端掌横纹。对比 CMC 镜下切除成形术和传统的切开韧带重建术，早期研究表明，前者较后者可降低复工时间超过 50%（图 25.19）。34 个患者中，有 32 个患者表示，若重新选择，他们仍愿意接受手术。25 个患者将术后满意度评至最高分 5 分。随访时，全部患者的平均满意度为 4 分。

并发症

CMC 退行性关节疾病常常与腕管综合征合并出现。关节镜下切除成形术后的肿胀有可能加剧腕管综合征的症状，以至需要进行紧急腕管松解术。对于腕部正中神经走行区域 Tinel 征阳性的患者，即便尚未出现典型的症状，也应和患者商讨同时行腕管松解术的可能。

我们的病例中有 4 例又进行了计划外的手术。其中 1 例是因为深部感染，1 例因为桡侧屈腕肌肌腱炎，2 例因为疼痛持续不缓解。5 例术后诉桡神经浅支区域出现麻木，但均于术后 3 个月内恢复（不过作者确实有过桡神经浅支支配区域在术后永久麻木的病例，但并不在此次总结的 34 个患者中）。3 例在术后出现了桡侧屈腕肌肌腱炎，2 例注射可的松后缓解，1 例进行了手术松解。

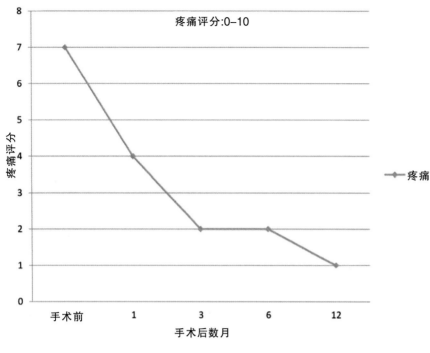

图 25.15   术前和术后每一个时间点的疼痛评分(0~10)。

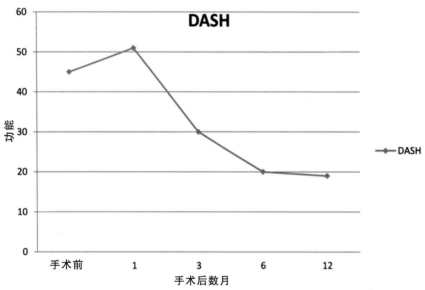

图 25.16   术前和术后每一个时间点的 DASH 评分。

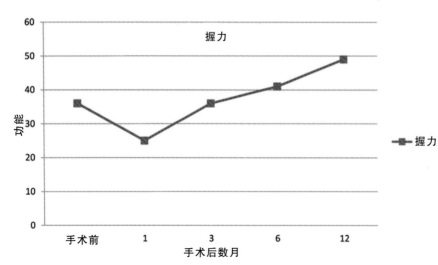

图 25.17   术前和术后每一个时间点的握力。

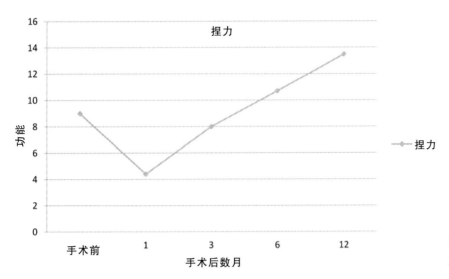

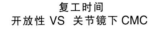

图 25.18　术前和术后每一个时间点的捏力。

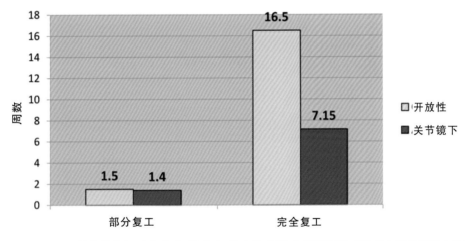

图 25.19　CMC 关节传统切开术式(韧带重建+填充物成形)和镜下切除成形术在复工时间上的对比。

在 2004 年,作者刚开始进行 CMC 关节镜下切除成形术时,并不确定这一术式的远期效果,但以目前的长期随访结果来看,手术效果的持久性是比较乐观的。作者已经做了 200 余例,随访时间超过 10 年,目前亦正在进行一项相关的前瞻性的研究,尚未出现需要翻修或效果下降的病例。

接受微创手术的患者或许总会面临较高的翻修率,原因是一旦这些患者效果欠佳,仍可以选择进行开放的翻修手术。反之,若患者一开始就进行了切开的韧带重建,一旦出现问题,则可选择的补救方法不多,也极少会有医生再为患者做翻修手术。因此,对于风险较高的患者,直接进行切开的韧带重建术或许是更为明智的做法。

填充物的必要性

应用填充物的指征尚不明确。作者有一些病例应用了 Graftjacket,效果很好。但同时也有一些病例只做了镜下切除成形,并没有使用填充物[13,14],也取得了很好的效果。作者曾遇到过 2 例(不在上述 34 例患者中)镜下切除成形术后且没有应用填充物的患者出现了自发的关节融合。在应用了填充物的患者中,作者尚未遇到关节自发融合的现象,但放置填充物确实会增加手术时间、手术费用、感染风险及炎症反应等。至于填充物使用与否的进一步利弊分析,相关数据仍在收集过程中。

与文献的比较

Ashwood 等[15]报道了 10 例单纯 STT 关节镜下清创的病例(不做切除成形),9 例取得了较好或上佳的效果,Cobb 等[6]报道的结果与之类似。Rin 和 Mathoulin 等[16]报道了 13 例 STT 关节炎的患者,他们进行了镜下切除成形术(切除舟骨远极),均取得了较好效果。Garcia-Elias 等[17]报道了 21 例开放切除舟骨远极的病例,术后握力提高 26%,捏力提高 40%。而 Cobb 等[6]报道的结果则为握力提高 31%,捏力提高 44%。

将本文作者的结果和韧带重建移植物填充成形术以及 HAD 术式进行比较,本文报道的握力提升为 31%,好于 Tomaino 等[18]的结果(21%)和 Yang 和 Weiland[19]的结果(9%),这两篇均是报道韧带重建和移植物填充成形术的文章;而 Kuhns 等[20]报道的 HAD 术式,握力提升为 47%,优于本文结果。至于捏力提升,本文的结果为 44%,优于上述 3 个报道,至结果分别为 8%、17% 和 33%。

(王志新 刘波 陈山林 译)

参考文献

1. Menon J. Arthroscopic management of trapeziometacarpal joint arthritis of the thumb. Arthroscopy. 1996;12(5):581–7.
2. Berger RA. A technique for arthroscopic evaluation of the first carpometacarpal joint. J Hand Surg Am. 1997;22(6):1077–80.
3. Osterman AL, Culp R, Bednar J. Arthroscopy of the thumb carpometacarpal joint. Arthroscopy. 1997;13:3.
4. Badia A. Trapeziometacarpal arthroscopy: a classification and treatment algorithm. Hand Clin. 2006;22(2):153–63.
5. Badia A. Arthroscopy of the trapeziometacarpal and metacarpophalangeal joints. J Hand Surg Am. 2006;32(5):707–24.
6. Cobb T, Sterbank P, Lemke J. Arthroscopic resection arthroplasty for the treatment of combined carpometacarpal and scaphotrapeziotrapezoid (pantrapezial) arthritis. J Hand Surg Am. 2011;36:413–9.
7. Culp RW, Rekant MS. The role of arthroscopy in evaluating and treating trapeziometacarpal disease. Hand Clin. 2001;17(2):315–9.
8. Tomaino MM. Treatment of stage 1 trapeziometacarpal disease. Hand Clin. 2001;17:197–205.
9. Wilson J. Basal osteotomy of the first metacarpal in the treatment of arthritis of the carpometacarpal joint of the thumb. Br J Surg. 1973;60:854–8.
10. Eaton RG, Glickel SZ. Trapeziometacarpal osteoarthritis staging as a rationale for treatment. Hand Clin. 1987;3:455–71.
11. Farhangkhoee H, Lalonde J, Lalonde DH. Wide-awake trapeziectomy: video detailing local anesthetic injection and surgery. Hand. 2011;6(4):466–7.
12. Davidson PG, Cobb T, Lalonde DH. Patient perspective on carpal tunnel surgery related to the type of anesthesia: a prospective cohort study. Hand. 2013;8(1):47–53.
13. Edwards SG, Ramsey PN. Prospective outcomes of stage 3 thumb CMC arthritis. J Hand Surg 2010.
14. Hofmeister EP, Leak RS, Culp RW, Osterman AL. Arthroscopic hemitrapeziectomy for the first metacarpal arthritis: results at seven-year follow-up. Hand. 2009;4(1):24–8.
15. Ashwood N, Bain G, Fogg Q. Results of arthroscopic debridement for isolated scaphotrapeziotrapezoid arthritis. J Hand Surg Am. 2003;28:729–32.
16. Da Rin F, Mathoulin C. Arthroscopic treatment of osteoarthritis of scaphotrapeziotrapezoid joint. Chir Main. 2006;25:S254–8.
17. Garcia-Elias M, Lluch A, Farreres A, Castillo F, Saffar P. Resection of the distal scaphoid for scaphotrapeziotrapezoid osteoarthritis. J Hand Surg Br. 1999;24:448–52.
18. Tomaino MM, Pellegrini Jr VD, Burton RI. Arthroplasty of the basal joint of the thumb. Long-term follow-up after ligament reconstruction with tendon interposition. J Bone Joint Surg Am. 1995;77:346–55.
19. Yang SS, Weiland AJ. First metacarpal subsidence during pinch after ligament reconstruction and tendon interposition basal joint arthroplasty of the thumb. J Hand Surg Am. 1998;23:879–83.
20. Kuhns C, Emerson E, Meals R. Hematoma and distraction arthroplasty for thumb basal joint osteoarthritis: a prospective, single-surgeon study including outcomes measures. J Hand Surg Am. 2003;28:381–9.

第 **26** 章

缝线－纽扣悬吊成形术治疗拇指腕掌关节骨关节炎

John R. Talley，Jeffrey Yao

简介

　　骨关节炎发生在身体任何部位均可导致明显功能障碍。然而，当其发生在拇指时，可迅速成为足以改变职业及生活方式的大问题。拇指腕掌关节（CMC）是一个独特形状的双凹关节，两个鞍状形态的骨相互垂直形成关节。这种结构使得拇指可以做出许多不同的动作，为拇指提供了广泛的活动度及重要的功能。但正是由于如此多的功能，使得拇指很容易过度使用。虽然目前原因尚未完全清楚，但是我们认为是此处关节缺乏固有稳定性，会造成拇指腕掌关节易罹患骨关节炎[1,2]。目前大家比较认同的病因是，拇指的过度使用以及分布于此关节的过度应力，这两个原因联合作用而形成。正如 Chou 等所演示的，拇指指尖 1kg 的捏力传导到拇指基底产生 13kg 负荷[3]。由于手指远端指间关节是上肢骨关节炎最常见部位[4]，拇指腕掌关节成为第二高发部位。

　　拇指腕掌关节炎首先采用非手术治疗，如夹板固定、药物治疗、改变活动方式、理疗及关节内注射等。但当保守治疗无效时，可向患者建议手术治疗。手术选择范围很广，外科医生往往基于个人偏好、舒适度和之前的培训选择术式。这些方法包括掌侧韧带重建[5]、第一掌骨截骨术[6-9]、第一腕掌关节融合术[10,11]、全关节置换术[12]和大多角骨切除术[13]。大多角骨全切或者部分切除，可联合进行或不进行韧带重建，单纯肌腱填充，或者韧带重建加肌腱填充[14-19]。总的来说，这些手术方法都是开放性技术，但是其中一些也可以应用关节镜手术来完成[20-22]。对这些不同的手术技术进行对比研究，并未发现术后长期随访效果的明显差异[1,14,15,23-25]。但是，大多角骨单纯切除术确实表现了最短的手术时间和最低的并发症发生率[1,15,23]。

　　因此，考虑到长期术后效果无差异，我们一直关注于提高短期术后效果和促进更短的术后恢复期。

　　通常我们做大多角骨切除，不论全切还是部分切除，第一掌骨都应该保持稳定以维持之前大多角骨所占据的空间。这样做的目的是，为了防止掌骨在血肿期和随后的瘢痕形成期下沉到该空间。手术方法通常是从第一掌骨打入 1 枚克氏针到第二掌骨并固定 4 周[13,26,27]。在这期间，拇指完全制动。

　　考虑到这个相当长的制动时间，一项可以减少制

J.R. Talley, M.D.
Division of Plastic Surgery, Department of Surgery,
Stanford University Medical Center, Palo Alto, CA, USA

J. Yao, M.D. (✉)
Department of Orthopaedic Surgery,
Stanford University Medical Center, 450 Broadway Street,
Suite C-442, Redwood City, CA 94063, USA
e-mail: jyao@stanford.edu

动时间并能有效维持拇指支撑的新技术被设计出来。该技术使用一种缝线纽扣(suture-button)装置[28]将拇指掌骨悬挂于第二掌骨,有效防止第一掌骨下沉到大多角骨切除后新形成的空间。该技术使用的装置称为Mini Tightrope(Arthrex,Naples,FL)。该装置也广泛应用于其他骨科手术领域,包括拇指内翻畸形、肩锁关节脱位、经胫骨截肢、踝关节下胫腓联合固定[29-32]。该装置由两个钢制纽扣和纽扣之间的编织聚酯纤维缝线袢组成,手术中其中一个纽扣附着于第一掌骨,另一枚附着于第二掌骨。这种将拇指悬挂于第二掌骨的方式无须使用克氏针就可以防止下沉。此项新技术和传统使用克氏针固定相比,可以达到相似的稳定效果[33]。这项技术的主要优势在于术后仅需固定5~10天即可开始早期功能锻炼,而不需要标准的4周固定。

早期恢复拇指运动可以潜在增加拇指功能的恢复概率。最终目标是让患者尽快恢复正常的工作和日常生活。

手术适应证

当第一腕掌关节骨关节炎有手术指证时,外科医生通常依据 Eaton 和 Glickel 描述的放射线分型[34]来做决定。缝线-纽扣悬吊成形术联合关节镜辅助下大多角骨部分切除术适用于 Eaton II 期或者 III 期(图 26.1)患者。IV 期需要开放手术完全切除大多角骨。我们基于 Eaton 分型的手术选择和手术方法描述如下:

Eaton I 期

此期特点是大多角骨-掌骨关节(TM)间隙轻度增

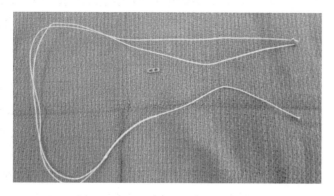

图 26.1　照片展示了用于拇指 CMC 关节悬吊成形术的第二代缝线纽扣装置。

大.一些此期的患者出现临床症状,并经非手术治疗无效。这些患者可能需要关节镜下清创、滑膜切除和(或)关节囊热皱缩术[35,36]。

Eaton II 期和 III 期

这两期的特点是关节间隙变窄,骨赘生成和骨质硬化。许多手术技术可应用于治疗这两期的患者。我们以前偏爱的手术方法是关节镜下大多角骨部分切除,然后用克氏针穿过 CMC 关节固定。但是如前所述,这种手术方法需要术后制动,这可能引起患者术后早期不适。本章介绍的手术方法在设计上既可以允许更早的关节活动,又可以防止第一掌骨下沉到 CMC 关节间隙。

Eaton IV

该期被定义为大多角骨远近侧面均出现骨关节炎改变,包括舟-大-小多角骨关节。当这些改变出现时,必须进行标准的开放性大多角骨完全切除手术。虽然 CMC 关节间隙可以应用各种各样的技术来保留,但是我们更喜欢的治疗 IV 期患者的手术方式是开放性全大多角骨切除术联合使用缝线-纽扣悬吊成形术。

外科技术

关节镜设备及入路

拇指关节镜手术可在局麻或者全麻下进行。局部麻醉有它额外的优点,可提供术后镇痛效果。术中应用标准的腕关节镜牵引塔和 2.3mm 关节镜。手术时,首先将拇指置入指套内,以 12~15 磅(1 磅≈0.45 千克)牵引力在关节镜牵引塔(Linvatec,Largo,FL)上悬吊。然后用无菌自粘绷带(3M,St. Paul,MN)将指套和手缠绕固定于手术区域(图 26.2)。在手臂近端临近腋窝处捆绑止血带,充气至压力为 250mmHg。

下一步,通过在第一掌骨近端触诊找到 CMC 关节间隙,接着在掌骨基底近侧触摸软点。1-U 入路直接位于拇短伸肌腱的尺侧。将生理盐水注入 CMC 关节腔,看到关节间隙膨胀就可以确定进针位置和角度正确。用 11 号刀片在 1-U 入路表面切开皮肤,蚊式钳钝性分离软组织,避免损伤入路周围的拇长展肌腱、拇

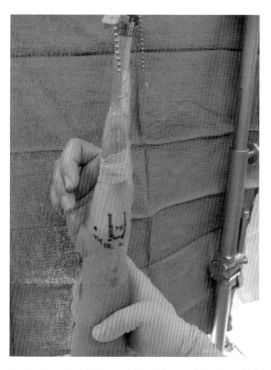

图 26.2　用于关节镜下大多角骨部分切除的关节镜设备。

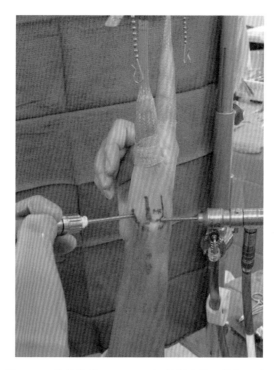

图 26.3　关节镜位于 1-U 入路,刨削头位于掌侧入路。

短伸肌腱、拇长伸肌、桡神经浅支及桡动脉。继续向下分离直达 CMC 关节囊。进入关节后,先前注入的生理盐水从入口溢出,再次确认成功进入关节腔。然后,将 2.3mm 关节镜插入关节腔,并在 X 线透视下确定其位置。生理盐水通过关节镜水泵不断注入关节腔,将灌注压力调到 30mmHg,使关节腔适当充盈扩张,并维持术野清晰和足够的操作空间。

下一个建立的入路被称为"工作通道",可供选择的工作通道有两处:1-R 入路或掌侧入路。1-R 入路位于拇长展肌腱桡侧与 1-U 同一水平。掌侧通道大约位于 1-R 入口的掌侧 90° 和 1cm 处。我们喜欢掌侧入路,因为它的位置距离桡神经背侧支等结构更远。另外,掌侧入路和 1-U 入路互相垂直,可以允许关节镜与器械之间形成足够大的角度,在做关节镜检查和大多角骨部分切除时,有利于视野观察(图 26.3)。

掌侧入路的建立是将 18 号针头穿过鱼际肌肉进入 CMC 关节腔,并在关节镜直视下完成。一旦确定通道正确位置,应用建立 1-U 入路相同的方法建立此入路。

关节镜下大多角骨部分切除术

工作通道可允许 3.5mm 全半径刨削器进入关节,用来清理关节腔,包括退变的关节软骨、滑膜炎、关节碎片以及游离体。清理完毕后,撤除刨削器,插入 2.9mm 带有 3.5mm 外鞘的打磨头(Linvatec,Largo,FL)进行大多角骨部分切除。打磨头直径小于外鞘直径的目的是减少堵塞的发生率,在打磨头周围制造更大的空间。Eaton Ⅱ 期和 Ⅲ 期的治疗应将大多角骨远端 3~5mm 的区域打磨掉。为了改善视野和提高切除效率,关节镜头和刨削器应在两个入路之间交替使用。也可以应用 X 线透视确认大多角骨切除范围合适。

在这一步操作中,拇指掌骨基线是否下沉可以通过冲击试验来判断。在屏幕上通过牵拉或者按压拇指来观察第一掌骨的下沉距离,记录该下沉距离并与应用缝线纽扣悬吊成形术后下沉水平相对比(图 26.4)。

开放性大多角骨切除术

开放性大多角骨切除术有两种入路:桡背侧入路及掌侧入路(Wagner)。我们更喜欢桡背侧入路,通过第一腕伸肌间室肌腱表面做 2.5cm 纵形切口。牵开拇长展肌腱和拇短伸肌腱,纵行切开第一腕掌关节囊。然后关节囊作为全厚皮瓣掀起并向桡侧、尺侧翻开。接着将大多角骨自其连接处完全切开游离,在骨刀、咬骨钳的帮助下,将大多角骨分解成小块,逐步切除。

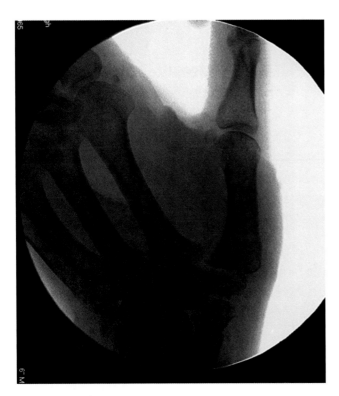

图 26.4　冲击试验显示，大多角骨部分切除后，在轴向应力下拇指掌骨完全下沉。

注意保护桡侧腕屈肌肌腱。一旦大多角骨切除后，在其原来位置触及的任何多余骨赘均应去除。像应用关节镜技术时一样，在行缝线纽扣悬吊成形术之前，用冲击试验确定下沉水平基线。

缝线纽扣悬吊成形术

在拇长展肌腱掌侧的 1–R 入路处做切口，向下钝性分离软组织至第一腕掌关节桡背侧基底。缝线纽扣放置在此处有两个功能：①由于纽扣位置可能位于部分拇长展肌腱下面，最大限度地减少了纽扣突出的机会；②可以促进拇指内旋。当该阶段技术通过开放手术完成时，则将缝线纽扣装置置于第一掌骨桡背侧。这时，下一步操作是从第一掌骨基底向第二掌骨干近端斜行钻入导针。首先，通过 1.1mm 缝线套索导针来完成，然后用 2.7mm 空心钻沿着导针钻孔，为缝线纽扣制造通路。曾经有人认为，这种直径大的钻头与第二掌骨骨折有关，因此设计出新的导针。新的导针近端带有一个镍钛合金的套索，可以充当过线器使用。于掌骨尺侧做第二个切口并向下钝性分离软组织至骨。在这个切口内总是会出现桡神经感觉支背侧分支

的 1 支，应加以分辨和保护。从第二掌骨尺背侧切开剥离第二骨间背侧肌，以显露第二掌骨尺侧。通常导针朝向第二掌骨干骺端方向，然而已经证明精确的导针方向并不那么重要[37]。通过将掌骨近端骨道和远端骨道对比研究发现，它们的拇指活动度是相似的。主要的不同点是，将缝线纽扣装置通过近端骨道放置时，离神经及第一骨间背侧肌更远。非常明确的是，目前尚没有完美的放置位置。尸体研究发现，无论是通过第二掌骨骨干的远端骨道，还是通过第二掌骨干骺端的近端骨道，都可以获得相同的结果，即拇指活动度的完全恢复。基于这些研究，我们得出放置缝线纽扣的骨道和位置都可以有变动，而且不会对关节活动度产生负面影响。

导针穿过第一掌骨的双侧皮质进入第二掌骨。在导针入口和出口处放置 C 型钳夹式导向器可能很有帮助，它可以帮助调整导针的角度。然后导针从第二掌骨出口处被拉出（图 26.5 和图 26.6）。随后通过钻好的孔跟随导针拉出缝线纽扣装置。拉平第一个纽扣使其锚定于第一掌骨桡侧。第二枚纽扣要与缝线相适应并置于第二掌骨尺背侧皮质上。

手术下一步是正确地设定张力。缝线纽扣装置不能太紧，太紧会引起第一掌骨对第二掌骨基底部的撞击；也不可太松，太松则会引起第一掌骨下沉。我们先打一个临时结，然后在 X 线透视下做冲击试验以保证掌骨位置恰当（图 26.7）。将拇指进行最大幅度的活动确保足够的活动范围。可根据需要调整缝线结，一旦

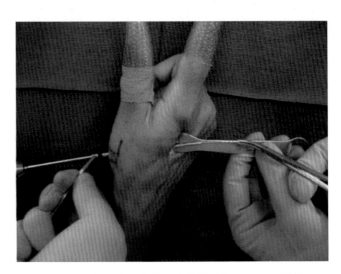

图 26.5　从拇指掌骨向第二掌骨骨干打入 1.1mm 导针。

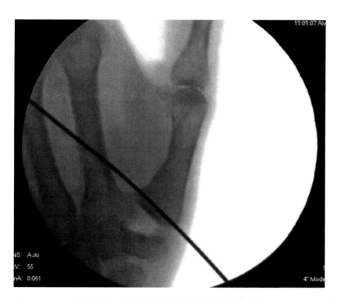

图 26.6　透视下显示导针的适当位置。

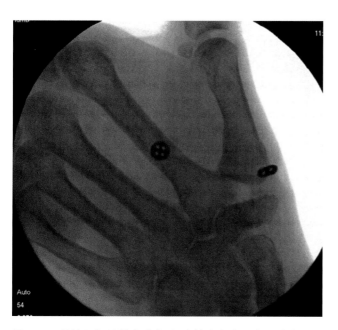

图 26.7　缝线纽扣悬吊成形术后,在轴向应力下应用冲击试验检测拇指掌骨下沉阻力。

在透视下外科医生对缝线张力感到满意,就可以将缝线系紧。剪除缝线末端并关闭切口,并佩戴一个短臂拇指人字形夹板。

术后处理

手术于门诊进行,患者术后 1~2 周门诊复诊行拆线及行放射线检查。X 线检查可以作为术后保存了 CMC 关节间隙的证据,然后患者立即进行手部活动度练习。为减轻术后不适,患者可以佩戴一个可拆卸的热塑性短臂拇指人字形支具。

讨论

上述技术描述了关节镜技术结合缝线纽扣悬吊成形术,这是一种微创手术,其提供了有效的稳定性并可以允许早期功能练习。避免了第一掌骨克氏针固定术后 4~5 周的标准制动。关节镜下大多角骨部分切除联合缝线纽扣植入术适用于 Eaton Ⅱ 期和Ⅲ期,而开放性大多角骨切除联合缝线纽扣悬吊成形术是我们处理 Eaton Ⅳ 患者的最喜欢的手术。已初步获得良好效果。

我们已经给超过 40 名患者应用了缝线纽扣悬吊成形术,其中几名患者随访时间超过 3 年(图 26.8),其结果目前正在准备发表文章。应用该技术以来发现两种并发症,都同时发生在一个患者身上。第一个并发症是术后 6 周慢性局部疼痛综合征并伴有失用性骨量减少。第二个是同一个患者发生的第二掌骨骨折。另一例第二掌骨骨折并发症也在文献中有所报道[38]。

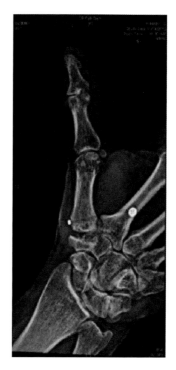

图 26.8　缝线纽扣悬吊成形术后的 2 年 X 线片随访。我们发现,拇指已经发生了一些下沉,但仍能维持大多角骨部分切除术后间隙。

另外,在骨科其他领域使用该装置也有并发症发生[39-42]。所有大多角骨切除和缝线纽扣悬吊成形术后,并发症均发生在第一代装置中,第二代装置应用后,目前无并发症报道。

CMC 骨关节炎的手术治疗有许多种技术,目前文献记载中,长期随访后,发现它讲的结果相同。完全或者部分切除大多角骨联合缝线纽扣悬吊成形术,其优势在术后早期更明显。使用缝线纽扣悬吊成形术和那些使用克氏针固定的患者相比,可以更早期开始拇指活动度练习,避免了克氏针固定引起的针道感染、克氏针移位以及皮肤刺激症状。如果接受这种手术的患者最终减少了康复时间,我们期待患者术后短期内获得更高的满意度和更好的生活质量。需要长期随访研究来评估手术效果,如拇指力量及活动度等,然而,目前得到的结果是令人满意的。

(许蕙 赵夏 译)

参考文献

1. Wajon A, Carr E, Edmunds I, Ada L. Surgery for thumb (trapezio-metacarpal joint) osteoarthritis. Cochrane Database Syst Rev. 2009;(4):CD004631.
2. Yao J, Park MJ. Early treatment of degenerative arthritis of the thumb carpometacarpal joint. Hand Clin. 2008;24(3):251–61. v–vi.
3. Cooney 3rd WP, Chao EY. Biomechanical analysis of static forces in the thumb during hand function. J Bone Joint Surg Am. 1977;59(1):27–36.
4. Kaufmann RA, Logters TT, Verbruggen G, Windolf J, Goitz RJ. Osteoarthritis of the distal interphalangeal joint. J Hand Surg Am. 2010;35(12):2117–25.
5. Glickel SZ, Gupta S. Ligament reconstruction. Hand Clinics. 2006;22(2):143–51.
6. Hobby JL, Lyall HA, Meggitt BF. First metacarpal osteotomy for trapeziometacarpal osteoarthritis. J Bone Joint Surg Br. 1998;80(3):508–12.
7. Wilson JN. Basal osteotomy of the first metacarpal in the treatment of arthritis of the carpometacarpal joint of the thumb. Br J Surg. 1973;60(11):854–8.
8. Parker WL, Linscheid RL, Amadio PC. Long-term outcomes of first metacarpal extension osteotomy in the treatment of carpal-metacarpal osteoarthritis. J Hand Surg Am. 2008;33(10):1737–43.
9. Tomaino MM. Basal metacarpal osteotomy for osteoarthritis of the thumb. J Hand Surg Am. 2011;36(6):1076–9.
10. Hartigan BJ, Stern PJ, Kiefhaber TR. Thumb carpometacarpal osteoarthritis: arthrodesis compared with ligament reconstruction and tendon interposition. J Bone Joint Surg Am. 2001;83-A(10):1470–8.
11. Schroder J, Kerkhoffs GM, Voerman HJ, Marti RK. Surgical treatment of basal joint disease of the thumb: comparison between resection-interposition arthroplasty and trapezio-metacarpal arthrodesis. Arch Orthop Trauma Surg. 2002;122(1):35–8.
12. Badia A. Total joint arthroplasty for the arthritic thumb carpometacarpal joint. Am J Orthop. 2008;37(8 Suppl 1):4–7.
13. Gervis WH. Excision of the trapezium for osteoarthritis of the trapezio-metacarpal joint. J Bone Joint Surg Br. 1949;31B(4):537–9. illust.
14. Davis TR, Brady O, Barton NJ, Lunn PG, Burke FD. Trapeziectomy alone, with tendon interposition or with ligament reconstruction? J Hand Surg Br. 1997;22(6):689–94.
15. Park MJ, Lichtman G, Christian JB, Weintraub J, Chang J, Hentz VR, et al. Surgical treatment of thumb carpometacarpal joint arthritis: a single institution experience from 1995-2005. Hand. 2008;3(4):304–10.
16. Burton RI, Pellegrini Jr VD. Surgical management of basal joint arthritis of the thumb. Part II. Ligament reconstruction with tendon interposition arthroplasty. J Hand Surg Am. 1986;11(3):324–32.
17. Gerwin M, Griffith A, Weiland AJ, Hotchkiss RN, McCormack RR. Ligament reconstruction basal joint arthroplasty without tendon interposition. Clin Orthop Relat Res. 1997;(342):42–5.
18. Muermans S, Coenen L. Interpositional arthroplasty with Gore-Tex, Marlex or tendon for osteoarthritis of the trapeziometacarpal joint. A retrospective comparative study. J Hand Surg Br. 1998;23(1):64–8.
19. Davis TR, Brady O, Dias JJ. Excision of the trapezium for osteoarthritis of the trapeziometacarpal joint: a study of the benefit of ligament reconstruction or tendon interposition. J Hand Surg Am. 2004;29(6):1069–77.
20. Adams JE, Merten SM, Steinmann SP. Arthroscopic interposition arthroplasty of the first carpometacarpal joint. J Hand Surg Eur Vol. 2007;32(3):268–74.
21. Earp BE, Leung AC, Blazar PE, Simmons BP. Arthroscopic hemitrapeziectomy with tendon interposition for arthritis at the first carpometacarpal joint. Tech Hand Up Extrem Surg. 2008;12(1):38–42.
22. Sammer DM, Amadio PC. Description and outcomes of a new technique for thumb Basal joint arthroplasty. J Hand Surg Am. 2010;35(7):1198–205.
23. Wajon A, Ada L, Edmunds I. Surgery for thumb (trapeziometacarpal joint) osteoarthritis. Cochrane Database Syst Rev. 2005;(4):CD004631.
24. Martou G, Veltri K, Thoma A. Surgical treatment of osteoarthritis of the carpometacarpal joint of the thumb: a systematic review. Plast Reconstr Surg. 2004;114(2):421–32.
25. Vermeulen GM, Slijper H, Feitz R, Hovius SE, Moojen TM, Selles RW. Surgical management of primary thumb carpometacarpal osteoarthritis: a systematic review. J Hand Surg Am. 2011;36(1):157–69.
26. Kuhns CA, Emerson ET, Meals RA. Hematoma and distraction arthroplasty for thumb basal joint osteoarthritis: a prospective, single-surgeon study including outcomes measures. J Hand Surg Am. 2003;28(3):381–9.
27. Kuhns CA, Meals RA. Hematoma and distraction arthroplasty for basal thumb osteoarthritis. Tech Hand Up Extrem Surg. 2004;8(1):2–6.
28. Cox CA, Zlotolow DA, Yao J. Suture button suspensionplasty after arthroscopic hemitrapeziectomy for treatment of thumb carpometacarpal arthritis. Arthroscopy. 2010;26(10):1395–403.
29. Gerbert J, Traynor C, Blue K, Kim K. Use of the Mini TightRope(R) for correction of hallux varus deformity. J Foot Ankle Surg. 2011;50(2):245–51.
30. Motta P, Maderni A, Bruno L, Mariotti U. Suture rupture in acromioclavicular joint dislocations treated with flip buttons. Arthroscopy. 2011;27(2):294–8.
31. Ng VY, Berlet GC. Improving function in transtibial amputation: the distal tibiofibular bone-bridge with Arthrex Tightrope fixation. Am J Orthop (Belle Mead NJ). 2011;40(4):E57–60.
32. Storey P, Gadd RJ, Blundell C. Complications of suture button ankle syndesmosis stabilization with modifications of surgical technique. Foot Ankle Int. 2012;33(9):717–21.
33. Yao J, Zlotolow DA, Murdock R, Christian M. Suture button com-

pared with K-wire fixation for maintenance of posttrapeziectomy space height in a cadaver model of lateral pinch. J Hand Surg Am. 2010;35(12):2061–5.

34. Eaton RG, Glickel SZ. Trapeziometacarpal osteoarthritis. Staging as a rationale for treatment. Hand Clin. 1987;3(4):455–71.
35. Culp RW, Rekant MS. The role of arthroscopy in evaluating and treating trapeziometacarpal disease. Hand Clin. 2001;17(2):315–9. x–xi.
36. Furia JP. Arthroscopic debridement and synovectomy for treating basal joint arthritis. Arthroscopy. 2010;26(1):34–40.
37. Song Y, Cox CA, Yao J. Suture button suspension following trapeziectomy in a cadaver model. Hand. 2013;8(2):195–200.
38. Khalid M, Jones ML. Index metacarpal fracture after tightrope suspension following trapeziectomy: case report. J Hand Surg Am. 2012;37(3):418–22.

39. Willmott HJ, Singh B, David LA. Outcome and complications of treatment of ankle diastasis with tightrope fixation. Injury. 2009; 40(11):1204–6.
40. Kim ES, Lee KT, Park JS, Lee YK. Arthroscopic anterior talofibular ligament repair for chronic ankle instability with a suture anchor technique. Orthopedics. 2011;34(4).
41. Forsythe K, Freedman KB, Stover MD, Patwardhan AG. Comparison of a novel FiberWire-button construct versus metallic screw fixation in a syndesmotic injury model. Foot Ankle Int. 2008;29(1): 49–54.
42. Teramoto A, Suzuki D, Kamiya T, Chikenji T, Watanabe K, Yamashita T. Comparison of different fixation methods of the suture-button implant for tibiofibular syndesmosis injuries. Am J Sports Med. 2011;39(10):2226–32.

第27章

小关节的关节镜

Alejandro Badia

简介

随着电子光学技术和小关节仪器装置的发展,在关节镜领域为我们开辟了一个新世界。然而对于应用手部小关节的关节镜的适应证却知之甚少,并未被充分使用。主要是由于缺乏关于小关节的关节镜的技能培训,以及相关使用该技术的文献。尽管小关节的关节镜设备已经存在几十年了,但是手外科医生们在面对小关节创伤或者退行性变疾病时,仍然很难改变他们的治疗选择。

小关节包括大多角骨-掌骨关节、舟-大多角骨-小多角骨关节、掌指关节、第五腕掌关节(CMC)、近指间关节(PIP)和远指间关节(DIP)。类似的工具也应用于颞颌关节及足部小关节,但是超出了本章的范围。

由于拇指基底关节炎的独特性,有多种治疗方法可供选择。第一腕掌关节骨关节炎可能成为小关节的关节镜最常见的适应证。小关节的关节镜提供微创治疗,并达到了和其他治疗方法相等的治疗结果,关节镜下基底骨关节炎分类也为疾病分期及治疗方案选择提供帮助。本章回顾了大多角骨-掌骨关节镜的简史,并为在这种极其普遍情况下如何将这种技术整合到治疗中提供了思路。

拇指的外伤及劳损性损伤非常常见,甚至是理想

A. Badia, M.D. (✉)
Badia Hand to Shoulder Center,
OrthoNOW Orthopedic Urgent Care Centers,
3650 NW 82nd Avenue, Suite 103, Doral, FL 33166, USA
e-mail: Alejandro@drbadia.com

的关节镜治疗适应证时,掌指关节镜仍然很少被使用。疼痛影响掌指关节的情况并不常见,小关节镜和其他影像技术或者一些开放性、有潜在伤害性的检查相比,可以提供更清晰的影像图片。开放性手术可以导致过多的关节囊瘢痕。

近指间关节镜仍然是一项新技术,很少有文献提出其适应证及使用方法。类风湿性关节炎由于软组织病变关节囊松弛,可以让镜头插入狭小关节空间,可能是小关节的关节镜治疗最好的适应证。治疗最适合早期阶段。

远指间关节镜和第五腕掌关节关节镜一样几乎仍是个传说,可能是由于 PIP 关节活动度过大。

小关节的关节镜技术的使用让外科医生们意识到多种病理性改变是可以直接观察到的,而且可以增加治疗和诊断。与腕关节镜相类似,小关节的关节镜终有一日可以像 MRI 和 CT 一样提供影像支持并给予精准诊断。

拇指第一腕掌关节(CMC)关节镜

拇指上的掌骨-大多角骨关节(TM)骨关节炎是小关节的关节镜最常见的适应证,也许是目前唯一的在学术研讨会和科学研究中经常提到的一种小关节的关节镜技术。对拇指基底关节炎来说,可以用许多不同的手术方法选择,说明没有一个可以获得最佳结果,或者反过来讲,可能是很多治疗方法均可以获得满意结果。因此,临床医生继续使用他自己喜欢的技术。然而,这种"一种方法适用于所有手术"的方法可

能不是最理想的,因为我们已经清楚地意识到基底关节炎有不同分期。拇指第一掌骨基底关节炎有不同的临床表现,一种手术方法不可能治疗疾病各期及满足不同患者的个性化需求。当保守治疗失败时,就有很多手术选择,应该因人而异。

拇指基底骨关节炎早期常见于中年女性,开放的手术选择可能被认为过于激进的治疗方法,这令人感觉沮丧。这些患者在保守治疗失败后往往会寻找一种解决方案,既能解决疼痛又能让她们保持活动。抗炎药物、夹板、皮质类固醇,甚至透明质酸注射只能作为缓和措施,这些都不会让关节发生病理生理学或力学的永久性改变。此外,使用注射皮质激素可以加速软骨的退化并导致进一步的关节囊变薄、关节不稳定。少数几个病例可以有暂时性的滑膜炎症状缓解,但是不可避免软骨进行性缺失还需要更多的积极的干预。与远指间关节相比, 拇指基底关节炎仍然是最常见的,症状最明显的是手部骨关节炎。具有讽刺的是,该关节对于手功能来说最为关键。人类的崛起在很大程度上被归因于对于人类拇指基底关节的独特功能,这可能是让原始人类在进化过程中学会使用工具。对于手外科医生来说,治疗该关节至关重要,应该采用各种外科技术来使其最大限度恢复功能。

针对拇指基底关节炎,传统上讲,只有当保守治疗失败而且患者要求更积极的治疗时,才会选择外科手术。从过去到现在,仍然保持着首选手术方法是大多角骨切除关节成形术。这就解释了为什么年轻患者、要求标准高的患者即使他们的症状已经相当严重,仍然会选择会放弃手术治疗。尽管文献表明,在很多研究和使用各种技术后,确实取得了良好的效果,但为了减轻疼痛而完全切除腕骨,仍然被认为是比较激进的手术方法。在很多晚期病例中,当大多角骨出现很典型的变扁平,累积到整个大多角骨,有明显畸形包括边缘骨赘产生的时候,进行大多角骨全切是可以理解的。然而,早期选择比较保守的术式,如果初级治疗失败还可以有更激进的治疗措施。其他的选择,也许不那么激进,包括骨关节融合术,其止痛效果很明显,但是丧失了关节活动度。像其他关节置换 ·样,腕关节置换也有植入失败的风险存在,不论植入物是硅胶体,还是金属材料或者塑料材质,许多临床医生仍然不能认可。对那些年轻的高要求患者来说,也非

是最好的选择。

基底关节关节镜的进展

电子光学技术的完善使我们能够将微创手术的理念应用于小关节,包括手腕,足、颞下颌,现在发展到足和手的小关节。Yung-Cheng Chen 于 1979 年出版的经典专著中就回顾了关于腕和指间关节关节镜的使用适应证应用 Wantanabe24 号关节镜的手术过程,表明该手术于 1970 年就已经开展[1]。令人惊讶的是,在他的论述中竟然没有提到拇指基底关节的关节镜检查。也许是由于小关节的关节镜的临床适应证过于广泛的缘故。在他的评论中,对腕关节、掌指关节及近指间关节关节镜进行了详细描述。腕关节镜检查已经被普遍接受[2],认为其是小关节疾病病理管理的一个重要工具,但是对于更小的关节,其还没有得到充分利用。作者回顾了 7 年来腕掌关节和第一掌骨基底关节镜广泛的临床研究[3],但直到最近才被接受,并在学术报告中作为治疗拇指基底骨关节炎治疗的另一种方法被讨论。

Jay Menon 于 1996 年[4]在 *Journal of Arthroscopic* 杂志发表了第一篇重要的关于拇指基底关节关节镜应用的临床论文。该篇题名为《关节镜治疗拇指大多角骨掌骨骨关节炎》,回顾了患者接受关节镜下大多角骨部分切除,应用自体肌腱、Gore-Tex 或异体筋膜移植关节成形术。文章没有明确地指出关节炎的程度,但是看得出是被用于晚期治疗。这篇早期的论文并没有建议在关节炎非晚期阶段进行关节镜检查, 而是指出要避免对晚期病例进行开放性大多角骨全切手术来破坏拇指基底关节的稳定性。25 名患者中超过 80% 的患者疼痛完全缓解,接近于开放手术的结果。然而,他明确指出关节镜手术的好处,包括微创性的特点,减少了桡神经感觉支损伤带来的术后疼痛。关节镜检查可以评估真正的关节变化,可以提供比常规的放射照片更准确地对关节评估, 但是针对这个明显的优势作者并未做出评价。这就鼓励了我们在更早的阶段对基底关节骨关节炎进行手术治疗,比如那些临床表现为保守治疗的失败的患者,而不仅仅是晚期在 X 线片上有改变的患者。小关节的关节镜的主要优点,就是它能为非常早期拇指基底关节骨关节炎的患者提供一种新的治疗方法。

Menon 的临床研究论文面世一年以后,1997 年梅

奥诊所的 Berger 在手外科杂志 *JHS American* 上发表了关于第一腕掌关节关节镜技术的论文[5]。文章指出，应用关节镜治疗与标准的开放性关节切开术相比，在解剖学上有明显优势。他与 Bettinger 指出由于关节深度限制及关节囊的约束，关节即使开放后视野仍然受影响，而关节镜则可以避免多韧带断裂[6]。Berger 的论文还回顾了他在 1994 年有不同临床表现的 12 例病例，甚至包括几例掌骨基底的 Bennett 骨折病例。他进一步指出，在应用关节镜治疗过程中，有完美的视觉效果而且无并发症发生，虽然没有明确指出是第一腕掌关节关节镜，但是确信这是一种可行的替代侵入性更强的开放性手术的方法。该文章发表后，编辑收到了大量争论性信件，质疑 Berger 和 Menon 是否在文章中介绍了这种新技术。下一篇关于拇指关节镜检查的临床论文则一直等到 1997 年，由 Osterman 和 Culp 在关节镜杂志中报道将患者分为两组：创伤组和退行性变组[7]。他们的论文证实了拇指腕掌关节炎的关节镜的检查方法，并提出了关节镜检查可以决定大多角骨关节面的侵蚀程度，并在年轻患者中推广使用。这使得作者在此基础上使用了拇指腕关节的关节镜检查，以精确地分级软骨磨损程度，并根据此信息确定精准的治疗方法[8]。Jay Menon 和其他人已经介绍了使用关节镜来减少大多角骨部分切除的破坏性，但作者相信这项技术可能是唯一适合那些直到现在还不愿选择任何外科手术的患者。

和其他关节一样，关节镜检查拇指掌骨基底关节只有在手术医生清楚的了解解剖学的时候才有用，尤其是韧带对关节的功能有重要影响，可能与关节病的发展有关。1742 年，Weitbrecht 发表的文章第一次介绍了大多角骨掌骨韧带，被称为关节韧带学，该论文对韧带的介绍并不够详尽[9]。从那以后，很多作者针对解剖学的细节做了进一步描述，如上文提到的，来自 Bettinger，Berger，以及 1999 年梅奥诊所的其他人[6]。他们描述了总共 16 个韧带，包括在掌骨和大多角骨之间的韧带，以及两个连接大多角骨和第二个掌骨的韧带，以稳定舟大多角骨和舟小多角骨关节。他们认为，这种复杂的韧带系统可以起到张力带的作用，以防止由捏力所产生的弯曲力作用于大多角骨而引起的关节不稳定。这是一个非常重要的概念，当巨大的负载被转移到大多角骨，而下面却没有固定的支撑，

这是因为下面的舟骨是可活动腕骨。因此，这些关键韧带的功能障碍和弱化可能会导致基底关节关节炎。后来，Van Brenk 推测桡背侧副韧带是防止大多角骨半脱位的关键[10]。他的理论是基于尸体研究，在此研究中，4 个关键韧带的连续切割最终确定了 RCL（桡侧副韧带）是防止桡背侧半脱位的关键结构。此外，以手部功能解剖而著称的 Zancolli 也支持这一概念，尽管他补充了一个有争议的理论，认为拇长展肌腱的异常滑脱可能对大多角骨掌骨关节的桡背侧产生压缩力，进而导致关节病变[11]。他推测，潜在的韧带松弛是由于个体的内在变化，比如个体化的韧带松弛或荷尔蒙改变，这也许可以解释为什么女性的发病率更高。作者与他进行探讨后，最终制订了关节镜下的分类，因为关节镜下可以帮助确定哪些韧带在关节炎的过程中最易受累。Xu 和 Strauch 提出，导致基底骨关节炎的内因是小多角骨–掌骨关节较小和在女性中的协调性差。而透明软骨层变薄，则导致基底骨关节炎的发病率在女性中的增高[12]。这也是作者的经验，关节镜检查的最主要适用于那些罹患该病时处于非常早期，并且不想选择手术治疗的年轻女性患者。

1979 年，Pellegrini 医生在 *Hand Clinics* 杂志上其发表的文章，再次证实了在做捏的动作时，掌侧韧带的断裂将限制掌骨腕骨向背侧移位[13]。关节镜检查中可以清晰地看到掌侧斜韧带和桡背侧韧带，并同样可以进行治疗干预。Pellegrini 提出，关节镜下所见的掌侧斜韧带磨损可能与该部位雌激素受体增加有关。这与性别偏好是一致的。我确实注意到从损坏的掌侧韧带处插入关节镜，可以观察到软骨厚度的缺失，而镜下其他掌骨则看起来很正常。Bettinger 和 Berger 在关于此关节的功能性韧带解剖的研究中，介绍了更加详细的解剖、临床，甚至生物力学的概念[14]。相比之下，关节镜下解剖并没有如此复杂，毕竟在关节间隙视角可见的结构有限。尽管如此，该文章仍是一项开拓性研究，展示了能够观察相应韧带的两条主要的关节镜通路。虽然后续研究提出了越来越多的通路，进一步确立了关节的表面解剖，但主要是用于辅助关节镜三角关系的建立。例如，Orellana 和 Chow 提出了一个桡侧通路，他们认为因其与桡动脉和桡神经浅支的相对关系，使得此通路更为安全[15]。随后，Walsh 和 Akelman 提出了鱼际区通路，此通路更偏向掌侧部位，穿过鱼

际区肌肉，由此改善了关节镜的三角关系，提供了更广的"鸟瞰"视角[16]。Slutsky 随后又提出了一个更靠近远端的通路，即位于虎口的入路，可更清晰地探查背侧结构及大多角骨深部典型骨赘[17]。这些新式通路证实，目前拇指 CMC 关节镜已经开始革新，期望可借此帮助我们更好地探究拇指基底关节炎。关于这些结构在关节镜下的深入探查，或许可以帮助我们解释背侧半脱位在基底关节骨性关节炎进展中出现的原因。

一项由 Culp 和 Rekant 提出的早期临床研究第一次提出，关节镜下评估、清创和滑膜清理为那些 Eaton 和 Littler 分期 1 期和 2 期的关节炎患者提供了一种有效的选择[18]。他们首次探讨在基底关节应用射频技术(RF)，描述了射频紧缩腕掌关节掌侧关节囊，从而稳定掌侧重要韧带，避免因掌侧韧带损伤引起的背侧半脱位以及随后的基底关节病。如果大多角骨表面已出现大部关节炎化，他们推荐使用关节镜下磨钻至少将大多角骨远端的一半切除。此文章描述了关节镜下大多角骨半切或全切术结合电热紧缩关节囊技术的短期效果。在 22 例患者相对短期的随访中，有将近90% 获得了优或良的结果。他们首次指出小关节的关节镜手术的优点之一就是不给后续手术"断了后路"。如果病程进展需要，后期仍然可以进行开放大多角骨全切关节成形术。他们总结道，对于基底关节早期关节炎来说，镜下清创和关节囊电热紧缩术是一项有效的治疗选择，尽管其他多数文章更着眼于进展晚期的治疗研究。

在过去二十年间，外科医生受益于射频技术在许多关节中的应用，因此理解射频技术在此项新技术中的角色也颇为重要。近几年来，我们已经意识到射频技术的一些负面作用，因此以更加批判性的眼光看待此项技术是很重要的。与其他任何新技术一样，选择性应用并严格遵守操作原则有利于射频技术的安全推进。射频治疗之前已常规应用于肩关节不稳定，尤其是那些全向不稳定的传统上认为并不具备手术指证的患者[19]。而最近此项技术因效果不佳且存在潜在并发症而被广泛禁用于肩关节关节囊修复术中[20]。因此，外科医生须仔细阅读相关文献，准确把握射频技术适应证，避免过度使用或应用于不恰当的患者中。尽管在膝关节和一些其他关节中应用较多，射频技术在腕关节中的应用研究仍少有提及，更不用说用于手

部小关节。这可能由于文献报道对于小关节的关节镜的操作大多未进行详细讨论。

自 19 世纪末期，射频技术已经在许多医学领域广泛应用，包括颅内病灶的治疗，心脏、肿瘤、结直肠外科的术中应用。Markel 及其同事第一次在基础科学研究中证实了射频能量在关节囊胶原超微结构组织学方面的作用[21]。他们指出，其和非气化激光在临床应用方面类似，但射频相比激光亦有其自身优势。射频比激光便宜且安全，同时设备更加小巧，便于在关节镜下操作。早期羊关节上的基础科学研究首次证实热效应主要表现为胶原纤维的融合，而非组织气化、炭化甚至焊疤的形成。他们阐述了胶原纤维融合程度与射频治疗温度之间的正线性关系，提示此技术必须小心应用以避免过度损伤。凝结组织通过介导轻度炎症反应使得病变关节囊降解，并被更强壮的纤维组织所替代。这可能潜在有助于维持关节稳定性，尤其在腕掌关节患者中或许有明显作用，许多腕掌关节病变的临床表现就起因于关节不稳定。随后，Markel 和 Hecht 特别观察单级射频能量作用于关节囊的特性，认为其引起的关节囊损伤的范围和深度与功率正相关[22]。特别需要注意的是，射频热效应与使用时间存在线性关系，羊关节实验中证实关节镜下冲洗可以保护滑膜层避免永久性损伤。这些研究结果均提示，射频消融须在持续冲洗下使用，同时控制操作时长，并采用能达到效果的最低功率。我们此处涉及的单极射频在骨科手术中广泛应用，认为单极射频产热较双极少，这对于手外科医生更为重要，因为小关节的关节囊相对更薄，且更邻近神经血管。这与膝关节或肩关节治疗原则完全不同。进一步的研究也许可以比较在小关节中使用单极和双极射频的治疗结果。

基于早期临床研究，很显然充分利用现有技术制订一套关节镜下分级系统指导精准治疗是必要的。首先，目前的临床研究大多侧重于相对晚期的关节炎患者，探讨其关节镜辅助大多角骨半切术的结果。而且几乎没有文献资料提及镜下关节炎的进展程度，及其对治疗结果的影响。然而，关节受损程度较轻的患者似乎较重度患者更能从关节镜治疗中获益。因此该作者提出了一个拇指基底关节炎的镜下分期，根据病情进展分期指导治疗(表 27.1)。

通过近 20 年应用关节镜评估保守治疗失败的顽

表 27.1　拇指 CMC 骨性关节炎 Badia 关节镜下分期

Ⅰ期	弥漫性滑膜炎,关节软骨完整,掌侧关节囊松弛
Ⅱ期	大多角骨关节软骨中心点状缺损,深部掌骨基底缺损,同时伴有滑膜炎表现
Ⅲ期	关节软骨大面积缺损,大多角骨深骨赘形成

固性基底关节炎的经验积累,人们逐渐建立了镜下关节炎的分期标准,也是基于 Eaton 的影像学分期标准[23]。排除病例,包括那些重度关节炎(Eaton Ⅳ期)合并显著的舟骨–大多角骨–小多角骨(STT)关节病变的患者,以及大多角骨塌陷并采用类似 Thompson 描述的应用拇长展肌部分腱束行大多角骨切除悬吊术的患者[24]。重度患者确实需要完整切除大多角骨,然而四期合并轻度 STT 改变的患者通常仍可采用关节镜治疗。Cobb 描述了一项同时兼顾大多角骨掌骨关节和 STT 关节的关节镜下治疗方法,在这里描述的治疗方法中暂不予纳入讨论[25]。另一排除病例为低需求的老年患者,他们更适用于全关节骨水泥成形,无须特殊的固定与后续治疗[26,27]。这一开放手术可在 MCP 掌侧关节囊固定的同时进行周围松解纠正 Z 字畸形。最后一类排除病例为少数年轻患者,通常是男性劳力,他们将大多角骨掌骨关节融合在适当的位置,以尽可能保留最大力量的抓握功能。这一关节融合术的适应证在文献中有详尽的描述,目前仍被作为一项有效的选择方案,尽管如此,在一些病例中这一术式也可通过关节镜下的大多角骨半切术得到避免[28]。

　　除了一些影像学分期明确的病例以外,医生可以预测关节镜下分期,一旦镜下分期明确,便可确定相应的治疗方案。这些分期随后将会详细说明。关节镜手术在腕关节区域阻滞麻醉下实施,通常只需几毫升利多卡在腕关节水平、掌侧腕横纹近端 2~3cm 处麻醉正中和桡神经感觉支。上臂上止血带,并通过宽绷带或腕带将其固定在操作桌上。单一指套牵引拇指,纵向力量为 5~8 磅,同时固定肩关节,屈曲肘关节 90°,拇指指尖向上指。也可采用特殊的腕关节镜牵引支架,但其价格昂贵且不适用,不便于后续克氏针的置入及术中透视,保证拇指术区操作不受阻碍是必要的。通过触诊突出的掌骨基底可确定大多角骨掌骨(TM)关节位置。最好通过 18 号针头定位关节,并注入少量利多卡因或乳酸林格氏液以撑开关节。针头应在

预先定位点的稍远侧朝向头端插入,避开掌骨背侧的唇凸起(图 27.1)。因拇指腕掌关节间隙狭小,通常只能注入 1~2mL 液体,关节松弛和肿胀的程度也可能影响关节间隙大小。必须小心确保 STT 关节不被拉开,当针头置入后,经验不足的医生应采用透视确定针头位置,并且辅助之后的套管置入。最终定位通常也会根据患侧为左手还是右手,以及影响操作的骨赘位置而改变。根据针头定位切开 Berger 所描述的 1-R 或 1-U 通路[5]。1-R(桡侧)通路的切口就位于拇长展肌(APL)肌腱的掌侧,通常用于探查桡背侧韧带(DRL)、后斜韧带(POL)和尺侧副韧带(UCL)。1-U(尺侧)通路的切口,位于拇短伸肌(EPB)肌腱的尺侧,及拇长伸肌(EPL)肌腱的掌侧,可以更好地探查前斜韧带(AOL–掌侧束/斜束)以及 UCL。通路应位于跨过 ST 关节的桡动脉背侧支的远端,同时避免桡神经感觉支的损伤。在进入关节囊时,均应采用蚊式钳钝性撑开,从而避开感觉神经。通常采用 1.9mm 30°倾斜角关节镜全面观察 TM 关节关节面、关节囊和内在韧带。2.7mm 镜头一般在 Eaton 分期更重的病例中选用。因镜头较粗,可能对关节软骨产生刮擦损伤。而在较晚期病例中,则影响不大。更大的镜头在实际操作中也可以辅助牵开关节并

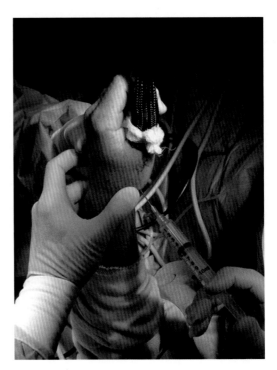

图 27.1　拇指基底关节内注入气体以便于置入关节镜。延针头轨迹探入拇指掌骨基底,以便调整关节镜镜头置入角度。

提供更好的视野,而不应冒险采用精细昂贵的 1.9mm 镜头。大部分病例,尤其是在初期清创探查步骤中使用 2mm 直径的刨削头和吸引器即可。同样,损伤较大的 2.9mm 刨削头或切割器,应在考虑实行大多角骨半切术的重度病例中使用。更大的刨削头用于清创切除关节内组织,同时也需要更佳的吸引器和流出道。不论打磨还是热紧缩的需求,许多病例都会选择性地应用上述讨论的射频技术。射频可应用于以软骨磨损原纤化为主要表现的早期病例中行软骨成形术。对松弛的韧带及薄弱的关节囊以相同的射频头可进行关节囊紧缩。然而,术者应小心避免射频热导致组织坏死,利用充足的关节内液体灌流尽量减少热损伤。在早期关节炎患者中,关节镜下治疗完成关节滑膜切除,明确镜下分期以及关节内彻底清创,必要时,结合射频治疗,一般不在早期病例中行其他进一步操作。在晚期关节炎患者中,采用更有切除力的刨削器和用 2.9mm 的长筒状磨钻头去除大多角骨远端 3~5mm 骨质(包括残余的关节软骨及软骨下骨)。一些术者(Berner,Cobb 等)尝试应用 3.5mm 的球状磨头以求更快速地清除大多角骨表面。术中应严格禁忌证手术计划,按步骤完成整个切除过程,避免有明显的碎骨块残留引起术后持续性撞击痛。我的手术策略常常是将大多角骨表面划分为 4 个象限、2 个背侧和 2 个掌侧,再分别按桡侧与尺侧划分。先从刨削头进入的那一区开始清除,移除该象限空间后,再向其余区推进,则更便于操作。

如果镜头位于右拇指 1-R 入路,则磨头应置于 1-U 入路,先对尺背侧区进行切除。待这一区完成后,再将镜头移至对侧入路,以便钻头进入对侧 1-R 入路,对桡掌侧及桡背侧两区进行切除。此处可用多种方法使得纤维组织向内生长形成新的假关节。Menon 描述了一系列置入材料(包括 goretex,graft jacket 或肌腱等)[4]。在作者早期近 10 年的临床经验中,用移植肌腱作为促进纤维组织长方的材料,尽管目前已被摒弃。这一技巧在临床上很成功,甚至被应用于 Ehlers-Danlos 的患者中。众所周知,Ehlers-Danlos 患者潜在的关节极度松弛,为关节炎进展的一大诱因,故其基底关节重建术后结果往往不佳。有些患者要求对侧拇指也接受相同的治疗,作者发表了一个病例报道,总结了首次处理这一临床挑战的经验[29]。尽管如此,肌腱移植物存在若干缺点,移植物是没有血供的组织,从关节镜不好置入关节内,而且这些薄弱的移植肌腱虽然是自体材料,也不能很好地覆盖整个关节面。在 2004 年左右,一种称为 artelon 的合成生物相容性材料开始被应用于开放拇指基底关节固定。这种材料最终降解为乳酸链和二氧化碳,在动物基础研究中证实纤维软骨新生物形成[30]。一些早期研究中阐述了这一材料在临床应用中的良好结果。与传统大多角骨全切相比,其更有利于术后捏握力量的恢复[31]。同时作者也尝试将其用于一些开放病例中,发现这种材料显然适用于关节置入成形术中(图 27.3)。不需要其他材料充当羽翼保

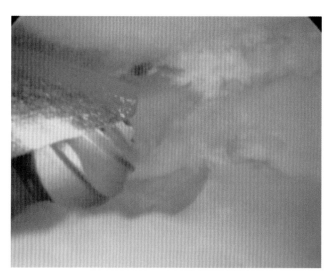

图 27.2 关节镜下演示 Badia 分期 Ⅲ 期关节炎患者拇指腕掌关节大多角骨表面以 2.9mm 刨削器行桡背侧切除。

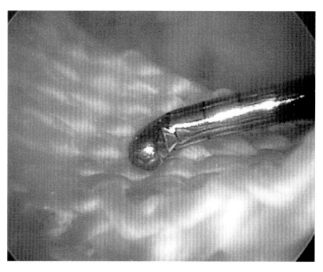

图 27.3 关节镜下观察 artelon 聚氨酯尿素材料覆盖关节镜下有限大多角骨半切术后。

护,因为自身关节囊可将置入材料维持在固定位置,并以它为支架促使内生纤维组织的形成。这一应用被发表在一个技术期刊上,但多年以后又因为费用问题以及其他无关因素被作者大力摈弃[32]。值得一提的是,在作者和其他许多学者的临床经验中并没有发现这一技术的负面反应。然而,目前倡导简化大多角骨切除步骤的治疗趋势促使作者考虑不置入任何材料的手术方案。Meals 重新提出单纯切除大多角骨的概念,并以克氏针将关节两端固定于一个牵伸开的位置,随即被称为“血肿牵伸关节成形术”或 HAD。他证实,该术式相对于复杂的传统操作术后的结果完全相当[33],实现了半个世纪前 Gervin 所描绘的大多角骨全切的构想[34]。克氏针固定带来了一些有利因素,包括保持关节两侧分离,因而有充足的纤维组织得以在此生物腔隙中形成。关节镜技术的另一优势是为微创手术提供了一定的关节稳定性,从掌骨基底穿至大多角骨中央的克氏针使第一掌骨基底可以保持第一腕掌关节复位的位置,将第一掌骨置于大多角骨的功能中心位置固定(图 27.4)。通常佩戴拇指人字形石膏 5~6 周,等待血肿机化,纤维组织内生,因为这段时间内由于肿胀减轻或拇长展肌腱的牵拉都可能导致掌骨基底再次向背侧半脱位,阻碍纤维组织的形成。新的技术包括采用缝线-纽扣固定装置来代替克氏针,完成掌骨基底的悬吊。然而,第二掌骨基底撞击或穿针隧道部位

的骨折等并发症发生的可能性应纳入考虑。

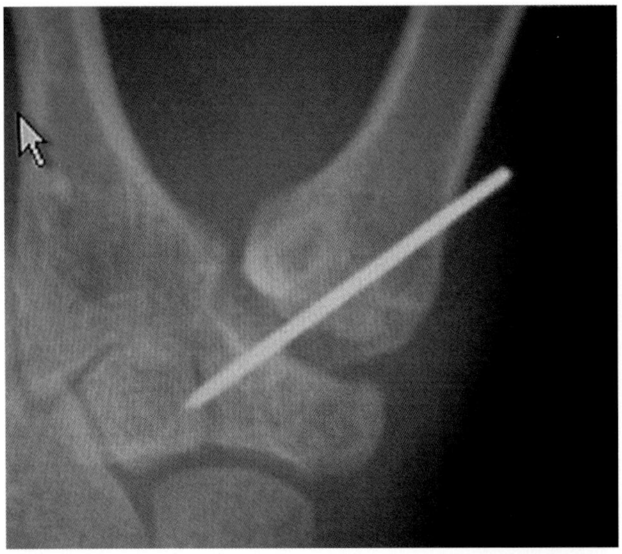

这些关节镜辅助关节成形术显然适用于较重度的关节炎患者中,但是轻度患者只需要行简单的清创,稳定关节。因此,有必要探讨一个关节镜下基底关节炎的分期系统,用于判定何时需要行何种方式的掌骨基底骨切除。

Badia 的关节镜下分期对于提示骨切除与清创术后关节内外的进展有着重要意义。镜下分期 I 期患者以弥漫性滑膜炎为特征,伴极少量或不伴关节软骨缺失(图 27.5)。这一期患者中存在典型的关节囊或特殊韧带松弛。这些早期的关节镜下表现并不常见,因为大多数患者都在长期病情进展,保守治疗无效,病情渐进加重后,才转而求助于手术治疗。内科医生、骨科医生甚至专业的手外科医生对这些传统保守治疗失败的患者也都没有其他更好的非手术治疗选择。最终基于临床研究,这些患者将在刨削器和射频辅助下完成骨切除及关节囊皱缩术。随后以一拇指人字形石膏根据关节囊松弛程度选择固定 1~4 周。关节稳定度差的患者可能需要更长时间的石膏固定或以克氏针较低位固定拇指于掌侧外展位。关节囊的稳定以及滑膜切除都用于减缓关节软骨退变的进程。

关节镜下 II 期患者以大多角骨背侧关节软骨中心点状缺损为表现。这可能意味着不可逆的关节退化进程,需要手术干预来改变关节变形继而发生半脱位的病程轨迹。当滑膜切除,关节内清理,变性组织清除

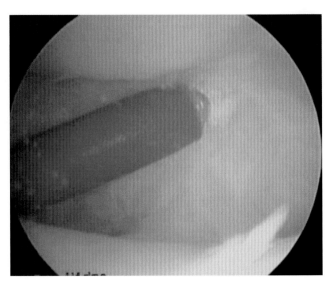

图 27.4　X 线片显示拇指大多角骨掌骨关节外展位时的关节镜下 Badia III 期患者大多角骨半切术后的克氏针固定。使纤维组织得以在腔隙中形成。

图 27.5　关节镜下 Badia 分期 I 期的基底关节关节炎滑膜切除以及大多角骨和掌骨基底不完整的关节软骨表面。

后,即可清楚地评估关节不稳定及关节囊功能不全的程度。随后通常采用射频关节囊紧缩,或可同时行软骨成形打磨软骨边界(图 27.6)。而后移除镜头,从尺侧入路延长切口以暴露掌骨基底和干骺端。根据 Wilson 首创的技术行桡背侧闭合楔形骨切除[36],从而将拇指置于一个更加外展的位置以改变关节力线(图 27.7)。通常用摆锯结合骨刀切除仅需 2~3mm 厚度的桡背侧基底楔形骨块。此方法减小大多角骨半脱位的趋势,同时改变与退变的关节软骨面的接触点。截骨术后通常仅以一枚克氏针从低位跨过 TM 关节固定掌骨基底正好于大多角骨上方。这样的固定方式使得截骨术后低位愈合,有望纠正这一期典型的掌骨半脱位。在截骨术后愈合过程中,佩戴短臂拇指人字石膏,术后 5~6 周去除石膏。多数学者发表的文章中,骨切除术都用于开放手术治疗,而实际上只有在关节镜直视下才能真正决定是否应当截骨,这在过去以及 Tomaino 更近期发表的论文中有所阐述[37]。我们推测治疗效果不佳可能是由于缺乏合适的评估,也就是说只有关节炎分期恰当的患者才应当实施截骨术,而这目前已能在关节镜下实现分期并做出决定。作者发表了一系列患者应用此技术在关节镜下清创与掌骨截骨手术的相关细节[38]。这项手术术后显示只出现了 1 例骨折,且长期随访结果证实掌骨均保持在最开始的中立位置。事实上,到底是关节囊皱缩还是截骨术后关节力线结构的改变发挥了主要作用,仍不得而知,无论如何

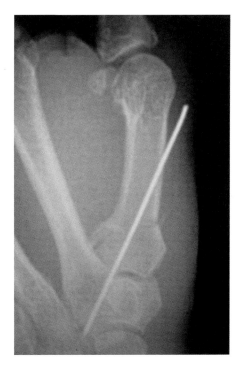

图 27.7　X 线片显示桡背侧闭合楔形骨切除术后克氏针固定掌骨基底中央,改变关节力线,减少进一步的软骨磨损。

作者已将这些关节镜辅助下的关节改良措施转化入任意类型的大多角骨切除术或其他补救手术中。

关节镜分期Ⅲ期以大多角骨关节软骨面的几乎完全缺失为特征(图 27.8)。这一分期中,掌骨基底也证实存在不同程度的软骨缺失。关节镜下观察结果提

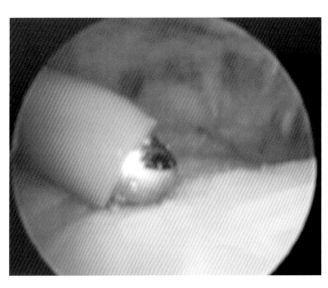

图 27.6　拇指 Badia 关节镜下分期Ⅱ期的软骨边缘点状缺损的射频术。关节接触点随后会在桡背侧楔形骨切除后改变。

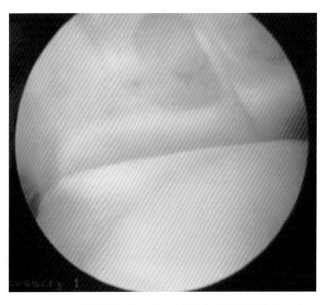

图 27.8　STT 关节的关节镜下显示磨除舟骨远极以避免大小多角骨撞击痛。

示这一期关节炎难以进行补救,简单的关节内清创和截骨整修效果往往不佳。因此这一分期的患者将采用本章前面所描述的关节镜下大多角骨半切以去除剩余的关节软骨及软骨下骨,提供一个富血供的新鲜骨面。这不仅扩大了关节间隙,也促使了此间隙内血肿填充成形。无论是否在此间隙内置入填充材料,都采用一枚克氏针斜向固定,同时佩戴拇指人字石膏保持拇指外展位固定约6周,以促进纤维组织内生填充此间隙。无论运用哪种手术方式,一旦恢复关节活动便开始小强度的手部功能锻炼以恢复捏握力量。虽然Artelon作为置入材料的一个选择避免了自身肌腱的取用,但目前认为,大多角骨表面广泛切除后,显然无须特殊材料的填入覆盖。

关节镜下分期为Ⅲ期的患者同样适用传统开放手术治疗,包括关节切开成形、关节融合,甚至全关节置换等。具体手术方式的选择取决于术者的偏好以及患者的期望与需求。

自从关节镜应用的广泛开展,影像学检查的低位随之降低,但我们必须重视关节镜下分期与影像学的相结合,才能更好地理解每一分期的典型表现,更好地指导手术操作。相当于与影像学分期Ⅰ期的患者,在关节镜下最稳定的表现,包括第一掌骨基底尺侧三分之一关节软骨原纤化、桡背侧韧带损伤以及广泛的滑膜增生。同时可见退化薄弱的前斜韧带或喙突韧带,像一层罩纱,常可见关节囊下方的鱼际肌。激素的使用可能与这一表现相关,需要进一步的研究证实糖皮质激素的用量与关节形态的相关性。

Ⅱ期关节炎患者的典型镜下表现为大多角骨远端软骨面的点状缺损,AOL韧带入点处掌骨基底软骨的缺失,桡背侧韧带损伤,更重要的是AOL韧带的退化薄弱,并可见更多滑膜增生。大多数这一期的患者也表现为影像学Ⅱ期,但也常见一些影像学Ⅰ期表现的患者,在实际观察关节后,发现病变更为严重。这体现了关节镜技术的显著优势,因为没有方法能直接观察关节形态。镜下发现,软骨面破坏程度较X线片所示更轻的情况一般比较少见。因此影像学分期诊断为Ⅲ期的患者很少被归入关节镜下Ⅱ期,而这一发现大大影响和拓宽了治疗方法的选择。因为缺乏有效的保守治疗选择,关节镜下检查结果对制订精确的治疗计划起到了决定性的作用。回顾总结关节镜下分期Ⅱ期患者的治疗结果是很重要的。

在2003年,一项回顾性研究随访分析了关节镜下分期Ⅱ期患者3年的结果。1998—2001年的43名患者(38名女性和5名男性)被关节镜下诊断为Ⅱ期拇指基底关节炎。通过随访患者的客观数据,作者一步步完成了研究过程。患者平均年龄为51岁(31~69岁),23名为右侧拇指,20名为左侧拇指。大多患者曾遵医嘱接受过超过一年的保守治疗,在作者为患者进行至少6周的保守治疗后,患者病情同样无明显改善。手术过程包括关节镜下滑膜切除、关节清创、射频关节囊紧缩及闭合楔形骨切除。一枚克氏针固定于截骨处,拔除克氏针后,应用短臂拇人字石膏固定4~6周。平均随访期为43个月(24~64个月)。

这组患者关节镜下一致表现为第一掌骨基底尺侧三分之一关节软骨和大多角骨远端中间三分之一表面的骨质硬化,桡背侧韧带破坏,前斜韧带薄弱以及滑膜增生。随访最终的影像学显示,掌骨基底正中位于大多角骨上方无移位,在几乎所有43名患者中,无明显的关节炎继续进展。拇指掌指关节(MP)活动度为5°~50°,所有患者患侧拇指术后均能触到小指根部。平均捏力为9.5磅(为健侧的73%,1磅≈0.45千克)。随访最后用Buck-Gramcko评分系统评估患者主观及客观的最终治疗结果[39]。在这项研究中,我们取得了患者平均Buck-Gramcko总分为48.4分的好结果。其中1名患者由于术后骨关节炎的进展而存在持续疼痛,该患者最终接受了关节镜辅助下大多角骨半切术。我们认为,还需要至少10年的长期随访,以更好地评估及明确这项技术在Ⅱ期患者中的应用结果。

影像学分期为Ⅲ期和Ⅳ期的患者,关节镜下普遍表现为关节软骨面中央的广泛全层缺损,虽然常见掌侧韧带磨损严重,其韧带松弛及滑膜炎程度反倒较轻。这类患者组成了关节镜下分期的Ⅲ期,治疗选择繁多。可移除关节镜选择最适合的开放手术。作者倾向于在大多数此类病例中行关节镜辅助下关节成形术。基于上述发现和临床经验积累,作者提出了关节镜下分期以及对应治疗方案,列于表格27.1内。

大多角骨掌骨关节镜临床应用

临床评估和影像学检查过去曾是拇指CMC关节

炎治疗方案选择的唯一参照方法。Eaton 和 Glickel 基于这一疾病提出的分期系统被广泛应用[20]。之后 Bettinger 等[40]描述了大多角骨倾斜角作为 CMC 关节炎进展的一个参量。他们发现,在进展期(Eaton Ⅲ 期和Ⅳ期)中大多角骨倾斜角更高(为 50°±4°,正常为 42°±4°)。Barron 等总结,这些表现在 MRI、断层成像或 B 超等常规基底关节疾病的检查方法中难以察觉[41]。

作者相信一项影像学分期系统对于明确这一疾病逐步进展的改变很重要,尤其在作者长期临床应用经验中遇到的一些难以明确诊断病情程度的案例中。关节镜技术的最新进展使得对全身更小的小关节,哪怕活动度极小都可进行全面的检查。另外,正如之前所讨论的,关节镜已证明直接用于在第一腕掌关节中的观察评估[5]。

在拇指基底关节炎的早期阶段,如 Eaton 分期 Ⅰ期的患者,尽管拇指疼痛限制,影像学研究也常见无异常表现。在我们的治疗经验中,这一期患者常表现为轻度到重度的滑膜炎,可通过关节内彻底清创和射频紧缩韧带以加强关节稳定性。这些治疗措施自然是在评估患者对夹板固定、非甾体抗炎药和糖皮质激素注射等保守治疗无效之后采用。这一分期以中年女性为典型,一般不适用于更为激进的手术治疗。关节镜下治疗为这类患者提供了一个最佳选择。

Tomaino 认为,Eaton Ⅰ 期为第一掌骨部分截骨术的治疗指征[37]。但这对于一些关节镜下无明显软骨缺损的早期患者可能不是必需的治疗。进一步的研究表明滑膜清除,以及射频关节囊紧缩或许可阻止疾病进展和其他手术干预。然而上述所描述的关节镜下 Ⅱ 期表现的患者需要辅以部分骨切除以降低关节进一步退变的可能。作者的回顾性研究中显示,在 43 例中只有 1 例出现术后拇指关节炎的继续进展。

对于以关节软骨完全缺失为表现的患者是否应当采取大多角骨切除,目前仍有疑义。Menon 描述了一项 Ⅱ 期与 Ⅲ 期患者关节镜下大多角骨表面清创,CMC 关节内置入自体肌腱或阔筋膜或 Gortex patch 的手术技术取得了良好的结果[2]。作者也曾阐述这项关节镜技术,甚至对于一些伴有 Ehrler-Danlos 综合征的严重韧带松弛的患者也有效[33]。一些新技术中应用关节镜下 Artelon 材料填入,证明在开放手术中是成功

的,使得组织结构更加稳定[30]。在任何病例中,大多角骨全切手术都应当慎重采用,尤其在一些年轻患者中。Ⅲ 期患者的治疗更需要长期临床结论的总结来进一步的评估。

根据关节镜下的分期标准,作者推荐对 Ⅰ 期关节炎患者行关节镜下滑膜切除和基底关节清创治疗。在 Ⅱ 期患者中,除滑膜切除和清创术外,应结合第一掌骨桡背侧截骨。在这两期中,均用射频热紧缩辅助治疗韧带松弛。最后,对于 Ⅲ 期患者,作者选择关节镜下插入关节成形术,而其他因素也应考虑在内。

通过关节镜评估大多角骨掌骨关节可直接观察滑膜、关节表面、韧带以及关节囊等组织结构,同时也能够评估关节病理进程,并依据这些信息决定术中治疗方案。作者推荐这一关节镜下分期用以决定最适合的治疗。

未来的研究将评估应用关节镜手术的长期临床结果,并将其作为大多角骨掌骨关节炎治疗的常规设备。

STT 关节关节镜(舟-大多角骨关节)

STT 关节关节镜技术是衍生于拇指 CMC 关节的,前者在进展期拇指基底关节炎中常常被牵涉。Cobb 曾发表了关节镜下同时治疗 TM 和 STT 关节的研究[42],STT 关节的关节镜技术似乎最适用于小切口治疗关节内局限性病变。Ashwood 和 Bain 在他们小样本研究中描述了关节镜下清创应用于单纯 STT 关节炎患者,90%患者术后结果很好[43]。Fontes 也描述了切除舟骨远极治疗疼痛性 STT 关节炎的有效方法[44]。

这一手术技术相对简单,因为无须关节固定,手术的目的主要是扩大关节间隙,避免撞击痛。此关节定位通过从桡侧腕骨间入路提升舟骨,继而创造一个掌侧,或 Carro 等所描述的更近端的桡侧入路作为操作口[45]。用 2.0 刨削头行简单的关节内清创,再用钻头切除舟骨远极(图 27.9)。关节间隙可被明显拉开,但同时应小心避免掌侧 ST 韧带的撕裂,这也是关节镜下操作相对于开放手术的一个优势。

无须严格的术后固定是这一手术方法的另一优势,且对于合适的患者术后疼痛大多明显缓解。

需要一项长期研究来判断 STT 关节镜应用于此关节疾病的长期结果。

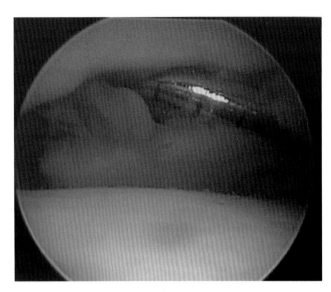

图 27.9　MCP STT 关节在关节镜下显示,刨削头行简单的关节内清创。

掌指关节关节镜

　　尽管掌指关节关节镜早在 30 年前就被首次描述,许多外科医生对这一技术并不熟悉,因此也无法将其作为治疗的常规选择。尽管 MCP 关节、拇指和指间关节等的急性损伤和慢性疼痛很常见,手外科医生也很少应用这一技术。文献资料的缺少以及临床训练的缺乏限制了它的应用。

　　Chen 在 1979 年发表于 *Orthopedic Clinics of North America* 杂志上的综述性文章 [1] 首次提及掌指关节 (MCP) 关节镜以及其他前述的其他手部小关节镜,是关节镜适应证扩大的一个标志性事件。这篇简略的综述首次描述了 Watanabe24 号关节镜在腕部、掌指关节和指间关节的应用。尽管他描述了近端指间关节和远端指间关节的镜下观察,却没有描述掌指关节。然而,他首次介绍了在拇指或其他指掌指关节置入小关节的关节镜的概念。他继续通过一些临床案例描述了关节镜下解剖以及临床应用过程。他总共描述了 90 例关节镜应用于多个关节的案例,包括 34 个临床案例以及 2 个尸体上肢的研究。尽管这些关于小关节的关节镜的介绍出现很早,但 MCP 关节的关节镜治疗理念直到很久以后才真正建立。

　　具有讽刺的是,首次对应用关节镜治疗掌指关节疾病的报道的是从事运动医学的医生 Vaupel 和 An-

drew。他们在 Chen 之后 6 年进行了报道[46]。他们描述了一个专业高尔夫运动员拇指 MCP 关节慢性疼痛滑膜炎 1 年,严重影响活动的案例。他们对其进行了滑膜清除以及关节软骨少量缺失的关节镜下打磨。该患者术后 6 个月便恢复了之前的运动,且随访 2 年没有出现疼痛。这作为一个开创性的临床进展被发表在 *American Journal of Sports Medicine* 上,手外科医生或许都不会注意到这篇报道。然而,尽管治疗效果显著,人们对这一新技术的反应也积极,但仍没有提出应用于临床的适应证,这只能作为一个单一的病例报道。直到 2 年以后,Wilkes 展示了关节镜方法治疗 MCP 关节疾病的第一个临床序列研究[47]。他报道了 13 例风湿患者关节镜下滑膜切除术,其中 5 例患者为进展期风湿性关节炎。虽然这些患者并没有关节半脱位或其他严重的关节破坏,术者发现关节间隙以及关节旁韧带周围存在明显的滑膜炎。尽管经过近 4 年的随访研究,患者出现疼痛复发,似乎这一手术治疗并不能阻止 MCP 关节风湿性关节炎病变的自然进程。这一临床系列研究被发表在一个更小众的杂志 *Journal of the Medical Association of Georgia* 上,鲜少被手外科医生,甚至专业关节镜医生发现。另一个临床病例分析终于因在 1994 年发表在 *Journal of Hand Surgery–British Volume* 杂志上而被众知[48]。这是一个年轻男性患者表现为示指与中指掌指关节的肿胀和活动受限,同时表现为典型的血色素沉着。那时对关节疾病的治疗为骨切除术、关节成形术,甚至对于更晚期的病例行关节融合术。血色病是一个比较少见的血液系统疾病,一般应用放血治疗,但对其关节表现目前还未有深入的了解。然而,对于手术医生来说,关节镜手术比开放手术提供了一个更好的关节内视野,更适用滑膜切除,且微创切口更有助于术后的快速恢复。然而,这一病例报道只能说明关节镜手术对于这一疾病的治疗是有价值的,而没有提出关于掌指关节关节镜操作的进一步建议。这一疾病的特殊病理使人们忽视了关节镜治疗的重点,而这一技术的常见临床应用未被阐明。

　　在 1995 年,Ryu 和 Fagan 展示了一项关节镜下尺侧副韧带 Stener 损伤的治疗,这是此微创技术在常规疾病中的首次应用[49]。在对 8 例患者拇指术后,平均 3 年以上的随访过程中发现,关节镜下 Stener 损伤的减轻,显示关节内 Stener 损伤的减轻可使撕裂的韧带留在清创后的近节指骨基底韧带止点。在这之前,拇内收肌腱夹在撕脱的韧带和止点之间,因此韧带不能在其必需的位置愈合。一旦损伤减轻,韧带止点周围进行进一步清创,关节克氏针固定以助于愈合。移除石膏支具后,他们又介绍了一个短期治疗过程,随访过程中无患者出现疼痛和功能受限。术后关节活动力量与健侧拇指相当,甚至优于健侧。唯一一例并发症报道的是一个单独的针道感染。这些结果证明,所有关节镜下治疗 Stener 损伤可避免开放手术修复和其后的并发症,如延迟恢复和关节僵硬等。这是一个明确的临床优势,代表了关节镜治疗 MCP 关节病变的第一个常见应用。令人惊讶的是,没有提及 bony game-keeper 病变,且没有开放手术的相对研究。然而,这篇文章被发表在一个被广泛阅读的杂志中,首次展示了手外科医生对这一微创技术的应用,为其他应用开启了大门。实际上,这篇文章首次介绍了关节镜手术在小关节至较大的手部手术中的概念。然而,尽管这篇文章发表于近 20 年前,这一技术依然很少被应用,自那以后也很少有临床系列研究。

约 4 年以后,在 1999 年,Rozmaryn 和 Wei 展示了第一篇大样本研究在技术层面详述了掌指关节关节镜的适应证以及优势 [50]。他们提到人们认为 MCP 关节太小,难以有效进行关节镜下操作的误解。虽然没有展示临床病例序列,他们探讨了这一操作更广泛的适应证。除了探讨上述提到的关节滑膜切除和活检之外,在提及韧带修复时重申了副韧带清创的概念。他们也介绍了松弛组织移除、软骨损伤治疗、近关节处损伤以及关节间骨折的临床治疗应用。他们提到文献中只有少量病例报道,且他们也设想了为什么这一技术未被广泛扩展的原因。然而,这一综述被发表在 *Arthroscopy: The Journal of Arthroscopic-Related Surgery* 上,较少为专业手外科医生所知,临床医生最易应用此项技术。自 Chen 在 20 年前首次描述基础的关节镜之后,这一报道第一次探讨了一些技术层面,并对解剖标志进行回顾。他们陈述了与开放手术相比关节镜的优势,在一些较大的关节中具有类似的结果,但随时间更多适应证得以显现。

就在 Rozmaryn 和 Wei 发表文章的同一年,Slade 和 Gutow 在 *Hand Clinics* 杂志上发表了一篇名为《掌指关节关节镜》的综述 [51]。该文展示了这一技术的总体

分析,包括一些病例展现的技术细节,简单地提及一些并发症以及如何避免其发生。然而"技术战胜理智"的魔咒被提及,关节镜在小关节上未必实用。他们解释小关节的关节镜不仅要求特殊的器材,也需要对这些关节解剖的充分了解。他们的综述报道显示多种疾病适应证都可以应用此技术。通过病例报道描述了具体的治疗技术,尤其是在关节内骨折的治疗中。文中描述了关节镜结合锚钉的应用重建损伤的侧副韧带的新方法。这可能是一项困难的技术,但作者清楚罗列了这一方法相应的优势。在一项对比同一类风湿患者关节镜下滑膜切除与其他关节开放手术的研究中,前者证明术后关节肿胀程度与恢复活动的速度均明显优于后者。这体现了关节镜手术的相对于开放手术的明显优势,而同年一篇风湿病学文献中提到了在掌指关节中应用小关节镜对滑膜炎进行分期并以此作为一项有效的活检工具。这篇文献是由德国的风湿学家发表,重点关注在类风湿患者的滑膜炎评分系统,提及少量手术技术 [52]。他们简单地应用这一技术来评估疾病程度,但也重点强调了它的临床应用。作者非外科医生,提出了小关节镜为关节评估的客观技术,提供了可视化引导下的滑膜活检,提高了准确率,减小了取样错误的风险。他们在局麻下完成这一操作,全身麻醉一般不需要,在特殊情况下也可施行。因此,如果风湿病学家可以看到这一技术的巨大好处,手外科医生以及关节镜操作者即可进一步发展它的临床应用。同一年,Wei 等著的《掌指关节关节镜》是第一篇对有关技术描述 [50],展示了 21 例类风湿关节炎患者关节镜下滑膜切除良好的短期结果 [52]。虽然作者把此文作为一篇技术文章,但也注意到这一早期结果是有前景的,且这一过程在其他类型的关节炎中同样适用。他对患者的长期结果提出质疑,并提出了何时才是关节炎患者行此手术的理想时间。即使 Sekiya 等评估 21 例类风湿患者的 27 个近端指间关节和 16 个掌指关节的术程描述,这仍然是一个无解的问题。这体现了 PIP 关节关节镜的首次临床应用,为掌指关节关节镜下滑膜切除术提供了进一步的支持 [53]。他提出,除直视下诊断活检以外,关节镜用于评估关节表面和滑膜也是一项最佳适应证。他也预言了关节镜治疗用于手部小关节将成为未来的一个标准手术方式。他们的研究并没有评估其他的病理改变。这篇文章也发表在了关

节镜杂志中,代表了最后一个包含 MCP 关节关节镜手术的临床系列研究。很明显,有小部分临床文献报道,进一步讨论了关于这项技术的适应证和临床应用,这对于鼓舞手外科医生将其纳入自己的临床治疗选择中是十分必要的。常被作为运动医学专家典型代表的关节镜术者可能会考虑这一选择,而对于手外科医生,由于通常治疗的是更为复杂的损伤,还应建立关节镜手术的适应证。因此,手外科医生对这一应用的扩展仍未充分,这可能由于较少操作腕关节镜,因为这一技术的推广相对较晚。理解手术适应证以及关节镜在检查与治疗这些病理情况时扮演了什么角色是非常重要的。

MCP 关节镜手术适应证

手外科医生通常都会遇到掌指关节的外伤与退行性变。急性损伤可发生在任一关节,拇指由于它的相对非保护位,其急性损伤也最常见。拇指 MCP 尺侧副韧带(UCL)撕裂是一常见损伤,常被错误地称作"猎户拇指",而实际上应为"滑雪者拇指",因为前者通常是指慢性磨损的病变。急性外伤可同时引起韧带损伤和关节骨折,表现为一个损伤后疼痛、肿胀的关节。"过度使用综合征"这一术语可能代表了一个原本未被发现且及时处理的急性损伤,或者一个病因未明的慢性滑膜炎。X 线片很少能发现引起慢性疼痛的病因,除非退行性变进展到晚期或应用关节镜下探查。MRI 等影像学检查应用于这些小关节的特异性较低。B 超是一个更有效低成本的检查,可用于判断是否有渗出,但不适用于解剖诊断。因此,包括 MCP 关节的关节镜检查将明确诊断,也适用于拇指以及手指 MCP 关节的广泛治疗(表 27.2)。

应用 MCP 关节镜的手术适应证通常包括慢性损伤,而非急性损伤,因为后者常可先尝试保守治疗固定关节。但拇指 UCL 撕裂是一个例外,需要对 stener 损伤行开放修复,而非简单的固定。实际上,关节镜下修复在之前列举的文献中曾有描述[31]。随着人们对小关节的关节镜认识的加深,更多急性损伤的适应证或许会被建立用于精确评估急性损伤,以及随后的具体治疗。

急性适应证通常包括骨折等损伤,需要滑膜切除、骨折清创以及关节复位等。因为大多数韧带损伤经保守固定治疗是可以愈合的,或严重的韧带损伤引起关节不稳时将转由开放手术修复。也许 MCP 关节镜的理想适应证是伴韧带撕裂的关节内旋转骨折。一旦完成骨折部位的关节镜下清创,便用一个钩形小探针简单地在关节镜直视下去除小骨块。按照作者所描述的在关节镜辅助下以克氏针固定骨折,并透视确认固定位置[54]。另外,另一急性损伤,虽然较少见,关节内的压缩性骨折通常发生在近节指骨基底,也是关节镜操作的适应证,镜头可用于最佳的关节复位。此外,可彻底清除滑膜以及游离碎骨块,这有利于减轻术后炎症反应,以及更好地达到解剖复位。这一关节镜下操作有明显的优势,可以更精确地行关节复位,且切口小,可有效减轻关节囊的粘连,因此能尽快恢复关节活动度。此外,在其他任何关节镜急性损伤的适应证中,须同时全面评估及治疗相关软组织损伤。可能存在 MCP 关节脱位,在复位关节后可行急性关节囊与韧

表 27.2 MCP 关节镜的适应证

急性病变	慢性病变
拇指尺侧副韧带的急性 Stener 损伤	MCP 外伤后的持续性疼痛
带移位骨块的"滑雪者拇指"型损伤	MCP 骨关节炎—早期、中期
MCP 感染性关节炎	类风湿性关节炎合并或不合并手指尺侧偏斜
指骨基底关节内压缩性骨折	慢性滑膜炎

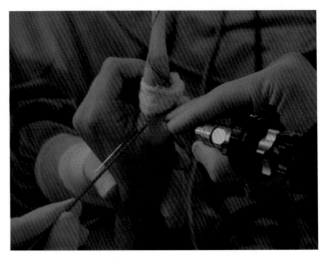

图 27.10 MCP 关节镜下用克氏针撬拨复位骨折,治疗尺侧骨块撕脱外侧观。

带撕裂的清创修复，即使不伴软组织修复，也有利于减少疤痕形成和促进愈合过程。

　　MCP 关节的慢性损伤是关节镜应用于这些小关节的最常见适应证。因为持续疼痛的指间关节治疗选择极少，关节镜下治疗是一个可行的方案。正如我们所讨论的，多数急性损伤通过康复治疗和（或）固定，而更严重的外伤则通过开放修复等均得以愈合。因此，拇指或其余指 MCP 关节外伤经长期保守治疗后，仍持续存在疼痛和功能障碍，可能是 MCP 关节镜治疗的常见适应证。"滑雪者拇指"或手指过度外展损伤的支具保守治疗后，持续症状并不少见，这可能是由于比之前预估更严重的韧带损伤或关节软骨损伤伴持续性滑膜炎的缘由。通常对侧韧带也有损伤，在最初治疗中未及时处理。关节镜下评估，无论急性或慢性损伤，可以明确损伤的定位以及程度，并决定相应的治疗，无论是简单的清创还是射频关节囊皱缩术。通常，这些都在长期非甾体消炎药治疗或多次激素注射治疗无效后进行。在更本质的病理上，这些治疗方法只可能暂时缓解疼痛，无法明确根治。Herein 叙述了关节镜治疗的最佳优势，因为它提供了一个同时可用于明确诊断和治疗的相对简单的选择。

　　持续的隐痛常伴随慢性肿胀和僵硬，也是关节镜下评估的一项明确指证。这些症状可能是由于一些未知的损伤，有时可能是骨关节炎或滑膜炎的一些最初表现，其一直是一个诊断以及治疗的困境。开放滑膜

切除术曾是风湿性关节炎的适应证，直到现在，这也是一些患者 MCP 关节肿胀疼痛保守治疗失败后的唯一治疗选择[55]。这里激素治疗通常是有效的，但可能逐渐加速关节软骨和关节囊的退行性变。对关节的反复激素注射治疗被认为是一个代谢过程，应减少激素使用。关节镜下清创将避免此并发症，甚至可能减缓关节退变和关节炎的进程，也有利于对减少关节术后恢复过程中的并发症。

　　MCP 关节的退行性变即使不像其他手部关节那么常见，它可能也代表了一个关节镜下评估与治疗这一窘境的前沿研究。最早期骨关节炎在 X 线片上一般无法清晰显示，通常是通过临床诊断。在充分应用非甾体消炎药或其他方式的保守治疗失败后，依然首选关节内糖皮质激素注射治疗。如果多次激素治疗后仍症状反复，而早期关节炎尤其是年轻患者一般不建议手术治疗，此时临床医生大多陷入一个两难的境地。在这类患者中，关节镜下清创成为最佳的选择。开放关节切开滑膜切除术由于视野有限，关节内操作也相对困难。此外，开放关节切开本身也可能造成术后僵硬。在风湿性疾病中，硅树脂关节成形术依然是 MCP 关节的治疗金标准，而外伤后关节炎和骨关节炎不是关节置换的最佳适应证[56]。关节镜提供了一个关节成形术前的微创治疗选择，新型金属或石墨都可当作替换材料[57]。

　　炎症性关节炎，如类风湿性关节炎，通常以全身药物治疗，可能在疾病晚期行 MCP 关节的关节置换。这一类关节炎很少会单发，可在关节镜下滑膜切除过程中行活检用以明确诊断。这些关节的早期阶段可如 Sekiya 所述，确保在关节镜下行滑膜切除和关节囊紧缩[53]。然而，这一操作只有当累及少数关节时最适用，减缓关节破坏，而不适用于严重的广泛关节累及的患者。此外，必需有关节镜下类风湿性关节炎滑膜切除的长期随访结果。只有当更多的外科医生熟练运用该技术，才能有足够的数据来证实它更多的适应证。因此，要改变这一恶性循环，手外科医生必须学习这些微创手术，并将其更多地应用于临床。

MCP 关节镜技术

　　掌指关节因关节间隙狭窄，关节内解剖相对受限，故需要使用 1.9mm 或更小直径的关节镜镜头。颌

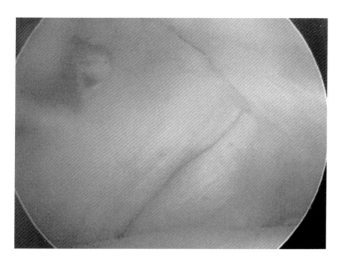

图 27.11　慢性疼痛性 MCP 关节射频皱缩以固定关节囊以及附属韧带，最低程度减小疼痛性滑膜炎的复发。术后固定过程是必要的，固定时间取决于韧带磨损程度。

面外科医生一般会将 1.9mm 30°关节镜应用于颞下颌关节病变中[58]。当没有更新型的关节镜镜头可供选择时,1.9mm 30°关节镜应当能满足清创的适应证。2.0mm 刨削器对于滑膜切除和彻底清创都是必不可少的,而小型的射频头也常用于消融、皱缩等。

小关节的关节镜,包括 MCP 关节,只需要局部麻醉和少量镇静药物辅助。一般切口入路局部麻醉后,用几毫升利多卡因或其他类似的短效药物注入关节内,将患手垂直于手术台面,患指用指套拉开关节间隙。根据手术时间及麻醉医生经验,可选择辅助静脉镇静药物。利多卡因加肾上腺素甚至可避免使用止血带,由于其均为短效药物。

牵引力量达到 2.5~4kg 后,关节界限相对就比较清晰,关节间隙增大,再用 18 号针头定位关节镜入路。用手术刀在关节囊褶皱处切开一个小的纵向切口,此方位用于患者 MCP 关节屈曲固定后,切口方向平行于运动面。关节镜镜头进入关节间隙时,套管保护下进入狭窄的关节间隙防止关节内医源性损伤非常关键。掌骨头和近节指骨基底间隙非常狭窄,一旦通过利多卡因或乳酸林格钠溶液充分扩张关节间隙,则需通过一把弯钳找到最合适的入路位置及角度。镜头再根据此角度精确探入,进行一个全面的关节内检查。入路的解剖位置相对是比较简单的,这因为尺侧及桡侧入路明显位于伸肌肌腱两侧。只有少数情况下,才需第三入路用于放水或更好地操作器械,通过触诊关节囊来识别位置活动。置入 18 号针头用以标志定位入路点。通常一开始就进行彻底的滑膜清除,以便彻底检查关节,定位病变。用圆弧状刨削器清理关节内结构后,即可清晰显示关节囊和侧副韧带。射频探针也可使这一过程更加精确快速。因为关节囊相对较薄,且就在皮下,因而慎重选择使用射频是非常重要的,热损伤可导致关节囊或关节表面的破坏。一旦滑膜清除后,外科医生即可确认解剖位置以及病变情况,避免滑膜遮挡视野不清。例如,关节镜下手术是从桡侧副韧带开始清创,再评估掌板、籽骨、尺侧副韧带,最后探查背侧关节囊和伸肌肌腱,近节指骨基底和掌骨头的关节囊表面的滑膜凹陷,以及副韧带起点。一旦镜下诊断和治疗完成,就撤除镜头,不用缝合直接闭合微创切口,避免手背侧疤痕形成。将使用的针远端剪断后埋入皮下,用一短臂拇人字石膏保护拇指 MCP

关节于掌侧外展位。相反,任意手指的关节镜下操作术后都需使用背侧夹板,通常使 MCP 关节完全屈曲,以达到侧副韧带无张力下的愈合,避免关节活动度的下降。术后固定时间取决于关节镜操作术中的病理类型和病情程度。术后治疗通常扮演了十分重要的角色,哪怕只是简单的固定。

MCP 关节镜技术依然是尚未被充分开展但对于诊断和治疗关节急慢性损伤非常有用的技术。当该技术的临床适应证广泛开展后,众多手外科医生即可尽快将此技术纳入自己的常规治疗方案中[59,60]。

近端指间关节关节镜

近端指间关节(PIP)的关节镜手术仍应被看作是一项新兴技术,少有文献资料报道。尽管如此,Chen 发表在 *Orthopedic Clinics of North America* 上的代表作报道了应用 PIP 关节小关节镜的一个临床案例和 8 具尸体研究[1]。这唯一的一个病例报道是介绍一个类风湿患者治疗过程,预示了一个新的临床尝试,也只有这一例类风湿患者被作为临床适应证。

第一篇单独关于 PIP 关节关节镜的研究被 Thomsen 等发表在 2002 年的 *Journal of Hand Surgery* 上[61]。他们主要关注在包括入路的一些解剖发现上,该研究纳入了 8 例尸体 PIP 关节以及 2 例临床病例。唯一能确定的结论是这项技术是可行的,即使技术需求和有限的设备需要,关节内滑膜炎、感染以及关节内游离组织的清除为其主要适应证。在这一早期临床叙述中,其中一例患者为类风湿患者,而其他为关节内游离组织清除伴滑膜清除患者。

在同一年,Sekiya 以及他的团队展示了 21 例类风湿患者中 MCP 关节和 PIP 关节的关节镜的总体分析[53]。有 27 个 PIP 关节和 16 个 MCP 关节进行了类风湿关节炎关节滑膜切除术,虽然大多报道的只是进行了关节内灌洗。他们认为,这是一个有希望的过程,可用于组织活检,滑膜清除有利于早期好转。该文没有提到关节镜术后的长期结果,但小关节的关节镜,包括 PIP 关节在内,有望在未来成为一项标准术程。作者强调了这一技术受到关节形态、器械应用等的限制。由于关节镜的相对大小及其坚硬的镜头使其无法探查中节指骨基底掌侧半,甚至近节指骨也只能在尽量弯曲关节时才能看见。因此,这是唯一一个不用垂直牵引的手部关节,手指被水平位,将小关节镜镜头经 Thomsen 所描述的中央腱和侧束之间进入关节内。虽然此研究主要关注在类风湿性疾病中,但我们知道 PIP 关节更常发的是常规骨关节炎。目前还没有关于这一常见病理的相关研究发表。还应关注的是,这一研究工作被发表在杂志 *Arthroscopy* 上,但极少手外科医生会去阅类似这样一篇技术性文献,除非投入临床应用研究中。这或许也可被看作是一个手部小关节的关节镜应用发展的阻碍。

　　Sekiya 曾进行一个随访研究,被发表在手外科技术杂志中,他对类风湿关节炎患者 PIP 关节的关节镜治疗进行了拓展研究,总结其长期治疗结果,没有一个患者需再次手术[62]。他的随访研究也包括拇指指间关节,是第一个提到远指间关节(DIP)关节镜的研究。实际上,真正首次 DIP 关节镜下操作是 Cobb 和 Berner,Badia,Topper 等在 2011 年于 *Hand Clinics* 上发表的《小关节的关节镜的前沿研究》中描述的关节镜下关节融合术[60]。DIP 关节镜的话题非常新,关于其的进一步讨论很少。未来在 1~1.2mm 的小关节镜镜头广泛应用之后,人们才能彻底了解这一创新技术的适应证。对早期骨关节炎的关节镜下清创、黏液囊肿的切除以及滑膜清除等,可能在未来都将成为常规技术过程。

　　PIP 关节镜的适应证依然不宽,很大程度上是因为镜头在此双髁关节中不够精细柔软。尽管同膝关节的骨结构类似,此关节的大小无法提供相同的可视范围。

　　因此,这一技术在背侧滑膜切除术中仍然受限,主要是在类风湿患者以及可能一些较大的骨关节炎患者中,关节内游离组织的清除、炎症灌洗以及关节固定术也一样。关节内清创和滑膜切除应当仅仅用刨削器进行,因为此关节就在菲薄的皮下,射频一般不宜应用。

PIP 关节镜技术

　　PIP 关节解剖学上的细微差别,使得 PIP 关节关节镜操作只能水平进入,让手指可以自由在关节镜探查下活动,虽然掌侧部分结构还是不能完全看清晰。垂直位牵引将妨碍关节镜下视野,且关节无法弯曲。

　　神经阻滞麻醉成功后,于 PIP 关节内注入 1~2mL 利多卡因,从背侧入路进针以便于定位及 1.9mm 或

1.5mm 镜头的置入。两条入路在中央腱两侧,在此标志和侧束之间很容易定位。在他最初的文献研究中,Sekiya 描述了一个更偏掌侧和外侧的入路,跨过横行支持带,在中线背侧 1~2mm[53]。必须再次强调的是,关节掌侧无法提供充分视野用于 PIP 关节的滑膜切除。此外,背侧凹陷处目前可以达到手术切除的目的。如果可弯曲的小镜头能够经过关节间隙围绕近节指骨头,提供更好的视野,则这一技术问题也可得到解决。这一操作过程也需要更小型的刨削器可以随关节内轮廓探入。此外,吸引力量不足的瓶颈影响了对更小直径刨削器的开发。即使现今使用的 2mm 吸引刨削器,对瘢痕严重的关节囊清创与吸引效果也不理想。因此目前在 PIP 关节镜的操作过程中光学和机械技术限制仍非常明显。一旦这些问题得到解决,其适应证即可很快拓宽,即使这或许需要数十年的过程。

尺侧 CMC 关节关节镜

　　第四和第五腕掌关节由于其可弯曲幅度,在关节镜下操作是可行的。然而这一关节的病理学改变相对较少,主要还是与外伤相关的。此关节外伤后的关节炎和(或)滑膜炎等相对是比较常见的,可通过滑膜清创得以缓解[60]。钩骨或掌骨基底骨折常导致后发的退行性改变,从而引起疼痛。在 1.9mm 关节镜下用刨削器和(或)射频头进行持续清创(图 27.12)可明显减轻疼痛,可避免目前 CMC 关节外伤后的保守治疗,如糖

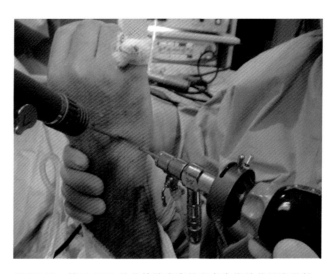

图 27.12　第五 CMC 关节持续疼痛的患者掌指关节基底骨折。

皮质激素治疗等无效后常规 CMC 关节融合术。关节融合本身也应如 Ho 等所描述的那样在关节镜下操作[63]。

结论

　　手部小关节的关节镜的应用目前被一些技术方面的考虑所限制，如一个清晰的适应证和外科应用的经验缺乏，这可能是因为关节镜训练太少以及文献资料的缺乏。后者是可以努力改善的，手外科机构应当提供更多实际操作小关节的关节镜的机会给同行们进行训练。EWAS(欧洲腕关节镜协会)在训练手外科医生临床技术上做出了较大的贡献，将腕关节镜技术推到了巅峰，甚至编写了一整本教材来解析使用关节镜的一个单一指证[64]。也有过一些相关课程(AANA，Miami，Strasbourg)较深入地解读这一主题，主要是在拇指基底关节领域，使大家开始将这一技术纳入自己的临床治疗选择中。还需要通过更多的努力，鼓舞临床医生熟练运用小关节的关节镜的微创技术，以造福更多的患者。

　　　　　　　　　　(陈博 石海飞 许蕙 刘畅 译)

参考文献

1. Chen YC. Arthroscopy of the wrist and finger joints. Orthop Clin North Am. 1979;10(3):723–33.
2. Gupta R, Bozentka DJ, Osterman AL. Wrist arthroscopy: principles and clinical applications. J Am Acad Orthop Surg. 2001;9(3):200–9.
3. Badia A. Arthroscopy of the trapeziometacarpal and metacarpophalangeal joints. J Hand Surg Am. 2007;32(5):707–24.
4. Menon J. Arthroscopic management of trapeziometacarpal joint arthritis of the thumb. Arthroscopy. 1996;12:581–7.
5. Berger R. Arthroscopic evaluation of the first carpometacarpal joint. J Hand Surg Am. 1998;23:757.
6. Bettinger PC, Linscheid RL, Berger RA, Cooney WP, Kai-Nan A. An anatomic study of the stabilizing ligaments of the trapezium and trapeziometacarpal joint. J Hand Surg Am. 1999;24:786–98.
7. Osterman AL, Culp R, Bednar J. Arthroscopy of the thumb carpometacarpal joint. Arthroscopy. 1997;13:3.
8. Badia A. Trapeziometacarpal arthroscopy: a classification and treatment algorithm. Hand Clin. 2006;22:153–63.
9. Weitbrecht J. Syndesmology. Philadelphia: WB Saunders; 1969. p. 1742.
10. Van Brenk B, Richards RR, Mackay MB, Boynton EL. A biomechanical assessment of ligaments preventing dorsoradial subluxation of the trapeziometacarpal joint. J Hand Surg Am. 1998;23:607–11.
11. Zancolli EA, Cozzi EP. The trapeziometacarpal joint: anatomy and mechanics. In: Zancolli E, Cozzi EP, editors. Atlas of surgical anatomy of the hand. New York: Churchill Livingstone; 1992. p. 443–4.
12. Xu L, Strauch RJ, Ateshian GA, et al. Topography of the osteoarthritic thumb carpometacarpal joint and its variation with regard to gender, age, site, and osteoarthritic stage. J Hand Surg Am. 1998;23:454.
13. Pelligrini VD. Pathomechanics of the thumb trapeziometacarpal joint. Hand Clin. 2001;17(2):175–84.
14. Bettinger PC, Berger RA. Functional ligamentous anatomy of the trapezium and trapeziometacarpal joint (gross and arthroscopic). Hand Clin. 2001;17(2):151–69.
15. Orellana MA, Chow JC. Arthroscopic visualization of the thumb carpometacarpal joint: introduction and evaluation of a new radial portal. Arthroscopy. 2003;19(6):583–91.
16. Walsh EF, Akelman E, Fleming BC, DaSilva MF. Thumb carpometacarpal arthroscopy: a topographic, anatomic study of the thenar portal. J Hand Surg Am. 2005;30:373–9.
17. Slutsky D. The use of a dorsal-distal portal in trapeziometacarpal arthroscopy. Arthroscopy. 2007;23(11):1244.e1–4.
18. Culp RW, Rekant MS. The role of arthroscopy in evaluating and treating trapeziometacarpal disease. Hand Clin. 2001;17(2):315–9.
19. Massoud SN, Levy O, Copeland SA. Radiofrequency capsular shrinkage for voluntary shoulder dislocation. J Shoulder Elbow Surg. 2007;16(1):43–8.
20. Lubowitz JH, Poehling GG. Glenohumeral thermal capsulorrhaphy is not recommended—shoulder chondrolysis requires additional research. Arthroscopy. 2007;23(7):687.
21. Lopez MJ, Hayashi K, Fanton GS, Thabit G, Markel MD. The effects of radiofrequency energy on the ultrastructure of joint capsular collagen. Arthroscopy. 1998;14(5):495–501.
22. Hecht P, Hayashi K, Cooley AJ, Lu Y, Fanton GS, Thabit G, Markel MD. The thermal effect of monopolar radiofrequency energy on the properties of joint capsule. Am J Sports Med. 1998;26(6):808–14.
23. Eaton RG, Glickel SZ. Trapeziometacarpal osteoarthritis. Staging as a rationale for treatment. Hand Clin. 1987;3:455–71.
24. Thompson JS. Suspensionplasty: trapeziometacarpal joint reconstruction using abductor pollicis longus. Operat Tech Orthop. 1996;6:98–105.
25. Cobb T, Sterbank P, Lemke J. Arthroscopic resection arthroplasty for treatment of combined carpometacarpal and scaphotrapeziotrapezoid (pantrapezial). J Hand Surg Am. 2011;36(3):413–9.
26. Braun RM. Total joint replacement at the base of the thumb—preliminary report. J Hand Surg. 1982;7:245–51.
27. Badia A, Sambandam SN. Total joint arthroplasty in the treatment of advanced stages of thumb carpometacarpal joint osteoarthritis. J Hand Surg Am. 2006;31(10):1605–14.
28. Goldfarb C, Stern P. Indications and technique for thumb carpometacarpal joint arthrodesis. Tech Hand Up Extrem Surg. 2002;6(4):178–84.
29. Badia A, Young L, Riano F. Bilateral arthroscopic tendon interposition arthroplasty of the thumb carpometacarpal joint in a patient with Ehlers-Danlos syndrome: a case report. J Hand Surg Am. 2005;30(4):673–6.
30. Gisselfält K, Edberg B, Flodin P. Synthesis and properties of degradable poly(urethane urea)s to be used for ligament reconstructions. Biomacromolecules. 2002;3:951–8.
31. Nilsson A, Liljensten E, Bergstrom C, Sollerman C. Results from a degradable TMC joint spacer (Artelon) compared with tendon arthroplasty. J Hand Surg Am. 2005;30(2):380–9.
32. Badia A. Arthroscopic indications for artelon interposition arthroplasty of the thumb trapeziometacarpal joint. Tech Hand Up Extrem Surg. 2008;12(4):1–6.
33. Kuhns CA, Meals RA. Hematoma and distraction arthroplasty for basal thumb osteoarthritis. Tech Hand Up Extrem Surg. 2004;8:2–6. Gervis simple resection.
34. Gervis HW. Excision of the trapezium for osteoarthritis of the trapeziometacarpal joint. J Bone Joint Surg Br. 1949;31:537–9.
35. Yao J. Suture-button suspensionplasty for the treatment of thumb

carpometacarpal joint arthritis. Hand Clin. 2012;28(4):579–85.

36. Wilson JN. Basal osteotomy of the first metacarpal in the treatment of arthritis of the carpo-metacarpal joint of the thumb. Br J Surg. 1973;60:854–8.

37. Tomaino MM. Treatment of Eaton stage I trapeziometacarpal disease with thumb metacarpal extension osteotomy. J Hand Surg Am. 2000;25(6):1100–6.

38. Badia A, Khachandani P. Treatment of early basal joint arthritis using a combined arthroscopic debridement and metacarpal osteotomy. Techniques in Hand & Upper Extremity Surgery June. 2007;11(2):168–73.

39. Buck-Gramcko D, Dietrich FE, Gogge S. Evaluation criteria in follow-up studies of flexor tendon therapy [in German]. Handchirurgie. 1976;8:65–9.

40. Bettinger PC, Linscheid RL, Cooney 3rd WP, An KN. Trapezial tilt: a radiographic correlation with advanced trapeziometacarpal joint arthritis. J Hand Surg Am. 2001;26:692–7.

41. Barron OA, Eaton RG. Save the trapezium: double interposition arthroplasty for the treatment of stage IV disease of the basal joint. J Hand Surg Am. 1998;23:196–204.

42. Cobb T. Arthroscopic STT, arthroplasty. J Hand Surg Am. 2009;34 Suppl 1:42–3.

43. Ashwood N, Bain G, Wardle N. STT scope. Results of Arthroscopic Debridement for Isolated Scapho-trapeziotrapezoidal Arthritis. Orthopaedic proceedings of JBJS (Br) 2008; 90-B (Supp I 3-4).

44. Bare J, Graham A, Tham S. Scaphotrapezial joint arthroscopy: a palmar portal. J Hand Surg Am. 2003;28:605–9.

45. Carro L, Golano P, Farinas O, Cereza L, Hidalgo C. The radial portal for scaphotrapeziotrapezoid. Arthroscopy. 2003;19(5):547–53.

46. Vaupel GL, Andrews JR. Diagnostic and operative arthroscopy of the thumb metacarpophalangeal joint. A case report. Am J Sports Med. 1985;13(2):139–41.

47. Wilkes LL. Arthroscopic synovectomy in the rheumatoid metacarpophalangeal joint. J Med Assoc Ga. 1987;76:638–9.

48. Leclercq G, Schmitgen G, Verstreken J. Arthroscopic treatment of metacarpophalangeal arthropathy in haemochromatosis. J Hand Surg Br. 1994;19:212–4.

49. Ryu J, Fagan R. Arthroscopic treatment of acute complete thumb metacarpophalangeal ulnar collateral ligament tears. J Hand Surg Am. 1995;20:1037–42.

50. Rozmaryn LM, Wei N. Metacarpophalangeal arthroscopy. Arthroscopy. 1999;15:333–7.

51. Slade 3rd JF, Gutow AP. Arthroscopy of the metacarpophalangeal joint. Hand Clin. 1999;15:501–27.

52. Wei N, Delauter SK, Erlichman MS, Rozmaryn LM, Beard SJ, Henry DL. Arthroscopic synovectomy of the metacarpophalangeal joint in refractory rheumatoid arthritis: a technique. Arthroscopy. 1999;15:265–8.

53. Sekiya I, Kobayashi M, Taneda Y, Matsui N. Arthroscopy of the proximal interphalangeal and metacarpophalangeal joints in rheumatoid hands. Arthroscopy. 2002;18:292–7. Badia bony gamekeeper.

54. Badia A, Riano F. Arthroscopic reduction and internal fixation for bony gamekeeper's thumb. Orthopedics. 2006;29(8):675–8.

55. Thompson M, Douglas G, Davison EP. Synovectomy of the metacarpophalangeal joints in rheumatoid arthritis. Proc R Soc Med. 1973;66(2):197–9.

56. Swanson AB. Finger joint replacement by silicone rubber implants and the concept of implant fixation by encapsulation. Ann Rheum Dis. 1969;28 Suppl 5:47–55.

57. Parker WL, Rizzo M, Moran SL, Hormel KB, Beckenbaugh RD. Preliminary results of nonconstrained pyrolytic carbon arthroplasty for metacarpophalangeal joint arthritis. J Hand Surg Am. 2007;32(10):1496–505.

58. McCain JP, Sanders B, Koslin MG, Quinn JH, Peters PB, Indresano AT. Temporomandibular joint arthroscopy: a 6-year multicenter retrospective study of 4,831 joints. J Oral Maxillofac Surg. 1992; 50(9):926–30.

59. Berner S. Metacarpophalangeal arthroscopy: indications and technique. Tech Hand Up Extrem Surg. 2008;12(4):208–15.

60. Cobb T, Berner S, Badia A. New frontiers in hand arthroscopy. Hand Clin. 2011;27(3):383–94.

61. Thomsen N, Nielsen N, Jorgensen N, Bojsen-Moller F. Arthroscopy of the proximal interphalangeal joints of the finger. J Hand Surg Br. 2002;27(3):253–5.

62. Sekiya I, Kobayashi M, Okamoto H, Iguchi H, Waguri-Nagaya Y, Goto H, Nozaki M, Tsuchiya A, Otsuka T. Arthroscopic synovectomy of the metacarpophalangeal and proximal interphalangeal joints. Tech Hand Up Extrem Surg. 2008;12(4):221–5.

63. Ho P-C. Arthroscopic partial wrist fusions. Tech Hand Up Extrem Surg. 2008;12(4):242–65.

64. DelPinal F, Luchetti R, Mathoulin C, editors. Arthroscopic management of distal radius fractures. Heidelberg, Germany: Springer Verlag; 2010.

第 28 章

内镜腕管松解术

Steven M. Topper

简介

在 20 世纪 90 年代至 21 世纪早期，文献中关于开放式手术和内镜腕管松解术（ECTR）的争论是激烈的。最终，我们没有明确的科学证据来证明一种术式一定优于另外一种。因此，这两种治疗术式今天仍在使用。虽然争议已经平息，但问题依然存在。为腕管松解术创立临床诊断指南的骨外科学会工作小组，在其 179 页的报告中阐述了为大众普遍接受的观点。结论是，12 周后随访 ECTR 的疼痛，捏力的指标结果更好，其伤口并发症更少。开放式腕管松解术（OCTR）更可能出现可逆性神经问题的并发症（OCTR 导致神经麻痹的可能性较小）。术后 1 年统计的结果，其功能状态和症状严重程度没有差异，包括并发症和感染[1]。换句话说，这两种手术同样安全有效，在前 3 个月内，内镜方法的恢复速度稍快。也许诸如成本效益和生活质量等社会问题会促使我们寻求更为确切的答案，就像曾在腹腔镜胆囊切除术上发生的争论一样[2]。直至那之前，我们进行的随机对照试验和荟萃分析，由于不够权威和结果的不一致性，我们还很难得出结论。幸运的是，腕横韧带切开是治疗腕管综合征的有效方法。回溯至 20 世纪 80 年代，将微创（内镜）技术应用在最常用的骨外科手术中是有其道理的。人们希望通过微

创手术可以降低手术的致残率，加快恢复过程。这样做也可以节约社会成本，具体取决于进行腕管手术的劳动年轻人的数量。然而，这一切尚无明确的科学证据支持，也没有证据反对。早些时候，由于手术技术方面需要相对较新的技能，人们最主要担心安全问题。如今，在所有关节镜和内镜手术中使用的三角操作技术已经是目前骨科、整形外科医生和普通外科医生普遍使用的技术。

解剖学

为了安全有效地完成内镜腕管松解术，需要理解几个重要的解剖学知识点。

腕横韧带

腕横韧带（TCL）的松解不完全已被视为开放性和内镜腕管松解失败的主要原因。从内镜的角度来看，韧带的远端腱膜部分隐藏在脂肪垫下方。此外，掌浅弓恰位于韧带远端（约 4.8mm）。虽尽力争取完全松解是重要的，但必须审慎以避免神经血管损伤。目标是最大限度地增加腕管容量，以减轻正中神经的压迫。在尸体研究中，Cobb 等[4]证明，腕横韧带远端 4mm 处的松解不完全，也可使腕管弓扩大（体积增大），与腕横韧带完全切开效果无差异（图 28.1）。因此，尽管完全松解是目标，但没必要切开远端每一束纤维而增加神经血管损伤的风险。

S.M. Topper, M.D. (✉)
Colorado Hand Center, 3470 Centennial Boulevard, Suite 200,
Colorado Springs, CO 80907, USA
e-mail: stopper@coloradohandcenter.com

部分掌间膜切开

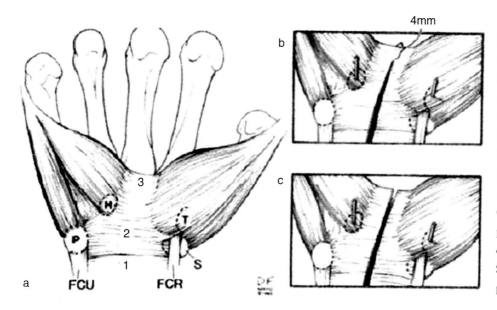

图 28.1　(a)屈肌支持带的三部分。H,钩骨钩;T,大多角骨;P,豌豆骨;S,舟状骨;FCU,尺侧腕屈肌;FCR,桡侧腕屈肌。1:近端;2:中间,腕横韧带;3:屈肌支持带的远端腱膜部分。(b)屈肌支持带部分松解。(c)屈肌支持带完全松解。克氏针显示在钩骨钩和大多角骨。(Reprinted from Cobb TK, Cooney WP. Significance of Incomplete Release of the Distal Portion of the Flexor Retinaculum. J Hand Surg Br. 1994; 19: 283–285. With permission from Sage Publications)

钩骨钩

　　内镜下腕管松解术会增加神经损伤的风险。术中注意内镜器械抵住腕管尺侧边界,可降低风险到最低程度。为了有效地做到这一点,并提供直接的显露,皮肤切口选择很重要,应对应于钩骨钩的体表投影做切口。不幸的是,钩骨钩很难触摸,而 Kaplan 基线并不可靠。根据解剖学研究[5],可以用图 28.2 所示的技术准确定位钩骨钩。

掌腱膜

　　腕横韧带松解后的屈肌腱掌侧移位(弓弦)被认为是腕管手术后无力的一个原因。事实上,我们提倡分段切开加长腕横韧带的方法来防止这种情况的发生[6]。大部分手掌筋膜没有被内镜腕管松解所分开,从而为防止弓弦提供了一个无损的天然组织屏障。

正中神经的跨韧带分支

　　在大多数情况下,正中神经的返支运动分支会绕过 TCL 的远端边缘。在高达 23%的案例中,神经会穿过韧带,这对开放性和内镜腕管松解术均带来挑战[7]。

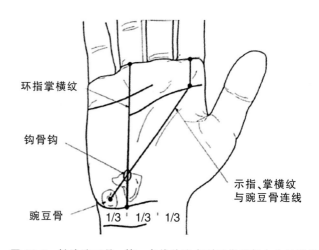

图 28.2　触诊豌豆骨。第一条线从这点到示指基部中央的近掌纹。第二条线从环指基部中央部分到远侧腕横纹的中尺侧三分之一处的连线。这两条线的交点标志着钩骨钩的位置。(Reprinted Cobb TK, Cooney WP, An K. Clinical location of Hook of Hamate: A technical Note for Endoscopic Carpal Tunnel Release. J Hand Surg Am. 1994; 19: 516–518. With per-mission from Elsevier)

　　幸运的是,此神经很少从正中神经尺侧发出,因此很少遇到。这强调了在进行内镜腕管松解术时,抵住腕管尺侧边界的另一个重要原因。解剖变异,如异位的正中动脉或肌肉肌腱关系异常和腕横韧带的凹陷,都提醒外科医生可能存在跨韧带的神经支。对于开放式和内镜式腕管松解来说,安全地处理跨韧带分支的关

键在于直视。因此,跨韧带神经分支的存在并不一定阻止完成手术(图 28.3)

无毛皮肤

无毛皮肤(手掌和脚掌)是独一无二的,因为它没有毛囊,而且神经支配很强。内镜腕管松解术中单切口技术的独特优点之一是能够将切口置于无毛皮肤之外,避免相关损伤和潜在的伤口并发症。双切口内镜技术就丧失了这种优势。另外,双切口技术的并发症发生率较高,让人担心[8]。

显露

患者仰卧在手术床上,手臂外展在手术床上。将手掌向上放在手托或手术巾上,使手腕背伸 15°~20° 是很有用的(图 28.4)。手、手腕、前臂和肘近端的上臂应使用 Esmark 绷带(弹力绷带)完全驱血。然后打止血带,创造一个无血的术野。外科医生的手握住仪器时,就像自然执刀时,使其尾端指向腋窝,经腕管的尺侧缘指向环指的基底。这个过程在解剖学上是避免损伤正中神经的最佳方式。右利手外科医生通常喜欢在腋下做右腕管,在头侧做左腕管。左手医生反之。外科医生应该能够轻松地在助手的右肩或左肩上查看显示器。手术建议全身麻醉或区域麻醉,以免腕管内局麻麻醉液遮挡术野。

手术取腕横纹(通常是近腕纹)或其附近的横行切口,位于尺侧屈肌和掌长肌(PL)之间(图 28.5)。如

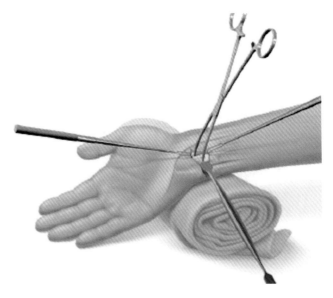

图 28.4 患者体位。(eprinted from Centerline Endoscopic Carpal Tunnel Release: Surgical Technique. Arthrex, Inc.; 2010. With permission from Arthrex, Inc.)

果患者没有掌长肌,切口范围应该是尺侧腕屈肌桡侧 2cm。切口通常长 2cm。经过切口的静脉用双极电凝止血并分开。皮肤切口和钩骨钩的位置将决定内镜装置的轨迹。因此,随着外科医生对于切口位置的熟练,建议至少在术前标志钩骨钩位置。

软组织分离从切口的桡侧方向开始,并直接向下进入前臂筋膜。在这个位置,屈肌支持带紧贴在前臂筋膜上。从中心向内侧和外侧移动时,这些组织会分开,更容易到达恰当的分离平面[9](图 28.6)。然后向尺侧方向继续分离。这种方法形成一个连续的平面,可游离腕尺管内的内容,并可牵拉开,以避免造成损伤。

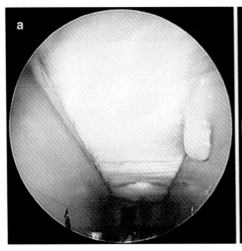
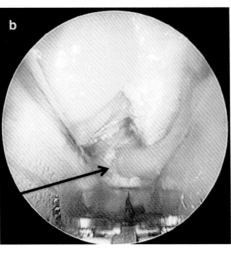

图 28.3 (a)镜下视野显示腕横韧带远端 1/3 处凹陷。右边有一个小滑膜;(b)腕横韧带分离后,箭头指向正中神经的跨韧带分支。

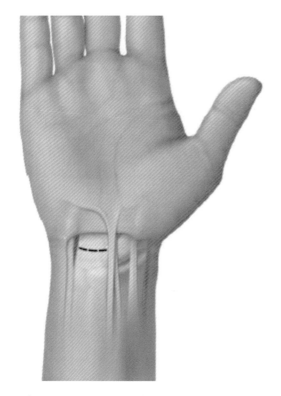

图 28.5　切口。(Reprinted from Centerline Endoscopic Carpal Tunnel Release: Surgical Technique. Arthrex, Inc.; 2010. With permis-sion from Arthrex, Inc.)

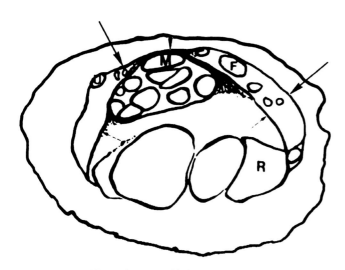

图 28.6　手腕横截面。屈肌支持带和前臂筋膜在中间前方(箭头)紧密贴合并分开内侧和外侧。大箭头显示前臂筋膜。小箭头显示屈肌支持带。M,正中神经;U,尺侧腕屈肌腱;F,桡侧腕屈肌腱。(Reprinted from Cobb TK, Dalley BK, Posteraro RH, Lewis RC. Anatomy of the Flexor Retinaculum. J Hand Surg Am. 1993; 18: 91–99. With permission from Elsevier

在这部分手术过程中,经常会遇到可能妨碍这些组织游离的筋膜束。

通过简单地划开筋膜带可以克服这个困难,一旦游离皮下脂肪和 Guyon 内容物后,用钝头牵开器向尺侧方向牵开。用钝头剪刀将前臂筋膜沿切口方向剪开。没有必要像以前建议的做 U 形切口,造成不必要的手术创伤。这种操作提供腕管的入路。在腕横韧带的前缘放置一个小的双钩皮肤牵开器并提起腕横韧带。这实际上是操作中最重要的一步。通过固定横向腕骨韧带的前缘,完成术野暴露,应保持到手术完成。

准备

使用一个小型的 Hagar 扩张器扩张腕管,为内镜装置创建一个通道(图 28.7)。扩张器瞄准环指的基部,同时握住手腕稍微背伸。轻轻地将扩张器向远端通过腕管尺侧边缘,紧贴住钩骨钩,向远端推进,直到

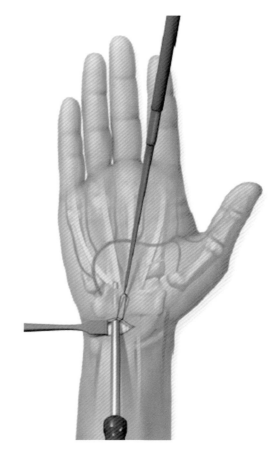

图 28.7　腕管扩张。(Reprinted from Centerline Endoscopic Carpal Tunnel Release: Surgical Technique. Arthrex, Inc.; 2010. With permission from Arthrex, Inc.)

末端通过腕横韧带。这由外科医生非操作手的食指触到。当扩张器位于腕管内时,扩张器与皮肤之间感觉存在明显的实质性结构(腕横韧带)。当扩张器位于皮下或腕尺管内时,感觉不同,较容易触及。接下来,使用一个小的腱鞘剥离器从腕横韧带的下面分裂粘连的滑膜(图 28.8)。这是一个关键的步骤,因为这个手术的安全性直接与腕横韧带下侧视野的清晰度直接相关。按照与扩张器相同的路径从腕横韧带的近侧到远侧刮擦。将会明显感觉到粗糙的顿挫感。这时用于插入内镜装置的腕管才算准备完毕。然而,在插入患者手中之前,检查刀片的伸缩是很重要的。

步骤

然后将内镜装置插入腕管(图 28.9)。紧贴住腕横韧带的下面并使用设备的前缘推开滑膜是很重要的。完成这一步骤,需要外科医生一旦插入装置,并在将其推进到腕管之前,将朝着患者手臂的手放低。在瞄准环指的基部时,向远侧推进器械,贴住钩骨钩,以保持在尺侧边缘的走向。使用足够数量的由近到远的推

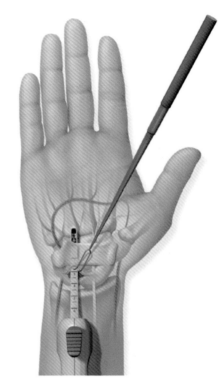

图 28.9　放置内镜装置,紧贴腕管的尺侧边缘,并与环指轴向对齐。(Reprinted from Centerline Endoscopic Carpal Tunnel Release: Surgical Technique. Arthrex, Inc.; 2010. With permission from Arthrex, Inc.)

行来准确暴露腕横韧带的尺侧"条纹"。韧带的横行纤维应该是镜下视野内唯一可见的东西。直到获得这个视野,方可放置刀片(图 28.10)。在扩张腕管时,通过非操作手的冲击触诊,可以辅助确认腕横韧带的远侧边缘。这证实了从 TCL 到更柔软的远端腱膜纤维的过渡。有时候,远端脂肪垫会遮挡视线,但这并不重要,因为术者应该从不将刀片放入脂肪垫!一旦确定了腕横韧带从远端到近端的清晰路径,将刀片放置在远端,沿着先前建立的路径撤回时,腕横韧带就会被切开。在手术的这一步骤(图 28.11),确保装置紧贴腕横韧带的深面是很重要的。在手术的这一部分过程中,建议医生最好不要用非操作手施加任何向下的压力。这有助于避免对尺动脉的损伤,因为从钩骨钩到浅弓的行程比标准解剖教科书描述得更为倾斜[10]。

然后将该装置重新插入,以确认已完全切开腕横韧带(图 28.12)。在腕横韧带切开之后,插入设备更容易。腕横韧带的分开和持续脂肪垫的拉伸通常会使一小部分被远端脂肪掩盖的纤维显露出来,此时可以继

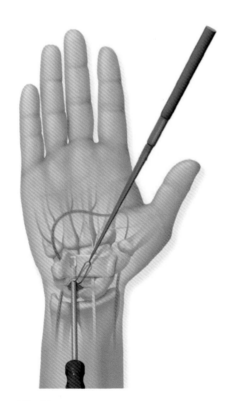

图 28.8　腱鞘剥离器。(eprinted from Centerline Endoscopic Carpal Tunnel Release: Surgical Technique. Arthrex, Inc.; 2010. With permission from Arthrex, Inc.)

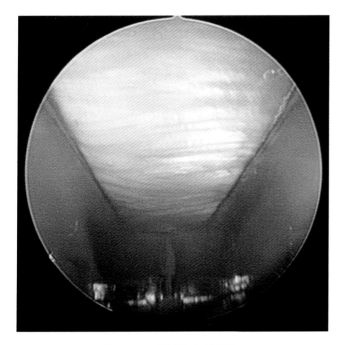

图 28.10 切割前内镜视图。

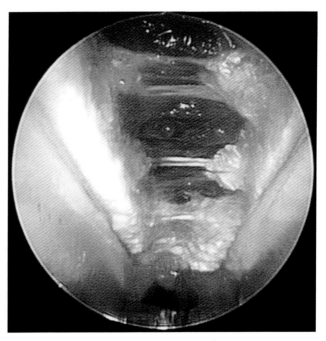

图 28.12 切割后内镜视图。

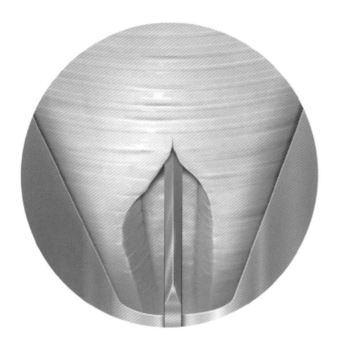

图 28.11 刀片放置在末端,延一个方向流畅撤回以切开腕横韧带。在此动作过程中,紧贴韧带深面是非常重要的,以保持任何周围软组不在术野中,确保刀片只切开腕横腕韧带,不损伤其他组织。(Reprinted from Centerline Endoscopic Carpal Tunnel Release: Surgical Technique. Arthrex, Inc.; 2010. With permission from Arthrex, Inc.)

续切除。过去一些人主张第一遍切除部分腕横韧带的远端,第二遍切割近端部分,第三遍再确认腕横韧带

完全分离。作者个人认为,这种方法是不必要的,最低的内镜使用次数可以最小化神经损伤的风险。当内镜能够无障碍推进到手掌中部位置,手术完成。在完全松解之后,也可以旋转内镜(刀片收回),用于外科医生检查韧带的切割边缘。除了视频监视器图像之外,还有一些方式可以评估韧带切开的完整性;设备重新插入已减压腕管时感受"压力"降低;注意切开后刀片组件能更多地进入皮下;光线照透皮肤不受阻碍;插入一个小的直角牵开器,在已松解的腕管深面直视松解的韧带断端。在某些情况下,在腕管内部会出现持续的近端前臂筋膜挛缩。在这些情况下,可能需要松解近端前臂筋膜。使用肌腱剪刀,松解皮肤切口近端的前臂筋膜,注意保护正中神经。

这可以防止前臂筋膜成为持续压迫正中神经的挛缩带。作者发现这在大约10%的病例中是必要的。伤口用皮下缝合或外科胶带关闭,美观效果最好。在最初的暴露过程中,如果可能,作者喜欢将皮下脂肪保护为有血运的皮瓣。然后可将其置于前臂筋膜和皮肤之间以提供带血运的间隔物,从而使粘连最小化。最好在腕管内立即注射没有肾上腺素的丁哌卡因以控制术后疼痛。伤口用油纱,吸水海绵和弹力绷带包扎,松开止血带。在患者离开、术后观察区之前,用创可贴替代弹力绷带。

术后护理

伤口保持清洁干燥 5 天。患者活动程度由个体的舒适度来判断，没有强制性限制。术后 2 周随访伤口，术后 6 周做最终随访。

（朱辉 郑大伟 齐伟亚 刘畅 译）

参考文献

1. CTS treatment guideline (American Academy of Orthopedic Surgeons Web site). http://www.aaos.org/Research/guidelines/CTStreatmentguide.asp Link to PDF, "CTS Treatment Guideline." 2008. Accessed 23 Jan 2009.
2. Chung KC, Walters MR, Greenfield ML, Chernew ME. Endoscopic versus open carpal tunnel release: a cost-effectiveness analysis. Plast Reconstr Surg. 1998;102:1089–99.
3. Abrams RA. Endoscopic versus open carpal tunnel release. J Hand Surg Am. 2009;34:535–9.
4. Cobb TK, Cooney WP. Significance of incomplete release of the distal portion of the flexor retinaculum. J Hand Surg Br. 1994;19(3):283–5.
5. Cobb TK, Cooney WP, An K. Clinical location of hook of hamate: a technical note for endoscopic carpal tunnel release. J Hand Surg Am. 1994;19:516–8.
6. Jakab E, Ganos D, Cook FW. Transverse carpal ligament reconstruction in surgery for carpal tunnel syndrome: a new technique. J Hand Surg Am. 1991;16:202–6.
7. Tountas CP, Bihrle DM, MacDonald CJ, Bergman RA. Variations of the median nerve in the carpal canal. J Hand Surg Am. 1987;12:708–12.
8. Palmer DH, Paulson JC, Lane-Larsen CL, Peulen VK, Olson JD. Endoscopic carpal tunnel release: a comparison of two techniques with open release. Arthroscopy. 1993;9:498–508.
9. Cobb TK, Dalley BK, Posteraro RH, Lewis RC. Anatomy of the flexor retinaculum. J Hand Surg Am. 1993;18:91–9.
10. Rotman MB, Manske PR. Anatomic relationships of an endoscopic carpal tunnel device to surrounding structures. J Hand Surg Am. 1993;18(3):442–50.

第 29 章

肘关节镜：解剖、器械准备、手术通路与体位

Nicole Badur，Riccardo Luchetti，Andrea Atzei

肘关节镜是一项技术要求高、富有挑战且回报颇丰的手术技术。肘关节镜自从问世以来已取得极大的进步和发展，近年来开始逐渐受到重视。实际上它并不是一项新的技术，早在 1931 年，Burman[1]就已首先报道应用肘关节镜的尝试，但直到整整 50 年后的 1985 年，当 Andrews 和 Carson[2]首次详尽描述肘关节内结构的解剖并提出仰卧位下肘关节镜的多种手术通路，这项技术才真正得以普及和发展。1989 年，Poehling 和 colleagues 在前人基础上更进一步提出了肘关节镜的俯卧位通路的方法[3]。

自此之后，肘关节镜的手术适应证和应用领域得到了极大拓展。肘关节镜手术被认为同样有效及安全，但相比成熟的膝关节镜和肩关节镜，它在技术上更具挑战，由于肘关节的复杂结构 (图 29.1) 和解剖关系，其发生血管神经损伤的概率和可能性也更大，因此要求医生对周围神经系统的了解也更高。只有对于正常肘关节的生理结构和周围血管神经组织的解剖做到融会贯通，才能在手术中更安全的操作和使用肘关节镜。

本章将对肘关节关键结构的解剖、手术入路的规划、基本的手术器械使用及技术要求和要点进行归纳和总结。

S.M. Clark, D.O. (✉)
Upstate Hand Center, 1702 Skylyn Drive, Spartanburg,
SC 29307, USA
e-mail: drsonya1@yahoo.com

解剖

在进行肘关节镜手术操作之前，全面理解肘关节的解剖结构是至关重要的。重要的骨性解剖标志包括：内上髁、外上髁、尺骨鹰嘴和桡骨小头。在确定操作通道及通路之前，应该触摸并标上解剖学标志。

软点也称为肘三角，位于由外上髁、桡骨头和鹰嘴构成的三角形的中心。它可以被用来刺入关节腔放置器械，也能单独用作后方通路 (图 29.2)。

肘部周围有几支感觉神经，包括：前臂内侧皮神经、臂内侧皮神经、前臂外侧皮神经和前臂后侧皮神经[4]。前臂内侧皮神经提供前臂和肘内侧皮肤的感觉。臂内侧皮神经提供了前臂后内侧至鹰嘴区域的皮肤感觉。前臂外侧皮神经提供肘部和前臂外侧的皮肤感觉。它是肌皮神经的一个分支，出口位于肱肌和肱二头肌群之间。前臂后侧皮神经提供肘后外侧和前臂后方的皮肤感觉。它是桡神经的一个分支，沿着手臂的外侧向下走行[5]。

肘关节周围的主要神经血管，包括正中神经、桡神经、尺神经和肱动脉[4]。

适应证和禁忌证

肘关节镜手术的适应证很多，包括诊断和治疗的指征。诊断指征，包括化脓性关节炎、创伤性和退行性

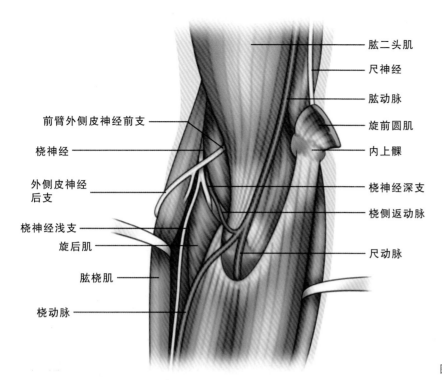

前臂外侧皮神经前支

桡神经

外侧皮神经
后支

桡神经浅支

旋后肌

肱桡肌

桡动脉

肱二头肌

尺神经

肱动脉

旋前圆肌

内上髁

桡神经深支

桡侧返动脉

尺动脉

图 29.1　肘窝的重要神经血管结构。

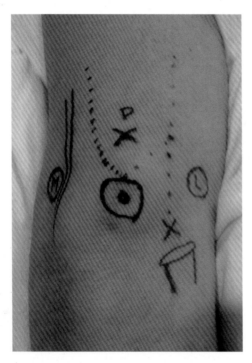

图 29.2　肘部体表标志。后侧观。肘关节的内上髁、尺神经、鹰嘴已标注。X，代表软点入路；P，标记后正中入路。

关节炎以及关节内骨折[6,7]。适应证包括取出游离体、滑膜切除、关节囊松解、滑膜皱襞切除、骨软骨炎和网球肘等。新近囊括的指征涉及经关节镜鹰嘴滑囊炎的治疗和关节镜下辅助骨折治疗[8,9]。

肘关节镜检查的禁忌证包括任何条件下的软组织或骨性解剖结构的畸形，因为会导致关节镜器械无法精确定位放置[10]。对于既往有尺神经前移或尺神经无法辨识的患者，应在确定入路之前明确神经位置，防止医源性损伤。广泛异位骨化、皮瓣移植或皮肤烧伤均属禁忌[11]。

外科技术

麻醉

全身麻醉或区域阻滞麻醉可用于肘关节镜检查。肘关节镜术时，大多数外科医生倾向于使用全身麻醉，理由为患者舒适、肌肉松解效果好。区域阻滞麻醉的使用可能会干扰术后神经系统评估，并可能引起额外的锁骨上和腋窝区域的感觉阻滞[5]。

器械

一个标准的 4mm30°关节镜可提供肘关节的视像。有时，青少年患者可能会用到较小的 2.7mm 关节镜，利用直接的外侧和后侧入路[5,8]来更加直观的探查。使用交换棒及套管可以方便地切换操作和镜头进出关节腔，并避免反复进出造成的关节囊损伤。另外，尽可能少的建立通道，可使神经血管损伤的风险最小化。为了减少冲洗液渗入软组织引起肿胀，使用套管保持关节镜通道是至关重要的[5]。维持关节囊张力是肘关节镜手术成功与否的关键。如果软组织中冲洗液外渗，关节囊塌陷，将影响进一步的检查和操作。

肘关节镜应避免侧向开口导管，以防止液体渗入软组织[12]。应选择钝头锥形刺穿器，以减少关节软骨或神经血管损伤的可能性[8]。专业的关节镜器械，包括[5]：肘关节镜专用抓钳、磨钻、刨削器等。

肘关节镜需要重力控制入水或使用压力泵。一些外科医生认为，前者提供了足够的关节腔压力和张力，同时使流体外渗最小化。压力泵也可以安全的使用，但是为了减少流体外渗[5]，流入压力应该最小化，不大于 35mmHg。

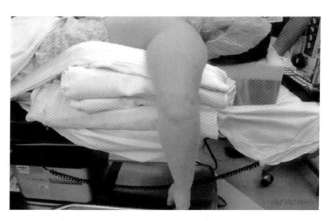

图 29.3　俯卧位，肩外展 90°，上臂下垫多层折叠巾。

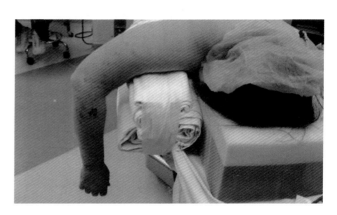

图 29.4　肘关节镜的俯卧位。

患者体位

仰卧位

Andrews 在 1985 年首次阐述了肘关节镜的仰卧位体位[2]。在充分的麻醉后，小心地用软垫保护骨性结构，并将肩部放置于手术台的边缘。患者体位摆放要求肩关节外展 90°，肘关节屈曲 90°。利用牵引架固定手臂，再使用止血带。

仰卧体位具有许多优点[13]：操作摆放简单，麻醉时利于气道通气，术中操作解剖清楚，便于定位，且有需要改切开手术时十分便捷。

仰卧位的缺点在于关节后方操作困难，需额外的牵引装置。

俯卧位

Poehling 在 1989 年首次描述了肘关节镜的俯卧位[3]。在获得充分的麻醉后，将患者翻至胸垫上。将非手术肢体放置在垫板臂上，肩外展 90°，肘关节屈曲 90°（图 29.3 和图 29.4）。应适当支撑患肢，使肩关节外展 90°，肘关节 90° 屈曲自然悬挂。这可以通过软垫或垫塞多个布巾来实现。

俯卧位有几个优点：后方关节腔和关节囊容易暴露，无须牵引。此外，手臂可以自然地从完全伸直位活动至完全屈曲位。"弯曲的肘部允许神经血管结构向前垂挂，当行前侧入路时，可提供更大的操作范围和空间"[14]。

俯卧位的主要缺点是全身麻醉时气道通气不畅。此外，与仰卧位相比，术中转换切开手术时要困难得多，需重新消毒铺单，改仰卧位。

侧卧位

O'Driscoll 和 Morrey 在 1993 年首先提出了侧卧位[15]。

患者在全身麻醉下将患侧转向并固定在侧卧位。应用腋窝架和止血带。肩部弯曲，内旋 90°。将手臂放置在手臂衬垫支架上，将肘部定位在 90° 的屈曲位置（图 29.5）。

侧卧位具备俯卧位的优点，而且避免了俯卧位的气道障碍。其缺点在于需要一个有衬垫的手臂支架，同时术中需切开手术时，仍较困难。

入路

肘关节镜检查有很多入路。最常见的是前外侧、

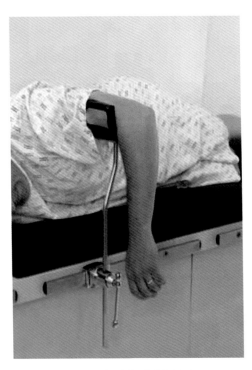

图 29.5　侧卧位手臂架图片。

外侧、近端前外侧、内侧、前内侧、后侧入路[11]。

　　入路建立的关键是关节腔内视野清晰及保护附近的神经血管结构。首个入路的建立存在争议，但这是一个医生偏好和习惯问题。一些外科医生阐述了首先暴露后方肘关节间室的重要性，但大多数人更倾向于首先使用前路[8,16,17]，而更实际的争论在于：从前内侧还是前外侧进入。

　　一些学者研究了入路到各处神经血管结构的距离，这对于实际操作关节镜来说是异常重要的，它有助于减少意外损伤风险。Lynch 等学者使用前外侧入路[18]，发现关节镜距离桡神经的平均距离为 4 mm（范围为 3~10mm）。Andrews 和 Carson[2]认为，镜头和桡神经的距离为 7mm。而 Lidenfeld 在他的研究中[17]发现，平均距离为 3mm（范围为 2~5mm）。

　　根据 Andrews 和 Carson[2]的研究，前内侧入路建立的通道中，关节镜距正中神经约为 10mm。Lynch 等[18]发现，距正中神经为 3~10mm。而 Lidenfeld[17]测量镜头距正中神经的平均距离为 11mm（范围为 10~12mm）。

　　越来越多的学者描述并实践了前内侧入路，来降低周围神经血管结构损伤的风险，因为正中神经和内侧入路之间的平均距离大于外侧入路至桡骨或骨间后神经之间的距离[8,16,17,19]。然而，也有许多医生首先使

用一个外侧入路，然后在肉眼直视下用穿刺针直接建立内侧入路，或利用交换棒实现器械的切换[16]。

前方入路

近端前外侧入路

　　研究者[4,20,21]将近端前外侧入路描述为位于肱骨外上髁近端 2cm 处、外上髁前方 2cm 处或直接位于肱骨前上方（图 29.6）。从这个入路可清晰观察到滑车、冠状骨的内侧结构（图 29.7 和图 29.8）。研究人员称这是最安全的前外侧入路，因为它距离桡神经最远[14]。

前外侧入路

　　1985 年，Carson 和 Andrews 最早将前外侧入路描述为位于外侧髁远端 3cm、外上髁前方 2cm 处[2]。然而，这个入路伴有损伤桡神经的风险[18]。一些学者已经将桡神经定位于距前外侧入路 3~7mm 处[2,17,18]。为了减少医源性损伤，应避免原始的前外侧入路，选用更近端的改良前外侧入路。1994 年，Field 和同事们比较了 3 个入路：近端前外侧入路、前外侧入路和远端前外侧入路。其中，远端前外侧入路最靠近桡神经，应尽力避免。

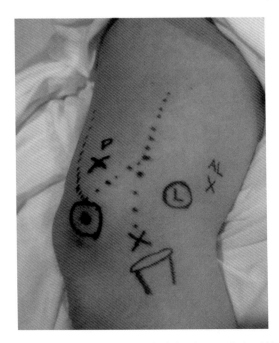

图 29.6　体表骨性标志及入口的侧方视图。AL，标记近端前外侧入路。X'，标记直接外侧入路，或软点入路；0，鹰嘴；P，后正中入路；L，外上髁。

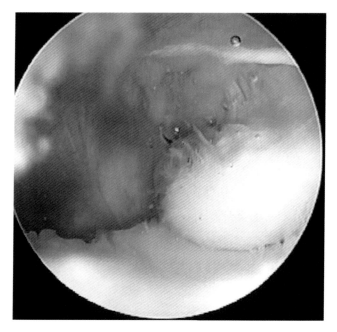

图 29.7　仰卧位:从近端前外侧入路观察。

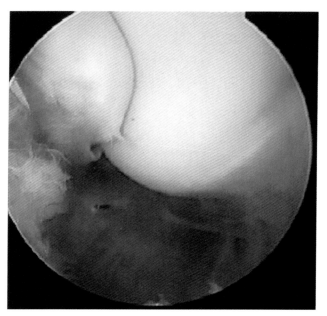

图 29.9　俯卧位:从正中前侧入路查看。

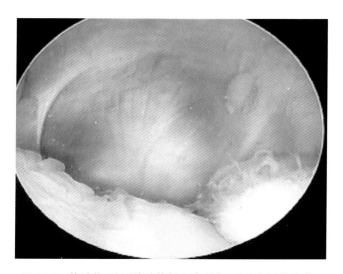

图 29.8　仰卧位:从近端前外侧入路观察,显示内侧关节囊。

正中前外侧入路

一些人将这个入路称为前外侧入路。其被定位在外上髁前方 1~2cm[14](图 29.9)。这个入道对于关节镜下外侧髁的松解较为理想。与前外侧入路相比,该入路与桡神经间的距离增加,更为安全(图 29.10)。

近端前内侧入路

这个入路也被称为上内侧入路。由 Poehling 推广,位于内上髁近端 2cm,前方 2cm,或者正好位于肌

间隔的前方[3](图 29.11)。应触及内侧肌间隔,在中隔前方建立通道,可减少对尺神经的损伤。此入路提供了肘关节侧面和肱桡关节极好的视野。同时,使用此入路时,允许关节镜在置入时几乎平行于正中神经,并且比前内侧入路更为安全[5,17]。

前内侧入路

位于内上髁前方 2cm 和远端 2cm[2]。该入路建立便于观察近端关节囊和外侧肘关节视野。它主要用于在肘关节内凹处仪器的操作[8]。建立入路时,有损伤前臂内侧皮神经的风险。

后侧入路

后正中入路

位于距离鹰嘴尖近端 3cm 处。后方约 23mm 前臂皮神经和约 25mm 的尺神经在此走行[4](图 29.12)。该入路提供了整个后方关节间室极好的视野,并穿过肱三头肌近端的肌腱连接处[8]。为了改善这个入路的视野,放置套管和刺穿器时,可钝性分离去除该区域附着的软组织。

近端后外侧入路

此入路也被称为后外侧入路,位于肱三头肌肌腱的外侧缘,距离鹰嘴尖端 2~3cm。通常情况下,使用穿

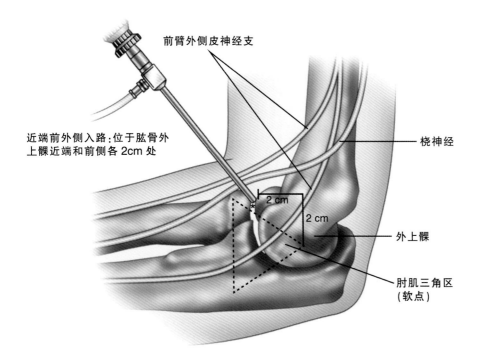

前臂外侧皮神经支

近端前外侧入路:位于肱骨外
上髁近端和前侧各 2cm 处

桡神经

2 cm

2 cm

外上髁

肘肌三角区
(软点)

图 29.10　俯卧位的肘关节外侧观。

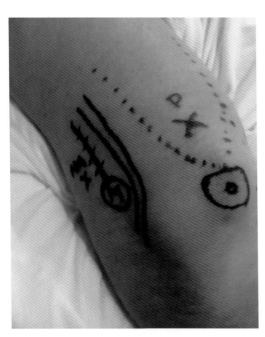

图 29.11　体表标志和入路的视图。AM,标记近端前内侧入路;
P,标记后正中入路;虚线,标记肌间隔。

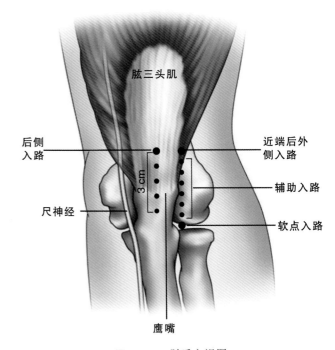

肱三头肌

后侧
入路

3 cm

尺神经

近端后外
侧入路

辅助入路

软点入路

鹰嘴

图 29.12　肘后方视图。

刺针进行直接观察,关节镜置于后正中部。一旦定好位,向鹰嘴窝方向插入钝性套管针,同时穿过肱三头肌。它提供了鹰嘴尖、鹰嘴窝和后滑车极好的视野。然而,由于滑膜炎和过度增生的肥大脂肪垫,视野经常会被遮挡,需要使用刨削器进行初步清理。从这个入路[4],无法看到后面的肱骨小头。入路对于清除后侧的游离体和骨赘,行之有效[7,22]。关节镜和前臂后方皮神经及前臂内侧皮神经的平均距离为 25mm[18]。只要套管保持在后中线的外侧,则基本没有尺神经损伤的风险,它距离该入路约为 25mm[4]。

辅助后外侧入路

由于肘部独特的后外侧解剖结构，入路位置可以从后外侧沿线延伸到软点入路。

改变入路位置有助于进入后外侧隐窝，并改变关节腔的位置。

直接外侧入路（软点入路）

这个入路位于由外上髁、鹰嘴突和桡骨头形成的三角形的中心。起初，它被许多人用来建立首个入道。使用穿刺针即可肉眼直视下操作。后方前臂皮神经从此入路大约 7mm 的地方经过。此入路可作为桡骨头切除术的切口，也可作为骨软骨炎和后方关节间室的观察通道[12]。只有这里可直视到尺桡关节和后方的肱骨小头[5]。

结论

肘关节镜手术已经成为业内认可的处理肘部疾患的治疗方式和手段[5]。为了很好地掌握肘关节镜手术，需要全面的了解解剖和入路的选择。肘关节镜手术的复杂性主要由外科医生的经验和个体的技能水平差异决定。随着临床经验的积累丰富和新技术的不断探索以及手术设备和器械的不断完善和发展，肘关节镜手术的未来将不可限量。

（欧阳柳　段德宇　刘雅克　鲁谊　译）

参考文献

1. Burman MS. Arthroscopy or the direct visualization of the joints: an experimental cadaveric study. J Bone Joint Surg. 1931;13:669–95.
2. Andrews JR, Carson WG. Arthroscopy of the elbow. Arthroscopy. 1985;1:97–107.
3. Poehling GG, Whipple TL, Sisco L, Goldman B. Elbow arthroscopy: a new technique. Arthroscopy. 1989;5:220–4.
4. Baker CL, Brooks AA. Arthroscopy of the elbow. Clin Sports Med. 1996;15:261–8.
5. Baker CL, Grant LJ. Arthroscopy of the elbow. Am J Sports Med. 1999;27:251–64.
6. Ramsey ML. Elbow arthroscopy: basic set up and treatment of arthritis. Instr Course Lect. 2002;51:69–72.
7. Savoie FH, Nunley PD, Field LD. Arthroscopic management of the arthritic elbow: indication, technique and results. J Shoulder Elbow Surg. 1999;8:214–9.
8. Abboud JA, Ricchetti ET, Tjoumakaris F, Ramsey ML. Elbow arthroscopy: basic setup and portal placement. J Am Acad Orthop Surg. 2006;14:312–8.
9. Dodson CC, Nho SJ, Williams RJ, Altchek DW. Elbow arthroscopy. J Am Acad Orthop Surg. 2008;16(10):574–85.
10. O'Driscoll SW, Morrey BF. Arthroscopy of the elbow: diagnostic and therapeutic benefits and hazards. J Bone Joint Surg Am. 1992;74:84–94.
11. Walcott GD, Savoie FH, Field LD. Arthroscopy of the elbow: setup, portals and diagnostic technique. In: Altchek DW, Andrews J, editors. The athletes elbow. Philadelphia, PA: Lippincott Williams and Wilkins; 2001. p. 249–73.
12. Ramsey ML, Naranja RJ. Diagnostic arthroscopy of the elbow. In: Baker Jr CL, Plancher DL, editors. Operative treatment of elbow injuries. New York, NY: Springer; 2002. p. 162–9.
13. McKenzie PJ. Supine position. In: Savoie FH, Field LD, editors. Arthroscopy of the elbow. New York NY: Churchill Livingstone; 1996. p. 35–9.
14. Field LD, Altchek DW, Warren RF, O'Brien SJ, Skyhar MJ, Wickiewicz TL. Arthroscopic anatomy of the lateral elbow: a comparison of three portals. Arthroscopy. 1994;10:602–7.
15. Rubin CJ. Prone or lateral decubitus position. In: Savoie FH, Field LD, editors. Arthroscopy of the elbow. New York, NY: Churchill Livingstone; 1996. p. 41–7.
16. Andrews JR, St. Pierre RK, Carson Jr WG. Arthroscopy of the elbow. Clin Sports Med. 1986;5:653–62.
17. Lindenfeld TN. Medial approach in elbow arthroscopy. Am J Sports Med. 1990;18:413–7.
18. Lynch GJ, Meyers JF, Whipple TL, Caspari RB. Neurovascular anatomy and elbow arthroscopy: inherent risks. Arthroscopy. 1986;2:191–7.
19. Verhaar J, Memeren HV, Brandsma A. Risks of neurovascular injury in elbow arthroscopy: starting anteromedially or anterolaterally? Arthroscopy. 1991;7:287–90.
20. Strothers D, Day B, Regan WR. Arthroscopy of the elbow: anatomy, portal sites, and description of the proximal lateral portal. Arthroscopy. 1995;11:449–57.
21. Savoie FH, Field LD. Anatomy. In: Savoie FH, Field LD, editors. Arthroscopy of the elbow. New York, NY: Churchil Livingstone; 1996. p. 3–24.
22. Drabicki RR, Field LD, Savoie FH. Diagnostic elbow arthroscopy and loose body removal. In: Savoie FH, Field LD, editors. The elbow and wrist. Philadelphia, PA: Elsevier; 2010. p. 17–24.

第 30 章

关节镜下治疗肘关节僵硬

Erich M. Gauger and Julie E. Adams

简介

　　肘关节的主要的功能是协助手的放置,并且在搬运、举起、推拉时,稳定手。肘关节必须具有移动性、稳定性、强度,并且在无痛下有独立功能[1]。本章的重点是概述肘关节挛缩关节镜治疗的手术技术,以便肘关节能充分达到这些功能。

　　正常肘关节矢状面(屈伸)运动范围为 0°~145°[2]。有一些研究讨论了肘关节运动的功能范围。Morrey 等[3]在 1981 年证明,肘关节屈曲 30°~130°和旋前旋后100°的范围,可以完成日常生活中的大部分活动。近期有研究使用三维光学跟踪系统进行测量,其结果略有不同[4-7]。Sardelli 等[7]证实,完成日常功能(包括打电话和在键盘上打字)所需的最大伸屈范围为 130°(23°~142°)。肘关节僵硬的定义因研究的不同而不同,范围从伸肘下降 30°~40°,或屈肘<105°~130°[8,9]。Davila 等[1]指出,伸肘范围的丧失可以很容易地被患者身体接近目标所代偿,但如果肘关节屈曲<105°~110°,即使弯曲

E.M. Gauger, M.D.
Department of Orthopaedic Surgery, University of Minnesota, 2450 Riverside Ave., R 200, Minneapolis, MN 55454, USA

J.E. Adams, M.D. (✉)
Department of Orthopaedic Surgery,
University of Minnesota, 2450 Riverside Ave., R 200,
Minneapolis, MN 55454, USA
e-mail: adams.julie.e@gmail.com

手腕和颈部,也达不到脸部。

病因和分类

　　肘关节挛缩的原因,包括创伤后关节炎、原发性关节炎(类风湿、败血症、骨关节炎、血友病性关节炎)、先天性关节炎(关节痛)、烧伤、痉挛状态、头部损伤、中风和异位骨化[1,10]。有人提出,挛缩类型可以分为两类[11]。内在挛缩继发于关节内病变(关节面不匹配、软骨缺损、骨赘、游离体、骨折畸形愈合)。外在原因,包括韧带和关节囊的挛缩、肌肉挛缩或关节囊粘连和异位骨化。大多数情况是内外因共同作用的;内在因素导致的挛缩会继发性关节外软组织的挛缩[11]。

　　肘关节由于以下几种可能的原因而容易僵硬:①高度匹配并密切相关的 3 个关节(肱尺关节、肱桡关节、上尺桡关节)为同一个关节囊所包绕,在受伤后可增厚 3~4mm;②损伤后容易形成异位骨化,可能是由于肱肌覆盖前关节囊;③复杂性骨折需要长时间固定;④肘关节屈曲 70°时,关节内压力最小,因此容受性最大。任何超过此角度的运动都可能引起疼痛[1,8,12-15]。

手术指征和禁忌证

　　关节镜手术治疗肘关节挛缩的主要适应证是持续的功能活动丧失,经过包括康复和(或)夹板的非手术治疗后无法改善。在术前评估中,应评估被动和主

动运动以及运动终末点。硬的终末点可能是由于骨赘撞击或异位骨化造成，而软的终末点可能是关节囊挛缩所致。运动终末点发生疼痛提示鹰嘴窝(扩展)或冠状窝(屈曲)发生撞击。虽然关节镜治疗可以解决诸如骨赘、游离体或挛缩之类的内在问题，但是在整个活动过程中存在关节炎疼痛，则提示关节中存在更广泛的变化，可能无法通过关节镜解决。手术前应记录外周神经的状态，特别是许多肘关节挛缩患者可能伴有尺神经病变。有些患者可能没有特别注意到尺神经的症状，直到通过特定的询问、检查和诱发性的检查才会引起注意。注意尺神经的位置以及患者是否存在尺神经半脱位。

一般的影像学检查应包括肘关节正位、侧位与轴位片。三维重建CT扫描特别有助于确定限制运动的骨性结构撞击发生的部位。MRI适用于评估软骨病变和滑膜炎。

关节镜的禁忌证针对那些肘关节存在关节镜不能解决的因素，包括严重异位骨化、外因性疾病，如肌肉痉挛导致的关节挛缩肌挛缩、中风或瘢痕组织(烧伤)以及广泛的关节改变，后者可能更适合于表面置换术。另外，前臂旋前、旋后活动受限只能在关节镜下进行有限的改善。关节镜松解的相对禁忌证主要与关节解剖结构改变有关，如既往接受过尺神经前移术(肌肉下)或严重挛缩的肘关节。

手术技巧

大多数外科医生，包括作者，都推荐全身麻醉[16]。局麻的患者可能会不舒服。全麻的患者也可以在术后即刻以围术期评估神经功能。

体位：肘关节镜可以采用仰卧位、俯卧位或侧卧位[17]。Andrews 和 Carson[18]首先描述了仰卧位，其优点在于易于摆放，前关节良好暴露，而不需要"倒置"观察解剖结构，麻醉医师可以直接插管。不足是仰卧位需要使用牵引装置和助手在手术过程中帮助稳定肘关节，并且进入关节的后室较为困难。俯卧位则可有较大的活动度，并更容易进入后室，也便于进一步的操作，如切开鹰嘴骨赘清理术。不足包括患者的体位摆放困难，需要仔细注意骨性突起的衬垫以及气道管理。侧卧位具有俯卧位的各项优点，而且没有麻醉的问题，是作者喜爱的体位。可以使用沙袋和安全绑带

辅助固定体位，然后将手臂放在臂架上。肘部应稍高于肩部，以防止手术台上关节镜器械互相碰撞[17]。检查手臂，确保器械可自由进入肘关节，肘关节可以自由伸屈。手术床略向术者一侧倾斜，便于放置器械。术中可以使用无菌或非无菌止血带。

由于液体溢出和组织水肿可能会影响手术的安全性并延长工作时间，因此应从手术一开始就注意考虑灌注液的管理。限制外渗的技术，包括使用低压力灌注(25~35mmHg)和低流量无侧方开口的套管，以及更多的使用牵开器显露视野，而不是简单地依靠灌注撑开关节[16,19]。另外，尽早建立出水通路有利于控制水流。

在液体外渗导致关节肿胀和组织水肿之前，标记皮肤上的解剖标志是有帮助的[17,20,21]。标出内上髁、外上髁、桡骨头、尺骨鹰嘴内侧肌间隔和尺神经的路径[22]，尤其是尺神经的走行位置。当尺神经存在半脱位时，更要注意。然后，将各个工作入路标出。

打上止血带之后，通过"软点"入路，即以鹰嘴、肱骨外上髁和桡骨头为顶点的三角形的中心，用18号针头刺入，连接注射器向肘关节注射20~30mL无菌生理盐水，这样利用关节的充盈将血管神经结构从切口位置推开以便于进入关节腔[12,17,20,21,23]。此外，在建立入路的过程中，将肘置于屈曲位置可增加血管神经与入路的距离，有效降低神经血管损伤的风险[24]。Gallay 等[25]的研究表明，与正常肘关节相比，僵硬的肘关节囊仅有15%的容受性，扩张能力也明显下降，正常肘关节的容积平均为14mL，僵硬的肘关节仅6mL，因此神经血管结构更容易受到损伤。

建立入路：入路的建立没有一定之规，但应该考虑几点：由于前方入路与神经血管结构接近，因此有人认为，前方入路应该先行建立，以防止过多的液体外渗。前内侧和前外侧入路的建立顺序根据术者的偏好而定[18,24,26,27]。作者倾向于首先建立前外侧通路。将一个18号的针头在肱桡关节前方置入，用来向关节内注入盐水。随着液体流入关节，肘关节会自动伸展。用15号刀片切开皮肤，用止血钳钝性深入分离到关节囊，见到有液体突然流出意味着关节囊穿透。放置套管和钝头刺穿器，以置入标准的4mm或4.5mm关节镜头。

前内侧通路，位于内上髁前方、内侧各1cm处，采

用自内向外技术建立。通过触及骨性结构的感觉或通过镜头观察到套管与刺穿器进入关节，然后将钝头刺穿器自内侧退出，置入套管，完成入路的建立。在这一过程中可以使用交换棒来转换观察和工作入路。

其他入路可用于观察或操作，以及用于牵开。Poehling 等描述了近端前内侧入路，位于内上髁近端2cm，内侧肌间隔的前方[26]。这是所有内侧入路中最安全的，但是观察肱桡关节的视野最差；同时，它是一个非常有效的置入牵开器的入路[17]。

前外侧入路位于外上髁的前方 1cm 处、肱桡关节近端[28]。近端前外侧入路位于外上髁近侧 1~2cm，前方1cm 处，在建立过程中，要穿破肱桡肌、肱肌和桡侧腕伸肌。近端前外侧入路为观察肱桡关节提供了最佳视野，也是放置牵开器的较佳入路。利用"软点"入路也可以观察桡骨头，该入路位于桡骨头、外上髁和鹰嘴尖三点围成的三角形的中心。

建立好前外侧和前内侧入路后，将关节镜放置在前外侧入路，刨刀放置在前内侧入路。一般来说，为防止液体外渗，骨性结构的处理应先于关节囊的处理[19]。刨刀用于清理关节内的粘连、增厚的滑膜和皱襞。为防止卷入关节囊与其他重要组织，刨刀可不接负压吸引。游离体可以用刨刀或适当大小的咬钳去除。刨刀刀头应远离关节囊，以防止对神经血管结构的损伤。冠突窝和桡骨头窝的骨赘可以用磨钻去除。保证视野的一个关键是在辅助入路中使用牵引器，将关节囊从肱骨上牵开。如果需要切除关节囊，建议从内侧到外侧进行。既往如果有桡骨头骨折，可能会改变局部解剖结构，造成关节囊和桡神经之间形成纤维化与粘连。由于毗邻桡神经，切除前关节囊时，不要超过桡骨头远端 2~3cm[19]。不同于常规进行关节囊切除的切开手术，关节镜下关节囊切除术增加了神经损伤的风险，所以不常规使用。在作者的病例中，关节囊切开通常就足够了。

后室

完成关节前室的工作后，注意力转向后方。后正中路入路是主要的工作入路，该入路位于鹰嘴尖近端2~3cm 的位置。这个入路要通过厚实的三头肌肌肉，因此用锐刀直接切到肱骨，进入后方潜在的间隙。这里通常充满了脂肪和纤维组织。使用钝头穿刺器清扫间隙，并用刨刀清理以创造视野。后外侧入路与鹰嘴尖同一水平，位于肱三头肌外侧缘，常用作观察通路[17,19,2]。在后方其他远离尺神经的任一部位可建立额外的入路放入牵开器[17]。

通过在鹰嘴窝的滑膜清理，可获得清晰的视野，然后进行骨性结构的处理，如去除游离体，切除骨赘。该操作主要是在鹰嘴窝内，以及鹰嘴尖和内外侧沟部位进行。在鹰嘴后内侧沟进行操作时尤要小心，因为尺神经紧邻关节囊。此时刨刀头应背离关节囊，面向术野。反复屈伸肘检查鹰嘴窝处是否存在撞击。Keener等[30]证明，鹰嘴尖可以切除 12~14mm 而不会损伤三头肌的附丽点。使用钝头穿刺器将关节囊从肱骨后部剥离下来，以达到松解的目的，也可以用咬钳或锐性分离。当三头肌与关节囊之间的粘连完全打开后，即完成了后关节囊的松解。

尺神经

手术治疗肘关节僵硬时，必须特别注意尺神经。在尸体研究中，Gelberman 等[31]发现，肘关节弯曲导致肘管隧道体积减小和神经内压增加。Williams 等 [32]对 164 例切开或关节镜下肘关节松解的连续病例进行回顾性研究，发现术前患者屈肘小于 100° 的患者 15.2% 中有新发的尺神经症状，而术前屈肘大于 100° 患者只有 3.7% 出现尺神经症状。因此，如果患者术前屈肘小于 90°~100°，或者存在尺神经压迫症状，则应同期进行尺神经的松解[10,22,33]。通常神经的松解要通过切开的方式完成，这样可以同时松解后内侧关节囊[10,33]及内侧副韧带的后束[22]。Ruch 等[34]证实，切断内侧副韧带的后束和横束不会损害肘的稳定性。最近，有证据支持关节镜下尺神经松解的可能性[35]。该技术利用后外侧入路进行观察，用刨刀从后正中入路进行清理，然后用光滑的咬钳仔细从内上髁近端 3~4cm 处开始切除关节囊，一直到内侧副韧带的后缘为止[35]。

术后处理

手术结束时，撤除关节镜，多余的液体从关节"挤出"，用尼龙缝合线将切口缝合，并且在应用无菌敷料压迫包扎之前，用测角仪仔细评估肘部运动范围。术后康复的目标是保持或改善手术完成时达到的运动范围。肘关节僵硬的康复没有单一的标准，根据挛缩的严重程度和患者依从性，治疗方案应个性化制订。通常情况下，使用后方夹板将肘关节放置在完全伸直的角度，抬高患肢，使用冰块小心地控制肢体肿胀。术后第一天移除夹板，开始活动肘关节。对于活动受限不严重和依从性较强的患者，可以在家进行康复训练的指导，包括主动和被动的运动锻炼，这往往就足够了。大多数此类患者定期进行物理康复治疗，这也是比较有用的措施。对于较重的挛缩，夜间佩戴一种静态式渐进角度调节支具可能会有所帮助。对于严重挛缩或难以配合的患者，可以考虑使用持续被动运动机（CPM）。然而，最近有研究质疑切开松解肘关节僵硬后使用 CPM 的有效性[36]。如果使用 CPM，则需要全范围的关节运动，并配合使用止痛药物、持续的局部麻醉剂或通过持续输注进行局麻控制疼痛是必要的[37]。在区域阻滞下使用 CPM 的一个容易被忽视问题是，由于被动运动造成的持续神经刺激症状（即尺神经）会被局麻所掩盖。

结果和并发症

目前还没有评估关节镜下肘关节僵硬松解效果的随机对照试验，但确有大量文献表明，关节镜下松解可改善关节的活动范围[38-51]（表 30.1）。有文献表明，关节镜清理可以改善 35 名肘骨关节炎的专业运动员的运动范围和疼痛，最终所有的运动员都重返了赛场，18 人继续参加高水平的比赛，5 人赢得了全国或国际比赛[50]。

目前，只有一项研究比较了在关节炎情况下切开和关节镜下肘关节僵硬的松解效果，其结果和并发症发生率是相当的，两种方法都可以可靠的改善肘关节运动范围[52]。在文献中，关于切开和关节镜行肘关节松解时的结果，也显示是类似的[53-58]。

虽然肘关节镜技术已被用于治疗多种临床疾病，但其技术上仍具有挑战性，由于操作器械毗邻重要神经血管结构，可能会出现严重的并发症。随着肘关节镜的应用，各周围神经均有损伤的报道，而且这种损伤的发生率很可能被低估。此外，某些诊断或疾病可能会增加神经损伤的风险。在 Mayo 的一个病例系列中，473 例肘关节镜手术中，有 12 例出现暂时性神经麻痹[16]。统计学研究发现，肘关节挛缩与关节囊松解是两个高风险因素[16]。创伤性关节僵硬由于造成骨和（或）软组织结构的改变，也会导致神经血管结构更容易受伤[38]。骨筋膜室综合征是一种罕见的并发症，但结果是灾难性的[59]。Kim 等[60]研究通过关节镜治疗肘关节活动受限的学习曲线，发现在治疗了 15 例患者之后，手术时间会明显缩短，手术时间与运动范围的恢复呈负相关。有趣的是，术者经验的提高与术后的运动恢复及临床结果并不相关。作者认为，这一结果与"病例混合"的影响有关；另一个解释是随着经验的增加，医生会治疗更复杂病例[60]。

表 30.1 关于挛缩松解的文献

作者	病例数	手术指征	排除标准	平均随访时间（月）	平均屈曲（°） 术前屈肘度数	平均屈曲（°） 术后屈肘度数	改善	平均延伸（°） 术前伸肘度数	平均延伸（°） 术后伸肘度数	改善	活动幅度改善	并发症	注解
Jones 和 Savoie[13]	12	屈曲挛缩和非手术治疗失败；物理治疗和石膏夹板≥3 个月		22	106	138	32	−38	−3	35	67	1 例永久性 PIN 麻痹，需手术干预 1 例术后 3 周的 MUA	
Timmerman 和 Andrews[39]	19	保守治疗失败后，创伤性疼痛和关节僵硬，最小 15°屈曲挛缩	关节镜检查发现，没有包膜或软组织瘢痕的游离体或骨赘	2	123	134	11	−29	−11	18	29	1 例重复多次关节镜手术清理。1 例关节清理。1 例关节镜手术 5 个月后，再行关节切开术	
Byrd[40]	5	桡骨头骨折术后，继发活动能受限导致的功能障碍。物理治疗无改善		24	124	138	14	−41	−11	30	44	无	
Kim 等[41]	25	物理治疗 6 个月后，肘关节活动无明显改善，导致日常生活受限	类风湿性关节炎，PVNS	25	113	130	17	−21	−14	7	24	2 例暂时性正中神经麻痹。1 例关节镜下损伤	
Phillips 和 Strasburger[42]	25	关节纤维化		18	118	137	19	−31	−7	24	41	1 例不恰当的关节囊松解，导致持续僵硬和疼痛而再次手术	
Savoie 等[43]	24	关节炎进展性疼痛限制了 3~6 个月非手术治疗患者，关节活动度的锻炼		32	90	139	49	−40	−8	32	81	1 例切口感染：使用抗生素 1 例反复渗出，其中 2 例反复渗出。1 例需切除桡骨头	遵循关节镜开放操作标准
Kim 和 Shin[44]	63	物理治疗 3 个月后，肘关节活动无明显改善，导致日常生活受限	由炎性疾病和结核性关节炎引起的肌纤维化	42.5	108	131	23	−29	−9	20	43	2 例暂时性正中神经麻痹	
Ball 等[45]	14	肘关节活动范围受限，影响日常生活，且非手术治疗无法改善	明显内科疾病，原发性退行性关节炎，炎症或炎症性关节炎，创伤后异位骨化	≥12	117.5	133	15.5	−35.4	−9.3	26.1	50	1 例切口感染抗生素和清创治疗	

（待续）

表 30.1(续表)

作者	病例数	手术指征	排除标准	平均随访时间(月)	平均屈曲(°)			平均延伸(°)			活动幅度改善	并发症	注解
					术前屈肘度数	术后屈肘度数	改善	术前伸肘度数	术后伸肘度数	改善			
Lapner 等[46]	20	无明显移位的桡骨头关节内骨折,给予 6 个月以上保守治疗,肘关节活动度 <30°~130° 或疼痛,认为失效		54	130	137	7	−22	−10	12	9	无	随访中丢失 8 名患者数据
Nguyen 等[47]	22	对于有体育锻炼等专业爱好的患者,大于 6 个月的非手术保守治疗失败	非手术治疗的不足,活动性感染,不恰当的关节活动或关节软皮肤覆盖不足,术后顺应性,异位骨化,关节面质量差	25	122	141	19	−38	−19	19	38	无严重神经血管并发症,内侧前臂皮神经瘤 3 例切口压痛	1 例术前屈曲 75°,发生尺神经病变,经 3 年随访后缓解
Kelly 等[48]	24	合并撞击综合征的退行性关节炎,平均 5~6 个月保守治疗		67	111	132	21	−20	−9	11	32	无	
Somanchi 和 Funk[49]	22	一段时间的非手术治疗失败后,肘关节的疼痛或僵硬或不伴关节绞索		25	132	138	6	−26.6	−24	2.6	18	2 例尺神经病变:1 例自发缓解,1 例减压后缓解	
Yan 等[50]	35	<3 个月的保守治疗失败引起疼痛,影响运动训练		43	125	134	9	−14	−7	7	16	2 患者游离手术室。1 例返回手术室,1 例短暂性尺神经病变	所有患者为职业运动员(主要是摔跤,柔道,举重)
Cefo 和 Eygendaal[51]	27	6 个月保守治疗后,肘关节屈曲或伸直的症状表失 >20°	无法遵守配合术后康复治疗方案,明显异位骨化,病,异位骨化,原发性退行性关节炎,之前行尺神经减压术,或内固定取出	3	123	133	10	−24	−7	17	26	1 例切口感染,使用抗生素	

tx,治疗;PT,物理治疗;ROM,活动范围;fx,骨折;日常生活;ADL,活动,月龄;F/U,随访;PVNS,色素沉着绒毛结节性滑膜炎;sig,明显;HO,异位骨化;PIN,后骨间神经;MUA,麻醉下操作;abx,抗生素;I&D,灌洗和清创术;pts,患者;患者。

(刘雅克 鲁谊 译)

参考文献

1. Davila SA, Johnston-Jones K. Managing the stiff elbow: operative, nonoperative, and postoperative techniques. J Hand Ther. 2006; 19(2):268–81.
2. O'Driscoll S. Arthroscopic osteocapsular arthroplasty. In: Yamaguchi K, O'Driscoll S, King G, McKee M, editors. Advanced reconstruction elbow. 1st ed. Rosemont, IL: American Academy of Orthopaedic Surgeons; 2007.
3. Morrey BF, Askew LJ, Chao EY. A biomechanical study of normal functional elbow motion. J Bone Joint Surg Am. 1981;63(6):872–7.
4. Magermans DJ, Chadwick EK, Veeger HE, van der Helm FC. Requirements for upper extremity motions during activities of daily living. Clin Biomech (Bristol, Avon). 2005;20(6):591–9.
5. Henmi S, Yonenobu K, Masatomi T, Oda K. A biomechanical study of activities of daily living using neck and upper limbs with an optical three-dimensional motion analysis system. Mod Rheumatol. 2006;16(5):289–93.
6. Pieniazek M, Chwala W, Szczechowicz J, Pelczar-Pieniazek M. Upper limb joint mobility ranges during activities of daily living determined by three-dimensional motion analysis: preliminary report. Ortop Traumatol Rehabil. 2007;9(4):413–22.
7. Sardelli M, Tashjian RZ, MacWilliams BA. Functional elbow range of motion for contemporary tasks. J Bone Joint Surg Am. 2011; 93(5):471–7.
8. Hotchkiss R. Elbow contracture. In: Green D, Hotchkiss R, Pederson W, Wolfe S, editors. Green's operative hand surgery. 5th ed. New York, NY: Churchill-Livingstone; 2005. p. 667.
9. Søjbjerg JO. The stiff elbow. Acta Orthop Scand. 1996;67(6): 626–31.
10. Blonna D, Bellato E, Marini E, Scelsi M, Castoldi F. Arthroscopic treatment of stiff elbow. ISRN Surg. 2011;2011:378135.
11. Morrey BF. Post-traumatic contracture of the elbow. Operative treatment, including distraction arthroplasty. J Bone Joint Surg Am. 1990;72(4):601–18.
12. Lindenhovius AL, Linzel DS, Doornberg JN, Ring DC, Jupiter JB. Comparison of elbow contracture release in elbows with and without heterotopic ossification restricting motion. J Shoulder Elbow Surg. 2007;16(5):621–5.
13. Tucker SA, Savoie FH 3rd FH, O'Brien MJ. Arthroscopic management of the post-traumatic stiff elbow. J Shoulder Elbow Surg. 2011;20(2 Suppl):S83–9.
14. Nirschl R, Morrey B. Rehabilitation. In: Morrey B, editor. The elbow and its disorders. 3rd ed. Philadelphia, PA: Saunders; 2000. p. 141.
15. Morrey B. Splints and bracing at the elbow. In: Morrey B, editor. The elbow and its disorders. 3rd ed. Philadelphia, PA: Saunders; 2000. p. 150–4.
16. Kelly EW, Morrey BF, O'Driscoll SW. Complications of elbow arthroscopy. J Bone Joint Surg Am. 2001;83-A(1):25–34.
17. Steinmann S. Elbow arthroscopy. J Am Soc Surg Hand. 2003;3:199–207.
18. Andrews JR, Carson WG. Arthroscopy of the elbow. Arthroscopy. 1985;1(2):97–107.
19. Keener JD, Galatz LM. Arthroscopic management of the stiff elbow. J Am Acad Orthop Surg. 2011;19(5):265–74.
20. Adams JE, Steinmann SP. Nerve injuries about the elbow. J Hand Surg Am. 2006;31(2):303–13.
21. Lynch GJ, Meyers JF, Whipple TL, Caspari RB. Neurovascular anatomy and elbow arthroscopy: inherent risks. Arthroscopy. 1986;2(3):190–7.
22. Van Zeeland NL, Yamaguchi K. Arthroscopic capsular release of the elbow. J Shoulder Elbow Surg. 2010;19(2 Suppl):13–9.
23. O'Driscoll SW, Morrey BF. Arthroscopy of the elbow diagnostic and therapeutic benefits and hazards. J Bone Joint Surg Am. 1992;74(1):84–94.
24. Stothers K, Day B, Regan W. Arthroscopy of the elbow: anatomy, portal sites, and a description of the proximal lateral portal. Arthroscopy. 1995;11(4):449–57.
25. Gallay SH, Richards RR, O'Driscoll SW. Intraarticular capacity and compliance of stiff and normal elbows. Arthroscopy. 1993; 9(1):9–13.
26. Poehling GG, Whipple TL, Sisco L, Goldman B. Elbow arthroscopy: a new technique. Arthroscopy. 1989;5(3):222–4.
27. Lindenfeld TN. Medial approach in elbow arthroscopy. Am J Sports Med. 1990;18(4):413–7.
28. Field L, Altchek D, Warren R. Arthroscopic anatomy of the lateral elbow: a comparison of three portals. Arthroscopy. 1994;10(6): 602–7.
29. Yamaguchi K, Tashjian R. Setup and portals. In: Yamaguchi K, O'Driscoll S, King G, McKee M, editors. Advanced reconstruction elbow. Rosemont, IL: American Academy of Orthopaedic Surgery; 2007. p. 3–11.
30. Keener J, Chafik D, Kim H, Galatz L, Yamaguchi K. Insertional anatomy of the triceps brachii tendon. J Shoulder Elbow Surg. 2010;19(3):399–405.
31. Gelberman RH, Yamaguchi K, Hollstien SB, Winn SS, Heidenreich Jr FP, Bindra RR, et al. Changes in interstitial pressure and cross-sectional area of the cubital tunnel and of the ulnar nerve with flexion of the elbow an experimental study in human cadavera. J Bone Joint Surg Am. 1998;80(4): 492–501.
32. Williams BG, Sotereanos DG, Baratz ME, Jarrett CD, Venouziou AI, Miller MC. The contracted elbow: Is ulnar nerve release necessary? J Shoulder Elbow Surg. 2012;21(12):1632–6.
33. Sahajpal D, Choi T, Wright TW. Arthroscopic release of the stiff elbow. J Hand Surg Am. 2009;34(3):540–4.
34. Ruch DS, Shen J, Chloros GD, Krings E, Papadonikolakis A. Release of the medial collateral ligament to improve flexion in post-traumatic elbow stiffness. J Bone Joint Surg Br. 2008; 90(5):614–8.
35. Kovachevich R, Steinmann SP. Arthroscopic ulnar nerve decompression in the setting of elbow osteoarthritis. J Hand Surg Am. 2012;37(4):663–8.
36. Lindenhovius AL, van de Luijtgaarden K, Ring D, Jupiter J. Open elbow contracture release: postoperative management with and without continuous passive motion. J Hand Surg Am. 2009; 34(5):858–65.
37. O'Driscoll SW, Giori NJ. Continuous passive motion (CPM): theory and principles of clinical application. J Rehabil Res Dev. 2000;37(2):179–88.
38. Jones GS, Savoie 3rd FH. Arthroscopic capsular release of flexion contractures (arthrofibrosis) of the elbow. Arthroscopy. 1993;9(3): 277–83.
39. Timmerman LA, Andrews JR. Arthroscopic treatment of posttraumatic elbow pain and stiffness. Am J Sports Med. 1994;22(2): 230–5.
40. Byrd JW. Elbow arthroscopy for arthrofibrosis after type I radial head fractures. Arthroscopy. 1994;10(2):162–5.
41. Kim SJ, Kim HK, Lee JW. Arthroscopy for limitation of motion of the elbow. Arthroscopy. 1995;11(6):680–3.
42. Phillips BB, Strasburger S. Arthroscopic treatment of arthrofibrosis of the elbow joint. Arthroscopy. 1998;14(1):38–44.
43. Savoie 3rd FH, Nunley PD, Field LD. Arthroscopic management of the arthritic elbow: indications, technique, and results. J Shoulder Elbow Surg. 1999;8(3):214–9.
44. Kim SJ, Shin SJ. Arthroscopic treatment for limitation of motion of the elbow. Clin Orthop Relat Res. 2000;375:140–8.

45. Ball CM, Meunier M, Galatz LM, Calfee R, Yamaguchi K. Arthroscopic treatment of post-traumatic elbow contracture. J Shoulder Elbow Surg. 2002;11(6):624–9.
46. Lapner PC, Leith JM, Regan WD. Arthroscopic debridement of the elbow for arthrofibrosis resulting from nondisplaced fracture of the radial head. Arthroscopy. 2005;21(12):1492.
47. Nguyen D, Proper SI, MacDermid JC, King GJ, Faber KJ. Functional outcomes of arthroscopic capsular release of the elbow. Arthroscopy. 2006;22(8):842–9.
48. Kelly EW, Bryce R, Coghlan J, Bell S. Arthroscopic debridement without radial head excision of the osteoarthritic elbow. Arthroscopy. 2007;23(2):151–6.
49. Somanchi BV, Funk L. Evaluation of functional outcome and patient satisfaction after arthroscopic elbow arthrolysis. Acta Orthop Belg. 2008;74(1):17–23.
50. Yan H, Cui G, Wang J, Yin Y, Ao Y. Arthroscopic debridement of osteoarthritic elbow in professional athletes. Chin Med J (Engl). 2011;124(24):4223–8.
51. Cefo I, Eygendaal D. Arthroscopic arthrolysis for posttraumatic elbow stiffness. J Shoulder Elbow Surg. 2011;20(3):434–9.
52. Cohen AP, Redden JF, Stanley D. Treatment of osteoarthritis of the elbow: a comparison of open and arthroscopic debridement. Arthroscopy. 2000;16(7):701–6.
53. Charalambous CP, Morrey BF. Posttraumatic elbow stiffness. J Bone Joint Surg Am. 2012;94(15):1428–37.
54. Urbaniak JR, Hansen PE, Beissinger SF, Aitken MS. Correction of post-traumatic flexion contracture of the elbow by anterior capsulotomy. J Bone Joint Surg Am. 1985;67(8):1160–4.
55. Husband JB, Hastings 2nd H. The lateral approach for operative release of post-traumatic contracture of the elbow. J Bone Joint Surg Am. 1990;72(9):1353–8.
56. Marti RK, Kerkhoffs GM, Maas M, Blankevoort L. Progressive surgical release of a posttraumatic stiff elbow. Technique and outcome after 2–18 years in 46 patients. Acta Orthop Scand. 2002;73(2):144–50.
57. Tan V, Daluiski A, Simic P, Hotchkiss RN. Outcome of open release for post-traumatic elbow stiffness. J Trauma. 2006;61(3):673–8.
58. Katolik LI, Cohen MS. Anterior interosseous nerve palsy after open capsular release for elbow stiffness: report of 2 cases. J Hand Surg Am. 2009;34(2):288–91.
59. Angelo RL. Advances in elbow arthroscopy. Orthopedics. 1993;16(9):1037–46.
60. Kim SJ, Moon HK, Chun YM, Chang JH. Arthroscopic treatment for limitation of motion of the elbow: the learning curve. Knee Surg Sports Traumatol Arthrosc. 2011;19(6):1013–8.

第31章

肘关节镜手术治疗肘关节炎

Roger P. van Riet

简介

　　肘关节骨性关节炎相对罕见，发病率约为2%，在40岁以下或女性中不常见[1]，男女比例约为4:1[2]。肘关节炎的病因有遗传因素以及体力劳动或运动的影响。即使是无移位的骨折，肘部创伤也可导致早期创伤后关节炎。除非有特殊的创伤后畸形，创伤性关节炎通常与骨关节炎表现相似，只是发病年龄更小。肘关节与其他关节一样，会出现关节间隙变窄、骨赘和游离体形成，以及发展为肘关节骨性关节炎。与其他关节相比，肘关节狭窄的关节间隙中往往形成较大的大骨赘[3]。

　　近年来，由于新药的发展可有效改变疾病病程，类风湿等关节炎的发病率显著下降。

临床表现

　　肘关节骨性关节炎通常表现为运动范围缩小，在伸屈肘的终末点发生撞击痛与交锁也较为常见。在关节软骨几乎完全丧失的病例中，可能存在运动全程范围内的疼痛和摩擦感。

　　在疾病的早期，关节内游离体可以导致交锁的发生，即使相对较小的游离体一旦卡在关节之间也会导致严重的功能障碍。患者通常可以通过旋转前臂或小心地活动肘关节来解锁。交锁引起的疼痛较为剧烈，并导致反复的滑膜炎和关节肿胀。游离体会造成关节面的机械性损伤，间接引起反复发作的关节炎症，因此可能会加速骨关节炎的进展。

　　肘关节僵硬可能由于机械性因素造成，即由于冠状突、鹰嘴尖和骨性隐窝内的骨赘形成，以及鹰嘴窝滑膜的增厚引起[4]。在骨关节炎进展期，滑膜的增厚和粘连会进一步降低肘关节的活动范围。

　　骨性结构变形、炎症和关节囊增厚可导致尺神经受压和功能障碍。在肘关节骨关节炎和类风湿关节炎的患者中，肘管综合征非常常见，几乎一半的患者需要手术治疗[5]。在严重的骨关节炎患者中，由于肘关节屈曲功能的丧失，尺神经受到某种程度的保护，并且直到手术改善了活动范围之后，神经损伤才可能显示出来。如果忽视了这一可能，那么就需要进行二次手术进行尺神经松解或前移[6]。

　　与创伤性关节炎或类风湿关节炎患者不同，原发性骨关节炎患者通常不会出现严重的骨性结构磨损或韧带失效。此类患者很少出现韧带松弛，因此不稳定性在骨关节炎患者中并不是常见的问题。相反，对于创伤性关节炎或类风湿性关节炎患者来说，可能会发现同时合并关节不稳定性，需要在手术指证中予以考虑。

R.P. van Riet, M.D., Ph.D. (✉)
Department of Orthopedics and Traumatology, Monica Hospital,
Erasme University Hospital, Stevenslei 20, Antwerp
2100, Belgium
e-mail: drrogervanriet@azmonica.be

辅助检查

普通 X 线片通常足以辨别肘关节炎:骨赘可见、游离体存在、关节间隙变窄(图 31.1)。对于创伤性关节炎患者,应特别注意畸形愈合,不愈合引发的关节不匹配,以及可能合并异位骨化。在计划切开或关节镜手术时,强烈建议对肘关节进行 CT 扫描(图 31.2)。在一些肘关节中,X 线片可能仅表现出轻微的变化,而 CT 和三维重建可显示更清晰的关节炎改变(图 31.3),以及骨折后的关节不匹配或畸形愈合。CT 是精确术前计划所必需的,以准确定位骨赘和游离体。特别是从 CT 中应该观察到游离体的数量,因为它们可能会移位,在手术中很容易漏掉。CT 的三维重建也有助于制订术前计划,通过其可显示关节病理变化的相互关系,而且可用来作为告知患者最有力的工具(图 31.4)。

除非怀疑关节感染和(或)软骨破坏及韧带损伤的关节炎病例,否则超声扫描、磁共振成像(MRI)和锝骨扫描不必使用。

当尺神经有症状时,需做肌电图检查。如果检查结果是阳性的,应在关节镜手术时进行尺神经松解。如果术前的屈伸运动范围小于 90°,即使 EMG 为阴性,也应考虑进行尺神经松解。

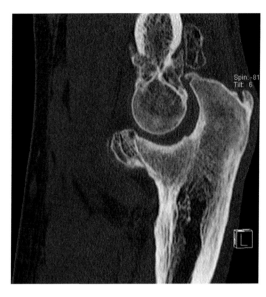

图 31.2　CT 图像可清晰显示导致撞击骨赘的确切位置。大骨赘存在于冠突尖和冠突窝之中。这些可能会妨碍屈肘。鹰嘴窝已经被另一个大的骨赘填充,并且在后部存在大的游离体。鹰嘴尖端有一个相应的较小骨赘。(Courtesy of MoRe Foundation)

关节镜手术的适应证

最常见的手术适应证是疼痛和肘关节僵硬,交锁或反复发作的滑膜炎。诸如理疗、非甾体抗炎药和关节内皮质类固醇注射,与抗炎药物等作为非手术治疗

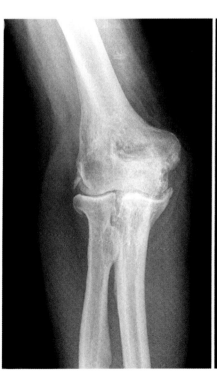
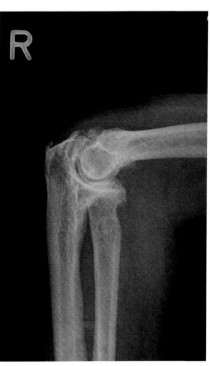

图 31.1　右肘正位和侧位 X 线片显示进展期骨关节炎的表现。注意关节对称性关节间隙变窄、肱尺关节和肱桡关节的骨赘,以及前后骨性隐窝的消失。(Courtesy of MoRe Foundation)

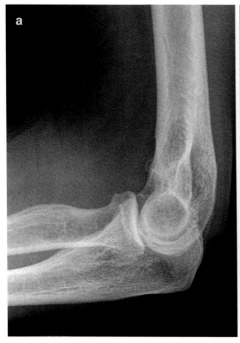
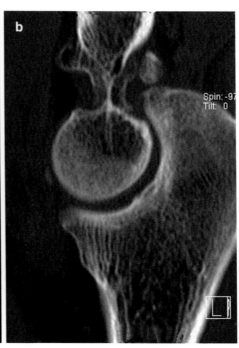

图 31.3　(a)左肘侧位 X 线片显示轻度骨关节炎改变；(b)同一肘部的 CT 扫描显示骨关节炎进展期的游离体和鹰嘴窝膜增厚迹象。(Courtesy of MoRe Foundation)

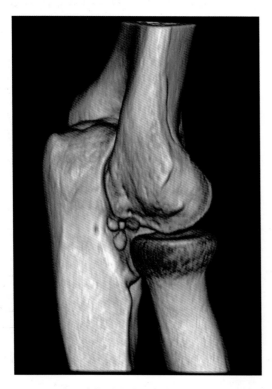

图 31.4　CT 三维重建特别有助于定位游离体，如肱桡关节中的游离体。(Courtesy of MoRe Foundation)

的首选。如果治疗效果不佳，则需考虑手术治疗。术前应与患者讨论手术的各种利弊，根据症状的严重程度和关节炎的进展来决定选择关节镜还是切开手术、关节置换，甚至关节融合术等，以便患者充分了解治疗方案。作者治疗肘部骨关节炎的首选是关节镜下关节成形术。

关节镜手术的禁忌证

除了手术的一般禁忌证，如健康欠佳或重大并发症外，使用关节镜技术治疗肘关节炎没有特定的绝对禁忌证。然而，有几个与手术安全有关的相对禁忌证。这些很大程度上取决于外科医生的临床经验，可能包括既往多次手术史、多个手术疤痕、内固定物残留、尺神经手术史、严重的关节僵硬或肘关节不稳定以及异位骨化。如果存在以上情况，技术上的难度就会相应增大，因此手术医生认识自身的水平是非常重要的。

在严重骨缺损或不稳定的情况下，关节镜很难显著改善患者的症状，因此不是应用的指征[7]。如果外科医生认为并发症的风险不可接受或关节镜技术的优势很小，则应该考虑切开手术或者在手术中转为切开手术，这一点应该在手术前与患者讨论。

关节镜技术

全麻后全面检查肘关节，包括肘部运动范围和轨迹、运动终末点的感觉(软或硬)、有无摩擦感或机械阻挡，内外翻和旋转稳定性也需要检查。然后，将患者

置于侧卧位,患肢放在臂架上。根据术者外科的偏好
也可采用仰卧位和仰卧位。驱血后,上止血带。触及尺
神经走行并用无菌记号笔在皮肤表面标记。如果需要
通过小切口松解尺神经,可以在这个时候完成。其他
的体表标志,如鹰嘴、内外上髁、桡骨头也可以标记。
关节内注入约 25mL 生理盐水以扩张关节囊。严重的
骨关节炎、肘关节囊挛缩,关节内容积会显著降低。

先处理前室还是后室取决于术者的偏好。有些术
者偏好从后方开始,但在后室内很难获得清晰的视
野,一旦组织肿胀,去除后方滑膜增生和关节内粘连
就会相当费力。也有术者更喜欢从前方开始,可是在
前方有损伤神经血管结构的风险,开始时,肿胀和水
肿不明显,但在手术后半程会加重。

前室

前内侧入路位于内上髁近端 2cm、前方 1cm[8,9]。切
开皮肤时,注意保护前臂内侧皮神经。如果进行小切
口尺神经松解术,该入路可以包含在小切口内。用钝
头刺穿器从肌间隔前面的筋膜刺入。注意肱骨在套管
的后面。在骨关节炎的患者中,保持套管与肱骨接触
并指向桡骨头是非常重要的,因为前方的骨赘可能使
得套管在进入过程中偏转,伤及桡神经。刺破关节囊后,
置入标准的 4.5mm 镜头,可观察到桡骨头(图 31.5)。
通过旋转前臂可帮助确认视像的位置。检查前室要遵
从标准的方式,从桡骨头和肱桡关节开始,然后向内
侧观察冠状突、冠突窝和桡骨头窝。这一过程中通过
屈肘可改善视野。

外侧入路可用针头来定位。触摸桡骨头,将针头
在桡骨头前方刺入关节内。针尖指向冠状突,以确保下
一步的器械能够到达。外侧通路的位置至关重要。如果
位置太靠后,器械无法去除冠状突的骨赘(图 31.6);如
果位置太靠前,桡神经可能会被损伤[10]。

入路建立的越靠近端(近端前外侧通路),与远端
的入路(前外侧通路)相比,风险性越低。但是对肘关
节内侧的处理难度就会加大。为了避免对前方重要结
构的损伤,需要对肘关节解剖结构有很好的三维空间
的了解。

使用刨刀或射频刀头进行滑膜切除术,并去除关
节内粘连。对于严重的病例,为了观察肘内侧结构,这
个步骤是必要的。此时,应小心,不要切开关节囊,因

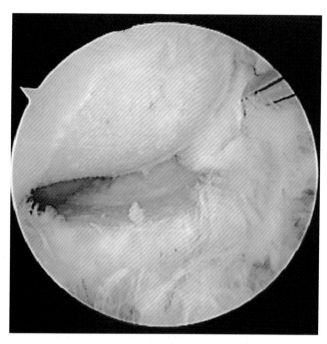

图 31.5 肘关节前室关节镜视像,显示桡骨头(底部)和肱骨小头
(顶部)软骨缺损和伴随的滑膜炎。(Courtesy of MoRe Foundation)

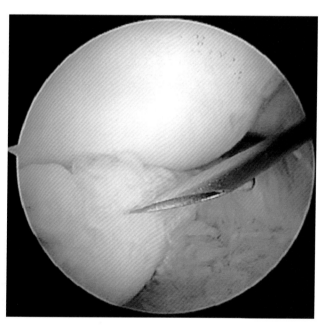

图 31.6 针头通过前外侧通口的位置指向肘关节炎的冠状突。
(Courtesy of MoRe Foundation)

为这会增加周围软组织的肿胀,增加后面操作的困
难。应该指出的是,类风湿性关节炎患者的关节囊通
常不会增厚,而是比较松弛。刨刀头必须始终在视野
内。在刨削状态时,最好不要使用负压,因为其松散的
关节囊很容易被吸入刨刀,从而增加神经血管损伤的

风险。冠状突骨赘可以使用磨钻或5mm骨凿切除(图31.7)。阻挡在冠突窝和(或)桡骨头窝的骨赘可以用磨钻去除(图31.8)。之后,极度屈肘检查是否还存在撞击。桡骨头可以用磨钻去除。切除要从前外侧1/4处开始,通过旋转前臂进行进一步的切除,而且保持磨钻置于桡骨头上方。如果通过这个入路不能切除整个桡骨头,可以将镜头更换到桡侧,从软点入路完成切除。

处理完骨性结构后,再进行关节囊切除术。如果术前活动范围正常的话,这一步就不需要了。做关节囊切除时,镜头通常切换到外侧入路,用鸭嘴钳从内侧向外侧切除关节囊。当然,也可以按相反方向操作。残留关节囊可用刨刀刨削去除。在这时有损伤桡神经的风险,因此应始终注意保护神经。桡神经位于桡骨头前方中心的偏内侧,紧贴关节囊。正中神经和肱动脉为肱肌所保护,后者位于神经和关节囊之间[11]。

目前还没有确凿的证据支持将关节囊完全切除比单纯松解效果更好,因此一些医生更愿意进行关节囊切开术。这在技术上更简单,并且可降低神经损伤的风险。用刨刀将肱骨上的关节囊切开,然后从远端向近端将关节囊从骨面上剥离。可以用钝性器械进一步剥离关节囊,直到镜下看见肌肉纤维,证实关节囊完全脱离骨组织(图31.9)。

后室

标准观察入路是后外侧入路,它在鹰嘴的外缘。最早的描述将此入路定位于鹰嘴尖近端3cm[10],但将其建立在鹰嘴外侧更容易进入肱桡关节的外侧沟。由于后方骨赘、滑膜炎和脂肪垫的纤维化,通常很难立即获得清晰的视野。将镜头向内移动到尺侧沟,这里视野往往较好。如果在术前CT扫描中可以看到游离

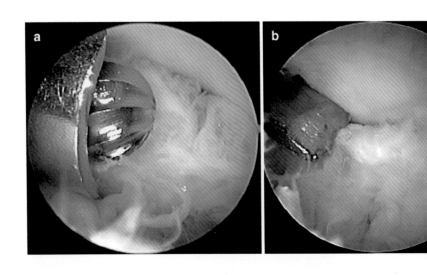

图31.7　(a)可以用磨钻;(b)骨凿切除冠状突的尖端骨赘。(Courtesy of MoRe Foundation)

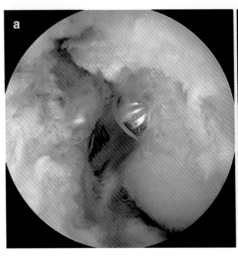
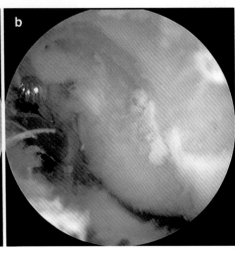

图31.8　(a)磨钻从桡骨到冠状突窝切除大的骨赘;(b)骨赘被切除,屈肘时不再有骨性阻挡。(Courtesy of MoRe Foundation)

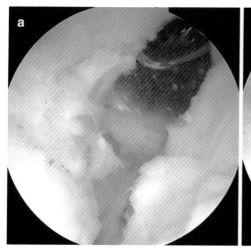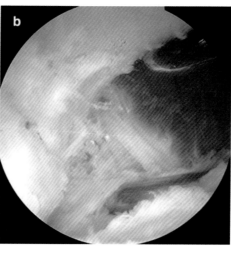

图 31.9 (a)肱骨(左)和关节囊(右)用刨刀或钝器分开;(b)一旦切开关节囊,残留的关节囊可以用刨刀切除,但这增加了损伤神经血管损伤的风险,而且并非必须。(Courtesy of MoRe Foundation)

体,通常可以在这里找到。一旦确定了尺侧沟,镜头可以外向移动至鹰嘴尖。严重的关节炎病例,鹰嘴窝可被骨赘完全占据。伸肘可检查骨赘撞击影响关节活动(图 31.10)。后正中入路位于后正中线,鹰嘴尖端近侧 3cm 的位置。在建立入路时,应从皮肤切开直达鹰嘴窝,与锐性切开足够大的切口使得器械直接进入关节相比,反复的暴力进入关节会对肌腱造成更大的损伤。此时,将镜头再次置入侧骨沟,用组织抓钳通过后正中入路取出游离体。将器械直接放入尺侧沟的风险,是在于其尖端,这在放置时通常无法

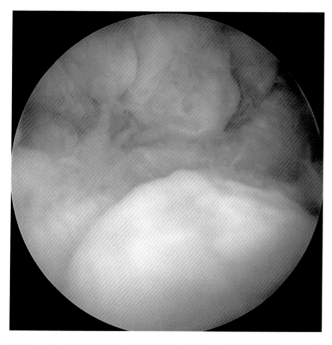

图 31.10 鹰嘴(底部)和鹰嘴窝(顶部)上的骨赘往往阻碍伸肘。(Courtesy of MoRe Foundation)

看到。相对容易的方法是挤压内侧,将游离体从远端推向近端并挤出内侧沟直到鹰嘴窝中,然后可以安全地取出游离体。

使用刨刀或射频刀头清除软组织,获得清晰的视野。完成这一步骤后,可以清楚地观察到游离体。使用骨凿或磨钻去除鹰嘴尖的骨赘。使用 5 mm 的骨凿将增加尺骨鹰嘴内侧面操作的准确性和安全性,如果使用磨钻,包括尺神经在内的软组织可能会在此位置被卷入。骨凿通过后正中入路进入关节并直接放置在鹰嘴的后面。对于投掷运动员,注意不要去除鹰嘴的任何关节面部分,否则会增加内侧副韧带的应力[12,13]。将骨赘从鹰嘴窝切除。有些作者主张对鹰嘴窝进行开窗[14,15],但如果可以解剖重建鹰嘴窝,则不需要开窗(图 31.11 和图 31.12)。将镜头放在鹰嘴窝内,通过伸肘活动来评估鹰嘴窝的切除量和鹰嘴窝的成型范围。一旦不存在任何骨性撞击,提示已切除足够的骨性结构。

最后,镜头沿着鹰嘴尖端外侧移向肱桡关节。一旦看到桡侧沟,镜头可向前推进至桡骨头。经常有滑膜皱襞覆盖桡骨头。一旦去除,就可以看到桡骨头的软骨。去除导致撞击的位于肱骨小头后方的骨赘,然后将镜头小心地移到肱尺关节。几乎所有的肘关节,均可在冠状突和鹰嘴之间发现一个裸露的区域。这是一个正常现象,不应该与骨关节炎造成的退行性改变混淆(图 31.13)。如果不稳定与骨关节炎同时存在,镜头可以从桡侧沟一直伸达内侧。对于稳定的肘关节,"穿通征"是不可能出现的。

在手术结束时,注意肘关节的活动范围。由于肿

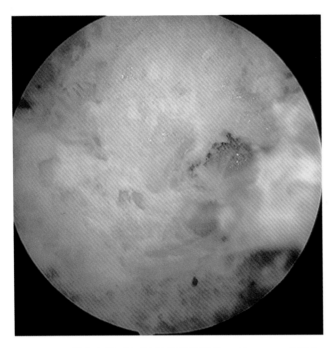

图 31.11　骨赘去除后加深鹰嘴窝并重建。（Courtesy of MoRe Foundation）

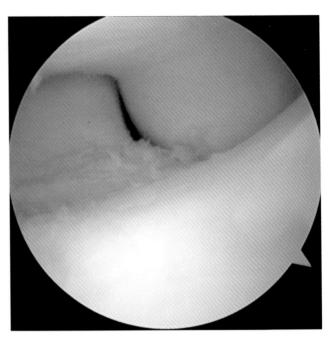

图 31.13　从肱尺关节观察,镜头位于后方的桡侧沟,可见尺骨近端的天然裸区(底),不要与软骨剥脱相混淆。（Courtesy of MoRe Foundation）

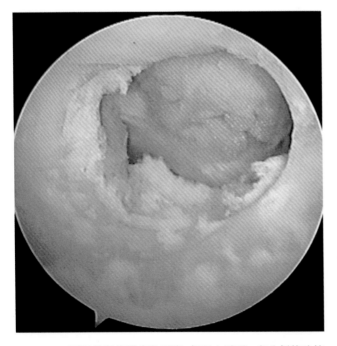

图 31.12　可以进行鹰嘴窝的开窗,但很少需要。在此例特殊情况下,在去除鹰嘴窝中的骨样骨瘤后进行开窗。（Courtesy of MoRe Foundation）

胀的影响,运动范围可能会被低估。手术结束后,关闭切口,用后方夹板将肘关节固定在伸直位 24 小时。

术后康复

大部分病例都是在日间手术,患者在 24 小时后,移除夹板。切口消毒,并用绷带包扎。肘部应立即开始活动。鼓励患者进行主动和被动运动。指导患者进行规范的理疗。告知患者仅在必要时以对乙酰氨基酚和 NSAID 药物缓解疼痛。大多数患者仅在术后早期的 24~48 小时内使用药物缓解疼痛。

持续的被动运动对一些特定病例是有帮助的,但是除非患者住院,否则我们并不常用。对于这种患者,可以通过留置导管和患者自行控制的止疼泵来延长臂丛神经阻滞的效果,使得肘部可以无痛的被动活动。

结果

在大多数情况下,疼痛的减轻和运动范围的改善是显著的。运动范围增加从 8°~80° 以上[2,14,15]。其他的报道, 肘关节原发性骨关节炎患者运动范围增加 30° 左右[16,17]。术前的运动范围取决于机械因素以及疼痛的影响。因此,手术前后、在患者全麻时,检查肘关节的活动范围是非常重要的。在手术开始之前,患者活动范围的改善可能是非常明显的,但如果存在机械因素,如骨赘、游离体和关节囊萎缩,则不会出现任何改善。据报道,肘关节骨关节炎的关节镜手术在缓解疼痛方面效果极佳[14-18]。有报道,与切开手术比较,关节镜在疼痛方面取得了较好的效果[15]。

一般来说,患者的活动度可以改善约30°,并且在休息和活动期间疼痛水平会显著降低。重要的是,患者会发现骨关节炎的进展可能减慢或暂时停止,但此时软骨的破坏不能弥补。即使在最顺利的手术之后,一些症状可能仍然存在。

类风湿关节炎患者也有类似的临床结果报道,但长期结果目前仍有疑问[7]。

并发症

虽然操作困难,但并发症发生率相对较低。

肘关节镜术后深部感染是一种罕见的并发症,发生率低于1%[19]。

国际上,有文献报道,关节镜术后发生3例异位骨化,这是非常罕见的并发症[20-22]。一般不推荐预防性放疗或使用非甾体类消炎药物。

一过性或永久性神经麻痹相对更为常见。据报道,一过性神经麻痹的发生率约为2.5%,挛缩和类风湿是重要的风险因素[19]。桡神经、正中神经和尺神经完全离断也有报道[23-26]。幸运的是,神经血管结构的永久性损伤是一种罕见的并发症,其发生率似乎随着技术的改善而降低[27]。但是必须强调的是,这一并发症的低发生率是依赖于术者在手术时的警惕性。医生应该意识到自己的不足,并对神经的位置有深入的了解,才能避免这种灾难性的并发症。晚期并发症是迟发性尺神经麻痹。其发生率可随着预防性尺神经松解而降低。如果术前的活动范围<90°,建议进行尺神经松解[28]。既往接受过尺神经松解或前移的患者,再次通过小切口进行尺神经检查或松解的比例也相对较低。

最后,此项手术的轻微并发症还包括持续性挛缩和切口愈合不良[19]。

（刘雅克　鲁谊　译）

参考文献

1. Stanley D. Prevalence and etiology of symptomatic elbow osteo-arthritis. J Shoulder Elbow Surg. 1994;3(6):386–9. Epub 1994/11/01.
2. Krishnan SG, Harkins DC, Pennington SD, Harrison DK, Burkhead WZ. Arthroscopic ulnohumeral arthroplasty for degenerative arthritis of the elbow in patients under fifty years of age. J Shoulder Elbow Surg. 2007;16(4):443–8. Epub 2007/01/27.
3. Lim YW, van Riet RP, Mittal R, Bain GI. Pattern of osteophyte distribution in primary osteoarthritis of the elbow. J Shoulder Elbow Surg. 2008;17(6):963–6. Epub 2008/08/05.
4. Suvarna SK, Stanley D. The histologic changes of the olecranon fossa membrane in primary osteoarthritis of the elbow. J Shoulder Elbow Surg. 2004;13(5):555–7. Epub 2004/09/24.
5. Oka Y, Ohta K, Saitoh I. Debridement arthroplasty for osteoarthritis of the elbow. Clin Orthop Relat Res. 1998;351:127–34.
6. Rettig LA, Hastings 2nd H, Feinberg JR. Primary osteoarthritis of the elbow: lack of radiographic evidence for morphologic predisposition, results of operative debridement at intermediate follow-up, and basis for a new radiographic classification system. J Shoulder Elbow Surg. 2008;17(1):97–105. Epub 2007/11/27.
7. Lee BP, Morrey BF. Arthroscopic synovectomy of the elbow for rheumatoid arthritis. A prospective study. J Bone Joint Surg Br. 1997;79(5):770–2. Epub 1997/10/23.
8. Poehling GG, Whipple TL, Sisco L, Goldman B. Elbow arthroscopy: a new technique. Arthroscopy. 1989;5(3):222–4. Epub 1989/01/01.
9. Andrews JR, Carson WG. Arthroscopy of the elbow. Arthroscopy. 1985;1(2):97–107. Epub 1985/01/01.
10. Lynch GJ, Meyers JF, Whipple TL, Caspari RB. Neurovascular anatomy and elbow arthroscopy: inherent risks. Arthroscopy. 1986;2(3):190–7. Epub 1986/01/01.
11. Stothers K, Day B, Regan WR. Arthroscopy of the elbow: anatomy, portal sites, and a description of the proximal lateral portal. Arthroscopy. 1995;11(4):449–57. Epub 1995/08/01.
12. Kamineni S, ElAttrache NS, O'Driscoll SW, Ahmad CS, Hirohara H, Neale PG, et al. Medial collateral ligament strain with partial posteromedial olecranon resection. A biomechanical study. J Bone Joint Surg Am. 2004;86-A(11):2424–30. Epub 2004/11/04.
13. Kamineni S, Hirahara H, Pomianowski S, Neale PG, O'Driscoll SW, ElAttrache N, et al. Partial posteromedial olecranon resection: a kinematic study. J Bone Joint Surg Am. 2003;85-A(6):1005–11. Epub 2003/06/05.
14. Savoie 3rd FH, Nunley PD, Field LD. Arthroscopic management of the arthritic elbow: indications, technique, and results. J Shoulder Elbow Surg. 1999;8(3):214–9.
15. Cohen AP, Redden JF, Stanley D. Treatment of osteoarthritis of the elbow: a comparison of open and arthroscopic debridement. Arthroscopy. 2000;16(7):701–6. Epub 2000/10/12.
16. Adams JE, Wolff 3rd LH, Merten SM, Steinmann SP. Osteoarthritis of the elbow: results of arthroscopic osteophyte resection and capsulectomy. J Shoulder Elbow Surg. 2008;17(1):126–31. Epub 2007/12/11.
17. DeGreef I, Samorjai N, De Smet L. The Outerbridge-Kashiwaghi procedure in elbow arthroscopy. Acta Orthop Belg. 2010;76(4):468–71. Epub 2010/10/27.
18. Kelly EW, Bryce R, Coghlan J, Bell S. Arthroscopic debridement without radial head excision of the osteoarthritic elbow. Arthroscopy. 2007;23(2):151–6.
19. Kelly EW, Morrey BF, O'Driscoll SW. Complications of elbow arthroscopy. J Bone Joint Surg Am. 2001;83-A(1):25–34. Epub 2001/02/24.
20. Sodha S, Nagda SH, Sennett BJ. Heterotopic ossification in a throwing athlete after elbow arthroscopy. Arthroscopy. 2006;

22(7):802. e1–3. Epub 2006/07/20.

21. Hughes SC, Hildebrand KA. Heterotopic ossification: a complication of elbow arthroscopy—a case report. J Shoulder Elbow Surg. 2010;19(1):e1–5. Epub 2009/08/04.

22. Gofton WT, King GJ. Heterotopic ossification following elbow arthroscopy. Arthroscopy. 2001;17(1):E2. Epub 2001/01/12.

23. Haapaniemi T, Berggren M, Adolfsson L. Complete transection of the median and radial nerves during arthroscopic release of posttraumatic elbow contracture. Arthroscopy. 1999;15(7):784–7. Epub 1999/10/19.

24. Ruch DS, Poehling GG. Anterior interosseus nerve injury following elbow arthroscopy. Arthroscopy. 1997;13(6):756–8. Epub 1998/01/27.

25. Gay DM, Raphael BS, Weiland AJ. Revision arthroscopic contrac-ture release in the elbow resulting in an ulnar nerve transection: a case report. J Bone Joint Surg Am. 2010;92(5):1246–9. Epub 2010/05/05.

26. Reddy AS, Kvitne RS, Yocum LA, Elattrache NS, Glousman RE, Jobe FW. Arthroscopy of the elbow: a long-term clinical review. Arthroscopy. 2000;16(6):588–94. Epub 2000/09/08.

27. Cefo I, Eygendaal D. Arthroscopic arthrolysis for posttraumatic elbow stiffness. J Shoulder Elbow Surg. 2011;20(3):434–9. Epub 2011/03/15.

28. Antuna SA, Morrey BF, Adams RA, O'Driscoll SW. Ulnohumeral arthroplasty for primary degenerative arthritis of the elbow: long-term outcome and complications. J Bone Joint Surg Am. 2002;84-A(12):2168–73. Epub 2002/12/11.

第 32 章

肱骨外上髁炎

Mark Steven Cohen

简介

肱骨外上髁炎,是最为常见的肘关节疾患。该病主要的病变部位在桡侧腕短伸肌(ECRB)的起点[1-11]。其组织病理学改变包括肌腱的血管增生与透明变性,因此是一种慢性、退行性疾病[6,8,11,12]。手术治疗主要是通过切开手术以及近年来的关节镜手术切除病变组织[2,9,13-20]。

本章内容还包括对 ECRB 在肱骨起点的解剖研究,这是根据关节内的解剖结构进行定位的,关节镜手术技术正依赖于此。我们还提供了关节镜手术的早期效果。

解剖

桡侧腕长伸肌 RCRL 与 ECRB 解剖关系独特。ECRL 覆盖 ECRB 的大部分,所以要想看到 ECRB 的表面,必须将 ECRL 向前方掀起。在 ECRL 与 ECRB 之间,有一细小薄层的结缔组织分隔。

ECRL 的起点完全是肌性结构,覆盖在肱骨外上髁的外侧(图 32.1),呈正三角形,尖端冲向近端。与之相反,ECRB 的起点为腱性结构,与伸指总肌 EDC 融合成为一体,仅当在两个肌腱的深面从远端向近端分离时,才能发现两者的界限(图 32.1)。ECRB 的起点位

M.S. Cohen, M.D. (✉)
Department of Orthopaedic Surgery, Rush University
Medical Center, 1611 W. Harrison Street, Suite 300,
Chicago, IL 60612, USA
e-mail: Mark_S_Cohen@rush.edu

于肱骨外上髁尖端最远处的下方(图 32.2),呈钻石型,面积为 13mm×7mm(图 32.3)。在肱桡关节水平,ECRB 与前关节囊紧贴,但容易分离[21]。根据这些解剖特点,可以施行关节镜治疗肱骨外上髁炎。

手术技术

患者侧卧位,上肢以托架固定。所有骨性突起予以良好衬垫。我们偏爱区域阻滞麻醉。术前标记体表标志以及尺神经的走行。打上止血带后,用 18 号套管针从软点刺入。

然后建立标准前内侧入路(图 32.4),该入路位于内上髁前方的近端几厘米的位置,在内侧肌间隔的前方。注意使用钝头穿刺器或交换棒紧贴肱骨进入关节。内侧入路可用于观察关节的外侧结构,包括桡骨头、肱骨小头、外侧关节囊。通过这一入路可使水流进入扩张关节囊。如果视野不佳,可以从近端前外侧入路置入牵开器。该入路位于肱骨外上髁前方近端 2~3cm 的位置。使用骨膜剥离子也可起到同样作用:撑起关节囊,可以更好地观察外侧关节囊与软组织。

应用自内向外的方法建立改良的前外侧入路,该入路位于外上髁前方近端 2~3cm 的位置(图 32.4)。该入路较标准前外侧入路更靠近端,可以让器械从肌腱下方进入关节而不会穿过 ECRB 的肌腱部分。如果存在滑膜炎,可用此入路进行清创。

然后打开关节囊。有时会发现关节囊在外上髁出现撕裂(图 32.5),但更多的情况是关节囊完整仅存在一线性裂隙(图 32.6)。我们发现使用单极射频可以很容易地分层松解肘外侧的软组织。用这种方法,先将

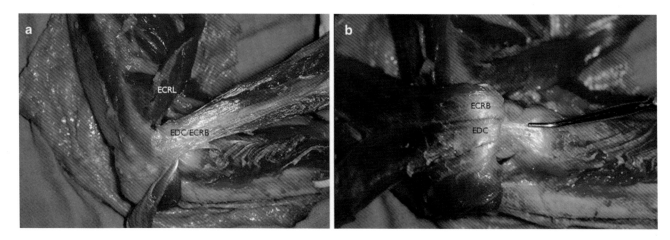

图 32.1 (a)侧位观尸体标本,将 ECRL 向前掀开(其起点完全为肌性),再将尺侧伸腕肌向后掀开,显露 ECRB 与 EDC 的腱性部分。从外面观,无法分辨两者的界限。(b)将两个肌腱向近端翻起,从下表面可以分辨前方的 ECRB 和后方的 EDC。注意深层的外侧副韧带。

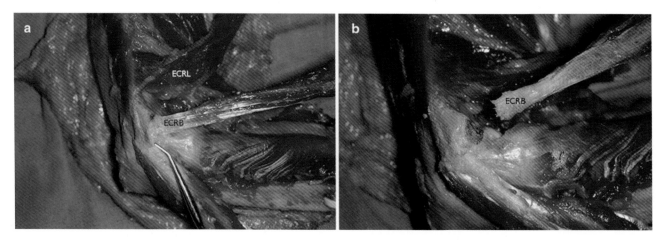

图 32.2 (a)移除 EDC,可以清楚地看到 ECRB 在肱骨上的起点;(b)将 ECRB 从肱骨掀起,可以见到肌腱的足迹。

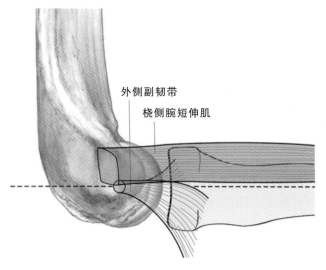

图 32.3 ECRB 的起点示意图。ECRB 的起点呈钻石型,位于肘关节中线和肱骨髁上棘最远处的下方的肱骨小头顶点之间。

关节囊从肱骨上松解下来。当关节囊向远端退缩时,则可以看到后方的 ECRB 和前方肌性的 ECRL。如前所述,ECRB 呈扇形分布,从肱骨小头顶点,到肱桡关节中线。

一旦关节囊松解下来,即可将 ECRB 从肱骨起点松解下来(图 32.4 和图 32.6)。松解从肱骨小头开始向后方进行。如果松解保持在肱桡关节前半部分,外侧副韧带就是安全的[18]。切下来的 ECRB 应该自前向后,包括约 13mm 的腱性部分[21]。确保镜头可以始终观察松解的范围,如果松解彻底,ECRB 会向远端回缩。

注意不要伤及 ECRB 后方的 EDC。后者呈纵行走行,其肌性与腱性部分的分界不如前者那么清晰(图 32.6)。EDC 位于肌性结构为主的 ECRL 的后方。如果 EDC 也有波及,则需要在肘关节的外侧皮下部分进行

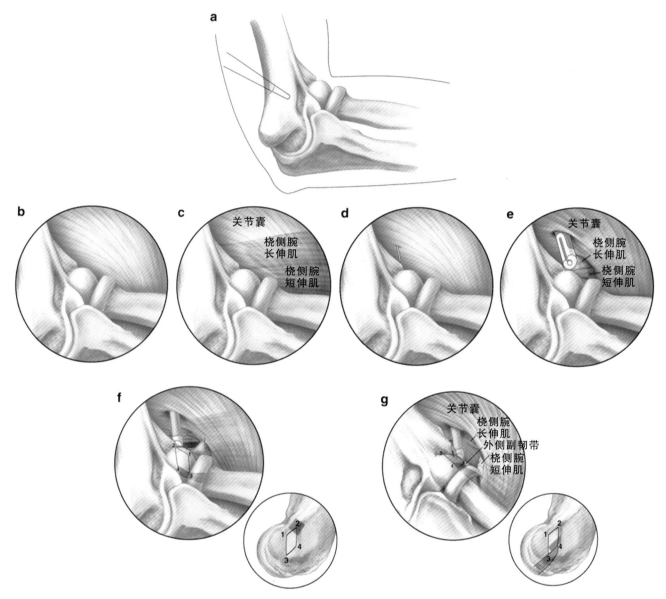

图 32.4　(a)从内侧通路观察进行关节镜治疗肱骨外上髁炎的示意图。(b)从内侧观察。(c)从关节内看伸肌腱的位置关系,这些肌腱位于关节囊外。(d)用探针协助建立改良的外侧通路。注意进针点在肱骨小头的近端偏前。(e)松解关节囊后可以看到囊外的伸肌腱 ECRL 为肌性结构,偏前;ECRB 偏后。(f)从肱骨起点将 ECRB 松解下来,从肱骨小头顶点到(g)肱桡关节中线。

清创。

讨论

　　近年来,关节镜治疗肱骨外上髁炎逐渐引起注意[13-20]。尸体试验证实,该项技术安全可靠[16],但临床效果报道不一。Tseng 报道,1 组患者中有 9 例满意,但同时 33% 的患者存在并发症[20]。Stapleton 和 Baker 比较了 5 例关节镜与 10 例切开手术的患者,其疗效与并发症两组相似[19]。之后,Baker 等报道了 39 例关节镜治

疗的患者中,37 例较术前好转或明显好转[13]。Peart 等则发现其 33 例关节镜治疗的患者中,仅 28% 达到良好的结果[17]。

　　关节镜下难以准确判断 ECRB 的起点可能是造成各家报道不一的原因[15]。由于肌腱位于关节囊外,必需打开关节囊才能看到肌腱。肌腱的起点呈钻石形状位于肱骨小头顶点与肱桡关节中线之间,面积为 13mm×7mm 大小(图 32.3)。骨间后神经在更内侧更远端的位置。如果松解不超过桡骨头中线的后方,外侧副韧带也不会被伤及[18]。注意,松解时不要伤及 ECRB

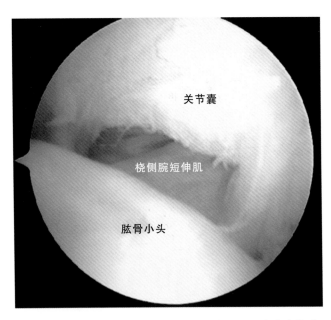

图 32.5　顽固性肱骨外上髁炎的术中镜像，可见关节囊撕裂，有时关节囊可从肱骨侧完全撕脱。

浅层的 EDC。

　　我们回顾研究了 36 例应用以上方法治疗顽固性肱骨外上髁炎的患者[22]，其中 24 例男性，12 例女性，平均年龄为 42 岁，症状持续到手术时间平均为 19 个月。术中发现 30%的患者存在外侧关节内滑膜炎；75%的患者关节囊完整或仅有小的裂隙；25%的患者关节囊破裂。所有患者由独立的研究人员随访达 2 年之久。平均 4 周恢复日常生活，平均 7 周完全恢复正常工作。1 例患者出现一过性桡神经麻痹，2 周后恢复。Mayo 评分中，功能为 11/12(5~12 分)，握力恢复到对侧的 91%，主观的 VAS 疼痛评分从 8.1 降到 1.5($P<$ 0.01)。但有 10 例患者主诉在持续发力时会有疼痛，2 例患者疼痛明显，认为治疗失败[22]。

　　总的来说，针对顽固性肱骨外上髁炎，当非手术治疗效果不佳时，关节镜松解疗效较为可靠，对于伸肌腱解剖起点的深入了解，是手术成功的一个关键。

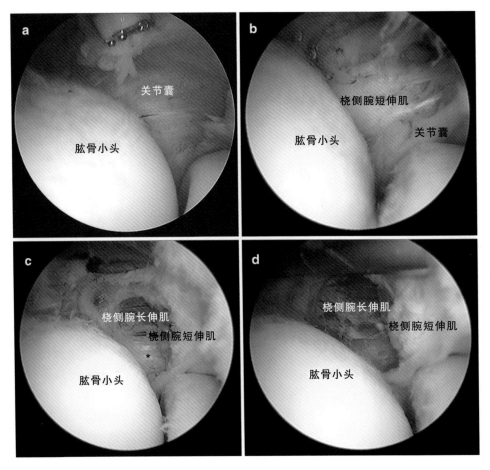

图 32.6　(a)肱骨外上髁炎的术中镜像，关节囊覆盖着伸肌腱，注意关节囊存在一小的褶皱；(b)打开关节囊，显露出前方的 ECRL 和后方的 ECRB，注意退缩的关节囊位于肌腱的深层；(c)ECRB 被松解下来，可见前方的 ECRL 和位于 ECRB 后方的 EDC（星号），后者的条索状的腱性部分不如 ECRB 明显；(d)松解后的最终视像，可见 ECRB 较厚的腱性部分向远端退缩。

（刘雅克　鲁谊　译）

参考文献

1. Bunata RE, Brown DS, Capelo R. Anatomic factors related to the cause of tennis elbow. J Bone Joint Surg. 2007;89A:1955–63.
2. Coonrad RW, Hooper WR. Tennis elbow: its course, natural history, conservative and surgical management. J Bone Joint Surg. 1973;55A:1177–82.
3. Cyriax JH. The pathology and treatment of tennis elbow. J Bone Joint Surg. 1936;18:921–40.
4. Garden RS. Tennis elbow. J Bone Joint Surg. 1961;43-B:100–6.
5. Gardner RC. Tennis elbow: diagnosis, pathology, and treatment. Clin Orthop. 1970;72:248–51.
6. Kraushaar BS, Nirschl RP. Tendinosis of the elbow (tennis elbow). Clinical features and findings of histological, immunohistochemical, and electron microscopy studies. J Bone Joint Surg. 1999;81A:259–78.
7. Morrey BF. Reoperation for failed surgical treatment of refractory lateral epicondylitis. J Shoulder Elbow Surg. 1992;1:47–55.
8. Nirschl RP. Elbow tendinosis/tennis elbow. Clin Sports Med. 1992;11:851–70.
9. Nirschl RP, Pettrone FA. Tennis elbow. The surgical treatment of lateral epicondylitis. J Bone Joint Surg. 1979;61A:832–9.
10. Organ SW, Nirschl RP, Kraushaar BS, Guidi EJ. Salvage surgery for lateral tennis elbow. Am J Sports Med. 1997;25:746–50.
11. Regan W, Wold LE, Coonrad R, Morrey BF. Microscopic histopathology of chronic refractory lateral epicondylitis. Am J Sports Med. 1992;20:746–9.
12. Spencer GE, Herndon CH. Surgical treatment of epicondylitis. J Bone Joint Surg. 1953;35-A:421–4.
13. Baker CL, Murphy KP, Gottlob CA, Curd DT. Arthroscopic classification and treatment of lateral epicondylitis: two-year clinical results. J Shoulder Elbow Surg. 2000;9(6):475–82.
14. Cohen MS, Romeo AA. Lateral epicondylitis: open and arthroscopic treatment. J Am Soc Surg Hand. 2001;3(1):172–6.
15. Cummins CA. Lateral epicondylitis: in vivo assessment of arthroscopic debridement and correlation with patient outcomes. Am J Sports Med. 2006;34:1486–91.
16. Kuklo TR, Taylor KF, Murphy KP, Islinger RB, Heekin RD, Baker Jr CL. Arthroscopic release for lateral epicondylitis: a cadaveric model. Arthroscopy. 1999;15:259–64.
17. Peart RE, Strickler SS, Schweitzer Jr KM. Lateral epicondylitis: a comparative study of open and arthroscopic lateral release. Am J Orthop. 2004;33:565–7.
18. Smith AM, Castle JA, Ruch DS. Arthroscopic resection of the common extensor origin: anatomic considerations. J Shoulder Elbow Surg. 2003;12(4):375–9.
19. Stapleton TR, Baker CL. Arthroscopic treatment of lateral epicondylitis. Arthroscopy. 1996;10:335–6.
20. Tseng V. Arthroscopic lateral release for treatment of tennis elbow. Arthroscopy. 1994;10:335–6.
21. Cohen MS, Romeo AA, Hennigan SP, Gordon M. Lateral epicondylitis: anatomic relationships of the extensor tendon origins and implications for arthroscopic treatment. J Shoulder Elbow Surg. 2008;17(6):954–60.
22. Lattermann C, Romeo AA, Anbari A, Meininger AK, McCarty LP, Cole BJ, Cohen MS. Arthroscopic debridement of the extensor carpi radialis brevis for recalcitrant lateral epicondylitis. J Shoulder Elbow Surg. 2010;19(5):651–6.

第 33 章

关节镜与切开尺骨外侧副韧带重建术治疗肘关节后外侧旋转不稳定

Michael J. O'Brien, Felix H. Savoie III, Larry D. Field

简介

　　肘关节脱位发生率较低,接受支具固定等非手术治疗的效果不一。肘关节脱位后,引发的持续不稳定会导致灾难性的结果。自 1991 年 O'Driscoll 首先描述了肘关节后外侧旋转不稳定 PLRI 之后[1],人们对其的兴趣越来越浓厚。PLRI 是由于外侧副韧带失效所致,解剖学研究曾试图定位损伤的具体组织结构。Dunning 提出只有桡侧副韧带与尺骨外侧副韧带均切断后,才能引发 PLRI,而且这两束韧带在肱骨侧的起点无法分清,仅在远端尺骨旋后肌嵴的尺骨外侧副韧带止点处,才能将之与桡侧副韧带分开[2]。Seki 等切断外侧副韧带复合体的前部,即可引发不稳定,由此推论单独的尺骨外侧副韧带无法维持肘关节外侧稳定性[3]。PLRI 是一个创伤的过程,虽然最早认为 PLRI 是肘关节脱位的结果,但以上的解剖研究和 Kalaiove 的报道均支

持从 PLRI 到肘关节完全脱位是一个创伤过程的不同阶段[1,4,5]。

　　这种不稳定可通过临床上的轴移试验证实,该试验首先由 O'Driscoll 提出,在仰卧位可引发出极度不稳定或者疼痛与恐惧感[1]。Regan 提出的两项试验也可用于诊断 PLRO:①掌心向内从扶手椅上撑起身体时,出现疼痛;②患者进行俯卧撑或靠墙支撑,前臂先旋前再旋后有 PLRI 时,在此过程中会产生疼痛与不稳定[6,7]。

　　我们在检查 PLRI 时,让患者俯卧,用旁边的桌子来稳定肱骨,这样使肘关节更类似于膝盖以便于不同检查者重复该试验。屈肘 90° 旋转前臂,在旋后时,触摸肱桡关节,桡骨头会随着前臂远离肱骨而发生半脱位。在这个位置比较容易观察并触及桡骨头相对肱骨小头的活动,还可在保持这种半脱位的力量同时,进行肘关节屈伸(图 33.1a,b)。

　　影像学检查可辅助诊断 PLRI。在急性损伤的病例中,X 线片可见肱骨外上髁后方撕脱骨折块,其他时候平片无阳性发现。施加轴移试验拍摄应力片,可见桡骨头连同近端尺骨一起向后外侧移位。MRI 可发现尺骨外侧副韧带的损伤[8]。磁共振造影可区别内外侧副韧带的损伤,在拍照前,关节内打入对比造影剂,可大大提高检查的效果。

　　虽然对 PLRI 的病生理及力学研究很多,但临床

M.J. O'Brien, M.D. • F.H. Savoie III, M.D. (✉)
Department of Orthopaedics, Tulane University School of
Medicine, 1430 Tulane Avenue, SL-32, New Orleans,
LA 70112, USA
e-mail: fsavoie@tulane.edu

L.D. Field, M.D.
Upper Extremity, Mississippi Sports Medicine
and Orthopaedic Center, Jackson, MS, USA

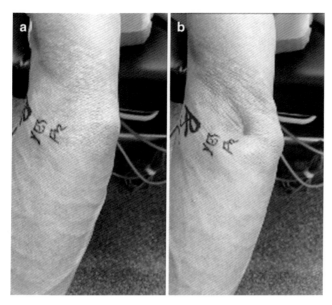

图 33.1　俯卧位进行轴移试验。(a)显示肘关节复位与脱位；(b)脱位的肱桡关节出现陷窝。

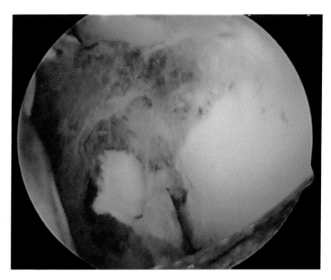

图 33.2　对于急性脱位，通过近端前内侧入路可见关节内血肿。

治疗方面的报道却较少。目前尚缺乏大宗病例手术治疗效果的临床文献，本章主要回顾作者本人的临床经验，包括关节镜修复、打褶、切开韧带移植的方法[4]。

手术技术

大多数肘关节脱位可以非手术治疗，但完全恢复需要 3~4 个月。如果脱位复发，或者外侧副韧带在肱骨侧的附丽处存在撕脱骨折，则需手术治疗。职业运动员的急性损伤，也是手术指征。关节镜治疗急性损伤需要定位准确并缩短手术时间，因此术前必须制订详细的手术计划，并根据镜下所见进行调整。这里不对合并冠状突骨折、桡骨头骨折或肱骨远端骨折的病例进行描述。

关节镜修复术

对于急慢性尺骨外侧副韧带损伤，关节镜修复术的疗效令人满意。首先通过近端前内侧入路进行肘关节前室的镜检。桡骨头骨折、冠状突骨折均可观察到。急性病例会存在大量血肿(图 33.2)和撕裂的前关节囊，有时还可看到损伤的肱肌(图 33.3a,b)。建立近端前外侧入路可清除血肿。

在外侧，每一例患者均可发现外侧副韧带和环状韧带松弛，有时外侧副韧带甚至会脱落到肱桡关节内。手术的关键是寻找到环状韧带的损伤并通过缝合加以修复。前臂旋后时，施加外翻应力，如果桡骨头相对肱骨小头半脱位，则为肘关节后外侧旋转不稳定，提示尺骨外侧副韧带损伤。此韧带损伤时，镜下还可

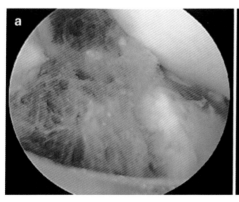

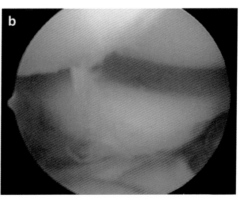

图 33.3　(a)急性脱位时，镜下可见损伤的肱肌和关节囊；(b)从内侧入路观察可见急慢性 PLRI 的病例环状韧带松弛，桡骨头相对肱骨小头移位。

看到肱骨小头近端各个角落。在内侧，施加外翻应力可以检查内侧副韧带的完整性。在清除血肿时，注意避免损伤外侧副韧带。

然后，将镜头放在后正中入路，从后外侧入路清除血肿。注意，建立这两个入路时要尽可能靠近端，至少距离鹰嘴尖3cm，以便于随后修复韧带。在肱骨内上髁后方，沿着尺骨内侧沟观察，有时可见血肿及撕裂的关节囊(图33.4)。

一个常见的表现是，镜头从后正中入路置入后，可以沿着后外侧沟经过肱尺关节直达鹰嘴内侧沟。这种情况在稳定的肘关节是做不到的，因此命名为"穿通征"(图33.5)。类似于肩关节不稳定的征象。出现此征象，则可进一步确定需要手术重建外侧韧带纠正PLRI。

然后检查外侧沟与关节囊，外侧副韧带损伤时，镜头可以轻易地进入外侧沟。当清理血肿时，器械一定要紧贴尺骨以防止将撕裂向远端移位的韧带结构破坏(图33.6)。外侧副韧带从肱骨撕裂后，会在镜下看到在外上髁后方遗留一裸露的骨床，该部位位于鹰嘴窝中心的外侧偏远端，要用刨刀予以清理。

一旦确定损伤部位，就在尺骨外侧副韧带起点打入缝合锚钉(图33.7)。过线器通过软点入路过线。过

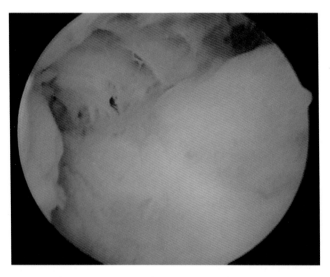

图33.4 从尺骨内侧沟观察，关节囊的撕裂。

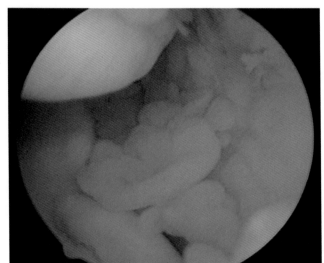

图33.6 急性损伤在外侧沟可见骨与软组织碎块。

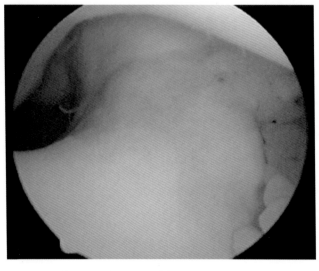

图33.5 "穿通征"：镜头从后外侧沟经过肱尺关节直接进入鹰嘴内侧沟。

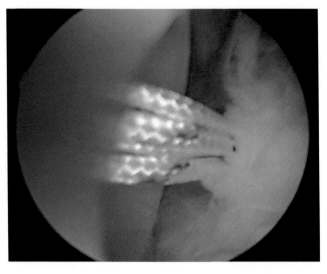

图33.7 从后方入路观察，打入锚钉的位置。

线时,使两根尾线保持平行褥式方式穿过正常韧带部分。如果有撕脱骨块,一根尾线围绕骨块,另一根尾线从骨块远端穿过(图 33.8)。然后抽紧缝线,镜头在外侧沟会被张力推离开这一位置,证明外侧副韧带的张力恢复。伸肘位在肘肌深方打结。镜下观察运动及稳定性,确定恢复环状韧带的紧张性(33.9)。

关节镜打褶术

2001 年,Smith 首先描述了关节镜治疗慢性 PLRI 的方法[4],慢性不稳定通常要在全麻下和关节镜下观察。从近端前内侧通路观察,施行轴移试验,可见桡骨

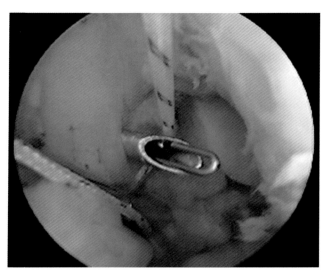

图 33.8　置入锚钉后,尾线穿过尺骨外侧副韧带缝合修复。

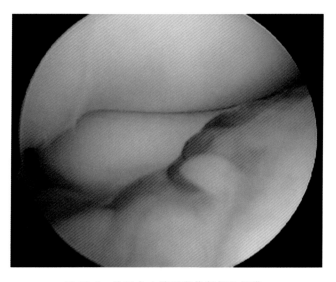

图 33.9　从后方入路观察修复好的韧带。

头向后外侧半脱位。大多数情况下,环状韧带完整,这样上尺桡关节会作为一个整体相对肱骨移位。

关节镜手术有两个重要步骤,先将外侧韧带复合体的两层打褶,再将韧带缝回肱骨起点。如果韧带关节囊有足够的组织,镜下即可完成。这在一定程度上依赖于术前的评估,包括触诊和 MRI。

如果外侧有足够的组织供修补,则对后外侧沟进行清创,将 18 号套管针沿着尺骨的桡侧置入,拔出套芯后,将尺骨外侧副韧带附丽在尺骨的远端部分斜行穿过 4~7 根可吸收缝线。第 1 根缝线从环状韧带中心穿过(图 33.10a),之后的缝线通过抓线钳从外上髁的后外侧进入关节内再抓出,然后依次由远向近端引出(图 33.10b),注意确保缝线要从尺骨外侧副韧带在肱骨侧起点部分穿过整个韧带结构。

一旦所有缝线穿过组织,则通过已建立的入路经皮引出,一一抽紧缝线并逐一评估缝线的张力与打褶的效果。如果张力适中,镜头会被从外侧沟挤出。此时撤出镜头,伸肘位从远向近打结。

再次在麻醉下检查,镜头首先放在后正中入路,然后放在近端前内侧入路分别在后、前室观察,施加轴移试验,评估重建效果。如果在缝线抽紧时仍存在松弛或半脱位,则在外上髁的等长点处打入一枚缝合锚钉以进一步收紧外侧副韧带。像急性损伤一样拧入锚钉,尾线的一端要穿过所有之前打褶的线环,这样在打褶完成之前的锚钉尾线打结时,就可以将打褶的部分全部拉至肱骨起点。当然,这一点是需要在术前进行规划的,而且应在打褶的缝线系紧前完成。

术后

所有急慢性不稳定的病例,术后即刻以带铰链支具固定在屈肘 30°位,放松修复后韧带的张力。佩戴支具前透视或拍片检查复位情况,有时需要在打结时增加屈肘角度维持关节复位。术后 3~5 天第一次随诊患者,可允许患者在舒服的前提下有 0°~45°的活动。在不引起肘关节疼痛的基础上,尽早开始肩关节、肩胛带、腕关节与手的活动。

之后,患者每 2 周随诊一次,随着肿痛消退逐渐开始活动。术后 6~8 周修复的韧带开始愈合,即开始康复训练,包括在佩戴支具的前提下更积极的上肢运

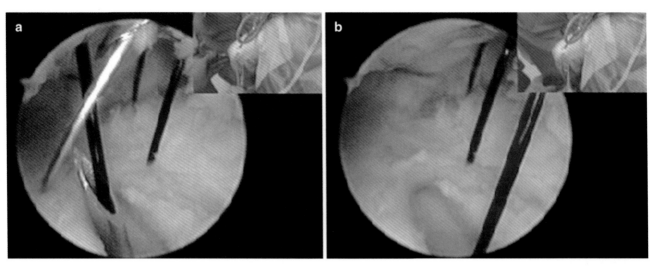

图 33.10　(a)抓线钳沿外上髁后方从尺骨外侧副韧带近端的深层进入引出缝线；(b)在所有缝线抽紧之前,可见到外侧沟间隙关闭。

动与核心力量训练。8 周时,应完全恢复肘关节的活动度。根据个体情况,术后 10~12 周可拆除支具进行力量训练。在拆除支具之前,应确保患者在各种活动时没有疼痛。

切开手术

切开进行韧带修复和打褶与 O'Driscoll 描述的方法类似[1],镜下确诊存在不稳定除外。合并损伤后,做延长的后外侧入路,劈开肘肌或向前翻开,显露深层的尺骨外侧副韧带。如果韧带组织允许修复,韧带打褶后缝回肱骨起点,如同镜下技术操作。

在翻修手术或韧带结构不足以进行修复时,可取掌长肌或股薄肌移植重建外侧韧带复合体。剥离位于桡骨颈后方的尺骨旋后肌棘,辨认韧带止点后做 4mm 骨隧道,细钢针经此隧道穿过尺骨到达其尺侧。将移植韧带中段穿过隧道后,用挤压螺钉固定。两个尾端分别自环状韧带浅、深层经过后固定在肱骨外上髁的等长点上。确保伸肘时韧带适当松弛,屈肘时韧带紧张(图 33.11)。

切开与镜下重建术的效果

病历资料

我们回顾研究本文的主要作者手术治疗的所有

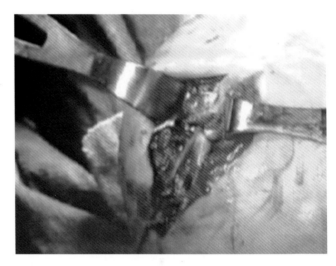

图 33.11　PLRI 的韧带移植术。

不稳定患者,发现有 61 例后外侧不稳定病例,其中 54 例(89%)临床资料完整,病历资料包括 Andrews-Carson 评分、随访时间、手术技术(切开或是关节镜)、年龄、性别和既往手术[9]。

结果

54 例患者接受 PLRI 修复、打褶或韧带移植。41 例患者(20 例关节镜,21 例切开)进行修复与打褶,10 例患者(6 例切开 4 例关节镜)进行急性或亚急性的修复,3 例(均为切开)患者进行韧带移植。20 例关节镜修复与打褶的患者中,10 例使用了额外的锚钉加固打褶的效果。21 例切开的患者中,使用锚钉的为 11 例。

表 33.1 Andrews-Carson 评分比较

Andrews-Carson 评分	主观		客观		总体		随访时间（月）
	术前	术后	术前	术后	术前	术后	
关节镜	55	83	91	93	146	176	33
切开	58	86	86	96	144	182	44
总体	57	85	88	95	145	180	41

平均随访时间为 41 个月（12~103 个月），Andrews-Carson 评分从术前 145 分提高到 180 分（P<0.0001）（表 33.1）[9]。主观评分从 57 提高到 85（P<0.0001），客观评分从 88 提高到 95（P=0.008）。如果按不同手术方法细分，关节镜修复从 146 提高到 176（P=0.0001），切开修复从 144 提高到 182（P<0.001）。急性修复效果最佳，9 例重返正常生活，1 例几近正常。关节镜与切开手术之间没有发现存在统计学差异。

关节镜重建效果

病历资料

另一组病例包括 14 例急性（短于 3 周手术）、亚急性（短于 3 个月手术）关节镜手术重建尺骨外侧副韧带的连续病例。所有患者为运动员，接受韧带修复并附加锚钉固定。患者资料包括 Mayo 评分（MEPS）、随访时间、年龄、性别、是否重返赛场。

结果

14 例患者 Mayo 评分均为优，所有患者均重返赛场，无一例不稳定。

讨论

PLRI 的诊断依赖于病史和体检，影像学检查可以帮助确诊，关节镜也可有相应发现，如桡骨头与上尺桡相对肱骨的异常活动、内翻张嘴、"穿通征"阳性。仰卧位与俯卧位可进行 O'Driscoll 提出的后外侧轴移试验，再加上 Regan 的内旋俯卧撑试验和扶手椅试验阳性，则会为肘关节后外侧旋转不稳定提供一幅清晰的临床图像[1,6]。

在肱骨外上髁炎、肘管综合征、后外侧皱襞综合征等疾病，均可合并 PLRI。实际上，Kalainov 曾指出，PLRI 可能是上述疾病的原因[5]。有意思的是，我们 25% 的病例既往由于反复的肱骨外上髁炎接受过手术。我们认为，未能及时纠正后外侧不稳定会对外侧韧带结构产生过大的张力，从而出现继发的肱骨外上髁炎。其他，如后外侧滑膜皱襞增生、骨间后神经炎症，可与 PLRI 同时存在。因此，存在以上疾病时，应高度怀疑是否有 PLRI。当肘关节存在外侧疼痛时，O'Driscoll 试验与 Regan 试验可以帮助确诊不稳定的存在与否[1,6]。

需要引起注意的是，由于桡侧腕短伸肌靠近尺骨外侧副韧带及外侧副韧带复合体，容易在治疗肱骨外上髁炎时造成医源性损伤。因此，在治疗顽固性肱骨外上髁炎需要松解桡侧腕短伸肌时，应保持在外上髁的前方操作，避免伤及尺骨外侧副韧带。

对于我们的大多数患者来说，无论切开还是关节镜，修复与打褶治疗不稳定的临床效果都是良好。虽然仅有 3 例进行了韧带移植，但在治疗过程中，应随时准备进行韧带移植的可能性。我们使用的移植物是股薄肌，其效果满意。我们发现既往手术的次数与初次损伤与最终手术的间隔时间是决定是否需要韧带移植的两个相关因素。但由于病例数量较少，我们无法提供任何临床指导标准。

另外，第二组病例资料证实，受伤后 3 个月内进行关节镜手术的效果良好，所有患者均恢复原有运动水平。对于年轻运动员的肘关节脱位，尽早关节镜治疗可以让他们更快地重返赛场。

总的来说，我们描述了 4 种临床检查 PLRI 的方法：①仰卧位轴移试验；②俯卧位轴移试验；③内翻俯卧撑实验；④扶手椅试验。我们建议术前进行 MRI 检查以协助诊断。术中镜头在后方入路观察到"穿通征"，或从近端前内侧入路观察桡骨头相对肱骨小头发生异常活动，可以确诊 PLRI。上述的韧带修复与打褶术,可通过关节镜或切开进行,均可取得良好的效果。

　　现有的文献揭示,关节镜技术可以取得与切开手术一致的效果。当然,关节镜手术需要定位准确,并在较短的时间内完成,这需要对肘关节解剖知识的深入了解。在此基础上,利用关节镜技术修复并打褶尺骨外侧副韧带,可以有效地治疗急慢性 PLRI,获得较高的患者满意率。

（鲁谊 译）

参考文献

1. O'Driscoll SW, Bell DF, Morrey BF. Posterolateral rotatory instability of the elbow. J Bone Joint Surg Am. 1991;73(3):440–6.

2. Dunning CE, Zarzour ZD, Patterson SD, et al. Ligamentous stabilizers against posterolateral rotator instability of the elbow. J Bone Joint Surg Am. 2001;83A(12):1823–8.

3. Seki A, Olsen BS, Jensen SL, et al. Functional anatomy of the lateral collateral ligament complex of the elbow: configuration of Y and its role. J Shoulder Elbow Surg. 2002;11(1):53–9.

4. Smith JP, Savoie FH, Field LD. Posterolateral rotatory instability of the elbow. Clin Sports Med. 2001;20(1):47–58.

5. Kalainov DM, Cohen MS. Posterolateral rotatory instability of the elbow in association with lateral epicondylitis. A report of three cases. J Bone Joint Surg Am. 2005;87(5):1120–5.

6. Regan W, Lapner PC. Prospective evaluation of two diagnostic apprehension signs for posterolateral instability of the elbow. J Shoulder Elbow Surg. 2006;15(3):344–6.

7. Yadao MA, Savoie FH, Field LD. Posterolateral rotator instability of the elbow. Inst Course Lect. 2004;53:607–14.

8. Potter HG, Weiland AJ, Schatz JA, et al. Posterolateral rotator instability of the elbow: usefulness of MR imaging in diagnosis. Radiology. 1997;204(1):185–9.

9. Andrews JR, Carson WG. Arthroscopy of the elbow. Arthroscopy. 1985;1(2):97–107.

第 34 章

关节镜治疗剥脱性骨软骨炎

Noah C. Marks, Larry D. Field

肘关节剥脱性骨软骨炎(OCD)可造成青少年运动员肘关节疼痛与运动受限,其发病日渐增高。OCD好发于肱骨小头,可造成运动生涯的结束,并会发展成为退行性骨关节炎。虽然目前病因不清,但不同患者往往有着共同的病史与体检结果。在本章中,我们将详细介绍 OCD 的影像学表现,为了给读者们提供基础指导,我们将依赖自己的经验与既往文献的结果,介绍治疗方案的制订和手术与非手术的指征。由于关节镜的飞速发展,这项技术已经成为治疗 OCD 的金标准,但另一方面,这项技术要求一定的经验,对肘关节各个入路的解剖结构有深入的了解,才能有效地评估并治疗病损部位。在此,我们将详细介绍关节镜技术的具体步骤。

OCD 会造成青少年运动员肘关节疼痛、运动受限。这一疾病局限在关节面,导致关节软骨与关节下骨分离。最常见的部位在肱骨小头,其他部位如滑车、桡骨头、鹰嘴、鹰嘴窝也有报道涉及[1-4]。

OCD 的病因尚不清楚,治疗上也存在争议,这在很大程度上是由于其发病率相对较低,而且一些发生在该部位的类似疾病容易与 OCD 混淆,如骨坏死、骨软骨骨折、遗传性骨骺发育不良、小联盟肘和 Panner 病[5-7]。

OCD 通常发生在 11~21 岁的患者,与过度运动有关[5,6]。缺血坏死的位置一般限于肱骨小头,或者位于中心部分,或者位于前外侧部分[8,9]。OCD 可导致患者告别运动生涯,其长期结果会造成退行性关节炎[9,10]。

病因学

OCD 的病因不清,目前的假设包括创伤、缺血、基因改变以及骨化异常[11,12]。

年轻的棒球运动员及体操运动员容易罹患此病[13]。在投掷的扣锁晚期和加速早期,肘关节容易遭受过度的外翻应力;而在体操运动中,肘关节容易遭受过度的压应力与剪切应力[14]。由此推测反复微小的创伤可能是 OCD 的病因。另外,支配肱骨小头的血运来自于侧支血运细小的一两个分支,反复微小的创伤加上局部缺血可能导致肱骨小头无法顺利骨化[14,16]。

OCD 可能为多因素共同作用的结果,但过度运动与反复微小创伤作用在骨化成骨的部位,破坏其血运,应是一个不可忽视的相关因素[5,7,14]。

术前注意事项

病史

OCD 仅仅发生在青少年患者,很少发生于成人。

N.C. Marks, M.D.
Mississippi Sports Medicine & Orthopaedic Center, Jackson, MS, USA

L.D. Field, M.D. (✉)
Upper Extremity, Mississippi Sports Medicine and Orthopaedic Center, 1325 East Fortification Street, Jackson, MS 39202, USA
e-mail: lfield@msmoc.com

一般的发病年龄为 11~21 岁，大多数患者集中在 12~14 岁发病[5,6,17]。男性较为多见，但在体操运动员中女性也并不少见。主力侧好发，双侧发病的比率为 5%~20%[18]。在篮球、体操、举重、使用球拍类运动和啦啦队这些容易过度运动的体育活动中，均有发生 OCD 的报道[19]。OCD 发病时，常无明显外伤史，症状包括疼痛、交锁与弹响，疼痛经常位于肘关节外侧，也有时定位不清。早期的疼痛与活动受限可以通过休息得以缓解[18]。

体检

体检会发现肱桡关节处存在触压痛[20]，患者可以合并 5°~30°的屈曲挛缩[5,20-23]，弹响与交锁意味着损伤病灶不稳定或者关节内出现游离体，摩擦感也时有发生[5,6,18,19]。诸如肱桡关节压力试验等激发试验阳性可以帮助确诊[24]。施行该试验时，伸肘位旋前与旋后前臂，肌肉的收缩会挤压肱桡关节诱发外侧间室的疼痛。OCD 患者过度外翻肘关节时，会出现疼痛，但内侧副韧带损伤也会引起疼痛，所以该试验如果阳性，需要除外内侧副韧带的问题。

影像学

X 线是首选的影像检查手段，标准正侧位片可以显示 OCD 的经典表现，屈肘 45°时的正位片可以提高诊断率[25]。在疾病的早期，X 线常无阳性发现。随着疾病进展，会出现肱骨小头变扁平并在肱骨小头的中心或前外侧出现透亮区，周围被硬化骨所包绕（图 34.1）。晚期可发现桡骨头变大，并有骨赘形成。如果骨坏死脱落，则可发现关节内存在游离体。

MRI 可用于更深入的评估病变[5,25]。MRI 可观察关节面的变化，还可对病灶的大小与波及范围进行评估（图 34.2）。显示早期稳定的病变，可以在 T1 加权像上发现，而 T2 像显示正常。晚期时的 T1 和 T2 像，则都有阳性发现[5,26]。病灶的下方，如果出现空腔，提示有囊性变。磁共振可提供进一步的信息，通过对比可显示部分或完全剥脱的骨软骨。利用 X 线和 MRI 还可以观察病灶的愈合。如果骨软骨片较稳定，周围的硬化带会逐渐模糊，透亮区也会慢慢骨化[5,9]。

治疗选择

治疗 OCD 的方法包括非手术、骨软骨片切除、骨软骨固定、自体骨软骨移植。如何选择治疗方法主要根据关节软骨是否完整、是否稳定（稳定、不稳定或与主骨连接、完全分离）、病灶的大小与位置、肱骨小头骨化中心的情况[21,27,28]。

病灶稳定、关节软骨完整、软骨下骨骨片维持原位，此时可以非手术治疗[5,18,25]。当非手术治疗无效，症状进展加重，游离体形成，或病灶不稳定，如关节软骨不完整与骨床分离时，则应手术治疗[5,18,29,30]。

非手术治疗

近来，有文献报道，单凭影像学检查不能决定是否应该手术治疗 OCD。Takahara 等在一项循证等级为 2 级的回顾性研究中，对 106 例 OCD 患者平均随访了 7 年，发现那些经过非手术治疗顺利愈合的病例，在发病时具有以下一些特点：肱骨小头骨骺未闭、活动度良好、影像学显示病灶的软骨下骨仅局限性的变扁或

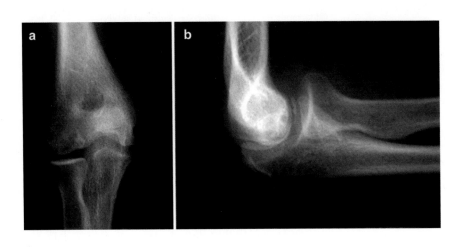

图 34.1　正位（a）与侧位（b）显示 OCD 的经典表现：透亮区与骨质稀疏。

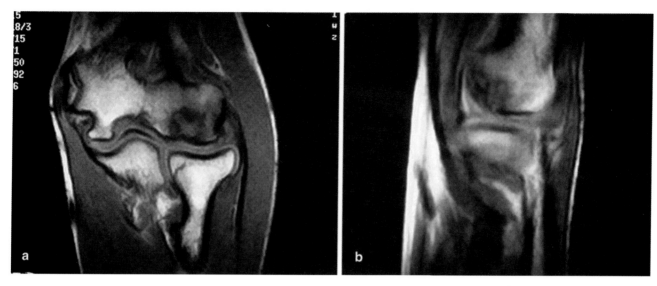

图 34.2 冠状位(a)与矢状位(b)显示图 34.1 的同一病例,T2 像的高信号显示关节面的断裂。

出现透亮区。具备这些特点的 OCD 可归类于稳定损伤[28,31]。

非手术治疗针对那些损伤稳定、病变骨软骨片无移位的患者,需要改变其生活方式,包括停止体育运动直到症状消退,通常要 3~6 周[28,32,33]。我们建议,在这段时间内佩戴肘关节功能支具进行保护,纠正正常外翻时对肱骨小头产生的压力。症状消退后,可以开始康复训练,先是轻柔的活动度训练,症状完全消失后,再开始力量训练。运动员要在 3~6 个月内重新开始无限制的体育运动[19]。这类患者通常预后良好,但应告知患者及家属可能会有晚期的并发症[9,10,14,16,18,23,25]。

手术治疗

如果患者经过非手术治疗症状没有改善,或者有游离体存在导致机械卡压症状,或者剥脱的骨软骨损伤已经不稳定,则需手术治疗[7,13]。Takahara 等发现患者存在以下表现时,非手术治疗往往效果欠佳:肱骨小头骨骺闭合、骨软骨碎裂成为游离片、关节活动受限超过 20°[28,31]。

手术有多种方法,包括微骨折[13]、清创后骨片摘除[9,10,13,16,23,34,35]、骨软骨块固定[13,36-39]、自体软骨重建[13,38,40-43]、骨软骨移植[13,44]、外侧闭合楔形截骨[13,45]。由于各种方法的临床报道大多为回顾性研究,所采用的评估结果方法不一,且病例数量较少,因此很难进行比较[13]。

关节镜手术已经成为手术治疗 OCD 的标准方法[46,47]。其优势包括微创、允许患者早期活动、可以达到整个关节的各个位置、便于处理合并损伤包括取出游离体[13]。关节镜下清创术已被证实短期与中期效果良好[9,21,22,28,35,47-50]。近来 Graff 的一篇综述发现,大多数接受关节镜治疗 OCD 的患者早期与长期效果良好。但作者也指出不同方法的评估需要进一步规范,效果也需要更长期的随访[51]。Miyake 等最近回顾性研究了106 例接受关节镜清创术的 OCD 患者,发现如果损伤面积大,桡骨头骨骺未闭,其临床与影像学结果均不理想,而其他患者效果较好[52]。

关节镜治疗 OCD 时,入路的位置极为重要,这决定了清创、微骨折、置入软骨柱的角度。大多数医生会采用 5 个入路组合(图 34.3)[13,21,46,53],包括前内侧入路、前外侧入路、后方入路、后外侧入路及外侧入路[13,53]。Baumgarten 曾指出,建立 2 个外侧入路是手术的关键[21]。Davis 在尸体试验上证实通过外侧两个入路可以到达肱骨小头关节面78%的部分,而且入路位于外侧副韧带复合体的近端后方,比较安全[53]。近来,有人推荐使用远端尺侧入路,该入路位于肱桡关节后方远端 3~4cm,后方尺骨骨棘外侧缘的位置(图 34.4)。这个入路可作为观察入路,软点入路作为工作入路[47]。也有人提出,利用关节镜辅助进行微骨折的方法,在桡骨骨干上钻孔,从远端约 3cm 的位置打入 1.8mm 克氏针,直至桡骨头。此时,可充分旋转前臂,并屈肘以更准确的评估 OCD 的损伤情况[54]。但这种方法距离骨间后神经

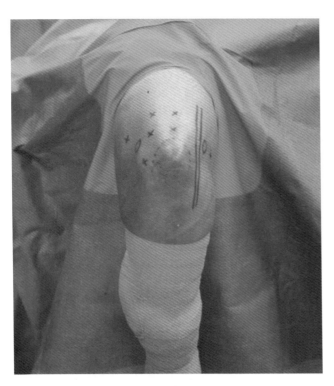

图 34.3　经常使用的关节镜入路。

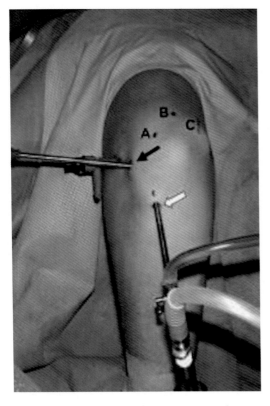

图 34.4　远端尺侧入路,位于肱桡关节后方远端 3~4cm,后方尺骨骨棘外侧缘的位置。

较近,而且会破坏正常的桡骨头关节面[47,54]。

关节镜治疗不稳定损伤时,要根据损伤的位置与大小而定。小的损伤通过清创即可消除疼痛。对于大的损伤,目前仍对应该采取清创术,还是修复术或是自体软骨移植存在争议。Shimada 建议,损伤<1cm 予以清创、软骨成型,可能需要微骨折;损伤>1cm 时,应予以固定或软骨移植[55]。Takahara 发现,损伤超过肱骨小头关节面宽度的 50%时,单纯去除病灶预后不佳[9,28]。

当损伤延及肱骨小头外侧边缘,病灶缺少正常软骨边界和软骨下骨时,预后不佳(图 34.5)[13,22,34]。Byrd 和 Jones[34]推测,这与 Ruch 既往的报道中[22],损伤波及肱骨小头外侧柱后预后不佳类似[13]。外侧柱承担轴向压力与外翻压力,缺少外侧支撑作用会阻碍纤维软骨的形成,从而使得肱桡关节承受更大的应力。而桡骨头的接触也会影响愈合,加速关节的退变。ElAttrache 和 Ahmad 等认为,外侧柱损伤超过 6~7mm,就不适宜进行单纯的微骨折治疗。在其报道中,损伤面积平均为 1.32cm² 未涉及肱骨外侧柱时,单纯微骨折效果良好[56]。有意思的是,这一结果与 Shimada 建议的损伤如果>1cm 时,应该进行固定或软骨移植形成对比[55]。也许这意味着,在选择治疗方案时,损伤是否涉及外侧柱,要较损伤的大小更为重要。

自体软骨移植是治疗 OCD 的另一种方法[13,38,40-43],其指征为损伤超过关节面的 50%以及外侧柱受损,活动时,桡骨头可接触损伤部位(图 34.5)[28,35,37]。从供骨区(通常为股骨髁)取柱状骨软骨块,垂直关节面植入(图 34.6)[31,40]。采用这种方法的人认为,这可以延缓关节炎的发展,长期效果更佳[47]。有临床报道,自体软骨移植及马赛克成形术治疗 OCD 疗效较好[13,41,43,55,58-61]。(表 34.1)

作者推荐

关节镜清创与微骨折

作者喜爱全麻俯卧位进行肘关节镜手术,确保俯卧位时胸部衬垫以保证通气。肩关节外展 90°,上臂以手臂托支撑 (图 34.7),手臂托对准肩部与手术床平行。上臂下方放置沙袋或卷枕以抬起肩关节并允许肘

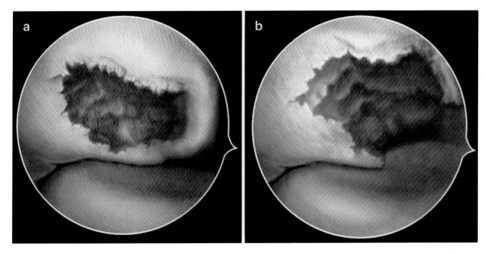

图 34.5　患者俯卧位,镜头自后外侧入路进入观察右肘 OCD。(a)周围有正常软骨;(b)缺乏外侧柱支撑。

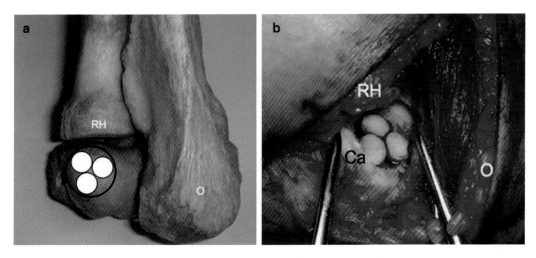

图 34.6　自体骨软骨移植治疗 OCD。(a)示意图;(b)术中所见。

表 34.1　自体骨软骨移植与马赛克成形术的治疗效果

作者	随访时间	功能评分	病例数	最后随访时疼痛消失的人数	重返赛场的人数
Tsuda 2005[58]	16 个月	193(Timmerman 评分,满分 200)	3	3	3
Shinada 2005[55]	25.5 个月	93.8(日本骨科学会评分,满分 100)	10	8	8
Yamamoto 2006[43]	3.5 年	–	18	–	14
Iswasaki 2006[59]	24 个月	183(Timmerman 评分)	8	7	6
Iswasaki 2009[41]	45 个月	191(Timmerman 评分)	19	18	17
Ovesen 2011[60]	30 个月	93.5(mayo 评分,满分 100);92.5(Constant 评分,满分 100)	10	8	10
Shimada 2012[61]	36 个月	180(Timmerman 评分)	26	–	26

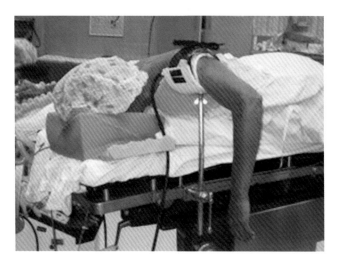

图 34.7　俯卧位进行肘关节镜。

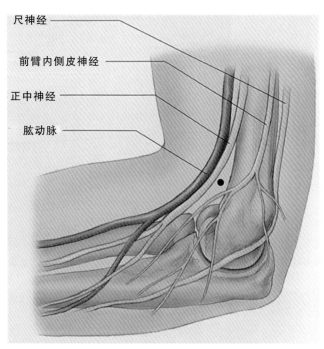

图 34.8　近端前内侧入路的示意图。

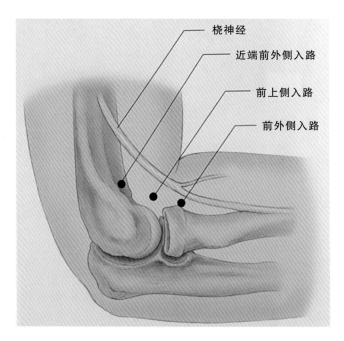

图 34.9　常用外侧入路的示意图。

关节放在屈曲 90°休息位。

　　在建立入路前要在皮肤表面标注体表标志。重要的标志包括桡骨头、鹰嘴、外上髁、内上髁和尺神经（图 34.3）。建立入路前，关节注射 20~30mL 无菌盐水扩张。在鹰嘴窝或软点刺入 18 号套管针可帮助确定准确地进入关节。随着关节扩张，血管神经与关节的距离增加，可以提高操作的安全性[20,62]。

　　镜头从近端前内侧入路放入，该入路位于内上髁近端 2cm 内侧肌间隔的前方（图 34.8）。内侧肌间隔可以用手直接触摸到，在其前方建立入路可以确保尺神经不会被伤及。使用钝性穿刺器进入关节，紧贴肱骨前方皮质，冲向桡骨头方向。这样可以保证前方的肱肌保护正中神经与肱动脉。穿刺器穿经屈肌旋前肌群的腱性部分和内侧关节囊后进入关节。一旦确认镜头进入关节，随后在镜下建立前外侧入路。近端前外侧入路位于肱骨外上髁近端 2cm 偏前 1~2cm 的位置（图 34.9）。有时该入路可作为第一个建立的入路。穿刺器冲向关节中心，保持紧贴肱骨前方皮质，穿经肱桡肌、肱肌和外侧关节囊后进入前室。冠状突窝是游离体经常隐匿的位置（图 34.10）。虽然骨软骨病变可能位于肱骨小头前方，但更常见的位置在肱骨小头的后方。镜头在前室时，可随时进行内外翻检查稳定性。一旦完成前室的检查和游离体取出，可将入水留置在近端前内侧入路，镜头进入后正中入路。该入路位于肘后正中线鹰嘴尖端以近 3cm 的地方（图 34.3）[34,63]，利用该入路可以观察整个肘关节后室，以及尺骨鹰嘴内外侧沟。穿刺器冲向鹰嘴窝，

穿经肱三头肌腱和后关节囊进入关节，然后沿尺骨鹰嘴窝调整镜头观察内侧沟，发现任何游离体均予以取出。然后镜头转向外侧间室，建立软点入路。大多数关节炎在此处均可发现滑膜炎及较大的后外侧关节滑膜皱襞（图 34.11）。软点入路位于鹰嘴、外上髁、桡骨头共同围成的三角形的中点，也成为直接外

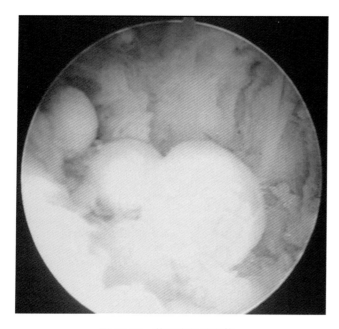

图 34.10　前室内的游离体。

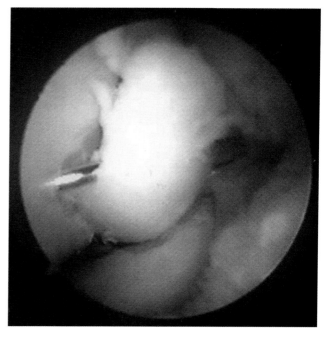

图 34.12　从前内侧入路观察剥脱的 OCD 损伤,用针头临时固定脱落的骨块,然后从前外侧入路用异物钳将其取出。

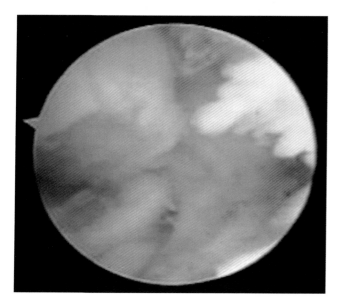

图 34.11　在后外侧沟内,OCD 患者存在滑膜炎与后外侧滑膜皱襞。

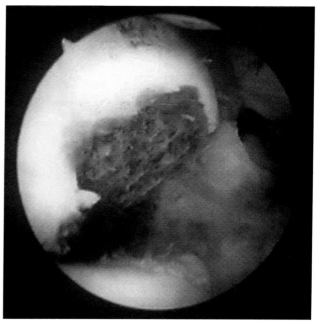

图 34.13　清理骨块后,显露出软骨下骨的骨床,用刨刀清创。

侧入路或中心外侧入路(图 34.3)。穿刺器穿经肘肌和后关节囊后进入关节。通过软点通路可清理炎症组织。之后更换 30°镜头为 70°镜头,以更彻底的评估 OCD 的损伤范围(图 34.12)。刨刀从软点通路进入清创,清理坏死组织并促进局部血运,然后用尖锥在肱骨小头的主要部分进行多点钻孔(图 34.13)。

术后注意事项

康复

术后患者用铰链支具保护 1 周后,开始康复。先进行轻柔的活动度训练,随着肿痛消退,患者可以开始在佩戴支具的同时进行体育活动。支具一般使用8~12周,当患者疼痛与机械症状消失后,摘除。一般来说,在术后12~16周,患者可以重返赛场。

(鲁谊 译)

参考文献

1. Joji S, Murakami T, Murao T. Osteochondritis dissecans developing in the trochlea of humeri: a case report. J Shoulder Elbow Surg. 2001;10:295–7.
2. Patel N, Weiner SD. Osteochondritis dissecans involving the trochlea: report of two patients (three elbows) and review of the literature. J Pediatr Orthop. 2002;22:48–51.
3. Vanthournout I, Rudelli A, Valenti P, Montagne JP. Osteochondritis dissecans of the trochlea of the humerus. Pediatr Radiol. 1991; 21:600–1.
4. Mitsunaga MM, Adishian DA, Bianco Jr AJ. Osteochondritis dissecans of the capitellum. J Trauma. 1982;22:53–5.
5. Bradley J, Petrie R. Osteochondritis dissecans of the humeral capitellum: diagnosis and treatment. Clin Sports Med. 2001;20: 565–90.
6. Schenck Jr RC, Goodnight JM. Osteochondritis dissecans. J Bone Joint Surg Am. 1996;78:439–56.
7. Yadao MA, Field LD, Savoie III FH. Osteochondritis dissecans of the elbow. Instr Course Lect. 2004;53:599–606.
8. Konig F. Ueber freie Korper in den Gelenken. Deutsche Zeitschr Chir. 1887;27:90–109.
9. Takahara M, Ogino T, Sasaki I, et al. Long term outcome of osteochondritis dissecans of the humeral capitellum. Clin Orthop. 1999;363:108–15.
10. Bauer M, Jonsson K, Josefsson PO, et al. Osteochondritis dissecans of the elbow: a long-term follow up study. Clin Orthop. 1992;284: 156–60.
11. Gardiner TB. Osteochondritis dissecans in three members of one family. J Bone Joint Surg Br. 1955;37:139–41.
12. Stougaard J. Familial occurrence of osteochondritis dissecans. J Bone Joint Surg Br. 1964;46:542–3.
13. Baker 3rd CL, Romeo AA, Baker Jr CL. Osteochondritis dissecans of the capitellum. Am J Sports Med. 2010;38(9):1917–28.
14. Singer KM, Roy SP. Osteochondrosis of the humeral capitellum. Am J Sports Med. 1984;12:351–60.
15. Haraldsson S. On osteochondrosis deformans juvenilis capituli humeri including investigation of intra-osseous vasculature in distal humerus. Acta Orthop Scand. 1959;38(suppl):1–232.
16. Jackson DW, Silvino N, Reiman P. Osteochondritis in the female gymnast's elbow. Arthroscopy. 1989;5:129–36.
17. Pappas AM. Osteochondritis dissecans. Clin Orthop. 1981;158:59–69.
18. Shaughnessy WJ. Osteochondritis dissecans. In: Morrey BF, editor. The elbow and its disorders. 3rd ed. Philadelphia, PA: WB Saunders; 2000. p. 255–60.
19. Peterson RK, Savoie III FH, Field LD. Osteochondritis dissecans of the elbow. Instr Course Lect. 1998;48:393–8.
20. McManama Jr GB, Micheli LJ, Berry MV, et al. The surgical treatment of osteochondritis of the capitellum. Am J Sports Med. 1985;13:11–21.
21. Baumgarten T, Andrews J, Satterwhite Y. The arthroscopic classification and treatment of osteochondritis dissecans of the capitellum. Am J Sports Med. 1998;26:520–3.
22. Ruch D, Cory J, Poehling G. The arthroscopic management of osteochondritis dissecans of the adolescent elbow. Arthroscopy.
1998;14:797–803.
23. Woodward AH, Bianco Jr AJ. Osteochondritis dissecans of the elbow. Clin Orthop. 1975;110:35–41.
24. Baumgarten TE. Osteochondritis dissecans of the capitellum. Sports Med Arthr Rev. 1995;3:219–23.
25. Takahara M, Shundo M, Kondo M, et al. Early detection of osteochondritis dissecans of the capitellum in young baseball players: report of three cases. J Bone Joint Surg Am. 1998;80:892–7.
26. Fritz RC, Stoller DW. The elbow. In: Stoller DW, editor. Magnetic resonance imaging in orthopedics & sports medicine. 2nd ed. Philadelphia, PA: Lippincott-Raven; 1997. p. 743–849.
27. Mihara K, Tsutsui H, Nishinaka N, Yamaguchi K. Nonoperative treatment for osteochondritis dissecans of the capitellum. Am J Sports Med. 2009;37(2):298–304.
28. Takahara M, Mura N, Sasaki J, Harada M, Ogino T. Classification, treatment, and outcome of osteochondritis dissecans of the humeral capitellum. J Bone Joint Surg Am. 2007;89:1205–14.
29. Chess D. Osteochondritis. In: Savoie III FH, Field LD, editors. Arthroscopy of the elbow. New York, NY: Churchill Livingstone; 1996. p. 77–86.
30. Nagura S. The so-called osteochondritis dissecans of Konig. Clin Orthop. 1960;18:100–22.
31. Takahara M, Mura N, Sasaki J, Harada M, Ogino T. Classification, treatment, and outcome of osteochondritis dissecans of the humeral capitellum: surgical technique. J Bone Joint Surg Am. 2008; 90(Suppl 2, Part 1):47–62.
32. Mihara K, Suzuki K, Makiuchi D, Nishinaka N, Yamaguchi K, Tsutsui H. Surgical treatment for osteochondritis dissecans of the humeral capitellum. J Shoulder Elbow Surg. 2010;19:31–7.
33. Ruchelsman DE, Hall MP, Youm T. Osteochondritis dissecans of the capitellum: current concepts. J Am Acad Orthop Surg. 2010; 18:557–67.
34. Byrd T, Jones K. Arthroscopic surgery for isolated capitellar osteochondritis dissecans in adolescent baseball players: minimum three-year follow-up. Am J Sports Med. 2002;30:474–8.
35. Tivnon MC, Anzel SH, Waugh TR. Surgical management of osteochondritis dissecans of the capitellum. Am J Sports Med. 1976;4:121–8.
36. Harada M, Ogino T, Takahara M, et al. Fragment fixation with a bone graft and dynamic staples for osteochondritis dissecans of the humeral capitellum. J Shoulder Elbow Surg. 2002;11:368–72.
37. Kuwahata Y, Inoue G. Osteochondritis Dissecans of the elbow managed by Herbert screw fixation. Orthopedics. 1998;21:449–51.
38. Oka Y, Ikeda M. Treatment of severe osteochondritis dissecans of the elbow using osteochondral grafts from a rib. J Bone Joint Surg Br. 2001;83:838–9.
39. Takeda H, Watarai K, Matsushita T, et al. A surgical treatment for unstable osteochondritis dissecans lesions of the humeral capitellum in adolescent baseball players. Am J Sports Med. 2002; 30:713–7.
40. Iwasaki N, Kato H, Ishikawa J, Masuko T, Funakoshi T, Minami A. Autologous osteochondral mosaicplasty for osteochondritis dissecans of the elbow in teenage athlete: surgical technique. J Bone Joint Surg Am. 2010;92(Suppl 1, Part 2):208–16.
41. Iwasaki N, Kato H, Ishikawa J, Masuko T, Funakoshi T, Minami A. Autologous osteochondral mosaicplasty for osteochondritis dissecans of the elbow in teenage athletes. J Bone Joint Surg Am. 2009;91(10):2359–66.
42. Nakagawa Y, Matsusue Y, Ikeda N, et al. Osteochondral grafting and arthroplasty for end-stage osteochondritis dissecans of the capitellum: a case report and review of the literature. Am J Sports Med. 2001;29:650–5.
43. Yamamoto Y, Ishibashi Y, Tsuda E, Sato H, Toh S. Osteochondral autograft transplantation for osteochondritis dissecans of the elbow in juvenile baseball players: minimum 2-year follow-up. Am J Sports Med. 2006;34(5):714–20.
44. Iwasaki N, Yamane S, Nishida K, Masuko T, Funakoshi T,

Kamishima T, Minami A. Transplantation of tissue-engineered cartilage for the treatment of osteochondritis dissecans in the elbow: outcomes over a four-year follow-up in two patients. J Shoulder Elbow Surg. 2010;19:e1–6.

45. Kiyoshige Y, Takagi M, Yuasa K, Hamasaki M. Closed-wedge osteotomy for osteochondritis dissecans of the capitellum: a 7-to 12-year follow-up. Am J Sports Med. 2000;28(4):534–7.

46. Savoie FH. Guidelines to becoming an expert elbow arthroscopist. Arthroscopy. 2007;23:1237–40.

47. Van Den Ende KI, McIntosh A, Adams J, Steinmann S. Osteochondritis dissecans of the capitellum: a review of the literature and a distal ulnar portal. Arthroscopy. 2011;27(1):122–8.

48. Bojanic I, Ivkovic A, Boric I. Arthroscopy and microfracture technique in the treatment of osteochondritis dissecans of the humeral capitellum: report of three adolescent gymnasts. Knee Surg Sports Traumatol Arthrosc. 2006;14(5):491–6.

49. Brownlow HC, O'Connor-Read LM, Perko M. Arthroscopic treatment of osteochondritis dissecans of the capitellum. Knee Surg Sports Traumatol Arthrosc. 2006;14(2):198–202.

50. Rahusen FT, Brinkman JM, Eygendaal D. Results of arthroscopic debridement for osteochondritis dissecans of the elbow. Br J Sports Med. 2006;40(12):966–9.

51. de Graaff F, Krijnen MR, Poolman RW, Willems WJ. Arthroscopic surgery in athletes with osteochondritis dissecans of the elbow. Arthroscopy. 2011;27(7):986–93.

52. Miyake J, Masatomi T. Arthroscopic debridement of the humeral capitellum for osteochondritis dissecans: radiographic and clinical outcomes. J Hand Surg Am. 2011;36(8):133–1338.

53. Davis JT, Idjadi JA, Siskosky MJ, ElAttrache NS. Dual direct lateral portals for treatment of osteochondritis dissecans of the capitellum: an anatomic study. Arthroscopy. 2007;23:723–8.

54. Aria Y, Hara K, Fujiwara H, Minami G, Nakagawa S, Kubo T. A new arthroscopic-assisted drilling method through the radius in a distal-to-proximal direction for osteochondritis dissecans of the elbow. Arthroscopy. 2008;24:237e1–4.

55. Shimada K, Yoshida T, Nakata K, Hamada M, Akita S. Reconstruction with an osteochondral autograft for advanced osteochondritis dissecans of the elbow. Clin Orthop Relat Res. 2005;435:140–7.

56. Gonzalez-Lomas G, Ahmad C, Wanich T, ElAttrache N. Osteochondritis dissecans of the elbow. In: Ryu RKN, editor. AANA advanced arthroscopy: the elbow and wrist. 1st ed. Philadelphia, PA: Saunders Elsevier; 2010. p. 40–54.

57. Ahmad C, ElAttrache N. Treatment of capitellar osteochondritis dissecans. Tech Should Elbow Surg. 2006;7(4):169–74.

58. Tsuda E, Ishibashi Y, Sato H, Yamamoto Y, Toh S. Osteochondral autograft transplantation for osteochondritis dissecans of the capitellum in nonthrowing athletes. Arthroscopy. 2005;21:1270–2.

59. Iwasaki N, Kato H, Ishikawa J, Saitoh S, Minami A. Autologous osteochondral mosaicplasty for capitellar osteochondritis dissecans in teenaged patients. Am J Sports Med. 2006;34:1233–9.

60. Ovesen J, Olsen BS, Johannsen HV. The clinical outcomes of mosaicplasty in the treatment of osteochondritis dissecans of the distal humeral capitellum of young athletes. J Shoulder Elbow Surg. 2011;20:813–8.

61. Shimada K, Tanaka H, Matsumoto T, Miyake J, Higuchi H, Gamo K, et al. Cylindrical costal osteochondral autograft for reconstruction of large defects of the capitellum due to osteochondritis dissecans. J Bone Joint Surg Am. 2012;95(11):992–1002.

62. Brown R, Blazina ME, Kerlan RK, et al. Osteochondritis of the capitellum. J Sports Med. 1974;2:27–46.

63. Menche DS, Vangsness Jr CT, Pitman M, et al. The treatment of isolated articular cartilage lesions in the young individual. Instr Course Lect. 1998;47:505–15.

第35章

关节镜治疗肘关节骨折

Michael R. Hausman，Steven M. Koehler

简介

近年来，肘关节镜开始逐渐受到重视，实际上它并不是一项新的技术。早在 1931 年，Burman 就在 JBJS 杂志上首先报道应用肘关节镜的尝试。他在文中指出："由于肘关节间隙狭小，而关节镜器械较大，因此并不是一个十分合适的检查手段。[1]"但就在一年以后，Burman 改变了自己的观点，他利用肘关节镜对 10 例尸体标本进行了成功的检查[2]。尽管前期工作如此，但肘关节镜仅在近年才获得普遍的重视。1985 年，Andrews 和 Carson 报道了在活体上的第 1 例肘关节镜，其中的大多数工作入路沿用到今[3]。在此之后，人们对肘关节镜的兴趣日渐浓厚，其应用指征也在不断扩大。

肘关节镜技术最近被应用到创伤领域[4]。肘关节关节内的骨折，经常会合并韧带与关节囊的损伤。由于这一解剖部位骨性结构复杂，血管神经邻近，往往造成手术显露的困难与局限。有时，如果入路破坏了诸如韧带等结构，则会对肘关节损伤雪上加霜，加重其不稳定性。关节复位不佳、内固定穿出关节面等情况也时有发生。通过肘关节镜对关节的监视，特别是通过镜头的放大作用，可以更好地评估关节的复位情况以及内固定的效果。

注意事项

应用肘关节镜治疗创伤病例需要注意以下几点：第一，手术的时间长短非常重要，创伤后的出血只能通过增加水流灌注得以控制（>35mmHg），所以一旦组织肿胀，再转为切开手术操作也会非常困难。如果可能，将手术时机延缓到伤后的 24~36 小时再进行，这会使得局部的血肿覆盖在骨折端，可以降低灌注压（25~30mmHg），减轻组织肿胀，延长手术时间，这样即使需要切开手术也会更容易进行。第二，新鲜骨折形成的血肿会撑起关节，使得进入关节更加容易。第三，与肘关节的其他疾病不同，新鲜骨折往往没有关节粘连和骨的畸形，关节囊相对软而薄，容易穿破。对于创伤的病例，关节镜及器械更容易进入。因此肘关节镜的技术难点不在于如何进入关节，而是保持低压灌注，以便用更小的刨刀（3.5mm）自前向后对着肱骨将血肿清除，露出较为清晰的视野。

禁忌证

与应用肘关节镜治疗肘关节其他疾病的禁忌证一样，除非不用做内侧入路，否则既往接受过尺神经前移的病例是禁忌。另外，如果难以获得清晰视野，切开手术更容易，更能做到准确复位时，不建议使用关节镜。

M.R. Hausman, M.D. • S.M. Koehler, M.D. (✉)
Department of Orthopaedic Surgery, Mount Sinai Medical Center,
5 East 98th Street, Box 1188, New York, NY 10029, USA
e-mail: Steven.Koehler@mountsinai.org

技术

手术时机

前文已述,手术时机非常重要。延迟 24~48 小时可避免出血的影响[5,6]。常规使用止血带。

体位

1985 年,Andrews 和 Carson 描述了仰卧位进行手术。该体位可使得肘关节自由活动,并利于进行骨折的固定[3]。我们在此基础上进行了改进,如改变了肩关节的位置,并使用 McConnell 支架(图 35.1)。这样可以允许将患者的前臂放置在胸前,也可放置在体侧,其优势在于:前臂有较多的活动范围;容易操作;可以抬高患肢减少由于置入器械造成的出血;便于施加纵向牵引以协助骨折的复位。当前臂置于胸前时,可以容易地进入肘关节后室;肩关节外展 90°肱骨干平行于地面时,可以容易地进入前室。

器械

一般采用直径为 4mm 的 30°镜头,基本对所有情况都可提供很好的视野。70°的镜头偶尔会用于从远端后外侧入路观察冠状突基底、肱骨小头或肱骨的前方。直径为 2.7mm 的镜头用于关节间隙更为狭窄的病例或者 5~7 岁以下的儿童。

水流的控制对于手术的成功至关重要,因此常需要特殊的穿刺器和无孔外鞘,以防止水流外渗进入皮下组织[1]。我们还建议,在建立入路后,随时使用交换棒和套管,这样可以减少多次穿过组织造成破坏,以及降低神经损伤的风险(图 35.2)。

我们建议,准备另外一些专门的器械,如空心螺钉,顶端带孔可通过开孔过线的 Freer 撑开器,改良的皮肤拉钩,用于复位、牵拉骨折与过线的 28 号不锈钢钢丝(图 35.2)。同时还要准备不同型号的异物钳、篮

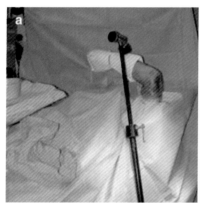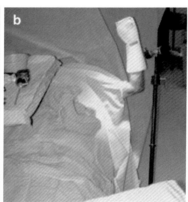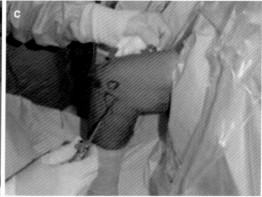

图 35.1 我们偏爱的体位:仰卧位使用 McConnell 支架。(a)进入后室的体位;(b)进入前室的体位;(c)更改为侧卧位进入前室。

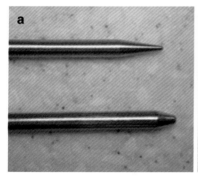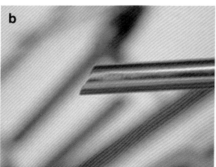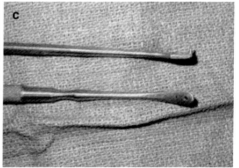

图 35.2 (a,b)肘关节镜的穿刺器与无孔外鞘,外鞘也可以采用带螺纹的,配合使用直径适合的交换棒穿经外鞘,可以减少组织的卡入,并更容易进入关节;(c)适合小套管的钩状牵开器和顶端带孔的 Freer 撑开器,与其后者可通过开孔过线。

钳、刨刀与磨钻。

入路的建立

注意事项

由于肘关节的高度限制性，因此需要通过多个入路到达并观察整个关节[7]。解剖学研究认为，屈肘90°时，可增加血管神经与关节的距离[8-11]，因此，所有入路的建立都是在此体位上进行。扩张关节囊可以进一步增加这一距离。建立入路时，应该紧邻关节囊在肱骨髁上棘的附丽进入关节，这样可以有效避免在建立入路时将关节囊卷入入路与肱骨之间，从而降低关节间隙并不利于显露[12,13]。最后，一个规范的操作是在建立入路时仅在皮肤表面做一个小切口，然后钝性分离直至关节囊，而不是直接切到关节。这样做可以在置入穿刺器之前将周围组织推开，避免这一过程中造成组织损伤。此外，刺穿器一定要使用钝头的。

标准前内侧入路

这一入路位于肱骨内上髁前方 2cm、远端 2cm 的位置(图 35.3)。镜头冲向冠状突窝(而非冲向前方)，在正中神经、肱动脉后方进入，两者之间有肱肌保护[3,9,10]。这个入路可以很好地观察整个前室，尤其是肱桡关节、冠状突、滑车。充分旋转前臂时，可以观察到260°的桡骨头关节面[8]。由于冠状突的阻挡，上尺桡关节较难通过这个入路进行观察，肱尺关节内侧面也不易看到。经过这个入路可以很容易地到达冠状突内侧面，因此结合近端前内侧入路可以对冠状突进行复位与固定。

前臂内侧皮神经据此入路约 1mm 的距离，是最容易伤及的结构，且此神经时有变异。正中神经据此入路为 7~14mm。

近端前内侧入路

此入路由于可以清晰地观察前室，经常被作为首选入路。此入路位于肱骨内上髁近端 2cm、前方 1cm 的位置(尺神经位于其后)[11,14,15](图 35.3)。建立此入路时，使用钝头刺穿器紧贴肱骨前方，刺穿旋前屈肌肌群，冲向桡骨头方向进入关节[11,15]。建立此入路时，最易伤及的结构是前臂内侧皮神经。

标准前外侧入路

该入路首先由 Andrews 和 Carson 提出，位于外上髁远端 3cm、前方 1cm 的位置。由于紧邻神经，目前很少应用(图 35.3)[3]。而其他的外侧入路则风险更低。

近端前外侧入路

位于肱骨外上髁近端 2cm、前方 1~2cm 的位置，此入路可以观察到肱桡关节及内侧关节 (图 35.3)[16,17]。建立此入路时，刺穿器应紧贴肱骨前面，冲向关节中心进入。由于前臂外侧皮神经的后侧分支与桡神经均与此入路保持安全距离，所以也经常被作为首选的入路[10,17]。

后方肱桡关节("软点")入路

这一入路位于外上髁、鹰嘴、桡骨头围成的三角形中心软点上(图 35.3)。该入路可用于观察肱桡关节、肱尺关节后方，还可用于关节充盈。鉴于此入路皮肤与关节囊距离较近，液体容易从这里渗入周围皮下组织，因此建议先建立其他入路后，再建立此入路[10]。建立此入路时，唯一可能伤及的是前臂外侧皮神经和前臂后皮神经[11,18]。

后正中(经三头肌)入路

此入路为在后室工作的最重要入路，位于肘后正中线鹰嘴近端 3cm 的部位(图 35.3)[19]。建立入路时，使用 1 号尖刀经过肱三头肌直接切到骨头。由于手可触及尺神经的走行，位于其外侧的入路就较为安全。使用刺穿器经过肱三头肌进入鹰嘴窝。利用这一入路可以很好地观察肘关节后室以及内外侧沟。

近端后外侧入路

此入路位于尺骨鹰嘴近端 3~4cm、肱三头肌外侧缘的位置(图 35.3)[18]。刺穿器沿肱三头肌外侧缘穿过后外侧关节囊进入鹰嘴窝。该入路距离尺神经、正中神经、前臂后皮神经均较远，我们经常将之与后正中入路一起作为后室的工作入路。

远端后外侧辅助入路和肱桡关节前方入路

远端后外侧入路可用于观察后室、外侧沟、肱桡

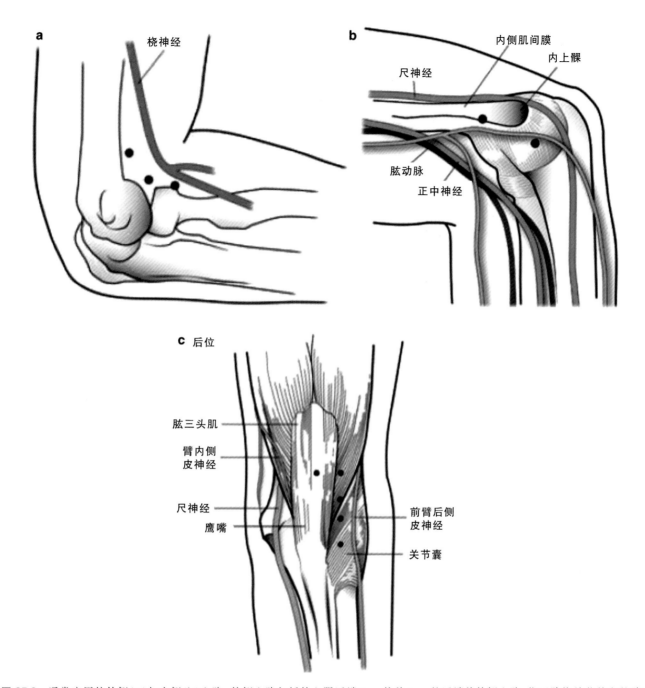

图 35.3　通常应用的外侧(a)与内侧(b)入路。外侧入路包括外上髁近端 2cm 偏前 1cm 的近端前外侧入路;位于肱桡关节前方的肱桡前方入路(紧邻桡神经);肱桡关节后方入路或称为软点入路。内侧入路中,肱骨内上髁近端偏前 2cm 的近端前内侧入路最常使用;附加的前内侧入路位于其远端 1cm,但由于屈肌总腱的原因会造成进入关节困难。(c)后方入路中,经三头肌入路可与远端后外侧入路相结合进行后室的工作;沿后方尺桡间隙还可安全地建立一些辅助的入路。

关节后方、上尺桡以及内侧沟,此时可将刨刀或篮钳从后正中入路放入进行操作(图 35.3)。肱桡关节前方入路是另一个比较有用的入路, 位于关节的近端前方。建立此入路时,需要将镜头放在内侧监视下进行,以免伤及桡神经。当置入刺穿器时,尤要注意避免将前方的关节囊卷入,从而伤及桡神经[6]。

体表标志

开始关节镜前,我们通常先描绘体表标志,包括内外上髁、鹰嘴、尺骨近端、桡骨头、肱桡关节以及尺神经的走行(图 35.4)。我们还要确证尺神经没有半脱位。最后,我们会画出需要建立的入路,因为随着关节

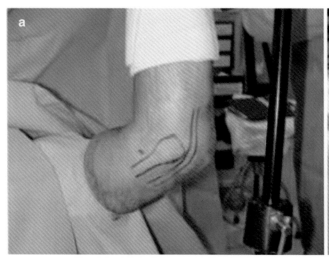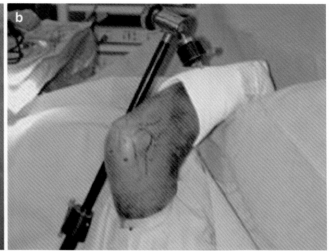

图 35.4　手术前标记所有的体表标志与入路。

肿胀,解剖结构会逐渐发生改变。

入路建立顺序

　　入路的建立依据手术操作的内容。一般来说,骨折病例可先建立近端前内侧入路,然后以 25 号套管针定位以准确建立外侧入路。后方入路可用以检查肱骨外侧柱的后壁,以及远端肱骨小头的复位情况。冠状突骨折的处理可通过前内侧入路与近端前内侧入路协助完成。

手术技巧

　　1.不要使关节过度充盈,关节容积超过 20mL 就会导致关节囊的破裂[20]。

　　2.等待 24~36 小时,以期血肿形成(只要不是禁忌时)。

　　3.使用 3.5mm 的刨刀向后进入关节内进行清除血肿,直到显露出清晰的视野。这一步骤需要时间与耐心,但不完成此步骤就无法清楚地进行观察,所以一定要有足够的耐心。

　　4.保留尺神经在原位,避免造成损伤或在局部形成瘢痕,为将来在肘关节如果出现粘连时必须进行关节松解创造基础。

肱骨小头与前方冠状面骨折

　　肱骨小头骨折类似于股骨头下型骨折和股骨头髋滑脱,显露和置钉困难,因此非常适合关节镜治疗。

此类损伤经常涉及滑车的外侧面以及肱骨外侧柱(图 35.5)[21,22],为了看到整个前方关节面以及外侧柱的后方皮质,切开手术需要进行广泛的暴露,而关节镜的创伤就小得多。在复位时,直视关节面确保复位的质量,以及螺钉的长度与位置是非常重要的。下面作者介绍部分自己的经验与技巧(图 35.5)[23-25]。

　　如前所述,建立近端前内侧入路,清除血肿,通过伸肘协助复位。有时,由于桡骨头的接触,屈肘时肱骨小头骨折块会再次移位,此时可以在近端前外侧入路置入刺穿器,辅助推挤复位前方冠状面的骨折块,然后置入肱桡关节内,起到类似“鞋拔子”的作用,即在屈肘超过 90°时,使桡骨头压住肱骨小头的骨折块,防止移位。通过术中透视可以验证骨折块的位置。

　　复位完成后,保持屈肘以维持复位效果,仔细检查整个关节面,包括前方关节面和肱骨远端,可能存在粉碎骨折快和后方容易变形的骨折块位置。我们通过后正中入路和远端后外侧入路观察肱骨远端。从后一入路进行观察时,镜头可以深入到外侧沟以观察外侧柱的后方。有时,需要把 3.5mm 的刨刀从后方肱桡关节入路置入,进行碎骨屑的清理以改善视野。滑车外侧棘的复位也可以从后方观察,此时将镜头顺着外侧沟向下将视野调整到冲着肱骨前方的近端即可。有时,还可借助 70°镜头完成此项工作。

　　一旦完成并确证复位,下一步就是准备固定。从后方做小切口进入导针,固定至少需要两枚空心螺钉。如果需要,可以使用 70°镜头从前方入路进入,沿

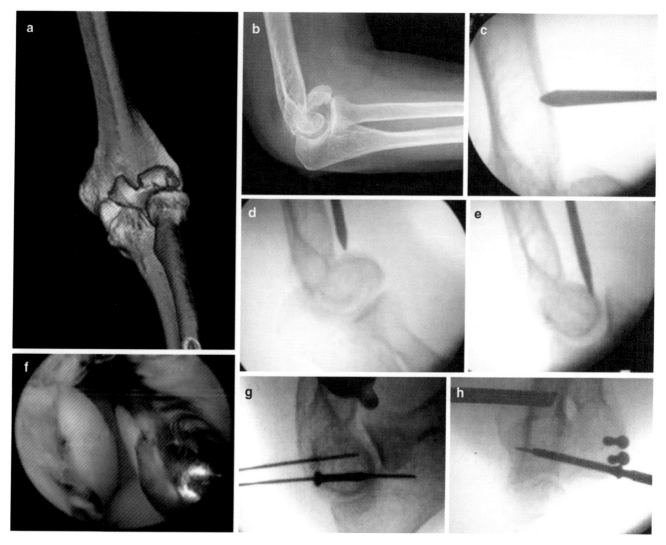

图 35.5 (a)CT 影像和(b)X 线片证实发生在前方冠状面的骨折涉及整个肱骨小头和外侧滑车；(c)透视监视下建立的较近端前外侧入路更高的入路，从骨折近端进入；(d,e)伸肘可帮助复位，但此例病例借助这种方法复位并不完全，所以通过刺穿器进一步解剖复位。(f)通过前外侧入路判断复位；(g)使用空心螺钉进行固定，镜下判断其最佳的位置与长度；(h)使用经髁固定螺钉增加稳定性，便于早期活动。

外侧沟观察螺钉的走行方向，以确保其长度和位置适中。导针进入深度以刚刚穿到关节软骨为宜，测深后选择短 2~4mm 的螺钉。由于对通过两维平面的判断，经常会低估对置入球体形状骨性结构的螺钉长度，因此通过关节镜可选择尽可能长的螺钉对骨折进行固定。如果可能，从外髁向内髁打入 2.5mm 或 2.7mm 螺钉进行髁间固定以增加稳定性。如果肱骨小头骨折延及内侧，则需仔细评估滑车棘的复位。

我们通常建议术后尽早开始活动，但如果骨折粉碎，或对稳定性有所顾虑，则可暂时制动，与早期活动相比，骨折的愈合更为重要。因为即使出现二期的关节粘连，仍可以通过关节镜进行松解。

肱骨远端单髁骨折（AO 分型 B 型）

单髁骨折是肱骨远端关节面的骨折，从解剖来看，类似于肱骨小头骨折和儿童的肱骨外髁骨折。切开手术中翻肱三头肌入路可避免鹰嘴截骨，但除非破坏较多的软组织，否则观察关节面的视野极其有限。我们喜欢采用联合入路，通过关节镜观察关节面，附加内侧或外侧入路放置接骨板(图 35.6)，然后关节镜再判断螺钉有无穿出关节面。

此手术的关键在于关节面的解剖复位，将远端关节面与主骨以接骨板固定，因此内固定的所有原则均

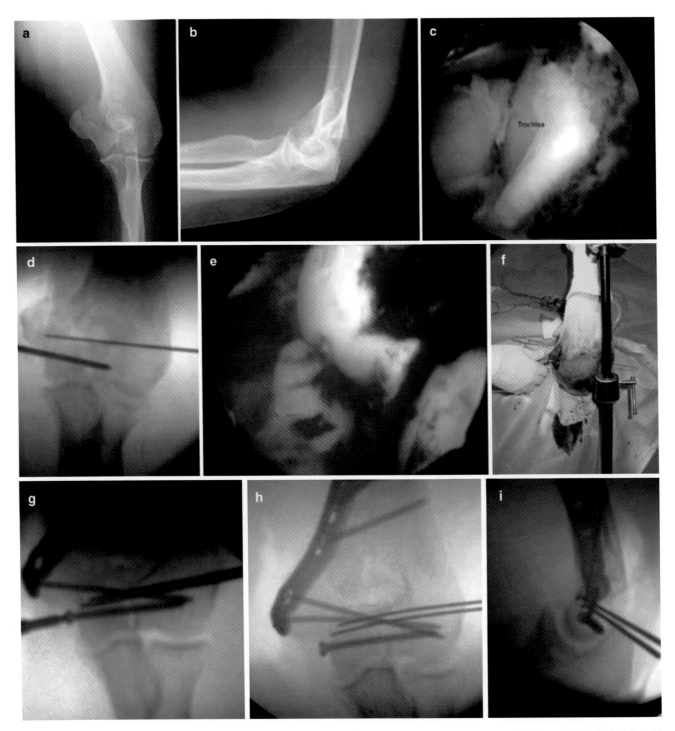

图 35.6　(a,b)X 线片可见粉碎的内髁骨折。(c)镜下可见滑车骨折块。(d,e)做有限的内侧切口,这样在打入较粗的克氏针作为撬棒协助复位时,可以保护尺神经。克氏针自外向内临时维持复位,髁间的固定螺钉(必要时,使用拉力螺钉)维持解剖复位。(f,g)内侧放置接骨板,不干扰屈肌旋前肌群,由于外髁完整,仅将关节面与主骨固定即可,避免常规骨折远端需要 4~5 枚螺钉的情况出现。(h,i)固定外髁也遵从同样方式。

应遵循[26]。

　　对关节面的观察与上述肱骨小头的处理及后面谈到的肱骨外髁骨折处理一样,只是更常用到直径更大的 4.5mm 的克氏针或双平面固定针,将连同肌肉附

丽的骨折块固定。一旦通过关节镜及透视确认复位满意,即将内外侧髁临时固定(我们常用 3mm 克氏针),然后做内侧或外侧切口以放置接骨板。因为有关节镜的监视,所以不用进一步破坏肌肉软组织进行显露。

当进行内侧切口时,应先切开再打入固定针,这样有利于寻找并保护尺神经。当通过外侧切口进行固定时,注意固定针向内侧打入的深度,防止伤及内侧的尺神经。

临时固定好骨折后,放置接骨板。接骨板要塑形并通过接骨板孔打入第二枚固定髁间的螺钉,然后去除固定针。已通过接骨板孔的代替螺钉,要遵从 O'Driscoll 提出的固定原则[26],最后依次打入接骨板上远近端的剩余螺钉。

术后何时开始功能锻炼取决于术中固定的稳定性。同样,骨折的愈合优先于活动度的恢复,因为二期恢复活动度的效果较为可靠,而处理滑车或外髁的缺血坏死则困难得多。

冠状突骨折

随着我们对冠状突重要性认识的深入,需要修复冠状突的情况也越来越多。我们现在知道,Regan-Morrey Ⅰ 型与 Ⅱ 型的骨折经常合并韧带与软组织损伤,影响关节稳定性[27,28]。O'Driscoll、Steinmann 和 Adam 等提出的冠状突前内侧面骨折还涉及内翻不稳定[29,30]。Doornberg 和 Ring 证实,此种骨折会导致内翻-后内侧旋转不稳定[31]。横断的冠状突尖端骨折和前内侧面骨折会合并内侧副韧带撕裂及后外侧旋转不稳定。因此治疗需要基于肘关节是否存在不稳定,以及不稳定是后外侧还是后内侧旋转不稳定。前内侧面的骨折无法通过关节镜治疗,而需要内侧的支撑接骨板恢复稳定性[29]。但尖端骨折或前外侧的骨折却可以通过关节镜进行复位与固定[32]。如果不合并桡骨头骨折,或者桡骨头可以保留,我们建议对冠状突骨折进行镜下的复位与固定,以增加肘关节的稳定性,减小手术的创伤(图35.7)[33]。如果桡骨头需要切除,那么通过切开手术则更为容易。

选择前内侧与前外侧入路进行操作,如果存在滑膜炎,可对前方的关节囊进行清创以便于观察骨块,在此多花一些时间有利于显露出清晰的视野。使用特制的小钩子通过前内侧的套管复位冠状突骨块,然后在透视监视下经过尺骨后方皮质在冠状突水平以下依次打入导针及空心螺钉。一般使用两根导针自后下向前上方打入冠状突尖端略远部分以临时固定骨块,

通过这种方向可以对冠状突骨折块施加压应力而非张应力。在这一过程中,可使用前交叉韧带导向器辅助定位,关节镜观察出针点。

如果骨折块足够大,可以选择用两枚半螺纹中空松质螺钉固定。我们会同时使用环绕钢丝通过螺钉对骨块进行褥式加固缝合。但大多数情况下,冠状突骨块没有这么大,往往只能以一枚螺钉固定,那么这个螺钉就应该沿着骨折块的最大直径方向进行固定。在镜下及透视下确定空心导针的方向,用特制的小钩维持骨折块的位置,导针有时也可起到此目的。在打入空心导针时,镜下用异物钳抓住导针的尖端,再使用空心钻,以免骨折块在钻孔时松动移位。

拧入 3.5mm 半螺纹松质螺钉,螺钉长度要较测量值略短,这样冠状突皮质距离螺钉头有一定距离,穿过钢丝后就不会引起激惹。此后穿过钢丝(图35.8),如果为前外侧面的骨折,通过软点入路放入腰穿针,拔出内芯后穿入 28 号钢丝,再从外侧入路与之前的钢丝一起穿过空心螺钉,有时也可使用高强度不可吸收缝线代替钢丝。

如果前内侧面有骨折,可从尺骨内侧放入一带孔的牵开器,预置钢丝以同样方式穿过螺钉后固定骨折块。由于尺神经在冠状突水平紧邻尺骨,注意操作时紧贴尺骨以免伤及浅层的神经。

术后的康复依赖于合并损伤及关节的稳定性。例如,后内侧旋转不稳定合并 O'Discoll Ⅱ 型骨折一般较难固定,因此稳定性与骨愈合是第一位的,很多患者需要二期松解手术,但即使这样,也比持续的不稳定效果要好得多。

O'Discoll Ⅰ 型与 Ⅲ 型骨折相对较为稳定,因此允许早期活动。定期拍片检查稳定性,如果出现不稳定,可使用外固定架。

桡骨头骨折

镜下辅助复位与固定桡骨头既往已有描述[4,34-37],但由于周围组织肿胀,关节镜的优势很难体现出来,而切开手术的入路对于组织的破坏很小,因此我们并不做关节镜下的桡骨头固定。

既往文献描述的关节镜方法为从近端前内侧入路进行观察,刨刀从近端前外侧入路进入后清理血

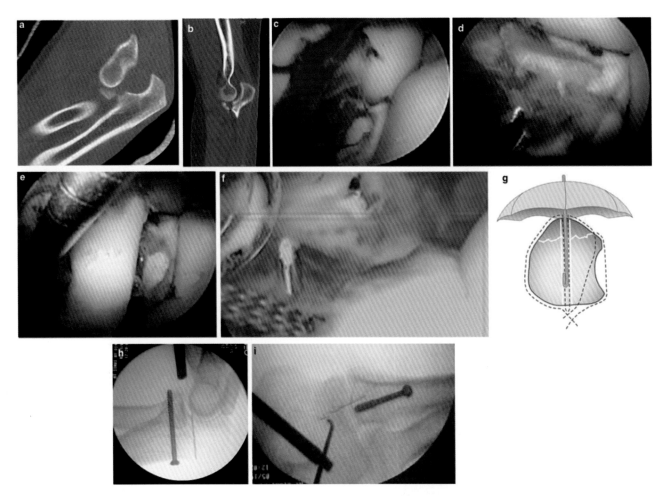

图 35.7   (a,b)术前 CT 证实为肘关节三联症,桡骨头骨折发生在前方的边缘上,冠状突骨折为 O'Driscoll I 型,合并后,外侧旋转不稳定。此病例同时有肱尺关节前方不稳定,但冠状突前内侧面完整,提示如果其他部分骨折妥善固定,不会出现后内侧旋转不稳定。(c)使用 70°镜头可以观察到冠状突基底。(d)空心导针自尺骨近端后方向前穿过冠状突。(e)复位冠状突尖端骨折块后,依次沿导针从尺骨后方钻孔并拧入固定螺钉,通过透视确保入点合适。同样方法在骨块上钻第二个骨孔,环绕钢丝通过这个骨孔,在关节内用过线器将之穿过空心螺钉后从后方引出。(f,g)钢丝再次以 Kesler 方式通过第二个骨孔和空心螺钉,对冠状突尖端骨折块起到一个类似雨伞作用的环抱加固。(h,i)抽紧钢丝并打结固定骨块,然后外侧切开进行桡骨头的内固定。

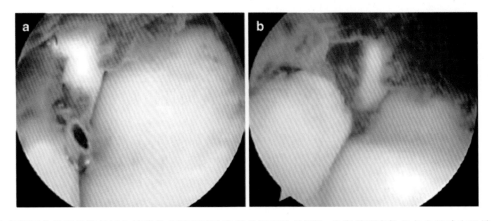

图 35.8   (a)此病例证实使用缝线经过上尺桡关节固定冠状突前外侧面的骨折块,注意缝线牵拉的方向是冲向近端,这样固定后会对滑车起到阻挡作用。(b)使用上述缝合方式(蓝色)可以避免锚钉的点固定作用,并有效地复位骨折块。

肿，用骨膜起子或克氏针作为撬棒复位。完成复位后，克氏针可以打入骨干，作为下一步置入空心埋头钉的导针，注意埋头钉要深埋入关节面，以免影响上尺桡关节的活动（图 35.9）。经皮置入克氏针撬拨复位骨折块，软点入路可用来观察桡骨头，后外侧入路是一个良好的工作入路，其角度适合螺钉固定[36,37]，Dawson 和 Inostroza 曾利用此技术治疗儿童桡骨颈骨折（图 35.10）[35]。

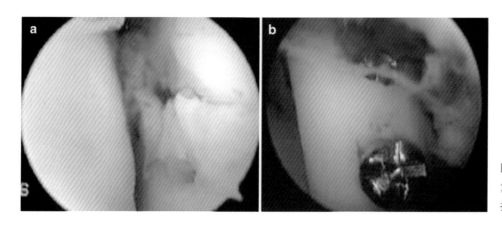

图 35.9 （a）从前内侧入路观察复位后的 Mason Ⅱ 型桡骨头骨折；(b)以两枚空心埋头钉固定。

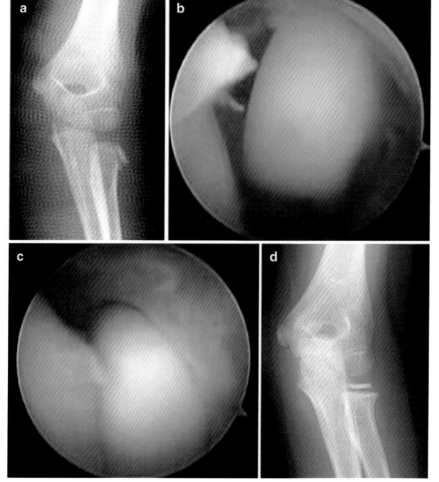

图 35.10 （a）儿童桡骨颈骨折，成角明显；(b)移位的桡骨头骨折块陷入关节囊褶皱中；(c)复位桡骨头，恢复肱桡关节对合关系，完整的骨膜软组织合页起到维持复位的作用；(d)术后 X 线片证实复位良好。

肘关节不稳定

后外侧旋转不稳定源于肘关节外伤造成的韧带破坏，且易被人忽视[38]。例如，冠状突骨折会导致不稳定，而合并肘关节脱位、桡骨头骨折也会导致不稳定，但如果忽略了外侧副韧带在后一种情况下遭到的破坏，就会发生极其糟糕的结果，从"恐怖三联症"这一名字就能预料到其结果。Mckee 曾提出治疗三联症的步骤，即固定或置换桡骨头、固定冠状突骨折块、修复外侧副韧带，如果仍残留不稳定，重建内侧副韧带或使用外固定架[39]。

应用关节镜治疗三联症最早是由 Smith 等在 2001 年提出，2010 年 Savoie 又进行了完善[38,40]。几位作者均证明，可以通过镜下检查肘关节的后外侧旋转稳定性，并且可以通过对韧带复合体打褶进行修复。

首先，镜头放在近端前内侧入路，然后进行轴移试验，如果存在后外侧旋转不稳定，会观察到桡骨头向后外侧发生半脱位。在肘关节不稳定时，可将镜头轻易地放入到肱尺关节，即"穿通征"阳性。大多数这种不稳定可以通过适当的治疗加以纠正。

关节镜下修复外侧副韧带主要是将后外侧关节囊与尺骨外侧副韧带紧缩。可以将镜头从后方放入到外侧沟，从桡侧副韧带的止点穿针，通过过线方式将缝线引入关节内，从紧贴肱骨外上髁的部位将缝线引出，然后在外侧做切口，将缝线打结收紧，随着外侧副韧带被拉紧，外侧沟的间隙随之减小。最后，作者提出如果不稳定较为严重，外侧副韧带从肱骨侧起点完全撕裂，可在韧带起点处打入缝合锚钉，加强缝合的效果[38]。

有研究比较关节镜与切开手术的治疗效果，显示两者均非常成功，由此证明关节镜下修补术可以作为切开手术的一个替代方法[40]。加上可以通过前内侧入路直接观察到桡骨头向后外侧半脱位，镜下对松弛的尺骨外侧副韧带打褶拉紧，可以很好地恢复关节的稳定性。

儿童外髁骨折

镜下观察儿童的外侧髁骨折类似于前面谈及的肱骨小头骨折的处理，但儿童此类骨折经常涉及整个外侧柱，且固定的方法完全不同于成人。我们使用关节镜进行治疗基于两个考虑：首先，关节镜下可以观察到整个关节面，而不用对外髁附近的组织进行过多的破坏，最大程度地保护血运，因此可能会降低骨折块的缺血坏死率[41]；第二，利用关节镜可以准确地判断固定针的位置，由于儿童此处部位大多为软骨，透视检查很难准确判断。根据骨折线是否延及到滑车，外髁的骨折通常采用 Milch 分型[42]。根据报道，Milch1 型为无移位的骨折，可以非手术治疗，但我们发现真正的没有移位的骨折十分罕见[43]。所以我们对于所有 1 型与 2 型的骨折都建议关节镜治疗（图 35.11）[41,44,45]。

如果骨折块翻转，超过 90°，关节镜下复位就会非常困难，这是我们建议适当予以切开手术。

儿童的关节镜体位与成人一样，首先建立近端前内侧入路，清除血肿，一旦获得清晰的视野，就会清楚的观察到骨折块。使用 1.6mm 克氏针经皮打入外髁骨折块，作为复位的手柄。将镜头靠近第二骨化中心，套管紧贴骨性结构，确保从第二骨化中心进针。然后撤出镜头，克氏针沿套管一直打入外髁直至穿出对侧皮肤，再将镜头放进关节，确保克氏针的尾端没入骨化中心。可使用 2~3 根克氏针固定外髁，并做复位的手柄使用，然后交替打入骨化中心。通过关节镜和透视确保复位，剪短克氏针，石膏固定 4~6 周，影像学检查证实骨折愈合后开始活动。

并发症

临床报道，肘关节镜的并发症发生率为 6%~15%[46]，包括神经损伤、筋膜间室综合征、关节感染、表浅感染、关节粘连、血栓栓塞、疼痛综合征、皮肤切口不愈合[13,47-49]。最常见的并发症是伤口窦道形成，仔细的多针缝合伤口有助于减少这一并发症。我们常规在拔出引流前予以伤口消毒、拔除后缝合关闭引流口。

神经损伤的发生率为 0~14%[13]，大多数为神经麻痹，可随时间缓解，但也有神经被切断的报道[13]，局部麻醉、组织肿胀、置入器械、刺穿器的直接损伤、刨刀的破坏，均可以造成神经损伤。避免神经损伤需要临床经验的积累，以及注意解剖标志。当组织由于肿胀使解剖结构改变、关节挛缩、类风湿、异位骨化时，尤

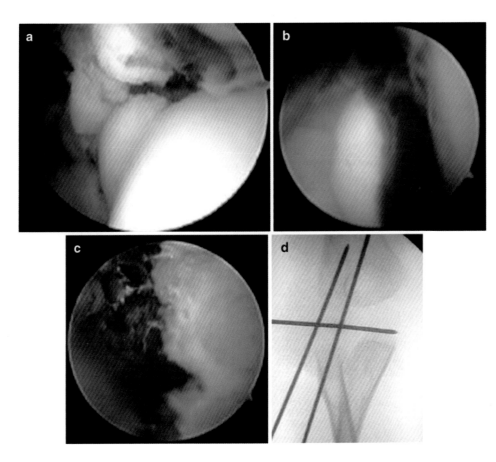

图 35.11　(a)从近端前内侧入路观察肱骨外髁骨折；(b)镜头直达外髁骨化中心，撤出镜头后克氏针沿套管进入；(c)从外侧退出克氏针，直至针尾没入骨化中心为止；(d)最终的固定位置，注意加用了一根额外的针经过内外髁维持复位以防止旋转。

要注意。任何神经损伤，即便是表皮神经损伤外膜，都可能造成永久的功能障碍。

　　感染并不常见，术后的表浅感染可通过口服抗生素控制。术中关节内注射激素与感染性关节炎有关[13]。骨折与韧带损伤禁忌使用激素注射。在治疗关节挛缩时，如果使用激素，需要在松止血带前通过静脉给药才能起到最大效果。

　　一个越来越常见的并发症是异位骨化[50]。虽然发生率较低，但该并发症与手术破坏程度有关[48]。肘关节损伤的程度、反复的脱位都是异位骨化的影响因素[48]。有医生在术前采用吲哚美辛或放疗进行预防[48,50-53]，但目前我们除了告知患者这一并发症的可能性之外，并不采用上述的任何预防措施。一旦发生异位骨化，3个月后予以切除[48]。

结论

　　目前，关节镜已经在治疗肘关节创伤领域内占有一定的地位。关节镜有利于显露、便于复位与固定、更为准确的恢复关节面、操作更加安全、确保内固定物不会穿出关节。在清创后仍不能获得清晰的视野时，就应该放弃关节镜转而切开手术。遵从已建立的关节镜技术规范，如使用低压力灌注、必要时，应用牵开器可避免组织过度肿胀，否则影响切开手术。肘关节镜适宜儿童桡骨颈骨折和外髁骨折的治疗，但当外髁骨折块翻转90°以上时，切开手术会更可行。对于成人，关节镜适合肱骨小头骨折和冠状面前方的骨折治疗。冠状突骨折，如果内侧面没有压缩，利用关节镜复位与固定是可行的。当然，肘关节镜的指征还在不断发展，如果必要，如桡骨头置换，还是应该首选切开手术。

（欧阳柳　段德宇　鲁谊　译）

参考文献

1. Burman MS. Arthroscopy or the direct visualization of joints, an experimental cadaver study. J Bone Joint Surg Am. 1931; VIII(4):669–95.
2. Burman MS. Arthroscopy of the elbow joint, a cadaver study. J Bone Joint Surg Am. 1932;14:349–50.
3. Andrews JR, Carson WG. Arthroscopy of the elbow. Arthroscopy. 1985;1:97–107.

4. Holt SM, Savoie III FH, Field LD, et al. Arthroscopic management of elbow trauma. Hand Clin. 2004;20:485–95.

5. Dodson CC, Nho SJ, Williams 3rd RJ, et al. Elbow arthroscopy. J Am Acad Orthop Surg. 2008;16(10):574–85.

6. Hsu JW, Gould JL, Hausman MH. The emerging role of elbow arthroscopy in chronic use injuries and fracture care. Hand Clin. 2009;25(3):305–21.

7. Ramsey ML, Naranja RJ. Diagnostic arthroscopy of the elbow. In: Baker Jr CL, Plancher KD, editors. Operative treatment of elbow injuries. New York, NY: Springer; 2002. p. 163–9.

8. Adolfsson L. Arthroscopy of the elbow joint: a cadaveric study of portal placement. J Shoulder Elbow Surg. 1994;3:53–61.

9. Lynch GJ, Meyer JF, Whipple TL, Caspari RB. Neurovascular anatomy and elbow arthroscopy: inherent risks. Arthroscopy. 1986;2:190–7.

10. Stothers K, Day B, Regan WR. Arthroscopy of the elbow: anatomy, portal sites, and a description of the proximal lateral portal. Arthroscopy. 1995;11:449–57.

11. Unlu MC, Kesmezacar H, Akgun I, Ogut T, Uzun I. Anatomic relationship between elbow arthroscopy portals and neurovascular structures in different elbow and forearm positions. J Shoulder Elbow Surg. 2006;15:457–62.

12. Gallay SH, Richards RR, O'Driscoll SW. Intraarticular capacity and compliance of stiff and normal elbows. Arthroscopy. 1993;9:9–13.

13. Kelly EW, Morrey BF, O'Driscoll SW. Complications of elbow arthroscopy. J Bone Joint Surg Am. 2001;83A:25–34.

14. Poehling GG, Whipple TL, Sisco L, Goldman B. Elbow arthroscopy: a new technique. Arthroscopy. 1989;5:222–4.

15. Lindenfeld TN. Medial approach in elbow arthroscopy. Am J Sports Med. 1990;18:413–7.

16. Adams JE, Merten SM, Steinmann SP. Arthroscopic-assisted treatment of coronoid fractures. Arthroscopy. 2007;23:1060–5.

17. Field LD, Altchek DW, Warren RF, O'Brien SJ, Skyhar MJ, Wickiewicz TL. Arthroscopic anatomy of the lateral elbow: a comparison of three portals. Arthroscopy. 1994;10:602–7.

18. Baker Jr CL, Jones GL. Arthroscopy of the elbow. Am J Sports Med. 1999;27:251–64.

19. Andrews JR, Craven WM. Lesions of the posterior compartment of the elbow. Clin Sports Med. 1991;10:637–52.

20. O'Driscoll SW, Morrey BF, An KN. Intraarticular pressure and capacity of the elbow. Arthroscopy. 1990;6:100–3.

21. Ring D, Jupiter JB, Gulotta L. Articular fractures of the distal part of the humerus. J Bone Joint Surg Am. 2003;85A:232–8.

22. Guitton TG, Doornberg JN, Raaymakers EL, Ring D, Kloen P. Fractures of the capitellum and trochlea. J Bone Joint Surg Am. 2009;91A:390–7.

23. Kuriyama K, Kawanishi Y, Yamamoto K. Arthroscopic-assisted reduction and percutaneous fixation for coronal shear fractures of the distal humerus: report of two cases. J Hand Surg Am. 2010; 35:1506–9.

24. Hardy P, Menguy F, Guillot S. Arthroscopic treatment of capitellum fractures of the humerus. Arthroscopy. 2002;18:422–6.

25. Mitani M, Nabeshima Y, Ozaki A, Mori H, Issei N, Fujii H, Fujioka H, Doita M. Arthroscopic reduction and percutaneous cannulated screw fixation of a capitellar fracture of the humerus: a case report. J Shoulder Elbow Surg. 2009;18:e6–9.

26. O'Driscoll SW. Optimizing stability in distal humeral fracture fixation. J Shoulder Elbow Surg. 2005;14(1 Suppl S):186S–94.

27. Schneeberger AG, Sadowski MM, Jacob HA. Coronoid process and radial head as posterolateral rotatory stabilizers of the elbow. J Bone Joint Surg Am. 2004;86A:975–82.

28. Closkey RF, Goode JR, Kirschenbaum D, Cody RP. The role of the coronoid process in elbow stability. A biomechanical analysis of axial loading. J Bone Joint Surg Am. 2000;82A:1749–53.

29. O'Driscoll SW, Bell DF, Morrey BF. Posterolateral rotatory instability of the elbow. J Bone Joint Surg Am. 1991;73:440–6.

30. Adams JE, Sanchez-Sotelo J, Kallina 4th CF, Morrey BF, Steinmann SP. Fractures of the coronoid: morphology based upon computer tomography scanning. J Shoulder Elbow Surg. 2012;21(6):782–8.

31. Doornberg JN, Ring D. Coronoid fracture patterns. J Hand Surg Am. 2006;31:45–52.

32. Broberg MA, Morrey BF. Results of treatment of fracture-dislocations of the elbow. Clin Orthop Relat Res. 1987;216: 109–19.

33. Hausman MR, Klug RA, Qureshi S, Goldstein R, Parsons BO. Arthroscopically assisted coronoid fracture fixation: a preliminary report. Clin Orthop Relat Res. 2008;466:3147–52.

34. Michels F, Pouliart N, Handelberg F. Arthroscopic management of Mason type 2 radial head fractures. Knee Surg Sports Traumatol Arthrosc. 2007;15:1244–50.

35. Dawson FA, Inostroza F. Arthroscopic reduction and percutaneous fixation of a radial neck fracture in a child. Arthroscopy. 2004;20 Suppl 2:90–3.

36. Moskal MJ, Savoie 3rd FH, Field LD. Elbow arthroscopy in trauma and reconstruction. Orthop Clin North Am. 1999;30:163–77.

37. Rolla PR, Surace MF, Bini A, Pilato G. Arthroscopic treatment of fractures of the radial head. Arthroscopy. 2006;22:233.e1–6.

38. Smith JP, Savoie FH, Field LD. Posterolateral rotatory instability of the elbow. Clin Sports Med. 2001;20(1):47–58.

39. McKee MD, Pugh DM, Wild LM, Schemitsch EH, King GJ. Standard surgical protocol to treat elbow dislocations with radial head and coronoid fractures. Surgical technique. J Bone Joint Surg Am. 2005;87(Suppl 1, Pt 1):22–32.

40. Savoie FH, O'Brien MJ, Field LD, Gurley DJ. Arthroscopic and open radial ulnohumeral ligament reconstruction for posterolateral rotatory instability of the elbow. Clin Sports Med. 2010; 29(4):611–8.

41. Carro PL, Golano P, Vega J. Arthroscopic-assisted reduction and percutaneous external fixation of lateral condyle fractures of the humerus. Arthroscopy. 2007;23:1131.e1–4.

42. Milch H. Fractures and fracture dislocations of the humeral condyles. J Trauma. 1964;4:592–607.

43. Bast SC, Hoffer MM, Aval S. Nonoperative treatment for minimally and nondisplaced lateral humeral condyle fractures in children. J Pediatr Orthop. 1998;18:448–50.

44. Hausman MR, Qureshi S, Goldstein R, Langford J, Klug RA, Radomisli TE, Parsons BO. Arthroscopically-assisted treatment of pediatric lateral humeral condyle fractures. J Pediatr Orthop. 2007;27:739–42.

45. Hausman MR, Roye B. Pediatric elbow arthroscopy and reconstruction. In: Trumble TE, Budoff JE, editors. Wrist and elbow reconstruction and arthroscopy. Rosemont, IL: American Society for Surgery of the Hand; 2006. p. 377–402.

46. Savoie III FH, Field LD. Arthrofibrosis and complications in arthroscopy of the elbow. Clin Sports Med. 2001;20:123–9.

47. Small NC. Complications in arthroscopic surgery performed by experienced arthroscopists. Arthroscopy. 1988;4:215–21.

48. Gofton WT, King GJ. Heterotopic ossification following elbow arthroscopy. Arthroscopy. 2001;17:1–5.

49. Gay DM, Raphael BS, Weiland AJ. Revision arthroscopic contracture release in the elbow resulting in an ulnar nerve transection. J Bone Joint Surg Am. 2010;92:1246–9.

50. Hughes SC, Hildebrand KA. Heterotopic ossification—a complication of elbow arthroscopy: a case report. J Shoulder Elbow Surg. 2010;19:e1–5.

51. King GJ. Stiffness and ankylosis of the elbow. In: Norris TR, editor. Orthopaedic knowledge update: shoulder and elbow. Rosemont, IL: American Academy of Orthopaedic Surgeons; 1997. p. 325–35.

52. Jupiter JB, Ring D. Fractures of the distal humerus. In: Norris TR, editor. Orthopaedic knowledge update: shoulder and elbow. Rosemont, IL: American Academy of Orthopaedic Surgeons; 1997. p. 397–413.

53. Sodha S, Nagda SH, Sennett BJ. Heterotopic ossification in a throwing athlete after elbow arthroscopy. Arthroscopy. 2006;22:802.e1–3.

索 引